SAMMLUNG WISSENSCHAFTLICHER COMMENTARE

OPPIANVS
HALIEVTICA

OPPIAN
DER FISCHFANG

VON

FRITZ FAJEN

B. G. TEUBNER STUTTGART UND LEIPZIG

OPPIANVS
HALIEVTICA

EINFÜHRUNG, TEXT, ÜBERSETZUNG
IN DEUTSCHER SPRACHE,
AUSFÜHRLICHE KATALOGE DER MEERESFAUNA

VON

FRITZ FAJEN

B. G. TEUBNER STUTTGART UND LEIPZIG 1999

Gedruckt mit Unterstützung der Förderungs-
und Beihilfefonds Wissenschaft der VG WORT GmbH,
Goethestraße 49, 80336 München

Die Deutsche Bibliothek – CIP-Einheitsaufnahme

Oppianus <Anazarbensis>:
Halieutica : Einführung, Text, Übersetzung in deutscher Sprache,
ausführliche Kataloge der Meeresfauna / Oppianus. Von Fritz Fajen. -
Stuttgart ; Leipzig ; Teubner, 1999
(Sammlung wissenschaftlicher Commentare)
ISBN 3-519-04290-8

Printed in Germany
Gesamtherstellung: Druckhaus „Thomas Müntzer“ GmbH, Bad Langensalza

INHALT

Einführung VII

Abkürzungsverzeichnis XIV

Siglenverzeichnis XVII

Oppiani Halieutica / Oppian – Der Fischfang 1

Verzeichnis der vorkommenden Fischnamen 332

Verzeichnis der vorkommenden Meeressäuger-Namen 379

Verzeichnis der vorkommenden Namen sonstiger Meerestiere 381

Index der in den vorausgehenden Verzeichnissen notierten *wissenschaftlichen lateinischen* Fischnamen 393

Index der in den vorausgehenden Verzeichnissen notierten *wissenschaftlichen lateinischen* Meeressäuger-Namen 397

Index der in den vorausgehenden Verzeichnissen notierten *wissenschaftlichen lateinischen* Namen sonstiger Meerestiere 397

Index der in den vorausgehenden Verzeichnissen notierten *deutschen* Fischnamen 399

Index der in den vorausgehenden Verzeichnissen notierten *deutschen* Meeressäuger-Namen 403

Index der in den vorausgehenden Verzeichnissen notierten *deutschen* Namen sonstiger Meerestiere 403

Verzeichnis der vorkommenden Landtier-Namen 405

Verzeichnis der vorkommenden Vogelnamen 406

Verzeichnis der vorkommenden Personen- und geographischen Namen 406

EINFÜHRUNG

Giovanni Battista Marino, in der ersten Hälfte des 17. Jahrhunderts bedeutender und einflußreichster Dichter Italiens, widmete in seiner „Galeria“[1] neun herausragenden Poeten und Literaten Griechenlands kunstreiche Verse, unter anderen Homer, Pindar, Sophokles, Aristophanes und – Oppian. Von solcher Wertschätzung des Autors der Halieutika, des Lehrgedichtes vom Fischfang, kann in jüngerer Zeit keine Rede sein. Nach zahlreichen Editionen zu Beginn der Neuzeit[2] erschien die letzte, halbwegs kritische Ausgabe Oppians im Jahre 1813[3]; seitdem ist der Text überhaupt nur zugänglich in unzulänglichen Nachdrucken[4] dieser bald zweihundert Jahre alten Edition. Dazu passen indifferente oder gar abfällige Urteile in modernen Handbüchern; für manche stehe, was A. Lesky in seiner auch die Kaiserzeit umfassenden Geschichte der griechischen Literatur schreibt[5]: „Die fünf Bücher der Dichtung (...) zeigen einen glatten Versbau, an dem der Spondeenreichtum auffällt, doch kann diese Versifizierung tradierten Materials trotz manchen Einlagen unser Interesse nicht wacherhalten.“ Angesichts so divergenter Stimmen mag die Hoffnung nicht unbegründet sein, daß die vorliegende Ausgabe mit gegenübergestellter Übersetzung neuem Verständnis den Weg eröffnet.

---

[1] G. B. Marino, La Galeria, ed. M. Pieri, Bd. 1, Padua 1979, S. 160–164.

[2] Oppiani de natura seu venatione piscium libri quinque, ed. Ph. Junta, Florenz 1515; Oppiani de piscibus libri V etc., ed. Aldus (Manutius), Venedig 1517; Oppiani Anazarbei De Piscatu libri V etc., ed. A. Turnebus, Paris 1555; Oppiani poetae Cilicis de venatione lib. IIII, de piscatu lib. V cum interpretatione Latina etc., ed. C. Rittershusius, Leiden 1597; Oppiani poetae Cilicis de venatione libri IV et de piscatione libri V etc., ed. J. G. Schneider, Straßburg 1776. Siehe dazu F. Fajen, Überlieferungsgeschichtliche Untersuchungen zu den Halieutika des Oppian. Beiträge zur Klassischen Philologie 32, Meisenheim 1969, S. 22–28.

[3] Oppiani Cynegetica et Halieutica, ed. J. G. Schneider, Leipzig 1813. Siehe dazu F. Fajen, Überlieferungsgeschichtliche Untersuchungen ... (wie Anm. 2), S. 28–29.

[4] Nicander, Oppianus, Marcellus Sideta de piscibus, Poeta de herbis, ed. F. S. Lehrs graece et latine etc. in Poetae bucolici et didactici, Paris 1846; Oppian Colluthus Tryphiodorus with an English Translation by A. W. Mair, London – New York 1928. Zu beiden siehe F. Fajen, Überlieferungsgeschichtliche Untersuchungen ... (wie Anm. 2), S. 30–31.

[5] A. Lesky, Geschichte der griechischen Literatur, Bern – München [3]1971, S. 910.

Wer war nun Oppian? Wiewohl eine Vita in mehreren Rezensionen überliefert ist, tut man gut daran, vorab einen Blick auf die Halieutika zu werfen. Denn was der Dichter über sich selber mitteilt, ist, soweit nicht Grund besteht zu zweifeln, gegen jeden sekundären Bericht für korrekt zu halten. Da erfahren wir zunächst etwas über seine Herkunft: Kilikien ist seine Heimat, wie die Verse 3. 7ff. zu verstehen geben und die Verse 3. 205ff. verbürgen. An der letztgenannten Stelle erwähnt Oppian des weiteren die Stadt Korykos mit der Insel Eleousa; daraus haben manche den Schluß gezogen, Korykos sei seine Heimatstadt[6]. Tatsächlich gibt es dafür keinen hinreichenden Grund, da die Stadt lediglich eingeführt wird als Ort, wo – über den Küstenstrich nördlich des Vorgebirges von Sarpedon zu beiden Seiten der Kalykadnos-Mündung hinaus – besonders geschickte Fänger des Anthíes-Fisches heimisch sind. Sichere Kenntnis können wir weiterhin für die Lebenszeit gewinnen, jedenfalls für die Spanne, in der das Epos abgeschlossen wurde. Oppian redet nämlich einen Herrscher Antoninos an (1. 3), an fünf Stellen diesen allein[7], an anderen fünf ihn zusammen mit seinem Sohn[8]. An zwei dieser letztgenannten Stellen (2. 683, 5. 45) ist der Sohn Mitregent, eine Konstellation, die allein auf Marcus Aurelius Antoninus zutrifft, welcher im Jahre 177 n. Chr. seinen Sohn Commodus zum Mitkaiser erhob. Und da in den Versen 2. 680–681 vom endlich herrschenden Frieden berichtet wird, der Kaiser aber 178 sich wieder zu den Truppen an die Donau begab, sind die Halieutika vermutlich vor 178 vollendet worden[9].

---

6 So noch in seinem Oppian-Artikel des Kleinen Pauly R. Keydell, der es sonst an der gebotenen Kritik nicht fehlen läßt. Anstoß zu dieser Ausdeutung der Partie ist das Wort πάτρη (207), das als „Vater*stadt*“ aufgefaßt wird, obwohl Oppian es ebenso wie πατρὶς in 1. 276 an drei weiteren Stellen (1. 278, 693, 695) stets als „angestammte Heimat“, „Heimatland“ versteht, wie nicht anders abgeleitetes πατρῷος, -τρώιος als „heimatlich“ (1. 274, 3. 9, 4. 530). Im übrigen wird *kopulatives* θ' in V. 208 vernachlässigt; die Annahme, θ' sei akzessorisch, ist zwar auch dann, wenn πάτρη „Heimatland“ bedeutet, nicht ohne weiteres abzuweisen – man vergleiche die englische Übersetzung Mairs, der „fatherland“ schreibt und gleichwohl den ὅσσοι θ'-Satz als explikativen Attributsatz anschließt –, aber nicht allzu wahrscheinlich, wie ein Blick in einen historischen Atlas lehrt und darüber hinaus der Kontrast deutlich macht, der mit kopulativem θ' zwischen dem kilikischen Küstenland und der *Stadt* Korykos mit Eleousa entsteht, durchaus in Übereinstimmung mit der herausgehobenen Stellung der griechischen Städte im Osten. (Korykos war Münzlegenden zufolge noch im 1. Jahrh. v. Chr. autonome Stadt!) Auf jeden Fall aber gestattet das akzessorische θ', wie Mair zeigt, nicht weniger, πάτρη als „Heimatland“ zu begreifen.

7 Eben 1. 3; ferner 1. 70, 3. 1, 5. 1, 675.

8 1. 66, 2. 41, 683, 4. 5, 5. 45.

9 Damit stimmen ungefähr überein Ath. 13b, Eus. Hieron. Chron. Ol. 237. 4 = 172 n. Chr. sowie Suid.

Mehr als dieses wenige weiß die Vita[10]: Sie nennt als Eltern Oppians Agesilaos und Zenodote, als Herkunftsort Anazarbos im kilikischen Hinterland. Ferner sei der Vater von (Septimius) Severus (!) wegen Mißachtung der kaiserlichen Würde des Herrschers auf die dalmatinische Insel Melita (Meleda, Mljet) verbannt worden; der Sohn aber habe den Vater begleitet und während der Verbannung die Halieutika verfaßt. Von diesem Werk sei nach dem Tode Severus' dessen Sohn Antoninus (Caracalla) so angetan gewesen, daß er Oppians Vater die Freiheit, dem Dichter für jeden Vers ein Goldstück geschenkt habe. Nach seiner Heimkehr jedoch sei Oppian alsbald an einer Seuche gestorben und von seinen Mitbürgern mit einer reichen Bildsäule geehrt worden. All diese Mitteilungen verwarf R. Keydell in seinem RE-Artikel von 1939; P. Hamblenne[11] dagegen weist sie, soweit nicht Daten aus dem jeweiligen Gedicht entgegenstehen, überzeugend dem Verfasser der Kynegetika zu, einem jüngeren Oppian aus Apamea in Syrien[12]: Allein der Geburtsort Anazarbos und der Werkname Halieutika seien nachträglich in die Vita eingefügt, gehörten dem älteren Oppian, dem Autor der Halieutika[13]. Das aber gebietet, für den älteren Oppian es mit der kargen Kenntnis seiner genaueren Herkunft und seiner ungefähren Lebenszeit bewenden zu lassen.

Was war es nun, was einen Kaiser hat veranlassen können, jedenfalls einen der Oppiane so überreichlich zu belohnen? Um einer Antwort auf diese Frage näherzukommen, ist es unumgänglich zu klären, welche Stellung denn dem didaktischen Gedicht in der Bildungswelt jener Zeit zukam. Eben dieses Genos nämlich war seit Arat[14] geradezu ins Kraut geschossen; selbst die sprödesten Gegenstände waren dem Hexameter anbequemt worden – man denke nur an Nikander, Grattius und Manilius –, und alle diese Werke fanden offenbar ihr Publikum, bis hinein ins Mittelalter, wie die

---

[10] Erstmals herausgegeben von A. Westermann (ΒΙΟΓΡΑΦΟΙ, Braunschweig 1845 [Nachdr. Amsterdam 1964]). Siehe ferner A. Colonna, De Oppiani Vita antiquissima, Boll. Class. N.S. 12, 1964, 33–40 (bequemer zugänglich in A. Colonna, Scripta minora, Brescia 1981, S. 117–126), O. Mazal, Eine neue Rezension der Biographie Oppians, Wien. Stud. N.F. 1 (80), 1967, 115–124.

[11] La légende d'Oppien, Ant. Class. 37, 1968, 589–619.

[12] Wie Cyn. 2. 125ff. erkennen lassen.

[13] Dies verträgt sich aufs beste mit den Erörterungen der Anm. 6: Erschien schon dort aus sprachlichen und sachlichen Gründen Korykos als Heimatstadt nicht eben glaubhaft, so tritt diese *See*stadt als Geburtsort eines Dichters, der ein Fischgedicht geschrieben hat, im Vergleich erst recht zurück hinter das *binnenländische* Anazarbos, welches gleichsam der locus difficilior ist. Denn für die Auffassung, daß auch dieser Name fälschlich aufgekommen sei, läßt sich allenfalls anführen, daß er in der Vita steht, auf die wenig Verlaß sei.

[14] Arats Motive, das Lehrgedicht wieder aufzunehmen, sind in den Vorstellungen des kallimacheischen Kreises zu suchen. Sein einzigartiger Erfolg aber findet seinen Grund in den im folgenden dargestellten Verhältnissen.

bisweilen zahlreichen Abschriften bezeugen. Dies ist alles um so verwunderlicher, als es am Anfang dieser Entwicklung einen maßgeblichen Zeugen gab, der eine ganz andere Vorstellung von Dichtung zu haben schien. Im Unterschied zu Gorgias, welcher als „Poesie" gelten ließ, was immer in Verse gesetzt war[15], hielt Aristoteles für ein entscheidendes Merkmal wahrer Dichtung die μίμησις[16], d.h. die *fiktionale* Gestaltung der Wirklichkeit. In einer solchen Konzeption indes findet schon das vorklassische Lehrgedicht keinen Platz mehr, geschweige denn Nikanders Theriaka oder die Halieutika Oppians. Für Aristoteles haben Homer und Empedokles nur das Versmaß gemein; ansonsten aber ist allein Homer ein ποιητής, Empedokles eher ein φυσιολόγος, ein Naturforscher[17]. Damit aber wäre dem hellenistisch-kaiserzeitlichen Lehrgedicht wesentlicher Grund entzogen, und doch kommt es zahlreich und gefeiert daher, wider alles Erwarten. Warum ist das so? Nun, zunächst wäre es falsch, aus Aristoteles' poetologischer Konzeption zu schließen, der Theoretiker habe das Lehrgedicht deswegen wenig geschätzt – er lobt bei anderer Gelegenheit[18] vielmehr ausdrücklich Empedokles' kunstgerechte Verwendung poetischer Mittel. Im übrigen mag es mißlich sein, für ein erstaunliches Phänomen eine einzige Ursache anzuführen, und somit ist anzunehmen, daß es für die Blüte der Lehrdichtung in nachklassischer Zeit manche Gründe gegeben hat, wie beispielsweise das Bedürfnis, einen Gegenstand eingängiger darzustellen und das Gedächtnis durch den Vers zu stützen. Die entscheidende Begründung jedoch für den so weitreichenden Erfolg ist in den Besonderheiten der Erziehung jener Zeit zu finden: Erst wer sich aufs lebhafteste vergegenwärtigt[19], wie mit dem Aufkommen des Hellenismus die höhere Bildung der Rhetorik anheimfiel und ihr über Jahrhunderte verfallen blieb, bekommt eine Idee davon, wie günstig die Zeiten nach Alexander dem didaktischen Gedicht wurden. Kein Grieche, kein Römer späterhin, der über bloße Schreib- und Rechenfähigkeiten hinaus wollte oder sollte, entging dem geregelten Unterricht des Grammatikers und des Rhetors. Beide aber waren ausschließlich

[15] Vgl. Hel. 9.

[16] Vgl. Po. 1447a–b.

[17] Um dieser Ungelegenheit abzuhelfen, erweitert der anonyme Aristoteles-Kommentator des Codex Coislinianus den Begriff der ποίησις, unterscheidet er entgegen Aristoteles mimetische (μιμητή) und nichtmimetische (ἀμίμητος) Dichtung; die letztere aber zerfällt in ἱστορικὴ ποίησις und *παιδευτικὴ ποίησις*. Siehe J. Bernays, Zwei Abhandlungen über die aristotelische Theorie des Drama, Berlin 1880 (Nachdr. Darmstadt 1968), ferner CGF, S. 50. Dagegen scheinen Plutarch (Mor. 16C) und gewisse Scholien zur Grammatik des Dionysius Thrax (Gramm. Gr. I 3, 166, 13–15; 168, 10–12 [Hilgard]) gerade in ihrer Ablehnung des Lehrgedichts Aristoteles verpflichtet zu sein.

[18] Vgl. Fr. 70 (Rose).

[19] Dabei ist behilflich H.-I. Marrous verdienstvolles Buch „Histoire de l'éducation dans l'Antiquité", Paris ^{7}1975 (deutsch „Geschichte der Erziehung im klassischen Altertum", München 1977).

der Literatur verpflichtet, ihr gesamter Unterricht diente der systematischen Erklärung und Beurteilung literarischer Werke; die mathematischen Wissenschaften dagegen, die Geometrie, die Arithmetik, die Musiktheorie und die Astronomie, denen Platon und Isokrates noch eine bedeutende Rolle in der Erziehung zugewiesen hatten, waren im Laufe der Zeit auf der höheren Schule völlig geschwunden, in der Hochschule aber an den Rand gedrängt worden. Der reguläre Schulbetrieb war weitgehend „literarisiert", jede ernsthafte Betätigung auf einem Fachgebiet im Range herabgesetzt und allenfalls auf den hohen Schulen anzutreffen. Nur dort hatte auch von Anfang an die Philosophie ihren Platz, doch war dieser Platz, gemessen an der Zahl der Studenten, immer zweitrangig. Der überwiegende Teil der Hochschulbesucher begnügte sich damit, am Unterricht des Rhetors teilzunehmen und sich mit dessen Hilfe der Kunst der Beredsamkeit zu bemächtigen. Wer immer also die Schulen absolviert hatte und somit zu den Gebildeten zählte, war an nichts so interessiert wie an einer Literatur, welche dem Prüfstein der Rhetorik standhielt, und entzog sich gemeinhin dem Fachwissen, das mit einigen Ausnahmen wie der des Rechts, der Medizin, der Geographie und der Kriegswissenschaften[20] den Fachgelehrten überlassen blieb. Wen aber kann da noch das didaktische Gedicht verwundern, jenes prächtige Zwischending, das beides ist, poetisches Werk und Fachbuch zugleich? Der Tradition des alten Lehrgedichts war zu verdanken, daß es weiterhin regelmäßig in Hexametern geschrieben wurde; *legitimiert aber und bedeutsam für den nichtfachmännischen Leser war es allein durch seine poetisch-rhetorische Fassung*, wie andererseits dem an der Sache interessierten Autor allein die poetische Fassung die Aussicht eröffnete, einen großen Leserkreis zu finden, im besten Falle gar zum Rang eines Schulautors aufzusteigen[21]. So gesehen aber, ist es kein Wunder, daß das Lehrgedicht überhaupt, daß Oppians Halieutika einen solchen Erfolg hatten.

Spiegel dieser außerordentlichen Beliebtheit Oppians, welcher in byzantinischer Zeit in der Tat sogar die Schule für sich gewann, ist eine Fülle von Handschriften, deren Beziehungen untereinander sich erwartungsgemäß nur

---

[20] Disziplinen, deren Prosa-Werke nicht von ungefähr oftmals auch den Stempel der Rhetorik tragen.

[21] Daß Oppian nicht der Experte war, welcher dem Fachwissen aufhelfen wollte, sondern der dilettierende Literat, der ein Fachbuch unter möglicher Verwendung anderer Quellen in ein poetisches Werk verwandelt hat, macht die Lektüre seines Gedichtes nur zu deutlich. Dieses Fachbuch mag eine nicht erhaltene Abhandlung über den Fischfang des Leonidas von Byzanz gewesen sein (siehe R. Keydell, Oppians Gedicht von der Fischerei und Aelians Tiergeschichte, Hermes 72, 1937, 411–434 = Kleine Schriften zur hellenistischen und spätgriechischen Dichtung, zusammengestellt von W. Peek, Leipzig 1982, S. 321–344) oder eine anonyme Schrift, die letztlich auf Aristoteles zurückgeht (siehe J. Richmond, Chapters on Greek Fish-lore, Hermes – Einzelschr. 27, Wiesbaden 1973).

unzureichend aufklären lassen[22]. Denn eine große Zahl von Manuskripten begründet von vornherein den Verdacht auf „Kontamination“: Die Kopisten der Handschriften begnügten sich nicht mit einer einzigen Vorlage, sondern zogen weitere zum Vergleich heran und verdunkelten damit die Deszendenzverhältnisse. So ist auch die Rezension des handschriftlichen Materials der Halieutika *notgedrungen* unbefriedigend[23], kommt der Abwägung und Überprüfung (examinatio) der überlieferten Varianten besondere Bedeutung zu[24]. Dabei ist für den zweiten Teil des Gedichts (ab 3. 605) eine Prosa-Paraphrase hilfreich, die aufgrund ihres Alters – das textbestimmende Manuskript dieser Schrift ist der Vindobonensis med. gr. 1 aus der Zeit um 500 n. Chr. – gestattet, weit über die ältesten handschriftlichen Zeugen aus dem 12. und 13. Jahrhundert hinauszugelangen[25].

Wie bereits eingangs erwähnt, begleitet den griechischen Text erstmals eine deutsche Prosa-Übersetzung. Sie folgt wo irgend möglich eng der Vorlage, nicht zuletzt auch in deren Besonderheiten, wie den zahlreichen Paronomasien, Enallagae adiectivi, Periphrasen. Da sich diese Figuren und Tropen jedoch nicht immer übertragen lassen, finden sie sich ab und an in der Übersetzung kompensatorisch an Stellen, wo der griechische Text ohne sie auskommt. In jedem Falle aber geht das Bemühen dahin, die ausdrucksreiche, hochpoetische Sprache des Gedichts im Deutschen angenähert wiederzugeben.

Abgeschlossen wird die vorliegende Ausgabe durch ausführlichere Verzeichnisse, in denen die Namen von Fischen, Meeressäugern und sonstigen Meerestieren, die in den Halieutika vorkommen, aufgeführt sind. Auf der Grundlage der Handbücher von O. Keller, R. Strömberg und D'A. W. Thompson[26], welche Tiere überhaupt, Fischnamen bzw. Fische in der Antike traktieren, wird mit Hilfe moderner meereskundlicher Kompendien unter

---

[22] Siehe dazu F. Fajen, Überlieferungsgeschichtliche Untersuchungen zu den Halieutika des Oppian. Beiträge zur Klassischen Philologie 32, Meisenheim 1969; F. Fajen, Zur Überlieferungsgeschichte der Halieutika des Oppian, Hermes 107, 1979, 286–310.

[23] Das erzwingt u. a. einen sehr umfangreichen kritischen Apparat, ist aber von der Sache her hinzunehmen und darf in keinem Falle dahin führen, sogenannte Leit- und Trennfehler *im Interesse eines befriedigenden Stemmas* zu interpretieren. Ein ärgerliches Beispiel dafür ist die auch im übrigen ganz unzulängliche Arbeit von D. Robin (The Manuscript Tradition of Oppian's Halieutica, Boll. Class. 3. S. 2, 1981, 28–94).

[24] Siehe dazu F. Fajen, Noten zur handschriftlichen Überlieferung der Halieutika des Oppian, Abh. Mainzer Akad. 1995, 2.

[25] Siehe dazu F. Fajen, Handschriftliche Überlieferung und sogenannte Euteknios-Paraphrase der Halieutika des Oppian, Abh. Mainzer Akad. 1979, 4.

[26] O. Keller, Die antike Tierwelt, Bd. 1–2, Leipzig 1909 bzw. 1913 (Nachdr. Hildesheim – New York 1980); R. Strömberg, Studien zur Etymologie und Bildung der griechischen Fischnamen, Göteborg 1943; D'A. W. Thompson, A Glossary of Greek Fishes, London 1947.

anderem der Versuch unternommen, die Meeresfauna der Halieutika zu identifizieren. Die Darstellung soll einerseits dem Zoologen den Zugang zum Werk erleichtern, auf der anderen Seite aber auch dem Gräzisten zu unerläßlichen Kenntnissen in Meereskunde verhelfen. Diesen umfänglicheren Verzeichnissen folgen einfache Stellenindizes aller Landtier-, Vogel-, Personen- und geographischen Namen[27].

Zum Schluß möchte ich den Fachkollegen Hans Gärtner und Thielko Wolbergs für das Lesen von Korrekturen danken und für manchen wertvollen Hinweis. Den Zoologen Benno Darnhofer-Demar und Bernd Kramer gebührt Dank für Ermutigung und Rat bei der Arbeit an den genannten Verzeichnissen, Herrn Martin Fiedler für seine unverdrossene Hilfe bei der Übertragung des Textes auf Diskette.

---

[27] Eine umfassende Bibliographie aller neueren Literatur zu Oppian erscheint im Rahmen eines Forschungsberichts demnächst im „Lustrum".

ABKÜRZUNGSVERZEICHNIS[28]

annot.:	annotatio
Brunck:	siehe die „Animadversiones" bzw. „Annotationes" der Halieutika-Ausgaben von J. G. Schneider (siehe s.v. Schneider)
corr.:	correctionem
Cyn.:	Kynegetika Oppians von Apamea
Denniston:	J. D. Denniston, The Greek Particles, Oxford ²1959
e.g.:	exempli gratia
Fishes-Poissons:	Fishes of the North-eastern Atlantic and the Mediterranean / Poissons de l'Atlantique du Nord-Est et de la Méditerranée, Bde. 1–3, ed. P. J. P. Whitehead, M.-L. Bauchot, J.-C. Hureau, J. Nielsen, E. Tortonese, Paris 1984, 1986, 1986
Giangrande:	G. Giangrande, On the Halieutica of Oppian, Eranos 68, 1970, 76–94
gl.:	glossa
Gow:	A. S. F. Gow, On the Halieutica of Oppian, CQ 18, 1968, 60–68
Grzimek I, III, IV, V, XI, XII:	Grzimeks Tierleben, Bde. 1, 3, 4, 5, 11, 12, Herausg. und Verfasser u.a. B. Grzimek, Zürich 1971, 1970, 1970, 1970, 1969, 1972
Hal.:	Halieutika
Hermann:	G. Hermann, Opuscula, Bd. 8, Leipzig 1877 (Nachdr. Hildesheim – New York 1970), S. 42–44
Hss.:	Handschriften
James:	A. W. James, Studies in the Language of Oppian of Cilicia, Amsterdam 1970
Junta:	Oppiani de natura seu venatione piscium libri quinque, ed. Ph. Junta, Florenz 1515
Keller I und II:	O. Keller, Die antike Tierwelt, Bde. 1–2, Leipzig 1909, 1913 (Nachdr. Hildesheim – New York 1980)
Köchly:	H. Köchly, Philologische Schriften, Bd. 1, Leipzig 1881, S. 307–324

[28] Darüber hinaus wird durchweg gemäß den Regeln des Lexikons von Liddell – Scott – Jones abgekürzt.

Kühner-Gerth II:	R. Kühner – B. Gerth, Ausführliche Grammatik der griechischen Sprache. Zweiter Teil: Satzlehre, Bd. 2, Hannover – Leipzig ^{3}1904 (Nachdr. Darmstadt 1966)
L.:	Carl von Linné (Linnaeus)
Lehrs:	Nicander, Oppianus, Marcellus Sideta de piscibus, Poeta de herbis, ed. F. S. Lehrs graece et latine etc. in Poetae bucolici et didactici, Paris 1846
LSJ:	H. G. Liddell – R. Scott, A Greek-English Lexikon. A new Edition revised and augmented throughout by H. S. Jones, Oxford ^{9}1940. With a revised supplement 1996
Luther-Fiedler:	W. Luther – K. Fiedler, Die Unterwasserfauna der Mittelmeerküsten, Hamburg – Berlin ^{2}1967
Lythgoe:	J. und G. Lythgoe, Meeresfische. Nordatlantik und Mittelmeer, München 1974
Mair:	Oppian Colluthus Tryphiodorus with an English Translation by A. W. Mair, London – New York 1928
ms:	manuscriptus
mss:	manuscripti
„Noten“:	F. Fajen, Noten zur handschriftlichen Überlieferung der Halieutika des Oppian, Abh. Mainzer Akad. 1995, 2
O.:	Oppian
Ory:	T. Ory, Oppien naturaliste: les Invertébrés dans les Halieutiques, Hist. Phil. Life Sci. 7, 1985, 71–85
p.:	pagina
paraphr.:	Ἀνωνύμου παράφρασις εἰς τὰ Ὀππιανοῦ Ἁλιευτικά. Ἐκδίδει Μ. Παπαθωμόπουλος, Ἰωάννινα 1976
Preuss II:	K. Preuss, Zum Sprachgebrauche der Oppiane II, Liegnitz 1883 (Schulprogr.)
Riedl:	R. Riedl, Fauna und Flora des Mittelmeeres, Hamburg – Berlin ^{3}1983
Rittershusius:	Oppiani poetae Cilicis de venatione lib. IIII, de piscatu lib. V cum interpretatione Latina etc., ed. C. Rittershusius, Leiden 1597
Schneider:	Oppiani poetae Cilicis de venatione libri IV et de piscatione libri V etc., ed. J. G. Schneider, Straßburg 1776; Oppiani Cynegetica et Halieutica, ed. J. G. Schneider, Leipzig 1813
Schol.:	Scholion / Scholien (Scholia in Theocritum ed. F. Dübner. Scholia et Paraphrases in Nicandrum et Oppianum ed. U. C. Bussemaker, Paris 1849)

Strömberg:	R. Strömberg, Studien zur Etymologie und Bildung der griechischen Fischnamen, Göteborg 1943
s.v.	sub voce
s.vv.	sub vocibus
„Tempus und Modus":	F. Fajen, Tempus und Modus in den Temporalsätzen der Halieutika des Oppian, Glotta 59, 1981, 208–228. Dazu die *Corrigenda* Glotta 60, 1982, 136
Thompson:	D'A. W. Thompson, A Glossary of Greek Fishes, London 1947
Turnebus:	Oppiani Anazarbei De Piscatu libri V etc., ed. A. Turnebus, Paris 1555
„Überlieferungsgeschichtl. Untersuchungen":	F. Fajen, Überlieferungsgeschichtliche Untersuchungen zu den Halieutika des Oppian. Beiträge zur Klassischen Philologie 32, Meisenheim 1969
„Überlieferung und Euteknios-Paraphr.":	F. Fajen, Handschriftliche Überlieferung und sogenannte Euteknios-Paraphrase der Halieutika des Oppian, Abh. Mainzer Akad. 1979, 4
v.; V.:	versum; Vers
v.l.:	varia lectio
vv.; VV.:	versus; Verse
vv.ll.:	variae lectiones
West:	M. L. West, On Nicander, Oppian and Quintus of Smyrna, CQ 13, 1963, 58–59

SIGLENVERZEICHNIS[29]

Γ (erschlossen aus den Hss. α [r_{11}, r_4, r, c, v_3^2, x^2, R_1^1, u^1, m_3] und ζ [f, r_3, o_1, t, h])

β (erschlossen aus den Hss. Z und r_7)

γ (erschlossen aus den Hss. r_6 und o^1)

δ (erschlossen aus den Hss. m_2 und p)

ε (erschlossen aus den Hss. V und m)

η (erschlossen aus den Hss. R_3 und y)

θ (erschlossen aus den Hss. A, i, w_1, y_1^1, o^2)

ι (erschlossen aus den Hss. W und R_1^2)

κ (erschlossen aus den Hss. r_8, k, z, l_1)

λ (erschlossen aus den Hss. C, S_1, r_{10}, r_9)

μ (erschlossen aus den Hss. b und y_2)

ν (erschlossen aus den Hss. v_3^1, w, x^1)

a^1 (= Ambrosianus L 38 sup., 1. 511-5. 605 [4. 592–628 fehlen])

v (= Venetus Marc. gr. Z. 466 [=798], 1–4)

F (= Med.-Laurentianus 32. 16)

L (= Med.-Laurentianus 86. 26, 1. 1–3. 48; 3. 101–5. Ende [großenteils nicht lesbar])

M (= Med.-Laurentianus 31. 39)

m_1 (= Matritensis bibl. Nation. 4558 [zahlreiche Leerstellen])

P_1 (= Heidelbergensis Palatinus gr. 40)

R_2 (= Parisinus gr. 2735)

U (= Vaticanus gr. 1345)

z_2 (= Codex Monasterii Zavordae 68 [1. 1–25; 3. 509–4. 294 fehlen[30]])

B (= Neapolitanus II. D. 4., 1. 253–488)

L^1 (= Med.-Laurentianus 86. 26, 3. 49–100)

O (= Med.-Laurentianus 57. 26, 5. 410–481; 5. 523-Ende)

p_3^2 (= Pragensis bibl. Strachoviensis DG. III. 11., Buch 1 [fragmentarisch])

x_1 (= Vaticanus gr. 562, 1. 398–632)

---

[29] Zu allem weiteren siehe F. Fajen, Überlieferungsgeschichtliche Untersuchungen zu den Halieutika des Oppian. Beiträge zur Klassischen Philologie 32, Meisenheim 1969; F. Fajen, Zur Überlieferungsgeschichte der Halieutika des Oppian, Hermes 107, 1979, 286–310.

[30] Ferner sind die VV. 3. 297–325; 3. 340–353 wegen eines Mikrofilmdefekts nicht dokumentiert.

OPPIANVS
HALIEVTICA

OPPIAN
DER FISCHFANG

OPPIANI

HALIEVTICA

ΟΠΠΙΑΝΟΥ ΑΛΙΕΥΤΙΚΩΝ ΤΟ Α

Ἔθνεά τοι πόντοιο πολυσπερέας τε φάλαγγας
παντοίων νεπόδων, πλωτὸν γένος Ἀμφιτρίτης,
ἐξερέω, γαίης ὕπατον κράτος, Ἀντωνῖνε·
ὅσσα τε κυματόεσσαν ἔχει χύσιν, ἧχί θ' ἕκαστα
ἐννέμεται, διερούς τε γάμους διεράς τε γενέθλας
καὶ βίον ἰχθυόεντα καὶ ἔχθεα καὶ φιλότητας
καὶ βουλὰς ἁλίης τε πολύτροπα δήνεα τέχνης
κερδαλέης, ὅσα φῶτες ἐπ' ἰχθύσι μητίσαντο
ἀφράστοις. ἀίδηλον ἐπιπλώουσι θάλασσαν
τολμηρῇ κραδίῃ, κατὰ δ' ἔδρακον οὐκ ἐπίοπτα
βένθεα καὶ τέχνησιν ἁλὸς διὰ μέτρα δάσαντο
δαιμόνιοι. χλούνην μὲν ὀρίτροφον ἠδὲ καὶ ἄρκτον
θηρητὴρ ὁράᾳ τε καὶ ἀντιόωντα δοκεύει
ἀμφαδίην, ἕκαθέν τε βαλεῖν σχεδόθεν τε δαμάσσαι·
ἄμφω δ' ἀσφαλέως γαίης ἔπι θήρ τε καὶ ἀνὴρ
μάρνανται, σκύλακες δὲ συνέμποροι ἡγεμονῆες
κνώδαλα σημαίνουσι καὶ ἰθύνουσιν ἄνακτας
εὐνὴν εἰς αὐτὴν καὶ ἀρηγόνες ἐγγὺς ἕπονται.
οὐδ' ἄρα τοῖς οὐ χεῖμα τόσον δέος, οὐ μὲν ὀπώρη
φλέγμα φέρει· πολλαὶ γὰρ ἐπακτήρων ἀλεωραὶ
λόχμαι τε σκιεραὶ καὶ δειράδες ἄντρα τε πέτρης
αὐτορόφου, πολλοὶ δὲ τιταινόμενοι κατ' ὄρεσφιν
ἀργύρεοι ποταμοί, δίψης ἄκος ἠδὲ λοετρῶν

4 κυματόεσσαν o^1 || ***6*** φιλότητα o^1 || ***9*** ὑποπλώουσι κ (gl. ἐπιπλ-), ν, M. vide „Noten", 62–63 | θαλάσσης U || ***21*** ἄντρα τε : ἄγκεα δ (gl. ἄντρα τε), m_1 || ***22*** δὲ v.l. in Γ, δ, θ, ι, μ, ν, L, M, m_1, P_1, U, p_3^2 : τε v.l. in Γ, β, o^1, ε, y, κ, λ, ν, F, R_2. vide „Noten", 14–15 ||

OPPIAN

DER FISCHFANG

BUCH I

(1) Die Völker des Meeres und die weithingesäten Reihen von vielerlei Tieren der See, das schwimmende Geschlecht Amphitrites, will ich nennen, höchste Gewalt der Erde, Antoninos: (4) alles Getier, was die wogende Flut bewohnt, wo sich ein jedes ernährt, Paarung und Geburt im Meer, das Leben der Fische, ihre Feindschaften und Zuneigungen, ihre Listen und die geschickten Anschläge einträglicher Kunst des Fischens – alles, was Menschen gegen verborgene Fische ersonnen. (9) Das unheimliche Meer befahren sie mit wagendem Mut, haben ungesehene Tiefen erblickt und kunstvoll die Strecken der See vermessen, gleich Göttern. Den wilden Eber im Gebirge und den Bären sieht der Jäger und beobachtet ihn offen, wie er entgegentritt, ihn aus der Ferne zu treffen oder aus der Nähe zu bezwingen. (15) Beide aber, Tier und Mensch, kämpfen sicher auf der Erde, Hunde begleiten und führen den Jäger, zeigen das gefährliche Wild, lenken ihre Herren bis unmittelbar zum Wildlager und folgen ihnen als Helfer dichtauf. (19) Und der Winter bringt ihnen keine so große Furcht, der späte Sommer keine Hitze; denn zahlreich sind die schützenden Plätze der Jäger, schattiges Dickicht und Felsen und Höhlen mit natürlichem Felsdach und zahlreich sich hinziehend im Gebirge die silbrigen Bäche, den Durst zu löschen und ein nie versiegendes Bad zu gewähren.

ἀέναοι ταμίαι. παρὰ δὲ χλόαι εἰσὶ ῥεέθροις
ποῖαί τε χθαμαλαί, μαλακὴ κλίσις ὕπνον ἑλέσθαι
εὔδιον ἐκ καμάτοιο καὶ ὥρια δόρπα πάσασθαι
ὕλης ἀγρονόμοιο, τά τ' οὔρεσι πολλὰ φύονται.
τερπωλὴ δ' ἕπεται θήρῃ πλέον ἠέ περ ἱδρώς.
ὅσσοι δ' οἰωνοῖσιν ἐφοπλίζονται ὄλεθρον,
ῥηιδίη καὶ τοῖσι πέλει καὶ ὑπόψιος ἄγρη·
τοὺς μὲν γὰρ κνώσσοντας ἐληίσσαντο καλιῆς
κρύβδην, τοὺς δὲ δόναξιν ἀπέσπασαν ἰξοφόροισιν·
οἱ δὲ τανυπλέκτοισιν ἐν ἕρκεσιν ἤριπον αὐτοὶ
εὐνῆς χρηίζοντες, ἀτερπέα δ' αὖλιν ἔκυρσαν.
τλησιπόνοις δ' ἁλιεῦσιν ἀτέκμαρτοι μὲν ἄεθλοι,
ἐλπὶς δ' οὐ σταθερὴ σαίνει φρένας ἠύτ' ὄνειρος·
οὐ γὰρ ἀκινήτου γαίης ὕπερ ἀθλεύουσιν,
ἀλλ' αἰεὶ κρυερῷ τε καὶ ἄσχετα μαργαίνοντι
ὕδατι συμφορέονται, ὃ καὶ γαίηθεν ἰδέσθαι
δεῖμα φέρει καὶ μοῦνον ὑπ' ὄμμασι πειρήσασθαι.
δούρασι δ' ἐν βαιοῖσιν ἀελλάων θεράποντες
πλαζόμενοι καὶ θυμὸν ἐν οἴδμασιν αἰὲν ἔχοντες
αἰεὶ μὲν νεφέλην ἰοειδέα παπταίνουσιν,
αἰεὶ δὲ τρομέουσι μελαινόμενον πόρον ἅλμης·
οὐδέ τι φοιταλέων ἀνέμων σκέπας, οὐδέ τιν' ὄμβρων
ἀλκήν, οὐ πυρὸς ἄλκαρ ὀπωρινοῖο φέρονται.
πρὸς δ' ἔτι καὶ βλοσυρῆς δυσδερκέα δείματα λίμνης
κήτεα πεφρίκασι, τά τέ σφισιν ἀντιόωσιν,

24 παρὰ : περὶ μ | χλόαι εἰσὶ Köchly : χλοάουσι v.l. in Γ, δ, θ, ι, μ, ν, F, L, M, m_1, R_2, p_3^2. χλοάζουσι exhibent β, o^1, ε, y, κ, λ, v, P_1, U, v.l. est in Γ. vide „Noten", 15 || ***26*** δόρπα : δῶρα δ, v.l. in v, L (v.l. δόρπα), M (v.l. δόρπα), m_1, v.l. in U. vide „Noten", 15 | πάσασθαι : νέμεσθαι L (v.l. πάσασθαι) || ***29*** ἐφοπλίζουσιν gl. in Γ, v.l. in δ, m_1. vide „Noten", 15–16 || ***30*** ἐπόψιος proponit Brunck || ***32*** ἀπέσπασαν v.l. in Γ, θ, P_1 : ὑπέσπασαν γ, v.l. in δ, v.l. in λ, F, m_1, R_2. ἐπέσπασαν exhibent β, ε, y, ι, κ, μ, ν, v, L, M, U, z_2, p_3^2, v.l. est in Γ, in δ, in λ. vide „Noten", 16–18 || ***33*** αὐτοὶ : ἄλλοι v.l. in δ, θ, v.l. in μ, m_1. vide „Noten", 18 || ***34*** ἔκυρσαν : ἔκελσαν v.l. in θ, v.l. in μ || ***36*** σταθερὰ v.l. in Γ, v.l. in β, δ, ε, κ, λ, ν, R_2, z_2 || ***37*** ἀθλεύουσιν v.l. in δ, v.l. in ι, F : ἀεθλεύουσιν v.l. in δ, v.l. in ι, ceteri mss || ***38*** κρυερῷ v.l. in Γ, β, o^1, v.l. in ε, y, θ, κ, gl. in λ, v.l. in μ, ν, v, v.l. (gl.?) in L, gl. in M, R_2, v.l. in U, z_2, p_3^2 : χαλεπῷ v.l. in Γ, v.l. in o^1, δ, v.l. in ε, ι, λ, v.l. in μ, v.l. in v, F, L, M, m_1, P_1, U, insuper saepius glossa. vide „Noten", 18–19; 87–88 || ***40*** ὑπ' v.l. in Γ, β, o^1, v.l. in ε, y, θ, κ, v.l. in μ, ν, v, R_2, z_2 : ἐν v.l. in Γ, δ, v.l. in ε, ι, λ, v.l. in μ, F, M, m_1, P_1, gl. in R_2, U, gl. in z_2. ἐπ' exhibet p_3^2. vide „Noten", 19 | πειρήσασθαι : θηήσασθαι v.l. in Γ, v.l. in δ, v.l. in θ, v.l. in ι, v.l. in λ, v.l. in μ, v.l. in m_1, v.l. in U. vide „Noten", 19–20 || ***42*** ἔχοντες : ἑλόντες v.l. in ε || ***45*** ὄμβρου m_1 ||

(24) Frischgrünende Wiesen aber gibt es bei den strömenden Wassern und niedrige Auen, ein weiches Lager, um bei heiterem Wetter zu schlafen nach der Mühe und Speisen der Jahreszeit zu essen des beweideten Waldes, welche reichlich im Gebirge gedeihen. Vergnügen ist der Jagd mehr verbunden als Schweiß. (29) Alle aber, die den Vögeln Verderben bereiten, leicht ist auch für sie der Fang und augenscheinlich. Denn die einen Vögel erbeuten sie, da sie schlafen, aus dem Nest, unbemerkt, die anderen aber ziehen sie mit der Leimstange herab. Wieder andere stürzen von selber in langgeflochtene Netze, voll Verlangen nach einem Ruheplatz, und finden ein freudloses Lager. (35) Für die drangsalerduldenden Fischer aber sind die Mühen ungewiß, und eine unstete Hoffnung schmeichelt ihren Sinnen wie ein Traumbild. Denn nicht oben auf unbeweglicher Erde mühen sie sich, sondern treten dem entsetzlichen und unablässig wütenden Wasser entgegen, welches selbst von der Erde aus anzuschauen und nur mit den Augen zu erproben Furcht erweckt. (41) In winzigen Booten umherirrend, den Sturmwinden zu Diensten, stets den Sinn auf die Wogen gerichtet, starren sie angestrengt stets nach der dunkelfarbenen Wolke, zittern sie stets vor dem sich schwarz färbenden Pfade der Salzflut. Und keinerlei Schutz vor rasenden Winden, keinerlei Schirm vor strömendem Regen, keine Beschirmung gegen spätsommerliche Hitze führen sie mit sich. (47) Und dazu schaudern sie vor den gräßlichen Schreckbildern der furchtbaren See, den Seeungeheuern, die ihnen begegnen,

εὖτ' ἂν ὑποβρυχίης ἄδυτον περόωσι θαλάσσης·
οὐ μέν τις σκυλάκων ἀλίην ὁδὸν ἡγεμονεύει
ἰχθυβόλοις· ἴχνη γὰρ ἀείδελα νηχομένοισιν.
οὐδ' οἵ γ' εἰσορόωσιν ὅπῃ σχεδὸν ἵξεται ἄγρης
ἀντιάσας (οὐ γάρ τι μίην ὁδὸν ἵσταται) ἰχθύς·
θριξὶ δ' ἐν ἠπεδανῇσι παλιγγνάμπτοιό τε χαλκοῦ
χείλεσι καὶ δονάκεσσι λίνοισί τε κάρτος ἔχουσιν.
Οὐ μὲν τερπωλῆς ἀπολείπεαι, αἴ κ' ἐθέλῃσθα
τέρπεσθαι· γλυκερὴ δὲ πέλει βασιλήιος ἄγρη.
νῆα μὲν εὐγόμφωτον, ἐύζυγον, ἔξοχα κούφην,
αἰζηοὶ κώπῃσιν ἐπειγομένως ἐλόωσι
νῶτον ἁλὸς θείνοντες· ὁ δ' ἐν πρύμνῃσιν ἄριστος
ἰθυντὴρ ἀλίαστον ἄγει καὶ ἀμεμφέα νῆα
χῶρον ἐς εὐρύαλόν τε καὶ εὔδια πορφύροντα.
ἔνθα δὲ δαιτυμόνων νεπόδων ἀπερείσια φῦλα
φέρβεται, οὓς θεράποντες ἀεὶ κομέουσιν ἐδωδῇ
πολλῇ πιαίνοντες, ἑτοιμότατον χορὸν ἄγρης
σοί τε, μάκαρ, καὶ παιδὶ μεγαυχέι, πώεα θήρης.
αὐτίκα γὰρ χειρὸς μὲν εὔπλοκον εἰς ἅλα πέμπεις
ὁρμιήν, ὁ δὲ ῥίμφα γένυν κατεδέξατο χαλκοῦ
ἰχθὺς ἀντιάσας, τάχα δ' ἕλκεται ἐκ βασιλῆος
οὐκ ἀέκων· σέο δ' ἦτορ ἰαίνεται, ὄρχαμε γαίης·

52 ὅποι v.l. in Γ, v.l. in κ, v.l. in ν | ἵξεται : ἵσταται v.l. in δ || ***53*** ἵσταται v.l. in Γ, β, γ, δ, ε, y, θ, ι, κ, λ, μ, ν, v, F, M, m_1, R_2, U, p_3^2 : ἔρχεται v.l. in Γ, v.l. in v, P_1, z_2, insuper saepissime glossa. ἔσσυται proponit Köchly. vide „Noten", 20 | ἰχθῦς v.l. in Γ, δ, μ (?), M, m_1, z_2 || ***54*** -δανῇσι Γ, v.l. in γ, ε, y, θ, ι, κ, v.l. in λ, μ, v.l. in ν, v, M, U, z_2 : -δανοῖσι v.l. in Γ, β, v.l. in γ, δ, v.l. (gl.?) in κ, v.l. in λ, v.l. in ν, F (?), m_1, P_1, R_2, p_3^2. vide „Noten", 20–21 | παλιγγνάμπτοιό v.l. in δ (proprie πάλιν γνάμπτοιο), v.l. in ε, ι, F : παλιγνάμπτοιό v.l. in ε, θ, κ, v.l. in λ, μ, v.l. in ν, v, m_1, p_3^2. παλιγγνάπτοιό exhibent γ, y, M post corr., R_2, U, z_2, v.l. est in Γ, in β, in λ, in ν, παλιγνάπτοιό exhibet P_1, v.l. est in Γ, in β, in δ, in λ. vide „Noten", 21–22 || ***56*** μὴν gl. in β, gl. in κ. vide „Noten", 22 | αἴ κε θέλ- δ, v.l. in κ, ν, M (?), m_1. vide „Noten", 22–23 || ***59*** κώπῃσιν .. ἐλόωσι : φορέουσιν .. ἐλάτῃσι v.l. in δ. vide „Noten", 23 | ἐπειγομένῃς (-μένῃσ') v.l. in δ, F (gl. -μένως), z_2 (gl. -μένως). ἐπειγομένην (gl. -μένως) exhibet M. vide „Noten", 23 || ***60*** πρύμνῃσιν : μέσ(σ)οισι(ν) v.l. in δ, v.l. in R_2. vide „Noten", 23–24 || ***62*** πορφυρέοντα U. πορφυρόοντα v.l. est in ν, in z_2 || ***63*** ἔνθα τε κ. ἔνθά γε exhibet λ, v.l. est in ε, ἔνθα exhibent y, v, M ante corr., U, praeterea singuli manuscripti r_{11}, r_4, r, Z, m, b, x^1. vide „Noten", 333–334 || ***66*** μεγαυχέι v.l. in Γ, γ, v.l. in δ, ε, y, ι, v.l. in λ, v, F, m_1, P_1 (proprie μελ-), U, z_2, p_3^2 : μεγαλαυχέι v.l. in Γ, β, v.l. in δ, θ, κ, v.l. in λ, μ (proprie -αυχέα), ν, M, R_2 || ***67*** πέμποις v.l. in δ, ι, gl. in κ, v.l. in λ, F, gl. in z_2 || ***69*** ἰχθῦς v.l. in Γ, v.l. in δ, v.l. in ε, m_1, z_2 || ***70*** γαίης : λαῶν v.l. in Γ, v.l. in β, v.l. in ε, y, v.l. in κ, v.l. in ν, v.l. in v, v.l. in U, p_3^2. vide „Noten", 24 (qua me afferre fugit manuscriptum y) ||

wenn sie die heimliche Tiefe des Meeres durchfahren. Kein Hund weist den Fischern den Weg in der See, denn die Spuren der schwimmenden Scharen sind unsichtbar. (52) Und sie sehen nicht, wo der Fisch begegnet – denn er betritt nicht (nur) einen einzigen Weg – und wo er gefangen werden kann. In schwachen Haaren und zurückgebogenen Haken aus Erz, in Ruten und Netzen ruht die Stärke der Fischer.

(56) Doch nicht an Vergnügen mangelt es dir, wenn du dich vergnügen willst; angenehm ist vielmehr der königliche Fischfang. Ein Schiff, wohlgefügt, mit festen Ruderbänken und über die Maßen leicht, rudern Jünglinge eilends dahin, den Rücken der See schlagend, und der auf (zahlreichen) Schiffen Erprobteste lenkt als Steuermann das unbeirrbare und untadelige Schiff auf eine weite Fläche heiter sich kräuselnder Wellen. (63) Dort aber werden unendliche Scharen von schmausenden Fischen gehalten, von Pflegern stets versorgt, mit Futter in Fülle gemästet, ein ausnehmend leicht zu gewinnender Beuteschwarm für dich, Glückseliger, und für deinen rühmlichen Sohn, Herden für die Jagd. (67) Denn sogleich schleuderst du aus der Hand die wohlgeflochtene Schnur in die See, und der Fisch trifft auf sie, verschlingt rasch den ehernen Haken und wird eilends eingeholt durch unseren Herrscher, nicht unwillentlich; dein Herz aber erwärmt sich, Gebieter der Erde.

πολλὴ γὰρ βλεφάροισι καὶ ἐν φρεσὶ τέρψις ἰδέσθαι
παλλόμενον καὶ ἑλισσόμενον πεπεδημένον ἰχθύν.
Ἀλλά μοι ἱλήκοι μὲν ἁλὸς πόρου ἐμβασιλεύων
εὐρυμέδων Κρονίδης γαιήοχος ἠδὲ Θάλασσα
αὐτὴ καὶ ναετῆρες ἐριγδούποιο θαλάσσης
δαίμονες· ὑμετέρας ἀγέλας καὶ ἁλίτροφα φῦλα
εἰπέμεν αἰνήσαιτε· σὺ δ' ἰθύνειας ἕκαστα,
πότνα Θεά, καὶ πατρὶ καὶ υἱέι παμβασιλῆος
θυμήρη τάδε δῶρα τεῆς πόρσυνον ἀοιδῆς.
Μυρία μὲν δὴ φῦλα καὶ ἄκριτα βένθεσι πόντου
ἐμφέρεται πλώοντα· τὰ δ' οὔ κέ τις ἐξονομήναι
ἀτρεκέως. οὐ γάρ τις ἐσίκετο τέρμα θαλάσσης,
ἀλλὰ τριηκοσίων ὀργυιῶν ἄχρι μάλιστα
ἄνερες ἴσασίν τε καὶ ἔδρακον ἀμφιτρίτην.
πολλὰ δ' (ἀπειρεσίη γὰρ ἀμετροβαθής τε θάλασσα)
κέκρυπται, τά κεν οὔ τις ἀείδελα μυθήσαιτο
θνητὸς ἐών· ὀλίγος δὲ νόος μερόπεσσι καὶ ἀλκή.
οὐ μὲν γὰρ γαίης πολυμήτορος ἔλπομαι ἅλμην
παυροτέρας ἀγέλας οὔτ' ἔθνεα μείονα φέρβειν.
ἀλλ' εἴτ' ἀμφήριστος ἐν ἀμφοτέρῃσι γενέθλη
εἴθ' ἑτέρη προβέβηκε, θεοὶ σάφα τεκμαίρονται·
ἡμεῖς δ' ἀνδρομέοισι νοήμασι μέτρα φέροιμεν.

72 ἑλισσόμενον : ἑλκόμενον v.l. in Γ, β, γ, v.l. in ε, y, v.l. in ν, R_2, p_3^2 | ἰχθῦν v.l. in Γ (?), v.l. in δ, v.l. in μ, M, m_1, z_2 || ***73*** ἱλήκοις v.l. in Γ, γ, y, v.l. in λ, v, F, z_2. ἱλήκοιο exhibent ν, P_1, v.l. est in ε, in κ, ἱλήκῃς v.l. est in U. vide „Noten", 24–25 | πόρῳ v.l. in θ, ι. πόρον exhibent ε, y, v.l. est in λ, in ν. vide „Noten", 25 || ***76*** δ' ἀγέλας v.l. in δ, v.l. in ε, θ, κ, v.l. in λ, μ, M, m_1. τ' ἀγέλας exhibet z_2 post corr.; insuper lectionem proponit Brunck. vide „Noten", 24–25 || ***78*** πότνια v.l. in Γ, β, γ, δ, v.l. in ε, y, v.l. in κ, v.l. in λ, v.l. in μ, ν, m_1, P_1, R_2, U, z_2 || ***81*** ἐμφέρεται : ἐντρέφεται β, v.l. in ε, y, λ (v.l. ἐμφέρεται). vide „Noten", 25–26 | οὔ κέ : οὐκ ἄν (ἂν) v.l. in γ, κ, P_1 | ἐξονομήνῃ v.l. in Γ, v.l. in μ, z_2 || ***82*** ἀτρεκέως Γ, v.l. in β, v.l. in γ, δ, v.l. in ε, v.l. in θ, ι, κ, v.l. in λ, μ, F, m_1, P_1, R_2, U, z_2 : ῥηιδίως β, γ, v.l. in ε, y, θ, ν, v, v.l. in F, M, gl. in U, p_3^2. νητρεκέως v.l. est in λ. vide „Noten", 26 | ἐσίκετο Γ, β, γ, ε, y, θ, v.l. in λ, v.l. in μ, ν, v, F, M, P_1, R_2, z_2, p_3^2 : ἐφίκετο v.l. in λ, v.l. in μ (?), U, gl. in z_2. ἀφίκετο exhibent δ, ι, κ, m_1, v.l. est in μ. vide „Noten", 26–27 | τέρμα : μέτρα v.l. in Γ, v.l. in β, v.l. in ε, v.l. in F, z_2 (v.l. τέρμα). vide „Noten", 27 || ***83*** ὀργυ(ι)έων v.l. in δ, θ, κ, μ, v.l. in v, M, m_1 || ***84*** ἴσασίν v.l. in δ, y, ι, v.l. in μ, F, m_1 : ἴσασί Γ, β, γ, v.l. in δ, ε, θ, κ, λ, v.l. in μ, ν, v, M (?), P_1, R_2, U, z_2, p_3^2 || ***88*** μὴν v.l. in Γ (?) | -μήτερος v.l. in β, δ (v.l. -μήτορος?), ε, y, κ, v.l. in λ, μ, m_1 (?), R_2. confer James, 173–174 || ***89*** οὔτ' v.l. in Γ, P_1, U, z_2 : οὐδ' v.l. in Γ, ceteri mss. vide „Überlieferung und Euteknios-Paraphr.", 22 (annot. 65), „Noten", 251 (2. 644) || ***90*** -τέροισι v.l. in β, v.l. in γ, y, v.l. in κ, v.l. in μ, v.l. in ν, F || ***92*** μέτρα : πάντα v.l. in δ | φέροιμεν v.l. in δ, θ, m_1 : φέρωμεν Γ, v.l. in β, γ, v.l. in δ, ε, ι, λ, μ, ν, F, M ante (?) corr., P_1, R_2, U, z_2. φέρομεν exhibent y, κ, v, M post (?) corr., p_3^2, v.l. est in β. vide „Noten", 27 ||

Große Freude nämlich bereitet es den Augen und der Seele anzuschauen, wie der gefangene Fisch springt und sich windet.

(73) Indes mir möge gnädig sein der Herrscher über den Pfad der See, der weithin regierende Sohn des Kronos, der Erderschütterer, und die Meerflut selber und die Götterwesen, die das tosende Meer bewohnen: (76) Eure Herden und meergenährten Völker zu nennen möget ihr verleihen. Du aber mögest ein jedes lenken, hehre Göttin, und gewähre, daß diese Gaben deines Gesanges dem Vater und dem Sohn des Allherrschers das Herz erfreuen.

(80) Unzählig sind die Völker und zahllos, die in den Tiefen der See umherschwimmen, und niemand kann sie sicher mit Namen nennen. Denn niemand ist (lotrecht) bis zu den Grenzen des Meeres eingedrungen, sondern bis dreihundert Klafter höchstens kennen die Menschen die wallende Tiefe und haben sie gesehen. (85) Vieles aber – denn unendlich und ohne Maß tief ist das Meer – bleibt verborgen, und dieses, unbekannt, kann niemand erzählen, der sterblich ist: Denn gering sind Verstand und Kraft bei den Sterblichen. (88) Die Salzflut nämlich, meine ich, nährt nicht weniger Herden, nicht geringere Völker als die Vielmutter Erde. Aber ob das geborene Leben bei beiden unentschieden (zahlreich) ist oder die eine hervorragt, erkennen sicher die Götter; wir aber mögen mit menschlichem Verstande unsere Rechnungen anstellen.

Ἰχθύσι μὲν γενεή τε καὶ ἤθεα καὶ πόρος ἅλμης
κέκριται, οὐδέ τι πᾶσι νομαὶ νεπόδεσσιν ὁμοῖαι·
οἱ μὲν γὰρ χθαμαλοῖσι παρ' αἰγιαλοῖσι νέμονται
ψάμμον ἐρεπτόμενοι καὶ ὅσα ψαμάθοισι φύονται,
ἵπποι κόκκυγές τε θοοὶ ξανθοί τ' ἐρυθῖνοι
καὶ κιθάρη καὶ τρίγλα καὶ ἀδρανέες μελάνουροι
τραχούρων τ' ἀγέλαι βούγλωσσά τε καὶ πλατύουροι
ταινίαι ἀβληχραὶ καὶ μορμύλος, αἰόλος ἰχθύς,
σκόμβροι κυπρῖνοί τε καὶ οἳ φίλοι αἰγιαλοῖσιν.
Ἄλλοι δ' αὖ πηλοῖσι καὶ ἐν τενάγεσσι θαλάσσης
φέρβονται, βατίδες τε βοῶν θ' ὑπέροπλα γένεθλα
τρυγών τ' ἀργαλέη καὶ ἐτήτυμον οὔνομα νάρκη,
ψῆτται καλλαρίαι καὶ τριγλίδες ἔργα τ' ὀνίσκων
σαῦροί τε σκέπανοί τε καὶ ὅσσ' ἐνιτέτροφε πηλοῖς.
Θῖνα δ' ἀνὰ πρασόεσσαν ὑπὸ χλοεραῖς βοτάνῃσι
βόσκονται μαινῖδες ἰδὲ τράγοι ἠδ' ἀθερῖναι
καὶ σμαρίδες καὶ βλέννος ἰδὲ σπάρος ἀμφότεροί τε
βῶκες ὅσοις τ' ἄλλοισι φίλον πράσον ἀμφινέμεσθαι.
Κεστρέες αὖ κέφαλοί τε, δικαιότατον γένος ἅλμης,
λάβρακές τ' ἀμίαι τε θρασύφρονες ἠδὲ χρέμητες
πηλαμύδες γόγγροι τε καὶ ὃν καλέουσιν ὄλισθον

93 μὲν v.l. in Γ, gl. in ι, λ, F : γὰρ Γ, β, γ, δ, v.l. in ε, y, θ, ι, κ, μ, ν, v, M, m$_1$, P$_1$, R$_2$, U, z$_2$, p$_3^2$. μὲν γὰρ v.l. est in ε, in ν, gl. est in κ. ἄρ proponit Rittershusius. vide „Überlieferungsgeschichtl. Untersuchungen", 25 || ***94*** πᾶσι : πᾶσαι v.l. in Γ, β, v.l. in δ, v.l. in ε, κ, v.l. in μ, M ante corr., v.l. in U, p$_3^2$ || ***96*** ὅσ(σ)α β, γ, y, v.l. in μ, ν, R$_2$, p$_3^2$: ὅσ(σ)' ἐν Γ, ε, θ, ι, κ, λ, v.l. in μ, v, F, M, P$_1$, U, z$_2$. ἐν solum exhibent δ, m$_1$. vide „Noten", 27 | φύονται : νέμονται v (v.l. φύονται) || ***98*** κιθάρη Γ, γ, v.l. in δ, v.l. in ε, θ, ι, κ, λ, μ, ν, v, M, P$_1$, R$_2$ post corr., U, z$_2$, p$_3^2$: κιθάραι v.l. in Γ (?), β, v.l. in ε, y, F, R$_2$ ante corr. κίθαρις exhibet m$_1$, v.l. est in δ. κίθαροι proponit Schneider. vide „Noten", 28 | τρίγλαι v.l. in Γ (?), β, v.l. in ε, y, v.l. in μ, F. vide „Noten", 28 || ***99*** -γλωσσά v.l. in β, ε, y, θ, v.l. in λ, μ, v, F, M, R$_2$, U, gl. in z$_2$: -γλωσ(σ)οί Γ, v.l. in β, γ, δ, ι, κ, v.l. in λ, ν, gl. in v, m$_1$, P$_1$, z$_2$, p$_3^2$. vide „Noten", 28–29 || ***100*** ταινίαι τ' ε, θ, v.l. in μ, p$_3^2$. vide „Noten", 29 | μορμίλος (-μῖλος) κ, ν. μορμύρος exhibent δ, m$_1$. vide „Noten", 29 (qua me afferre fugit lectionem μορμύρος etiam tradi manuscriptis hoc loco nominatis δ atque m$_1$) | ἰχθῦς v.l. in Γ (?), δ, v.l. in μ, M, m$_1$, z$_2$ || ***103*** θ' : δ' β, v.l. in μ, v.l. in ν, R$_2$, p$_3^2$. confer Denniston, 513–514, Kühner-Gerth II, 244 | γενέθλη m$_1$. γενέθλαι exhibet ε || ***105*** καλλαρίαι x^1 post corr. (ν); insuper lectionem proponit Schneider : καὶ κλαρίαι ceteri mss (proprie καὶ κλάρης m$_1$, proprie καὶ ἐκλαρίαι R$_2$, proprie καὶ καρίαι p$_3^2$). vide „Noten", 29–30 || ***106*** πηλῷ v.l. in δ, ι (gl. πηλοῖς), v.l. in ν (?) || ***107*** χλωραῖς v.l. in Γ, v.l. in β, v.l. in ε, y, ν, P$_1$, z$_2$. vide „Noten", 30 | -ναισι v.l. in Γ (?), θ, P$_1$ || ***108*** ἰδὲ : ἠδὲ v.l. in δ, v.l. in λ, v.l. in μ, M, m$_1$ || ***109*** σπάρος v.l. in β, γ, ε, θ, κ, gl. in λ, v.l. in ν, F, M, v.l. in R$_2$, U, p$_3^2$: σπάροι y, ι, v. σκάρος exhibent δ, λ, μ, m$_1$, P$_1$, R$_2$, z$_2$, v.l. est in Γ, in β, in ν, σκάροι v.l. est in Γ, in v. vide „Noten", 30 ||

(93) Die Fische unterscheiden sich nach Geburt, Verhalten und Weg in der Salzflut, und keineswegs haben alle Tiere der See gleiche Weideplätze. Denn die einen nähren sich an niedrigen Stränden, Sand essend und alles, was im Sand gedeiht, Híppoi[1], behende Knurrhähne und gelbliche Erythínoi, (98) die Kitháre, die Meerbarbe und kraftlose Brandbrassen, die Herden der Stöcker, Seezungen und Platýouroi, schwache Bandfische und der schillernde Marmorbrassen, Makrelen und Karpfen und was (sonst) die Strände liebt. – (102) Andere wiederum nähren sich im Schlamm und im seichten Wasser des Meeres, Glattrochen und die übermächtigen Geschlechter der Meeresteufel, der schlimme Stechrochen und der mit Recht so genannte Krampfrochen, Steinbutte, Kallaríai, Meerbarben und Onískoi, Bastardmakrelen, Skèpanoi und alles, was (sonst) im Schlamm sich nährt. – (107) An tangreichem Ufer aber unter frischen Futtergräsern nähren sich die beiden Geschlechter des Gefleckten Schnauzenbrassens und Ährenfische, Laxierfische, der Blènnos und der Brassen (überhaupt), Gelb- und Goldstriemen und alle, die sonst gern vom Grün sich nähren. – (111) Meeräschen wiederum und Großköpfe, das rechtschaffenste Geschlecht der Salzflut, Wolfsbarsche, kühne Pelamiden und Umberfische, Einjährige (Thunfische), Meeraale und der sogenannte Òlisthos

---

[1] Die Namen derjenigen Meerestiere, die nicht identifiziert werden können, sind aus dem Griechischen transkribiert und im Interesse der Leser, die nur den deutschen Text heranziehen, mit Akzenten versehen. Auf o und e bedeutet ein Akut, daß die entsprechenden Laute geschlossen, ein Gravis, daß sie offen auszusprechen sind.

γείτονα ναιετάουσιν ἀεὶ ποταμοῖσι θάλασσαν
ἢ λίμναις, ὅθι λαρὸν ὕδωρ μεταπαύεται ἅλμης,
πολλὴ δὲ πρόχυσις συμβάλλεται ἰλυόεσσα
ἑλκομένη δίνῃσιν ἀπὸ χθονός· ἔνθα νέμονται
φορβὴν ἱμερτήν, γλυκερῇ δ' ἁλὶ πιαίνονται.
λάβραξ δ' οὐδ' αὐτῶν ποταμῶν ἀπολείπεται ἔξω,
ἐκ δ' ἁλὸς ἐς προχοὰς ἀνανήχεται· ἐγχέλυες δὲ
ἐκ ποταμῶν πλαταμῶσιν ἐνιχρίμπτουσι θαλάσσης.
Πέτραι δ' ἀμφίαλοι πολυειδέες· αἱ μὲν ἔασι
φύκεσι μυδαλέαι, περὶ δὲ μνία πολλὰ πέφυκε·
τὰς ἤτοι πέρκαι καὶ ἰουλίδες ἀμφί τε χάννοι
φέρβονται σάλπαι τε μετὰ σφίσιν αἰολόνωτοι
καὶ κίχλαι ῥαδιναὶ καὶ φυκίδες, ἅς θ' ἁλιῆες
ἀνδρὸς ἐπωνυμίην θηλύφρονος ηὐδαξαντο.
Ἄλλαι δὲ χθαμαλαὶ ψαμαθώδεος ἄγχι θαλάσσης
λεπράδες, ἃς κίρρις τε σύαινά τε καὶ βασιλίσκοι
ἐν δὲ μύλοι τρίγλης τε ῥοδόχροα φῦλα νέμονται.
Ἄλλαι δ' αὖ ποιῇσιν ἐπίχλοοι ὑγρὰ μέτωπα
πέτραι σαργὸν ἔχουσιν ἐφέστιον ἠδὲ σκίαιναν
χαλκέα καὶ κορακῖνον ἐπώνυμον αἴθοπι χροιῇ
καὶ σκάρον, ὃς δὴ μοῦνος ἐν ἰχθύσι πᾶσιν ἀναύδοις
φθέγγεται ἰκμαλέην λαλαγὴν καὶ μοῦνος ἐδωδὴν
ἄψορρον προΐησιν ἀνὰ στόμα δεύτερον αὖτις
δαινύμενος μήλοισιν ἀναπτύων ἴσα φορβήν.

115 λίμνῃς λ | μεταπαύεται : ἐπιμίσγεται proponit Brunck | ἅλμῃ λ || ***116*** δὲ : τε proponit Brunck. vide „Noten", 31 | ξυμβάλλεται Γ, ε, y, ι, λ, P_1, z_2. μεταβάλλεται exhibet p_3^2, v.l. est in β. vide „Noten", 31–32 || ***117*** ἔνθ' ἐννέμ- U || ***118*** δ' : θ' proponit Brunck. vide „Noten", 32–33 || ***119*** οὐδ' v.l. in μ; insuper lectionem proponit Schneider : οὔποτ' P_1, p_3^2. οὔτ' exhibent ceteri mss. vide „Noten", 33 || ***120*** εἰς γ, κ, v.l. in λ, ν, v. vide „Noten", 33 || ***121*** -χρίπτουσι non invenitur nisi in manuscriptis singulis (r_7, o_1, r_8, R_2). vide „Noten", 33–34 || ***125*** τε : δὲ v.l. in Γ || ***126*** ἅς : οὕς proponit Schneider. incerta est lectio in m_2 (δ), m_1. in y_2 (μ) οὕς adiunctum est alia manu. vide „Noten", 34–35 || ***128*** δὲ : δ' αὖ Γ, v.l. in λ, v.l. in μ, v.l. in ν, P_1, z_2. vide „Noten", 35 | ψαμμώδεος θ, κ, μ | ἄγχι : εἰσὶ v.l. in Γ, gl. in γ, δ, θ, v.l. in μ, v.l. in v, M, m_1, R_2 (v.l. ἄγχι), gl. in U. vide „Noten", 35 || ***129*** κίρρις v.l. in δ, ε, v.l. in μ, v.l. in ν, M ante corr. : σκίρ(ρ)ις Γ, β, γ, v.l. in δ (proprie σκίρροις), y, θ, ι, κ, λ, v.l. in μ, v.l. in ν, v, F, M post corr., m_1, P_1, R_2, U, z_2, p_3^2. vide „Noten", 35–36 | σύαιναί v.l. in Γ, v.l. in μ, R_2, z_2 | βασιλίσκος v.l. in δ, λ || ***133*** χροιῇ : χαλκῷ v.l. in δ || ***135*** ἐδητὺν ι, v.l. in κ (proprie ἐδητὴν), v.l. in μ. vide „Noten", 36 (quo loco me afferre fugit manuscriptum R_1^2, qui una cum W constituit ι) || ***136*** αὖθις μ, v.l. in ν, M, p_3^2, insuper saepe glossa. vide „Noten", 36 || ***137*** -πτύσσων proponit Schneider (aut Brunck). vide „Noten", 36–37 ||

bewohnen stets das Meer, das Flüssen benachbart ist oder Seen, wo süßes Wasser in der Salzflut endet (116) und ausgedehntes schlammiges Schwemmland sich bildet, fortgezogen vom Land durch wirbelnde Strudel. Dort finden sie erwünschte Nahrung und mästen sich an der wohlschmeckenden See. (119) Der Wolfsbarsch aber fehlt nicht einmal in den Flüssen selber außerhalb (des Meeres), sondern schwimmt aus der (offenen) See in die Mündungen aufwärts hinein; die Aale dagegen kommen aus den Flüssen und dringen ein in die flachen Gewässer des Meeres. – (122) Die meerumgebenen Klippen sind von vielerlei Art: Die einen sind naß von Tang, und ringsum gedeiht reichlich Seegras. Um sie herum nähren sich Schriftbarsche, Meerjunker und Sägebarsche, buntrückige Ulvenfresser (Goldstriemen) ferner, schlanke Langschnauzen und die Phykiden, welchen die Fischer den Beinamen eines weibischen Mannes gegeben haben. – (128) Andere Felsen aber liegen flach nahe dem sandigen Meer; sie beweiden die Kírrhis, die Sýaina und die Basilískoi, ferner die Mýloi und die rosenfarbenen Scharen der Meerbarbe. – (131) Andere Klippen wiederum, deren nasses Äußeres grün von Gras ist, nennen heimisch den Großen Geißbrassen, den Schattenfisch, Heringskönig und Meerraben, (dieser) zubenannt nach seiner dunklen Farbe, und den Seepapagei, der allein unter all den stimmlosen Fischen einen feuchten Laut hervorbringt und allein seine Nahrung zurück in den Mund stößt, ein zweites Mal wieder essend, den Schafen gleich das Futter erbrechend. –

Ὅσσαι δ' αὖ χήμῃσι περίπλεοι ἠ λεπάδεσσιν,
ἐν δέ σφιν θαλάμαι τε καὶ αὔλια δύμεναι ἰχθῦς,
τῇσι δὲ καὶ φάγροι καὶ ἀναιδέες ἀγριόφαγροι
κέρκουροί τε μένουσι καὶ ὀψοφάγοι καὶ ἀνιγραὶ
μύραιναι σαῦροί τε καὶ ὀψίμορον γένος ὀρφῶν,
οἳ πάντων περίαλλα κατὰ χθόνα δηθύνουσι
ζωοὶ καὶ τμηθέντες ἔτι ζώουσι σιδήρῳ.
Ἄλλοι δ' ἐν βαθέεσσιν ὑπόβρυχα μιμνάζουσι
φωλειοῖς, πρόβατόν τε καὶ ἥπατοι ἠδὲ πρέποντες·
ἴφθιμοι μεγάλοι τε φυήν, νωθροὶ δὲ κέλευθα
εἰλεῦνται· τὸ καὶ οὔποθ' ἑὴν λείπουσι χαράδρην,
ἀλλ' αὐτοῦ λοχόωσι παραὶ μυχόν, ὅς κε πελάσσῃ,
χειροτέροις ἀίδηλον ἐπ' ἰχθύσι πότμον ἄγοντες·
ἐν καὶ ὄνος κείνοισιν ἀρίθμιος, ὃς περὶ πάντων
πτήσσει ὀπωρινοῖο κυνὸς δριμεῖαν ὁμοκλήν,

138 -πλοοι ε, v.l. in κ || ***139*** θαλάμαι (θάλαμαί) γ, δ, gl. in κ, v.l. in λ, μ, v.l. in ν, v, M ante corr., m_1, gl. in R_2 : θάλαμοί Γ, β, ε, y, θ, ι, κ, v.l. in λ, v.l. in ν, F, M post corr., P_1, R_2, U, z_2, p_3^2. vide „Noten", 37–38 || ***140*** τῇσι δὲ καὶ : τῇσι(ν) δ' ὀξύ- β, v.l. in δ, v.l. in ε, y, λ, v.l. in μ (proprie τῇσι δ' ἰωξύ-), v.l. in ν (ultro τῇσι διωξύ-), v, R_2. vide „Noten", 38 || ***141*** ὀψίφαγοι (ὀψιφάγοι) β, ε, gl. in F, U. ὀψόφαγροι exhibet v. vide „Noten", 38–39 || ***142*** σαῦροί (σαῦροι / σαυροί) v.l. in Γ, v.l. in γ, δ, θ, gl. (v.l.?) in ι, v.l. in κ, μ, v.l. in ν, v.l. in v, F, M, m_1, P_1, U (proprie σάβροι), z_2 : σκόμβροι (σκομβροί) v.l. in Γ, β, γ, ε, y, ι, v.l. in κ, λ, gl. in μ, ν, v, v.l. in F, R_2, gl. in z_2, p_3^2. vide „Noten", 39 | -μορον Γ, v.l. in κ : -μόρων gl. in Γ, v.l. in κ, ceteri mss. vide „Noten", 39–40 (qua pagina 39 versu 24 „– als Variante –" delendum est) || ***144*** ζώουσι γ, ε, θ, v.l. in κ, λ, v.l. in μ (?), ν, v, M : σπαίρουσι(ν) Γ, β, v.l. in γ, δ, y, v.l. in θ, ι, κ, gl. in λ, μ, gl. in ν, v.l. in v, F, m_1, P_1, R_2, U, z_2, p_3^2. vide „Noten", 40 || ***145*** βαθέεσσιν Brunck : βένθεσσιν mss. vide „Noten", 41 || ***146*** φωλειῇς Γ, P_1, z_2. singuli manuscripti r_9, v_3^1 incerti | -βατοί v.l. in Γ (?), β, v.l. in θ (?), gl. in ι, gl. in F, U, p_3^2 | ἥπατος (ἤπατος) Γ (v.l. ἤπατοι?), gl. in κ, z_2. ἥπατον exhibet v (gl. ἥπατοι) || ***147*** νωθροὶ δὲ δ, ε, θ, κ, v.l. in λ, v.l. in μ, ν, M, m_1 : νωθροί (νῶθροι) τε Γ, β, γ, y, ι, v.l. in λ, v.l. in μ, F, P_1, R_2, U, z_2, p_3^2. vide „Noten", 41 || ***148*** εἰλ- : spiritus asper huius verbi cum manuscriptis fere exhibeatur anteponendus est | τὸ : τῷ v.l. in Γ, β, δ, ε, y, θ, κ (?), λ, μ (gl. τὸ), ν, F, M post corr., m_1, P_1, R_2 (gl. τὸ), U, z_2, p_3^2. vide „Noten", 41 || ***149*** παραὶ β, v.l. in γ, δ, ε, y, v.l. in θ, ι, v.l. in κ, μ, v.l. in ν, v, F, m_1, R_2, U, p_3^2 : παρὰ Γ, v.l. in γ, v.l. in θ, v.l. in κ, λ, v.l. in ν, M, P_1, z_2, insuper saepe glossa. vide „Noten", 42 | πελάσ(σ)ει M, U || ***150*** ἄγοντες : ἔχοντες M. vide „Noten", 42 || ***151*** καὶ v.l. in Γ, δ, θ, κ, μ, F, m_1, z_2 : δὲ (δ') v.l. in Γ, γ, ε, y, ι, λ, ν, v (καὶ deletum?), M post corr., P_1, R_2, v.l. in z_2. δὲ καὶ exhibent β, U, p_3^2. vide „Noten", 43 | κείνοισιν β, v.l. in δ, κ, λ, v.l. in μ, F, U : κείνοις Γ, γ, v.l. in δ, ε, θ, ι, v.l. in μ, ν, v, M, m_1, P_1, R_2, z_2, p_3^2. κείνῃσιν exhibet y. vide „Noten", 43 | ἀρίθμιος v.l. in δ, κ : ἐναρίθμιος (ἐν ἀρ-) Γ, β, v.l. in δ, ε, y, θ, ι, gl. in κ (ἐν!), λ, μ, v, F, M, m_1, P_1, R_2, U, z_2. συναρίθμιος exhibent γ, ν, p_3^2, gl. est in Γ, in β, in U. vide „Noten", 43 || ***152*** πτώσσει proponit Schneider. vide „Noten", 235–236 | κυνὸς : πυρὸς v.l. in ν, v (v.l. κυνὸς), v.l. in z_2. vide „Noten", 43 ||

(138) Alle Felsen wiederum, die übervoll sind von Venus- und Teppichmuscheln oder Napfschnecken und in denen Schlupfwinkel und Grotten sind für die Fische zum Eintauchen – auf ihnen leben Sackbrassen und schamlose Agriòphagroi, Kèrkouroi und freßlustige, widrige Muränen, Bastardmakrelen und das spätsterbende Geschlecht der Zackenbarsche, die allen voran auf der Erde sich am Leben halten und, vom Messer zerstückelt, noch fortleben. – (145) Andere aber verharren in tiefen Höhlen in der See, Pròbaton, Hépatoi und Prèpontes; von starkem und großem Wuchs, ziehen sie doch träge ihrer Wege. Deshalb auch verlassen sie niemals ihren eigenen Spalt, sondern lauern dort in der Nähe ihres Schlupfwinkels auf jeden, der sich nähert, schwächeren Fischen unsichtbares Verderben bringend. (151) Zu ihnen zählt auch der Ònos, der mehr als alle sich duckt vor dem heftigen Zuruf des spätsommerlichen Hundssterns,

μίμνει δ' ἐγκαταδὺς σκότιον μυχὸν οὐδὲ πάροιθεν
ἔρχεται, ὅσσον ἄησιν ἐπὶ χρόνον ἄγριος ἀστήρ.
Ἔστι δέ τις πέτρῃσιν ἁλικλύστοισι μεμηλώς,
ξανθὸς ἰδεῖν, κεστρεῦσι φυὴν ἐναλίγκιος ἰχθύς·
τὸν μερόπων ἕτεροι μὲν ἐπικλείουσιν ἄδωνιν,
ἄλλοι δ' ἐξώκοιτον ἐφήμισαν, οὕνεκα κοίτας
ἐκτὸς ἁλὸς τίθεται, μοῦνος δ' ἐπὶ χέρσον ἀμείβει,
ὅσσοι τε βράγχη στόματος πτύχας ἀμφὶς ἔχουσιν.
εὖτε γὰρ εὐνήσῃ χαροπῆς ἁλὸς ἔργα γαλήνη,
αὐτὰρ ὅ γ' ἐσσυμένοισι συνορμηθεὶς ῥοθίοισι
πέτραις ἀμφιταθεὶς ἀμπαύεται εὔδιον ὕπνον.
ὀρνίθων δ' ἁλίων τρομέει γένος, οἵ οἱ ἔασι
δυσμενέες· τῶν ἤν τιν' ἐσαθρήσῃ πελάσαντα,
πάλλεται ὀρχηστῆρι πανείκελος, ὄφρα ἑ πόντου
προπροκυλινδόμενον σπιλάδων ἄπο κῦμα σαώσῃ.
Οἱ δὲ καὶ ἐν πέτρῃσι καὶ ἐν ψαμάθοισι νέμονται,
ἀγλαΐῃ χρύσοφρυς ἐπώνυμος ἠδὲ δράκοντες
σιμοί τε γλαυκοί τε καὶ ἀλκησταὶ συνόδοντες,
σκορπίος ἀικτήρ, δίδυμον γένος, ἀμφότεραί τε
σφύραιναι δολιχαὶ ῥαφίδες θ' ἅμα τῇσιν ἀραιαί·
ἐν δὲ χάραξ κοῦφοί τε κυβιστητῆρες ἔασι
κωβιοί· ἐν δὲ μυῶν χαλεπὸν γένος, οἳ περὶ πάντων
θαρσαλέοι νεπόδων καί τ' ἀνδράσιν ἀντιφέρονται
οὔτι τόσοι περ ἐόντες· ἐπὶ στερεῇ δὲ μάλιστα

153 μυχὸν : βυθὸν v.l. in δ || ***155*** -κλύστῃσι β, v.l. in δ, θ, μ, M, m_1 (gl. -στοισι), U, p_3^2 || ***156*** ἰχθῦς v.l. in Γ, v.l. in β, δ, v.l. in μ, m_1, z_2 (accentus acutus adiunctus) || ***158*** εἵνεκα v.l. in λ || ***160*** τε : γε v.l. in Γ, v.l. in λ. δὲ exhibet m_1, v.l. est in δ. vide „Noten", 43–44 || ***161*** εὐνήσει v.l. in Γ, v.l. in γ, ι. vide „Tempus und Modus", 221 | χαροπῆς : χαλεπῆς v.l. in Γ, v.l. in δ, θ, μ, ν, F, M, m_1, v.l. in U. vide „Noten", 44 || ***162*** γ' : δ' γ, v.l. in λ, R_2 (?). vide „Noten", 43–44 || ***164*** γένος : μένος v.l. in δ || ***165*** ἤν v.l. in Γ (ultro εἴ) : ὅν (ὅν) mss. vide „Tempus und Modus", 226–227 | -αθρήσῃ v.l. in Γ, κ, v.l. in μ, m_1, U : -αθρήσει v.l. in Γ, β, γ, δ, ε (proprie -αθροίσει), y, θ, ι, λ, v.l. in μ, ν, v, F, M, P_1, R_2, z_2, p_3^2. vide „Tempus und Modus", 226–227 || ***167*** -ούμενον v.l. in Γ, β, γ, v.l. in ε, y, v.l. in λ, v.l. in μ, v.l. in ν, P_1, U (?) | κῦμα : χεῦμα proponit Mair. vide „Noten", 44–45 | σαώσει ι, P_1. vide „Tempus und Modus", 211–212 || ***170*** ἀλκισταὶ v.l. in Γ (?), β, γ, v.l. in δ, v.l. in ε, y, v.l. in θ (?), v.l. in λ, μ, ν, m_1, R_2, U, p_3^2. vide „Noten", 45 || ***172*** σμύρ- v.l. in ι, v.l. in κ (?). μύρ- v.l. est in ι | θ' ἅμα Γ, β, y, ι, v.l. in μ, v.l. in ν, P_1, U, z_2, p_3^2 : τ' (τε) ἐπὶ v.l. in Γ (δ' ἐπὶ?), γ, δ, ε, λ, v.l. in μ, v.l. in ν, F, m_1, R_2. δ' ἅμα exhibet θ, δ' ἐπὶ exhibent v, M, ἐπὶ exhibet κ. vide „Noten", 45 | τοῖσιν v.l. in Γ (?), β, v.l. in ε, y, v.l. in ν, M || ***173*** -στῆρες v.l. in Γ, v.l. in β, γ, v.l. in δ, ι, κ, v.l. in λ, μ, ν, v, M, m_1, P_1, R_2, U, p_3^2. vide „Noten", 241 || ***174*** ἐν δὲ : ἠδὲ λ (v.l. ἐν δὲ) || ***176*** στερεῷ θ, F ante corr. ||

in seinem dunklen Winkel zurückgezogen bleibt und nicht früher hervorkommt, solange der böse Stern seinen Atem lasten läßt. – (155) Es gibt aber einen Fisch, der meerumspülte Felsen gern aufsucht, gelblich anzuschauen, den Meeräschen ähnlich an Wuchs; diesen heißen einige der Sterblichen Ádonis, andere haben ihn Exókoitos (Landschläfer) genannt, weil er außerhalb der See sein Lager richtet, allein aufs Festland wechselt von allen, die Kiemen an beiden Seiten ihrer Mundfalten haben. (161) Denn wenn Windstille die hellstrahlende See beschwichtigt, läßt er sich von der eilenden Brandung tragen und genießt, auf Felsen ausgestreckt, erquickenden Schlaf bei heiterem Wetter. (164) Das Geschlecht der Seevögel aber fürchtet er, die ihm feindlich gesonnen sind. Sooft er sieht, wie einer von ihnen sich nähert, springt er gleich einem Tänzer, bis ihn, indem er sich weiter und weiter voranwälzt, die Meerflut von den Klippen gerettet. – (168) Andere aber nähren sich in Felsen wie im Sand, der nach seiner Schönheit benannte Goldbrassen und die Drachenfische, Símoi, Glaúkoi und starke Zahnbrassen, der zufahrende Drachenkopf, das doppelte Geschlecht, und die beiden, die langgestreckten Pfeilhechte und zusammen mit ihnen die schlanken Hornhechte. (173) Darunter sind der Zweibindenbrassen und die behend schnellenden Grundeln, darunter das schlimme Geschlecht der Mýes, die vor allen Tieren der See mutig sind und sich sogar Menschen entgegenstellen, wenngleich sie gar nicht so groß sind; besonders im Vertrauen aber auf ihre harte Haut

ῥινῷ καὶ πυκινοῖσι πεποιθότες ἔνδον ὀδοῦσιν
ἰχθύσι καὶ μερόπεσσιν ἀρειοτέροισι μάχονται.
Οἱ δ' ἐν ἀμετρήτοισιν ἄλην πελάγεσσιν ἔχουσι,
τηλοῦ ἀπὸ τραφερῆς οὐδ' ἠιόνεσσιν ἑταῖροι,
θύννοι μὲν θύνοντες, ἐν ἰχθύσιν ἔξοχοι ὁρμήν,
κραιπνότατοι, ξιφίαι τε φερώνυμοι ἠδ' ὑπέροπλος
ὀρκύνων γενεὴ καὶ πρηνάδες ἠδὲ κυβεῖαι
καὶ σκολίαι σκυτάλαι τε καὶ ἱππούροιο γένεθλα.
ἐν τοῖς καὶ κάλλιχθυς ἐπώνυμος, ἱερὸς ἰχθύς·
ἐν κείνοις νέμεται καὶ πομπίλος, ὃν πέρι ναῦται
ἅζονται, πομπῇ δ' ἐπεφήμισαν οὔνομα νηῶν·
ἔξοχα γὰρ νήεσσι γεγηθότες ὑγρὰ θεούσαις
ἕσπονται πομπῆες ὁμόστολοι ἄλλοθεν ἄλλος
ἀμφιπερισκαίροντες ἐΰζυγον ἅρμα θαλάσσης
τοίχους τ' ἀμφοτέρους περί τε πρυμναῖα χαλινὰ
οἰήκων, ἄλλοι δὲ περὶ πρώρην ἀγέρονται·
οὐδέ κεν αὐτόμολον κείνοις πλόον, ἀλλ' ὑπὸ δεσμῷ
φαίης εὐγόμφοισιν ἐνισχομένους πινάκεσσιν
ἑλκομένους ἀέκοντας ἀναγκαίῃσιν ἄγεσθαι·
τόσσον ἔρως γλαφυρῇσιν ἐφ' ὁλκάσιν ἐσμὸν ἀγείρει.
οἷον δὴ βασιλῆα φερέπτολιν ἠέ τιν' ἄνδρα
ἀθλοφόρον, θαλλοῖσι νεοστέπτοισι κομῶντα,

177 πυκν- v.l. in Γ, δ, κ, v.l. in μ, v.l. in ν, m$_1$, R$_2$ ante corr. vide „Noten", 45 || ***179*** ἄλην (ἅλην) v.l. in Γ, δ, θ, μ, v.l. in v, M, m$_1$, P$_1$, U : αὖλιν Γ, β, γ, ε, y, ι, κ, λ, ν, v, F, R$_2$, v.l. in U, z$_2$, p$_3^2$ || ***180*** ἠιόνεσσιν γ, v.l. in μ : ἠιόνεσ(σ)ιν εἰσὶν ε, v.l. in κ, ν (εἰσὶν deletum in v$_3^1$). ᾐόσιν εἰσὶν exhibent Γ, δ (?), θ, F, M, v.l. est in κ, ἠιόσιν εἰσὶν exhibent β, y, ι, λ, v, m$_1$ (omittens εἰσὶν), P$_1$, R$_2$ (?), U, z$_2$, p$_3^2$, v.l. est in κ, in μ. vide „Noten", 45–46 || ***181*** ἔξοχον γ, v.l. in ν, R$_2$ || ***183*** πρημνάδες γ, ν, p$_3^2$. πρημάδες proponit Schneider. vide „Noten", 46 || ***184*** κολίαι proponit Gesner auctore Schneidero. vide „Noten", 46–47 | γένεθλα v.l. in Γ, β, γ, ε, y, gl. in ι, λ, ν, v.l. in v, F, v.l. in P$_1$, R$_2$, U, z$_2$, p$_3^2$: κέλευθα v.l. in Γ, v.l. in γ, δ, θ, ι, κ, μ, v.l. in ν, v, M, m$_1$, v.l. in R$_2$. κέλευθοι exhibet P$_1$, v.l. est in Γ, in z$_2$. vide „Noten", 47 || ***185*** ἰχθῦς v.l. in Γ, δ, μ, M, m$_1$, z$_2$, p$_3^2$ || ***188*** γεγηθότες : πεποιθότες δ, v.l. in μ, v.l. in ν, m$_1$ || ***189*** ἕπονται (ἕπ-) v.l. in Γ, β, γ (?), v.l. in δ, v.l. in κ, ν, M ante corr., P$_1$, U, z$_2$, p$_3^2$. ἕσσονται exhibet v. vide „Noten", 136–137 | ἄλλοι β, θ, κ, M, R$_2$, U. vide „Noten", 48 || ***193*** κείνοις γ, ι, v.l. in λ, v.l. in μ, ν, P$_1$, z$_2$, p$_3^2$: κείνων v.l. in Γ, β, gl. in γ, ε, y, κ, v.l. in λ, v, F, R$_2$. κείνους exhibent Γ, δ, θ, M, v.l. est in μ, κεῖνον exhibet U (v.l. ἐκείνοις), κείνου exhibet m$_1$ (?). vide „Noten", 48–49 | δεσμῶν v.l. in Γ, β, v.l. in γ, v.l. in δ, M post corr., U, p$_3^2$. vide „Noten", 49 || ***194*** ἐπισχομένους θ || ***195*** ἄγεσθαι v.l. in Γ, β, γ, y, θ, ι, v.l. in κ, gl. in λ, v.l. in ν, v, v.l. in F, M, P$_1$, v.l. in R$_2$, U, z$_2$: ἕπεσθαι v.l. in Γ, v.l. in β, δ, ε, κ, λ, μ, v.l. in ν, v.l. in v, F, gl. in M, m$_1$, R$_2$, v.l. in z$_2$, p$_3^2$. vide „Noten", 49 || ***198*** -στέπτοισι : -δρέπτοισι v.l. in Γ, β, y, ι, v.l. in λ, v.l. in μ, ν (v.l. -στέπτοισι), v.l. in v (proprie -δέπτοισι), gl. in F, U, v.l. in z$_2$, p$_3^2$. vide „Noten", 49–50 ||

und ihre dichtgedrängten Zähne im Maul kämpfen sie mit stärkeren Fischen und Menschen. – (179) Andere aber führen in der unermeßlichen hohen See ein unstetes Wanderleben, weitab vom festen Land und ohne Umgang mit den Ufern, dahinstürmende Thunfische, unter den Fischen von besonderer Schnellkraft und Raschheit, die mit Recht so genannten Schwertfische und das übermächtige Geschlecht der Roten Thune, Prenaden und Kybeíai, Mittelmeermakrelen, Skytálai und die Geschlechter der Großen Goldmakrele. (185) Darunter ist auch der „Schönfisch" mit treffendem Namen, ein heiliger Fisch, (und) unter diesen nährt sich auch der Pilotfisch, den die Seeleute besonders verehren und dem sie nach seiner Art, die Schiffe zu begleiten, den Namen gegeben haben. (188) Denn die Pilotfische freuen sich vor allem über das Naß durcheilende Schiffe und folgen ihnen als begleitende Gefährten, hier und dort rings umtanzend den Wagen des Meeres mit seinen festen Ruderbänken, beide Planken und die Taue des Ruders am Heck, während andere um den Bug sich versammeln. (193) Und du möchtest nicht glauben, daß ihr Dahinfahren auf eigener Bewegung beruhe, vielmehr daß sie gefesselt an den festgefügten Rumpf gegen ihren Willen, zwangsweise gezogen, dahinglitten: Einen so großen Schwarm versammelt ihr Verlangen bei den hohlräumigen Schiffen. (197) Wie doch einen stadterhaltenden König oder einen Sieger im Wettkampf, voll Stolz auf seinen gerade umgelegten Kranz,

παῖδές τ' ἠίθεοί τε καὶ ἀνέρες ἀμφιέποντες
ὃν δόμον εἰσανάγουσι καὶ ἀθρόοι αἰὲν ἕπονται,
εἰσόκεν εὐερκῆ μεγάρων ὑπὲρ οὐδὸν ἀμείψῃ·
ὣς οἵ γ' ὠκυπόροισιν ἀεὶ νήεσσιν ἕπονται,
ὄφρ' οὔτις γαίης ἐλάει φόβος· ἀλλ' ὅτε χέρσον
φράσσωνται (τραφερὴν δὲ μέγ' ἐχθαίρουσιν ἄρουραν),
αὖτις ἀφορμηθέντες ἀολλέες ἠύτε νύσσης
πάντες ἀποθρῴσκουσι καὶ οὐκέτι νηυσὶν ἕπονται.
σῆμα τόδε πλωτῆρσιν ἐτήτυμον ἐγγύθι γαίης
ἔμμεναι, εὖτε λιπόντας ὁμοπλωτῆρας ἴδωνται.
πομπίλε, ναυτιλίῃσι τετιμένε, σοὶ δέ τις ἀνὴρ
εὐκραεῖς ἀνέμων τεκμαίρεται ἐλθέμεν αὔρας·
εὔδια γὰρ στέλλῃ τε καὶ εὔδια σήματα φαίνεις.
Καὶ μὲν δὴ πελάγεσσιν ὁμῶς ἐχενηὶς ἑταίρη·
ἡ δ' ἤτοι ταναὴ μὲν ἰδεῖν, μῆκος δ' ἰσόπηχυς,
χροιὴ δ' αἰθαλόεσσα, φυὴ δέ οἱ ἐγχελύεσσιν
εἴδεται, ὀξὺ δέ οἱ κεφαλῆς στόμα νέρθε νένευκε
καμπύλον, ἀγκίστρου περιηγέος εἴκελον αἰχμῇ.
θαῦμα δ' ὀλισθηρῆς ἐχενηίδος ἐφράσσαντο
ναυτίλοι· οὐ μὲν δή τις ἐνὶ φρεσὶ πιστώσαιτο
εἰσαΐων· αἰεὶ γὰρ ἀπειρήτων νόος ἀνδρῶν
δύσμαχος, οὐδ' ἐθέλουσι καὶ ἀτρεκέεσσι πιθέσθαι.

200 εἰσάγουσι Γ (v.l. εἰσανάγουσι?), v.l. in γ, v.l. in δ, θ, κ, μ, M, P_1, z_2 || ***201*** εὐερκῆ v.l. in Γ, γ, v.l. in δ, v.l. in ε, θ, v.l. in ι, v.l. in λ, μ, ν, v, F, M, P_1, R_2, z_2 : εὐερκέων v.l. in Γ, β, v.l. in δ, v.l. in ε, y, ι, κ, v.l. in λ, m_1, gl. in U, p_3^2. εὐερκέα exhibet U. vide „Noten“, 50 | ἀμείψει exhibent manuscripti singuli (o_1, m, r_9, v_3^1; gl. est in V). vide „Tempus und Modus“, 209–210 || ***203*** ἐλάῃ Γ, v.l. in δ, y, ι, v.l. in κ, v.l. in λ, v.l. in μ, M post corr., z_2. vide „Tempus und Modus“, 211–212 || ***204*** -ωνται v.l. in δ, v.l. in θ, m_1 : -ονται v.l. in δ, v.l. in θ, ceteri mss. vide „Tempus und Modus“, 217–218 | ἐχθραίνουσιν β, y (proprie ἐχθραίουσιν). vide „Noten“, 50–51 || ***205*** αὖτις v.l. in Γ, δ, v.l. in ε, v.l. in θ, ι, κ, λ, v.l. in μ, ν, v, m_1, R_2, U, p_3^2 : αὖθις v.l. in Γ, β, γ, v.l. in ε, y, θ, v.l. in μ, F, M, P_1, z_2. vide „Noten“, 36 || ***206*** ναυσὶν v.l. in δ || ***208*** ἴδωσι gl. in θ, v.l. in ι, λ (gl. ἴδωνται [ἴδονται]), R_2 (gl. ἴδωνται), gl. in z_2, p_3^2. vide „Noten“, 51 (quo loco per errorem glossa ἴδωντες dicitur esse in x; reapse est in ι [= W, R_1^2]) || ***209*** ναυτιλίῃσι v.l. in Γ, β, γ, δ, ε, y, θ, κ, v.l. in λ, μ, ν, v, F, P_1, R_2, U, z_2, p_3^2 : ναυτιλίῃς Γ, v.l. in λ, m_1. ναυτιλίοισι (-οις) exhibet ι, ναύτῃσιν exhibet M post corr., v.l. est in Γ. vide „Noten“, 51–52 | τετιμένε θ, v.l. in λ, v.l. in μ, F : τετιημένε Γ, β, γ, δ, y, ι, κ, v.l. in λ, v, m_1, P_1, R_2, U, z_2, p_3^2. τετιμημένε exhibent ε, ν, M, v.l. est in μ, gl. est in Γ, in β, in ι, in λ, in v, in U, in z_2. vide „Noten“, 51–52 || ***211*** στέλλεις v.l. in δ, m_1 || ***212*** μὴν v.l. in Γ, v.l. in λ, z_2, insuper saepe glossa. vide „Noten“, 52 || ***213*** δ' ἤτοι : δή τι v.l. in Γ (?), β. vide „Noten“, 52–53 || ***216*** εἰκ- (εἴκ-) ε, v.l. in μ, F, M : ἰκ- (ἴκ-) v.l. in μ, ceteri mss. vide „Noten“, 53–54 || ***218*** μὴν ι, v.l. in κ, v.l. in ν. vide „Noten“, 52 | ἐνὶ : ἐν β, γ, U, p_3^2 || ***220*** οὐδὲ θέλ- v.l. in Γ, β, v.l. in δ, θ, ι, v.l. in μ, v.l. in ν, m_1. vide „Noten“, 22–23 ||

Knaben, Jünglinge und Männer umgeben und heimbringen zu seinem Haus und gedrängt stets begleiten, bis er die wohlumschließende Schwelle seines Hauses überschreitet – (202) gerade so folgen die Pilotfische stets den schnellgehenden Schiffen, solange keine Furcht vor dem Lande sie vertreibt. Aber sooft sie Land ausmachen – das feste Land nämlich hassen sie von Herzen –, eilen sie wieder hinweg, alle zusammen, und springen alle fort wie von einem Wendestein und folgen den Schiffen nicht mehr. (207) Dies ist den Schiffern ein untrügliches Zeichen, in der Nähe des Ufers zu sein, wenn sie sehen, wie ihre Begleiter sie verlassen. Pilotfisch du, geehrt bei den Seefahrern, durch dich erkennt man, daß freundliche Winde wehen werden: Denn heiteres Wetter läßt du kommen und Zeichen heiteren Wetters zeigst du. – (212) Der hohen See jedoch in gleicher Weise Gefährte ist das Neunauge. Es ist schlank von Gestalt, eine Elle lang, die Farbe rußigdunkel, seine Natur der von Aalen gleich; unter seinem Kopf aber biegt sich ein scharfes, gekrümmtes Maul hervor, gleich der Spitze eines gebogenen Hakens. (217) Eine wunderbare Erscheinung aber des schlüpfrigen Neunauges haben die Seefahrer bemerkt: Man würde ihr nicht trauen in seinem Sinn, wenn man sie vernähme; denn stets ist schwer zu bekämpfen die Überzeugung unerfahrener Menschen, und sie sind nicht bereit, selbst der Wahrheit zu glauben.

νῆα τιταινομένην ἀνέμου ζαχρηέος ὁρμῇ
λαίφεσι πεπταμένοισιν ἁλὸς διὰ μέτρα θέουσαν
ἰχθὺς ἀμφιχανὼν ὀλίγον στόμα νέρθεν ἐρύκει
πᾶσαν ὑποτρόπιος βεβιημένος· οὐδ' ἔτι τέμνει
κῦμα καὶ ἱεμένη, κατὰ δ' ἔμπεδον ἐστήρικται,
ἠύτ' ἐν ἀκλύστοισιν ἐεργομένη λιμένεσσι.
καὶ τῆς μὲν λίνα πάντα περὶ προτόνοισι μέμυκε,
ῥοχθεῦσιν δὲ κάλωες, ἐπημύει δὲ κεραίη
ῥιπῇ ἐπειγομένῃ, πρύμνῃ δ' ἔπι πάντα χαλινὰ
ἰθυντὴρ ἀνίησιν ἐπισπέρχων ὁδὸν ἅλμης.
ἡ δ' οὔτ' οἰήκων ἐμπάζεται οὔτ' ἀνέμοισι
πείθεται, οὐ ῥοθίοισιν ἐλαύνεται, ἀλλὰ παγεῖσα
μίμνει τ' οὐκ ἐθέλουσα καὶ ἐσσυμένη πεπέδηται
ἰχθύος οὐτιδανοῖο μετὰ στόμα ῥιζωθεῖσα.
ναῦται δὲ τρομέουσιν ἀείδελα δεσμὰ θαλάσσης
δερκόμενοι καὶ θάμβος ἴσον λεύσσοντες ὀνείρῳ.
ὡς δ' ὅτ' ἐνὶ ξυλόχοισιν ἀνὴρ λαιψηρὰ θέουσαν
θηρητὴρ ἔλαφον δεδοκημένος ἄκρον ὀιστῷ
κῶλον ὕπο πτερόεντι βαλὼν ἐπέδησεν ἐρωῆς·
ἡ δὲ καὶ ἐσσυμένη περ ἀναγκαίῃς ὀδύνῃσιν
ἀμφιπαγεῖσ' ἀέκουσα μένει θρασὺν ἀγρευτῆρα·
τοίην νηὶ πέδην περιβάλλεται αἰόλος ἰχθὺς
ἀντιάσας· τοίων δὲ φερωνυμίην λάχεν ἔργων.
Χαλκίδες αὖ θρίσσαι τε καὶ ἀβραμίδες φορέονται
ἀθρόαι, ἄλλοτε ἄλλον ἁλὸς πόρον, ἢ περὶ πέτρας
ἢ πελάγη, δολιχοῖσί τ' ἐπέδραμον αἰγιαλοῖσιν,
αἰὲν ἀμειβόμεναι ξείνην ὁδὸν ἠύτ' ἀλῆται.

223 ἰχθῦς v.l. in Γ, δ, v.l. in μ, M (?), m_1, z_2 || ***224*** οὐδ' ἔτι v.l. in δ, y, v.l. in μ, m_1 : οὐδέ τι v.l. in δ, v.l. in μ, ceteri mss || ***227*** περὶ : παρὰ β, M || ***228*** -θεῦσιν v.l. in Γ, v.l. in ε, F, z_2 post corr. : -θεῦσι Γ, β, γ, δ, v.l. in ε, y, θ, ι, κ, λ, μ, ν, v, M, m_1, P_1, R_2, U, z_2 ante corr., p_3^2 | ἐπημ- : ἐπιμ- v.l. in Γ, v.l. in β, v.l. in θ, v.l. in λ, μ, v.l. in ν, v, R_2, U || ***229*** ἐπειγομένῃ. vide „Noten", 54–55 | ἔπι (ἐπὶ) : ἐνὶ v.l. in δ, M, m_1. ἐν exhibet U (v.l. ἐπὶ). vide „Noten", 191 (annot. 833) || ***234*** μετὰ Γ, δ, ε, κ, λ, μ, v.l. in ν, m_1, P_1, z_2, p_3^2 : ποτὶ v.l. in Γ, β, γ, y, ι, gl. in λ, v, F, R_2, U, v.l. in z_2. κατὰ exhibent θ, M, v.l. est in ν. vide „Noten", 55–56 || ***235*** θεσμὰ v.l. in Γ, v.l. in β, P_1, U || ***237*** ὅτ' ἐνὶ : ὅταν ἐν κ. vide „Tempus und Modus", 218 (qua me afferre fugit hunc locum versu 19 ante „2, 99") || ***240*** ὀδύναισι(ν) κ, p_3^2 || ***241*** μένει : μίμνει β, γ, y, F, p_3^2 | ἀγρευτῆρα : θηρητῆρα v (v.l. ἀγρευτῆρα) || ***242*** ἐπιβάλλεται ε. vide „Noten", 352–353 (annot. 1586) | ἰχθῦς v.l. in Γ, δ, ε, v.l. in μ, m_1, z_2. R_2 incertus || ***243*** τοίων Köchly : τοίην mss excepto manuscripto μ, qui lectiones τοίη atque τοίνυν exhibet. vide „Noten", 56–57 | λάβεν v.l. in Γ, v.l. in v, P_1, z_2 (v.l. λάχεν) || ***245*** ἄλλοτε ἄλλον Fajen : ἄλλοτε δ' ἄλλον mss. ἄλλοτ' ἐπ' ἄλλον v.l. est in v, in z_2. vide „Noten", 57–58 || ***247*** ξείνην Γ, ι, v.l. in v, P_1, R_2, U, z_2 : ξενίην β, γ, δ, ε, y, θ, κ, λ, μ, ν, v, F, m_1, p_3^2. ξεινίην exhibet M ||

(221) Wenn ein Schiff unter dem Ansturm eines scharfen Windes dahinschießt, mit ausgebreiteten Segeln die Strecken der See durcheilend, öffnet der Fisch klaffend sein kleines Maul und hält das Schiff von unten an, indem er es unter dem Kiel insgesamt bezwingt. Und es schneidet nicht mehr die Flut, so sehr es auch möchte, sondern steht fest als wäre es eingeschlossen in einem glattflächigen Hafen. (227) Und all sein Segelzeug knarrt um die Fockstags (Vordertaue), es ächzen die Rahtaue, es biegt sich die Rahe unter dem Ansturm des Windes, und am Heck gibt der Steuermann alle Taue frei, den Weg durch die Salzflut voranzutreiben. (231) Das Schiff aber achtet weder auf das Ruder noch gehorcht es den Winden, nicht treiben es die Wellen, sondern festgesetzt verharrt es gegen seinen Willen und ist trotz seiner Eile gebunden, ins Maul hinein des schwächlichen Fisches verwurzelt. Die Seeleute aber zittern, da sie die unheimlichen Bande des Meeres erblicken und traumhaften Schrecken sehen. (237) Wie aber wenn im dichten Gehölz ein Jäger der rasch eilenden Hindin auflauert und, nachdem er sie mit geflügeltem Pfeil an der Spitze des Fußes getroffen, ihren Lauf hemmt; (240) sie aber erwartet all ihrer Hast zum Trotz, von unerträglichen Schmerzen festgehalten, gegen ihren Willen den kühnen Jäger – solch eine Fessel wirft der gefleckte Fisch um das Schiff, dem er begegnet, und von solchen Taten erhielt er seinen Namen. – (244) Die Sardinen wiederum, die Alsen und die Abramiden schwimmen in Schwärmen, bald dahin, bald dorthin den Weg in der See nehmend, in der Nähe von Felsen oder in der hohen See, und sie nähern sich (auch) den langgestreckten Stränden, stets auf einen fremden Weg wechselnd wie unstete Wanderer. –

Ἀνθιέων δὲ μάλιστα νομαὶ πέτρῃσι βαθείαις
ἔμφυλοι· ταῖς δ' οὔτι παρέστιοι αἰὲν ἔασι,
πάντῃ δὲ πλάζονται, ὅπῃ γένυς, ἔνθα κελεύει
γαστὴρ καὶ λαίμαργος ἔρως ἀκόρητος ἐδωδῆς·
ἔξοχα γὰρ παρὰ πάντας ἀδηφάγος οἶστρος ἐλαύνει
κείνους καὶ νωδόν περ ὑπὸ στόμα χῶρον ἔχοντας.
τέσσαρα δ' ἀνθιέων μεγακήτεα φῦλα νέμονται,
ξανθοί τ' ἀργεννοί τε, τὸ δὲ τρίτον αἶμα κελαινοί·
ἄλλους δ' εὐωπούς τε καὶ αὐλωποὺς καλέουσιν,
οὕνεκα τοῖς καθύπερθεν ἑλισσομένη κατὰ κύκλον
ὀφρὺς ἠερόεσσα περίδρομος ἐστεφάνωται.
Δοιὼ δὲ σκληροῖσιν ἀρηρότε γυῖα χιτῶσι
φραξάμενοι κόλποισιν ἐνιπλώουσι θαλάσσης,
κάραβος ὀξυπαγὴς ἠδ' ἀστακός· οἱ δὲ καὶ ἄμφω
πέτραις ἐνναίουσι καὶ ἐν πέτρῃσι νέμονται.
ἀστακὸς αὖ πέρι δή τι καὶ οὐ φατὸν οἷον ἔρωτα
οἰκείης θαλάμης κεύθει φρεσίν, οὐδέ ποτ' αὐτῆς
λείπεθ' ἑκών, ἀλλ' εἴ μιν ἀναγκαίῃ τις ἐρύσσας
τῆλε φέρων ἑτέρωσε πάλιν πόντονδε μεθείη,
αὐτὰρ ὅ γ' οὐ μετὰ δηρὸν ἑὴν νόστησε χαράδρην
σπεύδων, οὐδ' ἐθέλει ξεῖνον μυχὸν ἄλλον ἱκέσθαι
οὐδ' ἑτέρης πέτρης ἐπιβάλλεται, ἀλλὰ διώκει
καὶ δόμον ὃν κατέλειπε καὶ ἤθεα καὶ νομὸν ἅλμης
κείνης ᾗ μιν ἔφερβε καὶ οὐκ ἤχθηρε θάλασσαν,

248 βαθείῃς z_2 (v.l. βαθείαις) || ***250*** δὲ : τε (τὲ) v.l. in β, γ | ἔνθα : ᾗ δὲ proponit Köchly. vide „Noten“, 58 || ***252*** παρὰ Γ, v.l. in γ, v.l. in ν, v, P_1, z_2 : περὶ (πέρι) v.l. in Γ, β, v.l. in γ, δ, ε, y, θ, ι, κ, λ, μ, v.l. in ν, gl. in v, F, M, m_1, R_2, U, p_3^2. vide „Noten“, 58–59 | πάντων gl. in β, γ, v.l. in δ, gl. in ι, gl. in λ, m_1, R_2. vide „Noten“, 58–59 || ***253*** ὑπὸ : ὑπὲρ β (gl. ὑπὸ), v.l. in θ, p_3^2. vide „Noten“, 169–170 || ***255*** αἷμα : εἷμα proponit Köchly. vide „Noten“, 59–61 || ***259*** δοιὼ v.l. in Γ, β, γ, v.l. in δ, ε, y, θ, ι, κ, v.l. in λ, v.l. in μ, v.l. in ν, v, F, M (post corr.?), m_1, P_1, v.l. in z_2, B, p_3^2 : δοιοὶ v.l. in Γ, v.l. in δ, gl. in κ, v.l. in λ, v.l. in μ, v.l. in ν, gl. in v, R_2, U, z_2. vide „Noten“, 61–62 | -ότε v.l. in δ, v, M ante corr. : -ότα v.l. in δ, M post corr., ceteri mss. vide „Noten“, 62 || ***260*** ἐπιπλ- v.l. in Γ, β, y, θ, κ, M, R_2, U, B, p_3^2. vide „Noten“, 62–63 || ***262*** πέτραις : πέτρῃς β, κ, M (?), U, B, p_3^2. vide „Noten“, 63 || ***263*** δ' αὖ v.l. in Γ (?), β, v.l. in δ, κ, v.l. in μ, v.l. in ν, v, m_1, B, p_3^2. vide „Noten“, 145 || ***268*** οὐδὲ θέλ- v.l. in Γ, γ, y, θ, v.l. in ι (?), v.l. in λ, v.l. in ν, v, m_1, U. vide „Noten“, 22–23 | ἄλλον ἱκέσθαι v.l. in Γ, γ, δ, ε, θ, κ, λ, μ, ν, v, F, M, m_1, P_1, R_2, U, v.l. in z_2, p_3^2 : ἄλλον ἑλέσθαι Γ, gl. in γ, v.l. in θ, v.l. in v, gl. in R_2, z_2, B. ἄλλον εἰσικέσθαι exhibet β, εἰσαφικέσθαι exhibent y, ι. vide „Noten“, 64 || ***270*** δόμον : τόπον v.l. in Γ, γ (v.l. δόμον), ε, ν (v.l. δόμον), F, p_3^2. vide „Noten“, 64 | νομὸν : μυχὸν v.l. in θ, κ, v.l. in v, M. νομὴν v.l. est in Γ, gl. est in U || ***271*** ἤχθαιρε β, v.l. in δ, v.l. in μ, B, p_3^2 ||

(248) Die angestammten Jagdplätze der Anthíai aber liegen vor allem nahe den tiefen Klippen, doch sind sie nicht stets in deren Nähe, sondern irren überall hin, wohin ihr Schlund, wohin ihr Bauch sie treibt und ihre gefräßige unersättliche Begierde nach Nahrung. Denn weit über alle hinaus drängt sie unstillbare Freßlust, wenn auch der Raum ihres Maules zahnlos ist. (254) Vier gewaltige Geschlechter von Anthíai nähren sich (in der See), die gelblichen, die weißen und drittens die schwarze Art; andere werden Euopoí und Aulopoí genannt, weil ihnen unten um das Auge herum sich windend eine dunkle Braue kranzartig gelegt ist. – (259) Zwei (Tiere der See), mit hartem Panzerrock bedeckt an ihren Gliedern, schützen sich dort und schwimmen in den Buchten des Meeres, die stachelige Languste und der Hummer. Und beide wohnen auch in den Felsen und nähren sich in den Felsen. (263) Der Hummer wiederum verbirgt in seinem Sinn ein außerordentliches und unnennbares Verlangen nach seinem Schlupfwinkel, und er verläßt ihn niemals freiwillig, vielmehr, wenn einer ihn mit Gewalt fortziehen und weitab anderswohin wieder ins Meer freilassen sollte, kehrt er nicht viel später eilig zu seinem eigenen Spalt zurück, und er will nicht zu einem fremden anderen Winkel gelangen (269) und wendet sich keinem anderen Felsen zu, sondern sucht das Haus, das er zurückgelassen hat, und die vertrauten Plätze und Weide(n) der Salzflut, die ihn ernährt hat, und er haßt nicht das Meer,

τῆς μιν ἀπεξείνωσαν ἁλίστονοι ἀγρευτῆρες.
ὣς ἄρα καὶ πλωτοῖσιν ἑὸς δόμος ἠδὲ θάλασσα
πατρῴη καὶ χῶρος ἐφέστιος, ἔνθα γένοντο,
στάζει ἐνὶ κραδίῃ γλυκερὸν γάνος, οὐδ᾽ ἄρα μούνοις
πατρὶς ἐφημερίοισι πέλει γλυκερώτατον ἄλλων.
οὐδ᾽ ἀλεγεινότερον καὶ κύντερον, ὅς κεν ἀνάγκῃ
φυξίπολιν πάτρης τελέσῃ βίον ἀλγινόεντα,
ξεῖνος ἐν ἀλλοδαποῖσιν ἀτιμίης ζυγὸν ἕλκων.
Ἐν κείνῃ γενεῇ καὶ καρκίνοι εἰσὶν ἀλῆται
καρίδων τε νομαὶ καὶ ἀναιδέα φῦλα παγούρων,
οἵ τε καὶ ἀμφιβίοις ἐναρίθμιον αἶσαν ἔχουσι.
Πάντες δ᾽ οἷσί τε κῶλον ὑπ᾽ ὀστράκῳ ἐστήρικται
ὄστρακον ἐκδύνουσι γεραίτερον, ἄλλο δ᾽ ἔνερθε
σαρκὸς ὑπ᾽ ἐκ νεάτης ἀνατέλλεται· οἱ δὲ πάγουροι
ἡνίκα ῥηγνυμένοιο βίην φράσσωνται ἐλύτρου,
πάντῃ μαιμώωσιν ἐδητύος ἰσχανόωντες,
ῥηιτέρη ῥινοῖο διάκρισις ὄφρα γένηται
πλησαμένων· εὖτ᾽ ἂν δὲ διατμαγὲν ἕρκος ὀλίσθῃ,
οἱ δ᾽ ἤτοι πρῶτον μὲν ἐνὶ ψαμάθοισι τέτανται

272 ἁλίστονοι v.l. in Γ, gl. in β, v.l. in θ, v.l. in κ, v.l. in λ, gl. in μ, v.l. in ν (proprie -στομοι), v, P_1, R_2, U, z_2, B : ἁλίπλοοι Γ, β, γ, δ, ε, y, θ, ι, κ, v.l. in λ, μ, ν, gl. in v, F, M post corr., m_1, v.l. in U, p_3^2. vide „Noten", 64–65 || ***273*** πλωτοῖσιν v.l. in Γ, β, γ, δ, ε, y, θ, κ, v.l. in λ, v.l. in μ, v.l. in ν, v, F, m_1, P_1, z_2, B, p_3^2 : πλωτῆρσιν v.l. in Γ, v.l. in λ, v.l. in μ, M post corr., R_2, U. πλώτεσσιν v.l. est in θ, gl. est in v, πλωτῇσιν exhibet ι, v.l. est in ν (?). vide „Noten", 65–66 || ***274*** ἔνθ᾽ ἐγέν- R_2. vide „Noten", 66–67 || ***275*** γάνος : βέλος v.l. in Γ, v.l. in δ, gl. in κ, v.l. in ν, P_1 (v.l. γάνος), U (v.l. γάνος). vide „Noten", 67–68 || ***276*** -τατον v.l. in Γ, κ, v.l. in λ, v.l. in ν, p_3^2 : -τερον v.l. in λ, v.l. in ν, ceteri mss. vide „Noten", 68–69 (qua me manuscriptorum qui -τατον continent afferre fugit manuscriptum p_3^2) || ***277*** ἀλεγ- : ἀλγ- v.l. in Γ, δ, κ, M ante corr. (?), R_2, B || ***278*** φυξίπολις Γ (v.l. -πολιν), v.l. in ε, κ, z_2. φύξιν ἀπὸ exhibent δ, m_1. vide „Noten", 69 | τελέσει v.l. in β, μ, m_1, R_2, U, B. τελέει exhibent θ, M (?), τελέῃ v.l. est in Γ | βίον : πόνον v.l. in Γ, θ (v.l. βίον), v.l. in v, R_2 (v.l. βίον), z_2 (v.l. βίον). vide „Noten", 69 || ***283*** οἷσί τε κῶλον : οἷς τε τὸ κοῖλον proponit Gow (sed confer Giangrande) || ***284*** -ερθε β, δ, y (?), θ, ι, v.l. in μ : -ερθεν Γ, γ, ε, κ, λ, v.l. in μ, ν, v, F, M, m_1, P_1, R_2, U, z_2, B, p_3^2. vide „Noten", 147 (qua me afferre fugit hunc locum versu 16 ante „4. 82"; proinde dele „284" versu 14!) || ***285*** ἀπ᾽ ἐκ λ. vide „Noten", 69 || ***286*** -ωνται γ, ε, θ, v.l. in ι, λ, ν, v, F, m_1, U, B, p_3^2 : -ονται Γ, β, δ, y, v.l. in ι, κ, μ, M, P_1, R_2, z_2. vide „Tempus und Modus", 223 || ***290*** οἱ δ᾽ B : οἵδ᾽ Γ, β, γ, ε, κ, λ, ν, v, z_2. οἳ δ᾽ exhibent y, ι, R_2, U, p_3^2, οἳ δή(–) exhibent δ, θ, μ (?), F (proprie οἵ δή), M, m_1, P_1, v.l. est in Γ (?). vide „Noten", 69–70 | δή τι v.l. in Γ (?), v.l. in β (proprie δ᾽ ἤτι), θ. vide „Noten", 52–53 |ἐνὶ θ, ι, v.l. in κ, v, L, M, R_2, U : ἐπὶ Γ, β, γ, δ, ε, y, v.l. in κ, λ, μ, ν, F, m_1, P_1, z_2, B, p_3^2. vide „Noten", 70 ||

aus dem ihn die müheertragenden Fischer der See vertrieben haben. (273) So flößt auch den schwimmenden Wesen das eigene Haus und das heimatliche Meer und der gewohnte Platz, wo sie geboren, süße Freude ins Herz, und nicht allein den Sterblichen ist die Heimat das liebste von allem. (277) Und nicht(s ist) schmerzlicher und schrecklicher, als wenn einer ein beschwerliches Leben der Verbannung aus der Heimat zu Ende bringen muß, ein Fremder unter Fremdlingen, das Joch der Unehre tragend. – (280) Zu dieser Art gehören auch die umherwandernden Taschenkrebse und die Scharen von Garnelen und die schamlosen Geschlechter der Krabben, die gleichfalls zu den Amphibien zählen. – (283) Alle Tiere, deren Gliedmaßen unter einer Schale Halt haben, legen die ältere Schale ab, während eine andere von unten aus dem untersten Fleisch hervortritt. Die Krabben aber stürmen, sooft sie die Gewalt der berstenden Schale verspüren, überall hin in ihrer Gier nach Nahrung, damit sich die Loslösung der Haut leichter vollziehe, wenn sie sich gesättigt hätten. (289) Wenn aber der Schutzschild getrennt und gefallen ist, liegen sie zunächst nur ausgestreckt im Sand;

αὔτως οὔτε βορῆς μεμνημένοι οὔτε τευ ἄλλου
ἐλπόμενοι φθιμένοισι μετέμμεναι οὐδ' ἔτι θερμὸν
ἐμπνείειν. ῥινῷ δὲ περιτρομέουσιν ἀραιῇ
ἀρτιφύτῳ· μετὰ δ' αὖτις ἀγειρόμενοι νόον ἤδη
βαιὸν θαρσήσαντες ἀπὸ ψαμάθοιο πάσαντο.
τόφρα δὲ θυμὸν ἔχουσιν ἀμήχανον ἀδρανέοντες,
ὄφρα περὶ μελέεσσι νέον σκέπας ἀμφιπαγείη.
ὡς δέ τις ἰητὴρ νουσαχθέα φῶτα κομίζων
ἤμασι μὲν πρώτοισι βορῆς ἀπόπαστον ἐρύκει
πήματος ἀμβλύνων μαλερὸν σθένος, αὐτὰρ ἔπειτα
τυτθὰ βορῆς ὤρεξε νοσήλια, μέχρις ἅπασαν
ἄτην γυιοβόρους τε δύας ὀδύνας τε καθήρῃ·
ὣς οἵ γ' ἀρτιφύτοισιν ἀναΐσσουσιν ἐλύτροις
δειδιότες νούσοιο κακὰς ὑπὸ κῆρας ἀλύξαι.
Ἄλλοι δ' ἑρπηστῆρες ἁλὸς ναίουσιν ἐναύλους,
πουλύποδες σκολιοὶ καὶ σκορδύλος ἠδ' ἁλιεῦσιν
ἐχθομένη σκολόπενδρα καὶ ὀσμύλος· οἱ δὲ καὶ αὐτοὶ
ἀμφίβιοι· καί πού τις ἀνὴρ ἴδεν ἀγροιώτης
γηπόνος, ἀγχιάλοισι φυτηκομίῃσι μεμηλώς,
ὀσμύλον εὐκάρποις ἢ πούλυπον ἀμφὶ κράδῃσι
πλεγνύμενον γλυκερόν τε φυτῶν ἀπὸ καρπὸν ἔδοντα.
τοῖς δὲ μεθ' ἑρπηστῆρσιν ἴσον λάχεν οἶμα δολόφρων

291 αὔτως Γ, β, γ, v.l. in δ, ε, θ, ι, κ, λ, v.l. in μ, ν, v, F (?), L (?), M (?), P_1, R_2 (?), U, z_2, B, p_3^2 : αὐτῶς v.l. in δ, y, v.l. in μ, m_1. vide „Noten“, 70 || ***293*** -πνείειν γ, v.l. in κ, λ, v.l. in ν, v, L (?), R_2, U, p_3^2 : -πνέειν v.l. in Γ, β, ε, v.l. in λ, P_1, z_2, B. -πνείην exhibet y, -πνεῖν exhibet m_1, -πνείει exhibent δ, θ, ι, μ, F, M post corr., v.l. est in λ, -πνέει v.l. est in Γ, in κ, in ν. vide „Noten“, 70–71 || ***294*** ἀγειρ- : ἀειρ- v.l. in Γ, v.l. in δ || ***295*** πάσαντο : χάσαντο proponit Hermann. post haec versum intercidisse suspicatur Köchly || ***298*** δέ τις : δ' ὅταν v.l. in Γ, v.l. in δ, θ, M, m_1, R_2, v.l. in z_2. vide „Noten“, 71 || ***299*** ἐρύκοι F, gl. in M. ἐρύκῃ exhibet m_1, gl. est in Γ || ***300*** μαλερὸν : βλαβερὸν v.l. in Γ, v.l. in κ. θαλερὸν exhibet M. vide „Noten“, 71–72 || ***303*** τοίγ' ι. praeterea post hunc versum unum vel duos versus intercidisse suspicatur et Schneider et Lehrs. vide „Noten“, 72–73 || ***305*** ἑρπη- v.l. in Γ, γ, v.l. in δ, θ, μ, ν, v, F, L (?), M, m_1 (?), R_2, z_2, p_3^2 : ἑρπυ- Γ, β, gl. in γ, v.l. in δ, ε, y, ι, κ, λ, gl. in ν, P_1, U, gl. in z_2. ἑρπι- exhibet B. vide „Noten“, 73–74 | -αύλοις Γ (v.l. -αύλους?), v.l. in δ, v.l. in κ, F, P_1, z_2. vide „Noten“, 74–75 || ***306*** σκορδ- : κορδ- R_2. vide „Noten“, 75 || ***307*** ἐχθ- : ἀχθ- δ, v.l. in μ, M (?). sed confer 2. 430 || ***310*** ἐγκάρ- v.l. in Γ, v.l. in ν. vide „Noten“, 75–76 | κράδ- : κλάδ- v.l. in Γ, v.l. in δ, y, m_1, z_2 (v.l. κράδ-), B || ***311*** -κερόν : -κερῶν v.l. in Γ, v.l. in γ (?), v.l. in δ, y, v.l. in κ, v.l. in μ, v.l. in ν, F, m_1, P_1 || ***312*** ἑρπηστῆρσιν v.l. in Γ, v.l. in β (proprie ἑρπι-), γ, θ, v.l. in λ, μ, v.l. in ν, v, F, L, R_2, U, p_3^2 : ἑρπυστῆρσιν Γ, gl. in γ, v.l. in δ, ε, ι, v.l. in λ, gl. in ν, m_1, P_1, z_2. ἑρπηστῆσιν exhibent M, B, v.l. est in β (proprie ἑρπι-), in δ, ἑρπυστῆσιν (-στοῖσιν) exhibent y, κ, v.l. est in ν. vide „Noten“, 73–74 | θηλύφρων v.l. in ν ||

sie denken weder an Fressen noch an irgend etwas anderes, da sie wähnen, den Toten anzugehören und nicht mehr warmen Atem zu atmen. Und sie zittern um ihre zarte neugewachsene Haut; später aber sammeln sie sich wieder und fressen mit schwachem Mut vom Sand. (296) So lange aber fühlen sie sich hilflos und schwach, bis an ihren Gliedern ein neuer Schutzschild rings sich verfestigt. Wie aber ein Arzt in seiner Sorge für einen kranken und leidenden Menschen ihn an den ersten Tagen von aller Speise zurückhält, (300) abstumpfend die heftige Kraft des Leides, dann aber ein wenig Krankenspeise reicht, bis er ganz und gar das Übel und die gliederverzehrenden Qualen und Schmerzen ausgetrieben – so schicken sie sich an, aus Furcht für ihre neugewachsenen Schalen das schlimme Schicksal von Krankheit zu meiden. – (305) Andere Kriechtiere wohnen in Grotten der See, die gewundenen Kraken, der Wassermolch, der den Fischern verhaßte Ringelwurm und der Moschuskrake. Auch diese sind Amphibien, und irgendein landbestellender Bauer, um die Pflege der Saaten am Meer besorgt, hat wohl den Moschuskraken gesehen oder den Kraken, wie er um fruchtbeladene Äste sich wand und die süße Frucht der Bäume aß. (312) Unter diesen Kriechtieren verspürt denselben Drang der listige Tintenfisch (Sepie).

σηπίη. ἄλλα δὲ φῦλα μετ' οἴδμασιν ὀστρακόρινα,
πολλὰ μὲν ἐν πέτρῃσι, τὰ δ' ἐν ψαμάθοισι νέμονται,
νειρῖται στρόμβων τε γένος καὶ πορφύραι αὐταὶ
κήρυκές τε μύες τε καὶ ἀτρεκὲς οὔνομα σωλὴν
ὄστρεά θ' ἑρσήεντα καὶ ὀκριόεντες ἐχῖνοι·
τοὺς εἴ τις καὶ τυτθὰ διατμήξας ἐνὶ πόντῳ
ῥίψῃ, συμφυέες τε παλίνζωοί τε νέμονται.
Καρκινάσιν δ' αὐταῖς μὲν ἐπ' ὄστρακον οὔτι πέφυκεν
ἐκ γενετῆς, γυμναὶ δὲ καὶ ἀσκεπέες καὶ ἀφαυραὶ
τίκτονται, κτητοὺς δὲ δόμους ἐπιμηχανόωνται
ἀβληχροῖς μελέεσσι νόθον σκέπας ἀμφιβαλοῦσαι·
εὖτε γὰρ ἀθρήσωσι λελειμμένον ὀρφανὸν αὔτως
ὄστρακον, οἰκητῆρος ἀνέστιον οἰχομένοιο,
αἱ δ' εἴσω καταδῦσαι ὑπ' ἀλλοτρίοισιν ἐλύτροις
ἑζόμεναι ναίουσι καὶ ὃν κτήσαντο μέλαθρον.
τῷ δὲ συνερπύζουσι καὶ ἔνδοθεν ἕρκος ἄγουσιν,
εἴτε τι νειρίτης ἔλιπε σκέπας εἴτε τι κῆρυξ

313 σηπία Γ, gl. in κ, R_2 | δὲ v.l. in Γ, v.l. in δ, ε, v.l. in κ, gl. in ν, F, m_1, P_1, z_2 : τε Γ, β, γ, v.l. in δ, y, θ, ι, v.l. in κ, λ, μ, ν, v, L, M, R_2, U, B, p_3^2. vide „Noten", 76 | οἴδμασιν : ἰχθύσιν Γ, v.l. in ν, z_2 (v.l. οἴδμασιν). vide „Noten", 76 || ***314*** δ' ἐν : δὲ γ | νέμονται Γ, β, y, θ, κ, v.l. in ν (?), v, v.l. in F, L, M, P_1, R_2, U, z_2 : φύονται v.l. in Γ, γ, δ, ε, ι, λ, μ, ν, v.l. in v, F, m_1, v.l. in z_2, B, p_3^2. vide „Noten", 76 || ***315*** νειρῖται Γ, β, v.l. in γ, y, ι, κ, λ, v.l. in μ, v.l. in ν, v, F, P_1, R_2, U, z_2, p_3^2 : νηρῖται v.l. in Γ (?), v.l. in γ, δ, ε, θ, v.l. in μ, v.l. in ν, L, M, m_1, B. vide „Noten", 76–77 | γένη v.l. in Γ, P_1, z_2 || ***319*** ῥίψῃ v.l. in Γ, β, γ, δ, ε, y, θ, ι, v.l. in λ, μ, ν, v, F, M post corr., m_1, R_2, p_3^2 : ῥίψει v.l. in Γ, κ, v.l. in λ, gl. in ν, L, M ante corr., P_1, U, z_2, B. vide „Noten", 77, „Tempus und Modus", 226 (annot. 91) | παλίνζωοί v.l. in Γ, β, δ, ε, y, θ, v.l. in κ, v.l. in μ, v.l. in ν, L, M (?), R_2, U, z_2, B (proprie παλίνζοοί), p_3^2 : πάλιν ζωοί v.l. in Γ, γ, ι, v.l. in κ, λ, v.l. in μ, v.l. in ν, v, m_1. παλιζωοί exhibet P_1, πάλιν ξὺν οἱ exhibet F. vide „Noten", 77 | νέμονται : πέλονται proponit Köchly. vide „Noten", 77–78 || ***320*** -νάσιν v.l. in Γ, y, ι, v.l. in λ, F, M, m_1, z_2 : -νάσι v.l. in Γ, β, γ, δ, ε, θ, κ, v.l. in λ, μ, ν, v, L, P_1, R_2, U, B, p_3^2 | ἐπ' : ὑπ' v.l. in Γ, P_1, v.l. in z_2. vide „Noten", 78 || ***321*** γενεῆς v.l. in Γ, v.l. in ν, L ante corr., P_1, z_2. vide „Noten", 78–79 || ***322*** δὲ : τε v.l. in Γ (?), β, y, v.l. in λ, R_2, p_3^2 || ***324*** -σουσι v.l. in β. vide „Tempus und Modus", 221 | αὔτως Γ, β, γ, v.l. in δ, v.l. in ε, v.l. in θ, ι, κ, v.l. in λ, μ, ν, v, F (?), L (?), P_1, R_2, U, z_2, B, p_3^2 : αὕτως v.l. in Γ (?), v.l. in δ, v.l. in ε, y, θ, v.l. in ι (?), v.l. in λ, v.l. in μ (?), M (?), m_1. vide „Noten", 70 || ***326*** αἱ δ' Fajen : αἴδ' (αἵ δ') mss excepto manuscripto y, qui ἄρδ' exhibet. vide „Noten", 69–70 || ***327*** ὃν : ὃ proponit Köchly. vide „Noten", 79 || ***328*** τῷ δὲ v.l. in Γ, v.l. in β, γ, v.l. in δ, v.l. in ε, y, v.l. in κ, ν, v.l. in v, F, L, M, P_1, U, z_2, B, p_3^2 : τῷδε v.l. in Γ, v.l. in β, v.l. in δ, v.l. in ε, θ, ι, v.l. in κ, λ, μ, v, m_1, R_2 | ἄγουσιν : ἔχουσιν v.l. in β, θ, v.l. in κ, v.l. in U. vide „Noten", 79–80 || ***329*** νειρίτης Γ, β, γ, y, ι, κ, λ, v.l. in ν, v, F, P_1, R_2, U, p_3^2 (proprie -ν' εἰρ-) : νηρίτης δ, ε, θ, gl. in ι, gl. in κ, μ, v.l. in ν, L, M, m_1, z_2, B. vide „Noten", 76–77 ||

Andere Geschlechter aber mit Schalenhaut nähren sich in den Wellen, die einen in Felsen, andere im Sand, die Tonnenschnecken, das Geschlecht der Spiralschnecken und die Leistenschnecken (Purpurschnecken) selber, (316) Trompetenschnecken, Miesmuscheln und die mit Recht so genannte Scheidenmuschel, die taureichen Austern und die stacheligen Seeigel; wenn jemand diese in ganz kleine Stücke schneidet und in die See wirft, suchen sie, zusammengewachsen und wieder zum Leben gekommen, (erneut) nach Nahrung. – (320) Allein die Einsiedlerkrebse haben keine eigene Schale von Geburt an, nackt, schutzlos und schwach vielmehr werden sie geboren und bemühen sich hinterher um ein erworbenes Haus, um die schwachen Glieder einen unechten Schutz werfend. (324) Denn wenn sie eine Schale erblicken, wie sie so verwaist gelassen, da der Besitzer aus seinem Haus fortgegangen ist, kriechen sie in die fremde Schale hinein, lassen sich darin nieder und nehmen sie als ihre Wohnung in Besitz. (328) Damit kriechen sie und lenken von innen her ihren Schutzschild, sei es, daß etwa eine Tonnenschnecke ihre Schutzhülle verlassen hat, sei es eine Trompetenschnecke

ἢ στρόμβος· στρόμβων δὲ δύσεις φιλέουσι μάλιστα,
οὕνεκεν εὐρεῖαί τε μένειν κοῦφαί τε φέρεσθαι.
ἀλλ' ὅτ' ἀεξομένη πλήσῃ μυχὸν ἔνδον ἐοῦσα
καρκινάς, οὐκέτι κεῖνον ἔχει δόμον, ἀλλὰ λιποῦσα
δίζεται εὐρύτερον κόχλου κύτος ἀμφιβαλέσθαι.
πολλάκι δὲ γλαφυρῆς κύμβης πέρι καρκινάδεσσιν
ἀλκὴ καὶ μέγα νεῖκος ἐγείρεται, ἐκ δ' ἐλάσασα
κρέσσων χειροτέρην δόμον ἅρμενον ἀμφέθετ' αὐτή.
Ἔστι δέ τις γλαφυρῷ κεκαλυμμένος ὀστράκῳ ἰχθύς,
μορφὴν πουλυπόδεσσιν ἀλίγκιος, ὃν καλέουσι
ναυτίλον, οἰκείῃσιν ἐπικλέα ναυτιλίῃσι.
ναίει μὲν ψαμάθοις, ἀνὰ δ' ἔρχεται ἄκρον ἐς ὕδωρ
πρηνής, ὄφρα κε μή μιν ἐνιπλήσειε θάλασσα·
ἀλλ' ὅτ' ἀναπλώσῃ ῥοθίων ὕπερ ἀμφιτρίτης,
αἶψα μεταστρεφθεὶς ναυτίλλεται ὥστ' ἀκάτοιο
ἴδρις ἀνήρ· δοιοὺς μὲν ἄνω πόδας ὥστε κάλωας
ἀντανύει, μέσσος δὲ διαρρέει ἠύτε λαῖφος
λεπτὸς ὑμήν, ἀνέμῳ δὲ τιταίνεται· αὐτὰρ ἔνερθε
δοιοὶ ἁλὸς ψαύοντες, ἐοικότες οἰήκεσσι,
πόμπιμοι ἰθύνουσι δόμον καὶ νῆα καὶ ἰχθύν.
ἀλλ' ὅτε ταρβήσῃ σχεδόθεν κακόν, οὐκέτ' ἀήταις

330 δὲ : τε (τὲ) v.l. in Γ, γ, F || ***331*** μένειν : φέρειν θ || ***332*** -σῃ v.l. in Γ, v.l. in β, γ, v.l. in δ, θ, ι, λ, v.l. in μ, v.l. in ν, gl. in v, L, m_1, R_2, B, p_3^2 : -σει v.l. in Γ, v.l. in β, v.l. in δ, ε, y, κ, v.l. in μ, v.l. in ν, v, F, M post corr., P_1, U, z_2. vide „Tempus und Modus", 217–218 || ***333*** οὐκέτι κεῖνον : οὐκέτ' (inter alia) ἐκεῖνον v.l. in Γ, β, γ, y, v.l. in θ, κ, v.l. in ν, v, L (?), M, B, p_3^2. vide „Noten", 80 || ***334*** κύτος : σκέπας v.l. in Γ, v.l. in β (?), y, v.l. in κ, v.l. in ν, v.l. in v, F (v.l. κύτος), v.l. in z_2, p_3^2. vide „Noten", 80 || ***337*** κρέσσων θ : κρείσ(σ)ων ceteri mss. vide „Noten", 80–81 | -έθεθ' αὐτῇ (αὐτὴν) Γ, v.l. in δ, v.l. in ε, y, θ, v.l. in λ, v.l. in μ (?), v.l. in ν, v, F, L, m_1, P_1, z_2 || ***338*** ἰχθῦς v.l. in Γ, δ, μ, L, m_1, z_2, B (?) || ***339*** -δεσσιν ἀλ- : -δεσσ' ἐναλ- v.l. in Γ, y, ι || ***341*** ψαμ(μ)άθους v.l. in Γ, β, δ, ε, y, θ, ι, κ (v.l. -θοις?), gl. in v, F, M ante corr., m_1, R_2, U, B, p_3^2. vide „Noten", 74–75 || ***342*** ἐπιπλήσειε (ἐπὶ πλ-) v.l. in Γ (?), v.l. in β, γ, y || ***343*** -πλώσει v.l. in Γ, v.l. in β, γ, δ, v.l. in θ, ι, F, m_1, B, p_3^2. -πλώσειε exhibent P_1, z_2, v.l. est in Γ, in ν. vide „Tempus und Modus", 217–218 || ***344*** ὥστ' : ὡς v.l. in Γ, F || ***347*** δὲ : τε proponit Schneider. vide „Noten", 32–33 (annot. 74) | -ερθε v.l. in β (?), v.l. in δ, θ, ι, z_2 : -ερθεν Γ, β, γ, v.l. in δ, ε, y, κ, λ, μ, ν, v, F, L, M (?), m_1, P_1, R_2, U, B. vide „Noten", 147 (qua me afferre fugit hunc locum versu 16 ante „4. 82"; proinde dele „347" versu 14!) || ***349*** πόμπιμοι Fajen : πομποὶ δ' (δὲ) v.l. in Γ, ι, v.l. in κ, ν, L, M, P_1, R_2, v.l. in z_2. πομποὶ exhibent β, γ, δ, ε, y, θ, λ, μ, v, F, m_1, U, B, v.l. est in Γ, in κ, πέμπουσ' exhibet z_2, v.l. est in Γ, in v. πομπέες proponit Köchly, πόμπιμον proponit Lehrs. vide „Noten", 81–82 | ἰχθῦν v.l. in Γ, v.l. in β, δ, μ, M (?), m_1, B. L incertus || ***350*** -σῃ v.l. in δ, ε, v, L, m_1, R_2 : -σει Γ, β, γ, v.l. in δ, y, θ, ι, κ, λ, μ, ν, F, M, P_1, U, z_2, B. vide „Tempus und Modus", 217–218 ||

oder eine Spiralschnecke; die Schlupflöcher der Spiralschnecken aber schätzen sie besonders, weil sie geräumig zum Verweilen und leicht zu tragen sind. (332) Aber sooft der Einsiedlerkrebs wächst und so innen die Wölbung füllt, behält er das Haus nicht mehr, sondern verläßt es und sucht sich einen geräumigeren Schneckenpanzer umzuwerfen. Oft aber entbrennt unter den Einsiedlerkrebsen Kampf und böser Streit um eine hohle Schale, und der stärkere vertreibt den schwächeren und legt sich selber das passende Haus um. – (338) Es gibt aber einen von einer hohlen Schale bedeckten Fisch, an Gestalt den Kraken ähnlich, der Nautílos (Papierboot) geheißen wird, so benannt, weil er selber segelt. Er wohnt im Sand, schwimmt aber empor zur Wasseroberfläche, vornübergeneigt, damit das Meer ihn nicht füllen kann. (343) Aber wenn er auf den Wellen der wallenden See schwimmt, dreht er sich rasch um und segelt wie ein schiffskundiger Mann: Zwei Füße wie Rahtaue reckt er empor, dazwischen aber verläuft wie ein Segel ein dünnes Häutchen und spannt sich im Wind; unten aber berühren zwei Füße die See, gleich Steuerrudern, und geleiten und lenken so Haus, Schiff und Fisch. (350) Aber sooft er in Furcht gerät vor einem Übel in der Nähe, traut er nicht mehr den Winden

φεύγει ἐπιτρέψας, σὺν δ' ἔσπασε πάντα χαλινὰ
ἱστία τ' οἴηκάς τε, τὸ δ' ἀθρόον ἔνδον ἔδεκτο
κῦμα, βαρυνόμενος δὲ καθέλκεται ὕδατος ὁρμῇ.
ὢ πόποι, ὃς πρώτιστος ὄχους ἁλὸς εὕρατο νῆας,
εἴτ' οὖν ἀθανάτων τις ἐπεφράσατ' εἴτε τις ἀνὴρ
τολμήεις πρώτιστος ἐπεύξατο κῦμα περῆσαι,
ἦ που κεῖνον ἰδὼν πλόον ἰχθύος εἴκελον ἔργον
δουροπαγὲς τόρνωσε, τὰ μὲν πνοιῇσι πετάσσας
ἐκ προτόνων, τὰ δ' ὄπισθε χαλινωτήρια νηῶν.
Κήτεα δ' ὀβριμόγυια, πελώρια, θαύματα πόντου,
ἀλκῇ ἀμαιμακέτῳ βεβριθότα, δεῖμα μὲν ὄσσοις
εἰσιδέειν, αἰεὶ δ' ὀλοῇ κεκορυθμένα λύσσῃ,
πολλὰ μὲν εὐρυπόροισιν ἐνιτρέφεται πελάγεσσιν,
ἔνθα ποσειδάωνος ἀτέκμαρτοι περιωπαί,
παῦρα δὲ ῥηγμίνων σχεδὸν ἔρχεται, ὅσσα φέρουσιν
ἠιόνες βαρύθοντα, καὶ οὐκ ἀπολείπεται ἅλμης·
τῶν ἤτοι κρυόεις τε λέων βλοσυρή τε ζύγαινα
παρδάλιές τ' ὀλοαὶ καὶ φύσαλοι αἰθυκτῆρες·
ἐν δὲ μέλαν θύννων ζαμενὲς γένος, ἐν δὲ δαφοινὴ

351 -στρέψας v.l. in Γ (?), v.l. in κ, v.l. in λ, v.l. in μ, v.l. in ν, R_2 || ***353*** δὲ : τε proponit Schneider. vide „Noten", 32–33 (annot. 74) | ὁρμῇ : ῥύμῃ v.l. in κ, v.l. in ν, v.l. in v, v.l. in z_2. vide „Noten", 82 || ***354*** εὕρετο v.l. in δ, v.l. in κ (?), v.l. in μ, v.l. in ν. vide „Noten", 83–84 || ***357*** εἴκ- v.l. in Γ, v.l. in δ, v.l. in λ, v, F, L, M, P_1, R_2, B : ἴκ- (ἴκ-) v.l. in Γ, β, γ, v.l. in δ, ε, y, θ, ι, κ, v.l. in λ, μ, ν, gl. in v, m_1 (?), U, z_2. vide „Noten", 53–54 || ***359*** νηῶν : νωμῶν proponit Pauw. νηός proponit Köchly; insuper lacunam suspicatur. vide „Noten", 84–85 || ***360*** ὀμβρι- (ὄμβρι-) v.l. in Γ (?), v.l. in δ, y, v.l. in κ, v.l. in λ, v.l. in μ, v, M, m_1, v.l. in z_2. confer W. C. Kayser, II. Jahresber., Philologus 18, 1862, 654–657, James, 138–139 | θαύματα : δείματα proponit West. vide „Noten", 85 || ***361*** δεῖμα : δεινὰ Γ (v.l. δεῖμα), ν (v.l. δεῖμα), F, P_1, z_2 (v.l. δεῖμα). θαῦμα proponit West. vide „Noten", 85 | lectio ὄσσοις non invenitur nisi in manuscriptis singulis. vide „Noten", 85 || ***363*** ἐνιτρέφεται (ἐνὶ τρ-) Γ, β, γ, v.l. in δ, ε, y, θ, λ, v.l. in μ, v, F, v.l. in L, M, R_2, U, v.l. in z_2, B : ἐνιστρέφεται (ἐνὶ στρ-) κ, ν, v.l. in v, L, P_1. ἐπιστρέφεται exhibent ι, m_1, z_2, v.l. est in Γ, in β (?), in δ, in μ. vide „Noten", 86 || ***364*** -ωπαί : -ωγαί v.l. in Γ, v.l. in β (?), v.l. in δ, L (v.l. -ωπαί?), m_1, P_1, z_2, B. vide „Noten", 86–87 || ***366*** οὐχ ὑπο- v.l. in Γ, ν (v.l. οὐκ ἀπο-), P_1, R_2, v.l. in z_2. vide „Noten", 87 || ***367*** κρυόεις v.l. in Γ, γ, v.l. in δ, ε, θ, κ, λ, v.l. in μ, ν, v.l. in v, F, L post corr., m_1, v.l. in R_2, U, B : κρυερός v.l. in Γ, β, v.l. in δ, y, ι, v, M, P_1, R_2, z_2. βλοσυρός v.l. est in μ. vide „Noten", 87–88 | βλοσυρή : κρυερή v.l. in Γ, P_1, z_2 (v.l. βλοσυρή) || ***368*** πορδάλιές proponit Schneider. vide „Überlieferung und Euteknios-Paraphr.", 15–16 | αἰθυκτῆρες v.l. in δ; insuper lectionem proponit Guietus (Guyet) auctore Schneidero : αἰθυντῆρες v.l. in Γ, γ, ε, θ, κ, v.l. in λ, μ, ν, v, L post corr., M, P_1, R_2, v.l. in U, v.l. in z_2, B. ἰθυντῆρες exhibent β, y, ι, F, m_1 (?), U, z_2, v.l. est in Γ, in λ, in δ, in ν. vide „Noten", 88–89 ||

und flieht, zieht alle Taue ein, Segel und Ruder, nimmt die Flut voll in sich auf und wird, beschwert, vom drängenden Strömen des Wassers herabgezogen. (354) Wirklich, wer als erster Schiffe erfunden hat, die Wagen der See, sei es nun, daß einer der unsterblichen Götter sie ersonnen hat, sei es, daß ein kühner Mensch sich als erster gerühmt, die Flut durchquert zu haben, sicher hat er jene Fahrt des Fisches gesehen und ein ähnliches Werk aus Balken kunstvoll geformt, einen Teil der Gerätschaft in den Wind ausbreitend vom Bugstag aus, einen Teil aber nach hinten, Taue des Schiffsruders. – (360) Seeungeheuer aber mit gewaltigen Gliedern und riesig, Wunder der See, von ungeheurer Kraft strotzend, ein Schreckbild mit den Augen zu schauen und stets gerüstet zu verderblichem Kampfe, nähren sich zahlreich in der weiträumigen hohen See, wo die Rundblicke auf das Meer ungewiß sind, und wenige (nur) kommen in die Nähe der Uferbrandung, all die, deren Gewicht die Strände ertragen, und verlassen nicht die (offene) Salzflut. (367) Dazu gehören der entsetzliche Lèon und der schreckliche Hammerhai, die verderblichen Pardálies und die schnellkräftigen Pottwale; darunter sind das schwarze böse Geschlecht der Thunfische, darunter der mörderische

πρῆστις ἀταρτηρῆς τε δυσαντέα χάσματα λάμνης
μάλθη τ' οὐ μαλακῇσιν ἐπώνυμος ἀδρανίῃσι
κριοί τ' ἀργαλέοι καὶ ἀπαίσιον ἄχθος ὑαίνης
καὶ κύνες ἁρπακτῆρες ἀναιδέες. ἐν δὲ κύνεσσι
τριχθαδίη γενεή· τὸ μὲν ἄγριον ἐν πελάγεσσι
κήτεσι λευγαλέοις ἐναρίθμιον· ἄλλα δὲ φῦλα
διπλόα καρτίστοισι μετ' ἰχθύσι δινεύονται
πηλοῖς ἐν βαθέεσσι· τὸ μὲν κέντροισι κελαινοῖς
κεντρίναι αὐδώωνται ἐπώνυμοι· ἄλλο δ' ὁμαρτῇ
κλείονται γαλεοί· γαλεῶν δ' ἑτερότροπα φῦλα
σκύμνοι καὶ λεῖοι καὶ ἀκανθίαι· ἐν δ' ἄρα τοῖσι
ῥῖναι ἀλωπεκίαι καὶ ποικίλοι· εἴκελα δ' ἔργα
πᾶσιν ὁμοῦ μορφή τε, σὺν ἀλλήλοις δὲ νέμονται.
Δελφῖνες δ' ἀκταῖς τε πολυρραθάγοισι γάνυνται
καὶ πελάγη ναίουσι, καὶ οὔποθι νόσφι θάλασσα
δελφίνων· πέρι γάρ σφε Ποσειδάων ἀγαπάζει,
οὕνεκά οἱ κούρην κυανώπιδα Νηρηίνην
μαιομένῳ φεύγουσαν ἑὸν λέχος Ἀμφιτρίτην
φρασσάμενοι δελφῖνες ἐν Ὠκεανοῖο δόμοισι
κευθομένην ἤγγειλαν. ὁ δ' αὐτίκα κυανοχαίτης

370 πρίστις β, v.l. in δ, v.l. in κ, v.l. in μ, ν (gl. πρῆστις), m$_1$, U. vide „Noten", 89 | λάμνης : λίμνης v.l. in Γ, β, v.l. in ε, v.l. in λ, μ, F (gl. λάμνης), M (?), m$_1$, U || ***371*** τ' οὐ v.l. in Γ, β (proprie δ' οὐ), γ, ε, y (proprie δ' οὐ), θ, gl. in ι (proprie θ' οὐ), v.l. in κ, v.l. in λ, μ, v.l. in ν, P$_1$, B (proprie θ' οὐ) : θ' ἡ (ἣ) v.l. in Γ, δ, v.l. in θ (?), ι, v.l. in κ, v.l. in λ, v.l. in ν, v, F, L, M, m$_1$, R$_2$, U, z$_2$. vide „Noten", 90 || ***375*** -λέοις ἐναρ- : -λέοισιν (-λίοισιν) ἀρ- v.l. in Γ (?), v.l. in γ, v.l. in δ, v.l. in ε (?), ι. -λέοισιν ἐναλ(ίγμιον) exhibet m$_1$. vide „Noten", 43 | δὲ : τε β, κ, L, M, U, v.l. in z$_2$ || ***378*** -νυμοι Gesner : -νυμον mss. vide „Noten", 90 | ἄλλοι δ (v.l. ἄλλο?), v.l. in μ. ἄλλα exhibet θ || ***380*** λεῖοι (λειοὶ) v.l. in Γ, β, v.l. in δ, ε, y, gl. in θ, κ, λ, v.l. in μ, v.l. in ν, P$_1$, R$_2$, gl. in U, gl. in z$_2$, B : λεῖαι (λειαὶ) v.l. in Γ, γ, v.l. in δ, θ, ι, gl. in κ, v.l. in μ, v.l. in ν, v, F, L, M, m$_1$, U, z$_2$, gl. in B. vide „Noten", 90–91 || ***381*** ῥῖναι : εἰσὶν proponit Gesner auctore Schneidero (sub versu 382) | εἴκ- (εἲκ-) v.l. in Γ, δ, λ, μ, gl. in ν, F, L, M, m$_1$, P$_1$, B : ἴκ- (ἴκ-) v.l. in Γ, β, v.l. in γ, ε, y, θ, ι, κ, v.l. in λ (?), ν, v, R$_2$, U, z$_2$. vide „Noten", 53–54 || ***382*** μορφή v.l. in Γ, β, γ, v.l. in δ, ε, y, θ, ι, κ, λ, μ, ν, v, F, L, M, m$_1$, P$_1$, v.l. in R$_2$, U, z$_2$, B : φορβή v.l. in Γ, v.l. in δ, v.l. in κ, v.l. in ν, v.l. in v, R$_2$. vide „Noten", 91 | -λοις τε (τὲ) v.l. in Γ, v.l. in λ, ν (?), L (?), R$_2$. vide „Noten", 32–33 (annot. 74) | νέμονται : γάνυνται v.l. in Γ || ***383*** ἀκταῖς τε v.l. in Γ (?), v.l. in δ, v.l. in ε, θ, ι, λ, μ, gl. in ν, L, R$_2$, U, z$_2$: ἀκτῇσι v.l. in Γ, β, γ, y, v, F, M, m$_1$, B. ἀκταῖσι exhibent κ, ν, P$_1$, v.l. est in Γ (?), in δ, in z$_2$, ἀκτῆς τε v.l. est in ε. vide „Noten", 91–92 | -ραθάγοισι v.l. in Γ (?), θ, v, L post corr., v.l. in z$_2$, B : -ραθάγγοισι v.l. in Γ, β, δ, y, κ, λ, M, P$_1$, R$_2$, z$_2$. -ραγάθοισι exhibent γ, ι, μ, ν (?), F, m$_1$, U, v.l. est in Γ, in κ (?), in v. ε incertus. vide „Noten", 92–93 | γάνυνται : νέμονται v.l. in Γ, P$_1$, U (gl. γάννυνται) || ***384*** -ποτε v.l. in Γ, v.l. in δ, y, ι, κ, v.l. in λ, μ, R$_2$, z$_2$ | θαλάσσης ι ||

Sägerochen und der verhaßte Rachen des tödlichen Heringshais, die Málthe („Weichfisch“), die nicht nach weichlicher Kraftlosigkeit benannt ist, die schlimmen Mordwale, die unglückbringende Last der Hýaina und die schamlosen, räuberischen Hundshaie. (373) Von den Hundshaien aber gibt es drei Gattungen, eine wilde auf hoher See, die zu den argen Seeungeheuern gezählt wird, und zwei andere, die sich unter den stärksten Fischen im tiefen Schlamm wälzen: (377) Die eine wird wegen ihrer entsetzlichen Stacheln Kentrínai („Stachelhaie“ = Schweinshaie) genannt, die andere heißt mit dem allgemeinen Namen Galeoí („Wieselhaie“ = Kleinhaie). Von den Galeoí aber gibt es verschiedene Arten, Katzenhaie, Glatthaie und Dornhaie, ferner Meerengel, Fuchshaie und Fleckhaie. Alle zusammen aber zeigen das gleiche Verhalten, haben die gleiche Gestalt und finden ihre Nahrung miteinander. – (383) Die Delphine aber haben Freude an weithintosenden Steilküsten und bewohnen (ebenso) die hohe See, und nirgendwo ist das Meer ohne Delphine. Denn Poseidon liebt sie über die Maßen, deswegen, weil sie ihm, dem Rasenden, die dunkeläugige Tochter des Nereus, Amphitrite, entdeckt haben, als sie seine Umarmungen floh, und gemeldet, daß sie im Hause des Okèanos sich verberge. (389) Und der dunkelhaarige Gott raubte sogleich

παρθένον ἐξήρπαξεν, ἀναινομένην δ' ἐδάμασσε.
καὶ τὴν μὲν παράκοιτιν, ἁλὸς βασίλειαν, ἔθηκεν,
ἀγγελίης δ' ᾔνησεν ἐνηέας οὓς θεράποντας,
κλήρῳ δ' ἐν σφετέρῳ περιώσιον ὤπασε τιμήν.
Ἔστι δ' ἀμειλίκτοις ἐνὶ κήτεσιν ἅσσα καὶ ἅλμης
ἐκτὸς ἐπὶ τραφερῆς φυσίζοον ἔρχεται οὖδας·
δηρὸν δ' ἠιόνεσσι καὶ ἀγχιάλοισιν ἀρούραις
μίσγοντ' ἐγχέλυές τε καὶ ἀσπιδόεσσα χελώνη
καστορίδες τ' ὀλοαὶ δυσπενθέες, αἵ τ' ἀλεγεινὴν
ὄσσαν ἐπὶ κροκάλῃσιν ἀπαίσιον ὠρύονται
ἀνδράσιν· ὃς δέ κε γῆρυν ἐν οὔασιν ἀλγινόεσσαν
δέξηται στυγερῆς τ' ἐνοπῆς κωκυτὸν ἀκούσῃ,
οὐ τηλοῦ θανάτοιο τάχ' ἔσσεται, ἀλλά οἱ ἄτην
καὶ μόρον αἰνοτάτη κείνη μαντεύεται αὐδή.
ναὶ μὴν καὶ φάλλαιναν ἀναιδέα φασὶ θαλάσσης
ἐκβαίνειν χέρσονδε καὶ ἠελίοιο θέρεσθαι.
φῶκαι δ' ἐννύχιαι μὲν ἀεὶ λείπουσι θάλασσαν,
πολλάκι δ' ἠμάτιαι πέτραις ἔνι καὶ ψαμάθοισιν
εὔκηλοι μίμνουσι καὶ ἔξαλον ὕπνον ἔχουσι.
Ζεῦ μάκαρ, ἐς δὲ σὲ πάντα καὶ ἐκ σέθεν ἐρρίζωνται,
εἴτ' οὖν αἰθέρος οἶκον ὑπέρτατον εἴτ' ἄρα πάντῃ
ναιετάεις· θνητῷ γὰρ ἀμήχανον ἐξονομῆναι.
οἵῃ σὺν φιλότητι διακρίνας ἐκέδασσας
αἰθέρα τ' αἰγλήεντα καὶ ἠέρα καὶ χυτὸν ὕδωρ
καὶ χθόνα παμμήτειραν, ἀπ' ἀλλήλων δὲ ἕκαστα,

390 δ' ἐδάμ- v.l. in Γ, β, γ, F, U, B : τ' ἐδάμ- v.l. in Γ, δ, ε, y, λ, μ, ν, v, M (post corr.?), P_1, R_2, z_2. δὲ δάμ- exhibet θ, τε (τὲ) δάμ- exhibent ι, κ, L, m_1. vide „Noten", 93 || ***391*** βασ. ἁλὸς παράκοιτιν v.l. in Γ, δ, ι, v.l. in μ, v.l. in ν, F, z_2. vide „Noten", 93–94 || ***392*** -λίης v.l. in Γ, v.l. in δ, ε, v.l. in λ, v, P_1, z_2 : -λίας (-λέας) v.l. in Γ, β, γ, v.l. in δ, y, θ, ι, κ, v.l. in λ, μ, ν, F, L, M, m_1, R_2, U, B | ᾔνησεν v.l. in δ, ι, κ, F, M, U : ᾔνεσ(σ)εν Γ, β, γ, v.l. in δ, ε, y, θ, λ, μ, ν, v, L, m_1, P_1, R_2, z_2, B. vide „Noten", 94 || ***394*** ἅσσα Köchly : ὅσ(σ)α mss. vide „Noten", 94 || ***396*** δ' : τ' v.l. in Γ, v.l. in λ, v.l. in μ, v (gl. δ'), P_1 || ***399*** κροκάλοισιν v.l. in Γ, v.l. in β, κ, P_1. κροκάλαισιν v.l. est in Γ. sed confer E. IA 210 | ὠρύονται : ἀπύονται v.l. in Γ || ***401*** τ' : δ' v.l. in Γ, θ, κ, z_2 (gl. τ') || ***402*** ἔσσεται : ἕσπεται v.l. in γ, v.l. in ν || ***403*** αἰνότατον v.l. in θ || ***404*** φάλλαιναν v.l. in Γ, β, v.l. in δ, y (proprie φίλλαιναν), θ, ι, λ, v.l. in μ, v, F, L, z_2 : φάλαιναν v.l. in Γ, γ, v.l. in δ, ε, κ, v.l. in λ (?), v.l. in μ, ν, M, m_1, P_1, R_2, U, B, x_1 || ***406*** ἐν(ν)ύχιοι β, γ, y, v.l. in λ || ***407*** πέτρῃς β, y. vide „Noten", 63 | ἔνι : ἔπι v (v.l. ἔνι) || ***409*** μάκαρ : πάτερ v.l. in Γ, v.l. in γ, v.l. in ν, v.l. in v, v.l. in R_2. vide „Noten", 94–95 | δὲ σὲ : σὲ δὲ v.l. in δ, θ, L post corr. | -ζωται v.l. in Γ, γ, δ, v.l. in μ, M, m_1, B. vide „Noten", 95 || ***412*** ἐσκέδασ(σ)ας v.l. in Γ, v.l. in β, γ, v.l. in δ, ε, κ, λ, v.l. in μ, ν, M, m_1, P_1, R_2, U, z_2, x_1 || ***414*** δὲ ἕκαστα : μὲν ἕκαστα v.l. in ν (?); insuper lectionem proponit Mair. δέ τ' ἔνασσας proponit Lehrs, τὰ ἕκαστα proponit Keydell ad Schneiderum provocans. vide „Noten", 95–98 ||

die Jungfrau und bezwang sie ihrem Widerstreben zum Trotze. Und er machte sie zu seiner Gattin, der Königin der See, und belobigte seine freundlichen Diener wegen ihrer Botschaft und ließ ihnen außergewöhnliche Ehre zuteil werden. – (394) Es gibt aber unter den erbarmungslosen Seeungeheuern auch solche, die die Salzflut verlassen und auf das lebenzeugende feste Land kommen. Lange Zeit aber werden Strände und Felder am Meer von Aalen aufgesucht, von der schildbewehrten Meeresschildkröte (398) und den verderblichen leidbringenden Seehunden, die eine lästige Stimme auf den Kieseln ertönen lassen, voll Unheil für die Menschen. Wer den lästigen Ton mit den Ohren vernimmt und den klagenden verhaßten Laut hört, wird bald nicht fern von seinem Tod sein, vielmehr kündet ihm jene so schreckliche Stimme Unheil und Verderben. (404) Doch auch der schamlose Wal, heißt es, begibt sich vom Meer aufs Land und wärmt sich in der Sonne. Die Mönchsrobben aber verlassen stets in der Nacht das Meer, bleiben aber vielfach (auch) am Tage zwischen Felsen und im Sand müßig liegen und halten Ruhe außerhalb der See. – (409) Zeus Glückseliger, in dir ist alles verwurzelt und von dir her, sei es nun, daß du das Haus des Äthers hoch oben bewohnst oder überall deine Wohnung hast; denn für einen Sterblichen ist unmöglich, dies zu nennen. Mit welcher Liebe hast du den strahlenden Äther und die Luft und das ausgegossene Wasser (414) und die Allmutter Erde gesondert und auseinandergetrieben, voneinander aber ein jedes

πάντα δ' ἐν ἀλλήλοισιν ὁμοφροσύνης ὑπὸ δεσμῷ
ἀρρήκτῳ συνέδησας, ἀναγκαίῃ δ' ἐπέρεισας
ἀστεμφῆ πάγκοινον ὑπὸ ζυγόν· οὔτε γὰρ αἰθὴρ
ἠέρος οὔτ' ἀὴρ ἄτερ ὕδατος, οὐδὲ μὲν ὕδωρ
γαίης νόσφι τέτυκται, ἐν ἀλλήλοις δὲ φύονται,
πάντα δ' ὁδὸν μίαν εἶσι, μίαν δ' ἀνελίσσετ' ἀμοιβήν.
τοὔνεκα καὶ ξυνῇσιν ὁμηρεύουσι γενέθλῃς
ἀμφιβίων, καὶ τοὶ μὲν ἀναστείχουσ' ἐπὶ γαῖαν
ποντόθεν, ἄλλοι δ' αὖτε κατ' ἠέρος ἀμφιτρίτῃ
μίσγονται, κοῦφοί τε λάροι στονόεντά τε φῦλα
ἀλκυόνων κρατεροί θ' ἁλιαίετοι ἁρπακτῆρες
ἄλλα θ' ὅσ' ἰχθυάᾳ διερῆς τ' ἐπιβάλλεται ἄγρης.
ἠέρα δ' αὖ τέμνουσι καὶ εἰνάλιοί περ ἐόντες
τευθίδες ἰρήκων τε γένος βυθίη τε χελιδών·
οἱ δ' ὅτε ταρβήσωσιν ὑπέρτερον ἐγγύθεν ἰχθύν,
ἐξ ἁλὸς ἀνθρώσκουσι καὶ ἠέριοι ποτέονται.
ἀλλ' αἱ μὲν καὶ τῆλε καὶ ὑψόθι ταρσὸν ἱεῖσι
τευθίδες· ἦ τέ κεν ὄρνιν ὀίσσεαι οὐδὲ μὲν ἰχθὺν
εἰσοράαν, ἀγεληδὸν ὅθ' ὁρμήσωσι πέτεσθαι·
αἱ δ' ἄρα τῶν ὑπένερθε χελιδόνες οἶμον ἔχουσιν·
ἴρηκες δ' αὐτῆς ἅλμης σχεδὸν ἠερέθονται
ἄκρον ἐπιψαύοντες ἁλὸς πόρον, ὅσσον ἰδέσθαι
ἄμφω νηχομένοισι καὶ ἱπταμένοισιν ὁμοῖοι.
Αἵδε μὲν ὥστε πόληες ἐν ἰχθύσιν, οἵδε θ' ὅμιλοι

416 ἀναγκαίης proponit Köchly comparans cum ὁμοφροσύνης in 415 || ***417*** ζυγόν (ζυγὸν) : δεσμὸν v.l. in Γ, v.l. in δ, gl. in κ, P_1 (quae lectio profecta est a versu 415 iuvante versu 2. 84) || ***419*** δὲ φύονται : δὲ μίσγονται proponit Schneider. δ' ἐνέχονται proponit Köchly. vide „Noten", 98–99 || ***421*** γενέθλῃς v.l. in Γ, β, γ, δ, ι, κ, λ, μ, ν, v, F, M, m_1, U, z_2, B, x_1 : γενέθλαις v.l. in Γ, ε, y, θ, gl. in v, P_1, R_2. vide „Noten", 63 || ***428*** ἰρήκων : spiritus lenis cum manuscripti incerti sint anteponendus est || ***429*** -σουσιν v.l. in Γ, v.l. in δ, ι, κ, v.l. in μ, z_2 (?), x_1. vide „Tempus und Modus", 217–218 | ἰχθῦν v.l. in Γ, δ (?), v.l. in μ, m_1, z_2, B || ***430*** ἀνθρ- Γ, γ, ε, κ, λ, v.l. in ν, F, m_1, U, z_2, B : ἀναθρ- β, δ, v.l. in ν, M, R_2. θρ- exhibent y, θ, ι, b (in manuscripto y_2, qui una cum b constituit μ, versus deest), v (ἀνα superscriptum), x_1 (cui anteit αὖ), ἀθρ- exhibet P_1. vide „Noten", 243 || ***431*** ἱεῖσι (ἰεῖσι) v.l. in γ, δ, ε, θ, κ, v.l. in λ, M, U, z_2 post corr., B : ἱεῖσαι (ἰεῖσαι) Γ, β, v.l. in γ, y, ι, v.l. in κ (?), v.l. in λ, b (in manuscripto y_2, qui una cum b constituit μ, versus deest), ν, v, F, gl. in M, m_1, P_1, R_2, z_2 ante corr., x_1. vide „Noten", 99; 242–243 || ***432*** ἦ τέ . . . μὲν ἰχ- Köchly : οὐδέ . . . κεν ἰχ- mss. ἠδέ ... μὲν ἰχ- proponit Schneider. vide „Noten", 99–100 | ὀίσεαι v.l. in Γ, β, v.l. in δ, ε, b (in manuscripto y_2, qui una cum b constituit μ, versus deest), v.l. in ν (?), F, M, R_2, z_2 ante corr., B, x_1. vide „Noten", 170–171 | ἰχθῦν v.l. in Γ, v.l. in δ, b (in manuscripto y_2, qui una cum b constituit μ, versus deest), M, m_1 (?), z_2, B || ***433*** -σουσι v.l. in δ. vide „Tempus und Modus", 217 ||

und alles ineinander unter dem unzerreißbaren Band der Eintracht verbunden und mit Zwang unter das feste allen gemeinsame Joch gestellt! (417) Denn weder ist der Äther ohne Luft noch die Luft ohne Wasser, und das Wasser ist nicht fern von der Erde, sondern sie verbinden sich von Natur miteinander, alles geht einen Weg, durchläuft einen einzigen Kreislauf. (421) Deswegen auch dienen (die Elemente) den verwandten Geschlechtern der Amphibien zum Unterpfand, und die einen steigen vom Meer ans Land, andere wiederum treffen in der Luft mit der wallenden See zusammen, die gewandten Möwen, die jammerbringenden Geschlechter der Eisvögel, die starken räuberischen Seeadler und alles, was fischt und sich auf nasse Beute wirft. (427) Die Luft wiederum durchschneiden, wenngleich Bewohner des Meeres, die Kalmare, das Geschlecht der Fliegenden Fische und der Flughahn. Sooft diese in Furcht geraten vor einem überlegenen Fisch in der Nähe, springen sie aus der See und fliegen durch die Luft. (431) Die Kalmare aber strecken die Schwinge(n) weit und hoch – du möchtest wirklich glauben, einen Vogel zu sehen und nicht einen Fisch, sobald sie in Schwärmen zum Flug sich erheben. Die Flughähne dagegen ziehen die Bahnen niedriger als diese, und die Fliegenden Fische flattern nahe just der salzigen Flut, die Oberfläche der See berührend, so daß sie für das Auge, beides zugleich, Schwimmenden *und* Fliegenden ähneln. – (438) Dies sind gleichsam die Staaten im Reich der Fische, dies die verschiedenen Gemeinschaften

κεκριμένοι γεγάασιν ἁλιπλάγκτοιο γενέθλης.
τῶν δ' οἱ μὲν πλάζονται ἀολλέες, αἰόλα φῦλα,
πώεσιν ἢ στρατιῇσιν ἐοικότες, οἵ τ' ἀγελαῖοι
κέκληνται· τοὶ δ' αὖτε κατὰ στίχας· οἱ δὲ λόχοισιν
εἴκελοι ἢ δεκάδεσσιν· ὁ δ' ἔρχεται οἶος ἀπ' ἄλλων
μουναδὸν ὁρμηθείς· περόωσι δὲ δίζυγες ἄλλοι·
οἱ δ' αὐτοῦ θαλάμῃσιν ἐν οἰκείῃσι μένουσι.
Χείματι μὲν δὴ πάντες ἀελλάων στροφάλιγγας
σμερδαλέας αὐτοῦ τε δυσηχέος οἴδματα πόντου
ἔξοχα δειμαίνουσιν· ἐπεὶ περιώσιον ἄλλων
ἰχθυόεντα γένεθλα φίλην πέφρικε θάλασσαν
μαινομένην. τότε δ' οἱ μὲν ἀμησάμενοι πτερύγεσσι
ψάμμον ὑποπτήσσουσιν ἀνάλκιδες· οἱ δ' ὑπὸ πέτραις
εἰλόμενοι δύνουσιν ἀολλέες· οἱ δὲ βάθιστα
ἐς πελάγη φεύγουσι κάτω μυχάτην ὑπὸ βύσσαν.
κεῖνα γὰρ οὔτι λίην προκυλίνδεται οὐδ' ὑπ' ἀήταις
πρυμνόθεν εἰλεῖται, διὰ δ' ἔσσυται οὔτις ἄελλα
ῥίζαν ἁλὸς νεάτην· μέγα δέ σφισι βένθος ἐρύκει
ῥιγεδανὰς ὀδύνας καὶ ἀπηνέα χείματος ὁρμήν.
  Ἀλλ' ὁπότ' ἀνθεμόεσσαι ἐπὶ χθονὸς εἴαρος ὧραι
πορφύρεον γελάσωσιν, ἀναπνεύσῃ δὲ θάλασσα
χείματος εὐδιόωσα, γαληναίη δὲ γένηται
ἤπια κυμαίνουσα, τότ' ἰχθύες ἄλλοθεν ἄλλος

439 γενέθλης : θαλάσσης ι (v.l. γενέθλης), R_2 ante corr. vide „Noten", 100 || ***442*** τοὶ : οἱ (οἵ / οἵ-) v.l. in Γ, β, v.l. in γ, ε, θ, κ, v.l. in λ, v.l. in ν, m_1, U, z_2, B, x_1. vide „Noten", 72–73 || ***443*** εἴκ- v.l. in Γ, v.l. in γ, δ, gl. in v, F, M, m_1, B : ἴκ- (ἵκ-) Γ, β, v.l. in γ, ε, y, θ, ι, κ, λ, μ, ν, v, P_1, R_2, U, z_2, x_1. vide „Noten", 53–54 || ***445*** -μῃσι(ν) . . -ῃσι(ν) : -μοισι(ν) .. -οισι(ν) v.l. in Γ, β, γ (gl. -μῃσιν . . -ῃσι), ε, v.l. in ι, m_1, P_1, R_2, U, B. -μοισιν . . -ῃσι exhibet y. vide „Noten", 37–38 || ***448*** δειμαίνουσιν : πεφρίκασιν β, γ, y, κ, m_1, U, B (proprie πεφρύ-). sed confer v. 449 || ***449*** πεφρίκασι(ν) γ, ε, v.l. in λ, ν, gl. in v, m_1, R_2, x_1 || ***451*** -πτή- : -πτύ- μ. vide „Noten", 235–236 | πέτρῃς v.l. in Γ, y, θ, ι, κ. vide „Noten", 63 || ***452*** εἰλ- : spiritus asper huius verbi cum manuscriptis fere exhibeatur anteponendus est || ***454*** οὔτι v.l. in Γ, β, γ, δ, ε, y, θ, ι, κ, λ, μ, v.l. in ν, v, F, M, m_1, U, B, x_1 : οὔτε v.l. in Γ, v.l. in ν, P_1, R_2, z_2, p_3^2. vide „Noten", 100–101 | οὐδ' v.l. in Γ, β, γ, δ, ε, y, ι, λ, v.l. in μ, v.l. in ν, F, M, m_1, P_1, U, z_2, B, x_1 : οὔθ' v.l. in Γ, θ, κ, v.l. in μ, v.l. in ν, v, R_2, p_3^2. vide „Noten", 100–101 || ***455*** εἰλ- : spiritus asper huius verbi cum manuscriptis fere exhibeatur anteponendus est || ***456*** σφι(ν) ε, v.l. in μ (?) || ***459*** -πνεύσῃ Γ, v.l. in δ, ε, θ, gl. in ι, κ, v.l. in λ, μ, ν, F post corr., M, P_1, R_2, z_2, p_3^2, x_1 : -πνεύσ(σ)ει v.l. in Γ, β, γ, v.l. in δ, y, ι, v.l. in λ, v (?), m_1, U. vide „Tempus und Modus", 219 || ***460*** εὐδιόεσσα v.l. in Γ, λ, gl. in z_2. sed confer 3. 58, A. R. 2. 371 etc. | δὲ Γ, β, γ, y, ι, κ, gl. in ν, gl. in v, F, m_1, R_2, U, B, p_3^2 : τε (τὲ) v.l. in Γ, δ, ε, θ, λ, μ, ν, v, M, P_1, z_2, x_1. vide „Noten", 31 (annot. 71) | γένηται : πέληται β, γ, y, ι (gl. γένηται), m_1, v.l. in R_2, U, B. vide „Noten", 101 || ***461*** ἄλλος γ, δ, ε, y, v.l. (?) in θ, ι, κ, v.l. in λ, μ, ν, v, P_1, z_2, p_3^2, x_1 : ἄλλοι Γ, β, v.l. (?) in θ, v.l. in λ, gl. in v, F, M, m_1, R_2, U, B. vide „Noten", 48 ||

des meerdurchstreifenden Geschlechts. Von diesen aber wandern die einen dichtgedrängt umher, vielfältige Scharen, Herden oder Heeren ähnelnd, welche Schwarmfische heißen; andere wiederum (ziehen) in Reihen (daher), andere ähneln Hundertschaften oder Zehnerabteilungen; ein dritter geht abgesondert von den anderen und allein eilig seinen Weg, andere durchqueren (die See) zu zweit, wieder andere bleiben am Ort in ihren eigenen Schlupfwinkeln. – (446) Im Winter fürchten alle über die Maßen die furchtbaren Wirbel der Sturmwinde und die Wogen der schrecklich tosenden See selber. Denn (viel) mehr als die anderen (Tiere) erschrecken die Geschlechter der Fische vor dem geliebten Meer, wenn es rast. (450) Dann häufen die einen mit den Flossen Sand auf und ducken sich furchtsam darunter, andere tauchen, sich drängend, in Scharen unter Felsen, andere fliehen in die äußersten Winkel der tiefsten Meerestiefe. (454) Denn jene Tiefen wogen durchaus nicht allzu sehr von der Stelle und werden nicht durch Winde von Grund aufgewühlt, und kein Sturmwind durchdringt den tiefsten Grund der See. Und die große Tiefe schützt die Fische vor den Qualen der starren Kälte und dem Ansturm des harten Winters.

(458) Aber sooft die blumenreiche Jahreszeit des Frühlings auf der Erde purpurn erstrahlt, das Meer mit heiterem Wetter sich vom Winter erholt und Windstille eintritt bei leichter Dünung, da kommen die Fische von überall her

πανσυδίῃ φοιτῶσι γεγηθότες ἐγγύθι γαίης.
ὡς δὲ πολυρραίσταο νέφος πολέμοιο φυγοῦσα
ὀλβίη ἀθανάτοισι φίλη πόλις, ἥν ῥά τε δηρὸν
δυσμενέων πάγχαλκος ἐπεπλήμμυρε θύελλα,
ὀψὲ δ' ἀπαλύξασα καὶ ἀμπνεύσασα μόθοιο
ἀσπασίως γάνυταί τε καὶ εἰρήνης καμάτοισι
τέρπεται ἁρπαλέοισι καὶ εὔδιος εἰλαπινάζει
ἀνδρῶν τε πλήθουσα χοροιτυπίης τε γυναικῶν·
ὣς οἱ λευγαλέους τε πόνους καὶ φρῖκα θαλάσσης
ἀσπασίως προφυγόντες ὑπεὶρ ἅλα καγχαλόωντες
θρώσκουσ' ἀίσσουσι χοροιτυπέουσιν ὁμοῖοι.
εἴαρι δὲ γλυκὺς οἶστρος ἀναγκαίης ἀφροδίτης
καὶ γάμοι ἡβώωσι καὶ ἀλλήλων φιλότητες
πᾶσιν, ὅσοι γαῖάν τε φερέσβιον οἵ τ' ἀνὰ κόλπους
ἠέρος οἵ τ' ἀνὰ πόντον ἐριβρύχην δονέονται.
εἴαρι δὲ πλεῖστον νεπόδων γένος Εἰλείθυιαι
ᾠοφόρων παύουσι βαρυνομένων ὠδίνων.
αἱ μὲν γὰρ γενεῆς κεχρημέναι ἠδὲ τόκοιο
θήλεες ἐν ψαμάθοισιν ἀποθλίβουσιν ἀραιὰς
γαστέρας· οὐ γὰρ ῥεῖα διίσταται, ἀλλ' ἐνέχονται
ᾠὰ μετ' ἀλλήλοισιν ἀρηρότα νηδύος εἴσω
φύρδην συμπεφυῶτα· τὰ δ' ἀθρόα πῶς κε τέκοιεν;
στεινόμεναι δ' ὀδύνῃσι μόγις κρίνουσι γενέθλην.

462 πανσυδίῃ v.l. in Γ, γ, δ, ε, y (proprie πανσιδίῃ), θ, ι, κ, v.l. in λ, μ, ν, M, m_1, P_1, R_2, gl. in z_2, B, p_3^2: πασσυδίῃ Γ, v.l. in κ (?), v.l. in λ, v, F, v.l. in U, z_2, x_1. πανσυδίην exhibet U, πασσυδίην exhibet β. vide „Noten“, 101–102 || ***466*** ἀπαλύξασα v.l. in Γ, gl. in v, P_1 : ἀπολ(λ)ήξασα v.l. in Γ, β, v.l. in γ, δ, ε, y, θ, v.l. in ι, κ, λ, μ, ν, v, F, M, m_1, R_2, U, z_2, B, p_3^2, x_1. ἀπαλήξασα v.l. est in Γ, in λ, ἀποπλήξασα v.l. est in γ, in ι. ἀπαλλάξασα proponit Köchly. vide „Noten“, 102–103 || ***469*** χοροτ- v.l. in Γ, β, γ, y, κ, v.l. in λ, M post corr., m_1, U. χορυτ- exhibet P_1, v.l. est in ν || ***472*** θρώσκουσ' ἀίσ(σ)ουσι(ν) v.l. in Γ, β, γ, δ, ε, y, θ, ι, κ, λ, μ, ν, v, M, m_1, U, z_2, B, p_3^2, x_1 (proprie -ουσι ἀί-) : θρώσκοντες θύνουσι v.l. in Γ, F, R_2. θρώσκοντες ἀίσ(σ)ουσι(ν) exhibet P_1, v.l. est in Γ. vide „Noten“, 103–104 | χοροιτυπέουσιν Arnaldus (d'Arnaud) auctore Schneidero : χοροιτυπίῃσιν Γ, δ, ε, y, θ, ι, v.l. in λ, μ, v.l. in ν, v, F, M ante corr., P_1, R_2, z_2, p_3^2, x_1. χοροτυπίῃσιν exhibent β, γ, κ, M post corr., m_1, U, v.l. est in Γ (?), in λ, in ν. vide „Noten“, 103–104 || ***476*** δον- v.l. in δ, gl. in ι, v.l. in ν, M, z_2 (?), p_3^2 : διν- Γ, β, γ, v.l. in δ, ε, y, θ, ι, κ, λ, μ, v.l. in ν, v, F, m_1, P_1, R_2, U, B (?), x_1. vide „Noten“, 104 || ***477*** πλείστων v.l. in Γ, v.l. in β, v.l. in δ, v.l. in ε, gl. (v.l.?) in ι, gl. (v.l.?) in θ, λ, v.l. in μ, v.l. in ν, v (gl. -στον), F, M, R_2 (gl. -στον), gl. in z_2. vide „Noten“, 105 || ***478*** -φόρον v.l. in Γ, v.l. in δ, ι (gl. -ων), v.l. in μ, v.l. in ν, gl. in v, F, gl. in z_2. vide „Noten“, 105 || ***479*** αἱ . . . -μέναι ἠδὲ Guietus (Guyet) auctore Schneidero : οἱ ... -μένοι αἱ δὲ mss praeter z_2, qui οἱ . . . χρῄζοντές γ' αἱ δὲ (v.l. οἱ . . . κεχρημένοι αἱ δὲ) exhibet. vide „Noten“, 105 || ***481*** -στανται Γ, γ, δ, gl. in ι, λ, μ, ν, F (proprie -σταντ'), m_1, P_1, U, z_2, x_1 || ***484*** μόλις v.l. in Γ, β, γ, y, θ, κ, m_1, U, v.l. in z_2, B (?). vide „Noten“, 106 ||

allesamt froh in die Nähe des Landes. (463) Wie eine reiche Stadt, der Wolke eines mörderischen Krieges entkommen, den Unsterblichen teuer, welche lange der eherne Sturm der Feinde überflutet, zuletzt aber, vom Kriegslärm freigekommen und erholt, glücklich ist und frohgestimmt und sich der lockenden Mühen des Friedens erfreut und bei heiterem Wetter Feste feiert, angefüllt vom Tanz der Männer und Frauen – (470) ebenso springen die Fische, den unseligen Mühen und der rauhen See glücklich entkommen, voll Freude durch die See, ungestümen Tänzern vergleichbar. Und im Frühling steht die süße Leidenschaft der unwiderstehlichen Liebe in üppiger Blüte und die Paarungen und die Zuneigungen zueinander all derer, (475) die auf der lebenspendenden Erde, in den Falten der Luft und in der tosenden See ihr Wesen treiben. Im Frühling befreien die Geburtsgöttinnen zum größten Teile das Geschlecht der eierträchtigen Fische von den drückenden Schmerzen des Laichens. (479) Die Weibchen nämlich, in ihrem Begehren nach Geburt und Nachkommenschaft, drücken im Sand ihre weichen Leiber aus: Denn die Eier trennen sich nicht leicht, sondern haften eng aneinander im Leib, da sie ganz ohne Ordnung zusammengewachsen sind; in dieser Masse aber, wie können sie sie hervorbringen? (484) Und beengt von Schmerzen lösen sie mit Mühe ihre Brut.

ὡς οὐ ῥηιδίην γενεὴν οὐδ᾽ ἰχθύσι Μοῖραι
ὤπασαν οὐδ᾽ ἄρα μοῦνον ἐπιχθονίῃσι γυναιξὶν
ἄλγεα· πάντῃ δ᾽ εἰσὶν ἐπαχθέες Εἰλείθυιαι.
ἄρσενες αὖτ᾽ ἄλλοι μὲν ἐπ᾽ ἰχθύσι κῆρας ἄγοντες
δαιτυμόνες ῥηγμῖσιν ἐπειγόμενοι πελάουσιν·
ἄλλοι δ᾽ αὖ μετόπισθε διωκόμενοι προθέουσι
θηλυτέραις ἀγέλῃσιν, ἐπεὶ φιλότητος ἔρωτι
ἑλκόμεναι σπεύδουσι μετ᾽ ἄρσενας ἀσχέτῳ ὁρμῇ.
ἔνθ᾽ οἱ μὲν σφετέρας ἐπὶ γαστέρας ἀλλήλοισι
τριβόμενοι θορὸν ὑγρὸν ἀπορραίνουσιν ὄπισθεν,
αἱ δ᾽ οἴστρῳ μεμαυῖαι ἐπαΐγδην στομάτεσσι
λάπτουσιν· τοίῳ δὲ γάμῳ πλήθουσι γόνοιο.
πλεῖστος μὲν νόμος οὗτος ἐν ἰχθύσιν· οἱ δὲ καὶ εὐνὰς
καὶ θαλάμους ἀλόχους τε διακριδὸν ἀμφὶς ἔχουσι
ζευξάμενοι· πολλὴ γὰρ ἐν ἰχθύσιν ἔστ᾽ Ἀφροδίτη
Οἶστρός τε Ζῆλός τε, βαρὺς θεός, ὅσσα τε τίκτει
θερμὸς Ἔρως, ὅτε λάβρον ἐνὶ φρεσὶ κῶμον ὀρίνει.
πολλοὶ δ᾽ ἀλλήλοισι διασταδὸν εἵνεκεν εὐνῆς
μάρνανται, μνηστῆρσιν ἐοικότες, οἳ περὶ νύμφην
πολλοὶ ἀγειρόμενοι καὶ ὁμοίιοι ἀντιφέρονται
ὄλβῳ τ᾽ ἀγλαΐῃ τε· τὰ δ᾽ ἰχθύσιν οὐ παρέασιν,
ἀλλ᾽ ἀλκὴ γένυές τε καὶ ἔνδοθι κάρχαρον ἕρκος·
τοῖσιν ἀεθλεύουσι καὶ ἐς γάμον ὁπλίζονται,

486 -χθονίοισι v.l. in Γ (?), κ (v.l. -ῃσι), v.l. in μ, F. sed confer A. R. 4. 1413 || ***488*** αὖτ᾽ : αὖ δ᾽ v.l. in δ, v.l. in λ (?), P_1. in Γ praevalet lectio τ᾽ αὖ, quae varia lectio est etiam in λ; insuper in utroque manuscripto αὖ invenitur. vide „Noten", 106–107 | -σι κῆρας ἄγοντες : -σιν ᾠοτόκοισι θ (v.l. κῆρας ἄγοντες). sed confer v. 596 || ***490*** δ᾽ αὖ : δὲ θ, m_1 || ***491*** -τέρῃς v.l. in Γ, ι, v.l. in ν, F, z_2 (gl. -τέραις), x_1. vide „Noten", 107 | -λαισι(ν) v.l. in Γ, θ. vide „Noten", 107 || ***493*** ἐπὶ : περὶ gl. in Γ, gl. in γ (?), v.l. in δ, θ (gl. ἐπὶ), κ, gl. in ν, v (gl. ἐπὶ), U. vide „Noten", 107 || ***494*** -ρ(ρ)αίνουσιν : -στάζουσιν v.l. in Γ, F, R_2. -ρρέουσιν exhibent m_1, P_1, v.l. est in δ, gl. est in Γ (?) || ***496*** κάπτουσιν proponit Koen. vide „Noten", 107–108 || ***501*** ὀρίνει v.l. in Γ, β, γ, ε, y, v.l. in ι, v.l. in κ, v.l. in λ, μ, v, R_2, U, v.l. in z_2 : ὀρίνῃ v.l. in Γ, θ, F, m_1. ἐγείρει exhibent ι, ν, M, z_2, p_3^2, x_1, v.l. est in Γ, in δ, in κ, in λ, in v (proprie ἀγείρει), in R_2 (?), ἐγείρῃ exhibet P_1, v.l. est in δ. vide „Tempus und Modus", 218, „Noten", 108–109 || ***503*** νύμφης v.l. in δ, ε, θ, ι, κ, μ, v.l. in ν, M, U (v.l. νύμφην) || ***504*** ὁμοῖοι v.l. in Γ, v.l. in β, v.l. in δ, y, κ, λ, m_1, v.l. in z_2 || ***505*** δ᾽ : τ᾽ δ, ι, v.l. in λ || ***507*** τοῖσιν : τοῖσι(ν) δ᾽ v.l. in Γ, v, F. vide „Noten", 109–110 ||

So haben nicht leichte Geburt die Schicksalsgöttinnen auch den Fischen zuteil werden lassen und nicht allein den Frauen auf der Erde Schmerzen verfügt; überall vielmehr sind die Geburtsgöttinnen beschwerlich. (488) Die Männchen wiederum schießen zum Teil in die Nähe der Uferbrandung, indem sie (anderen) Fischen Verderben bringen und sie verschlingen; andere dagegen schwimmen, von hinten verfolgt, vor den Schwärmen der Weibchen her, da diese, getrieben von Liebesverlangen, in unablässigem Drange hinter den Männchen hereilen. (493) Dann reiben die Männchen ihre Leiber gegeneinander und verspritzen (so) hinten ihren feuchten Samen; die Weibchen aber, voll leidenschaftlichen Verlangens, stürzen los und trinken ihn gierig mit dem Maule; durch solche Paarung aber werden sie trächtig. (497) Dies ist die meistverbreitete Weise unter den Fischen. Andere aber halten ihre Lager, ihre Kammern und Frauen als Eheherren entschieden auseinander. Denn heftig wirkt Aphrodite unter den Fischen, und Oistros (Leidenschaft) und Zelos (Eifersucht), die grausame Gottheit, und alles, was der feurige Eros (Begierde) erzeugt, dann, wenn er die Sinne zu wildem Aufruhr anstachelt. (502) Viele kämpfen im Streit miteinander um eines Weibchens willen, Freiern ähnlich, die zahlreich und gleichen Sinnes um eine junge Frau versammelt, sich messen an Reichtümern und glänzender Schönheit. Diese Waffen haben die Fische nicht, sondern Kraft, einen Schlund und darin ein scharfes Gehege von Zähnen: (507) Damit kämpfen sie und bewaffnen sich für die Braut,

τοῖσιν ὅ κε προβάληται, ὁμοῦ γάμον εὕρατο νίκῃ.
καὶ τοὶ μὲν πλεόνεσσιν ὁμευναίαις ἀλόχοισι
τέρπονται, σαργῶν τε γένος καὶ κόσσυφος αἴθων·
τοὶ δὲ μίαν στέργουσι καὶ ἀμφιέπουσιν ἄκοιτιν,
κάνθαροι αἰτναῖοί τε, καὶ οὐ πλεόνεσσι γάνυνται.
Ἀλλ' οὐκ ἐγχελύεσσιν ὁμοίιον οὔτε χελώναις
οὔτ' οὖν πουλυπόδεσσι γάμου τέλος οὔτε κελαινῇ
μυραίνῃ, λεχέων δὲ παράτροπον αἶσαν ἔχουσιν·
αἱ μὲν γὰρ σπειρηδὸν ἐπ' ἀλλήλῃσι χυθεῖσαι
ἐγχέλυες δέμας ὑγρὸν ἀναστρωφῶσι θαμειαὶ
πλεγνύμεναι· τάων δὲ κατείβεται εἴκελος ἀφρῷ
ἰχώρ, ἐν ψαμάθοις δὲ καλύπτεται· ἡ δέ μιν ἰλὺς
δεξαμένη κυέει τε καὶ ἐγχελύων τέκεν ὁλκούς.
τοίη καὶ γόγγροισιν ὀλισθηροῖσι γενέθλη.
Αἱ δὲ μέγα τρομέουσι καὶ ἐχθαίρουσι χελῶναι
ὃν γάμον· οὐ γὰρ τῇσιν ἐφίμερος οἷα καὶ ἄλλοις
τερπωλὴ λεχέων, πολὺ δὲ πλέον ἄλγε' ἔχουσι·
σκληρὸν γὰρ μάλα κέντρον ἐν ἄρσεσιν εἰς ἀφροδίτην
ὀστέον οὐχ ὑποεικτόν, ἀτερπέι θήγεται εὐνῇ.

508 versum omittunt omnem δ, θ, M | τοῖσιν β, γ, ε, y, ι, κ, v.l. in λ, μ, v.l. in ν, L, m_1, P_1, R_2, U, p_3^2 : τοῖσι δ' v.l. in Γ, v.l. in λ, v.l. in ν, v.l. (gl.?) in v, z_2, x_1. τοῖσιν δ' coniunctum cum ὅς pro τοῖσιν ὅ(ς) κε(ν) habent v (insuper etiam κε), F, v.l. est in Γ. vide „Noten“, 109–110 | γάμον v.l. in Γ, ε : γάμῳ v.l. in Γ, v.l. in v, F, R_2, z_2. γάμου exhibent β, γ, y, ι, κ, λ, μ, ν, v, m_1, P_1, U, p_3^2, x_1, gl. est in R_2. vide „Noten“, 110–111 | εὕρατο v.l. in Γ, v.l. in λ, v.l. in μ, v, F, P_1, R_2, z_2, x_1 : ἤρατο v.l. in Γ, β, γ, ε, y, ι, κ, v.l. in λ, v.l. in μ, ν, v.l. in v, L, m_1, v.l. in R_2, U, v.l. in z_2, p_3^2. vide „Noten“, 110–111 | νίκῃ v.l. in Γ, v.l. in γ (?), v.l. (gl.?) in v : νίκην v.l. in Γ, β, v.l. in γ, ε, y, ι, κ, λ, μ, ν, v, F (?), L, m_1, P_1, R_2, U, z_2, p_3^2, x_1. vide „Noten“, 110–111 || ***511*** μίην v.l. in Γ, F | στέργουσι : ἔχουσι v.l. in Γ, ι || ***513*** οὔτε a^1, F, R_2 : οὐδὲ ceteri mss. vide „Überlieferung und Euteknios-Paraphr.“, 22 (annot. 65), „Noten“, 251 | χελώνης v.l. in v || ***516*** ἐπ' : ἐν a^1, gl. in v, F, R_2. vide „Noten“, 111 (quo loco manuscripti a^1 et v manuscriptis F et R_2 adiungendi sunt); 191 | -λῃσι : -λοισι v.l. in Γ, β, γ, δ, θ, ι, v.l. in κ, v.l. in μ, v.l. in ν, v, m_1, R_2, z_2, p_3^2, x_1. vide „Noten“, 111 (quo loco me afferre fugit palam haud rectam lectionem -λοισι) || ***518*** εἴκ- (εἴκ-) v.l. in Γ (?), v.l. in γ, δ, v.l. in λ, v.l. in μ, F, L, M, m_1, P_1, gl. in U : ἴκ- (ἴκ-) Γ, β, v.l. in γ, ε, y, θ, ι, κ, v.l. in λ, v.l. in μ, ν, a^1, v, R_2, U, z_2, p_3^2, x_1. vide „Noten“, 53–54 || ***519*** -θοισι v.l. in Γ, β, ε, y, v.l. in θ, λ, v.l. in μ, ν, a^1, m_1, P_1, R_2, p_3^2 | δὲ : τε (τὲ) v.l. in δ, θ, ι, gl. in R_2. vide „Noten“, 32–33 (annot. 74) || ***520*** -λύων τέκεν ὁλκούς : -λυας προφαείνει v.l. in κ, L (v.l. -λύων τέκεν ὁλκούς). vide „Noten“, 111–112 || ***524*** ἄλγος proponit Schneider. vide „Noten“, 112 || ***526*** οὐκ ἐπιεικτὸν Γ, θ, κ, F, P_1, R_2 (?). αὐτοχάρακτον exhibet U (v.l. οὐχ ὑπιεικτὸν [sic!]). vide „Noten“, 112–113 | θήγεται : γήθεται v.l. in Γ (?), v.l. in κ, μ, M ante corr. (?). vide „Noten“, 113 ||

wer damit hervorragt, hat mit dem Sieg seine Braut gefunden. Und die einen finden an mehreren Weibchen Freude, das Geschlecht der Großen Geißbrassen und der dunkle Coricus (Langschnauzen-Lippfisch), andere aber lieben und umhegen eine einzige Gattin, Streifenbrassen und Aitnaíoi, und finden an mehreren keinen Gefallen. – (513) Aber weder Aale noch Meeresschildkröten noch Kraken paaren sich in dieser Weise noch die gräßliche Muräne, sondern pflegen eine ganz ungewöhnliche Art der Zeugung. Die Aale nämlich winden sich umeinander und wenden den feuchten Leib in enger Umarmung hin und her; (518) aus ihnen heraus aber fließt eine schaumartige Flüssigkeit und wird vom Sand geborgen. Und der Schlamm empfängt sie, wird trächtig und gebiert die sich windenden Aale. Auf solche Weise werden auch die schlüpfrigen Meeraale gezeugt. – (522) Die Meeresschildkröten aber sind voll Zittern und Haß gegen ihre Vereinigung; denn sie verspüren kein freudiges Begehren nach Umarmung wie die anderen, sondern empfinden vielmehr Schmerzen. Einen ganz harten Stachel nämlich haben die Männchen für die Liebe, einen Knochen, der nicht nachgibt, und für ein Lager ohne Freude wird er geschärft.

τοὔνεκα μάρνανταί τε πολυγνάμπτοισί τ' ὀδοῦσιν
528 ἀλλήλους δάπτουσιν, ὅτε σχεδὸν ἀντήσωσιν,
αἱ μὲν ἀλευόμεναι τρηχὺν γάμον, οἱ δ' ἀεκουσῶν
εὐνῆς ἱμείροντες ἑκούσιοι, εἰσόκεν ἀλκῇ
531 νικήσας ζεύξῃ μιν ἀναγκαίῃ φιλότητι,
ἠύτε ληιδίην, πολέμου γέρας. εἴκελα δ' εὐνῆς
ἔργα κυσὶ χθονίοισι καὶ εἰναλίῃσι χελώναις,
534 εἴκελα καὶ φώκῃσιν· ἐπεὶ μάλα δηρὸν ἕκαστοι
ἐξόπιθεν συνέχονται ἀρηρότες ἠύτε δεσμῷ.
Πουλύποδος δ' ὀλοοί τε γάμοι καὶ πικρὸς ὄλεθρος
537 συμφέρεται, ξυνὸν δὲ τέλος θανάτοιο καὶ εὐνῆς·
οὐ γὰρ πρὶν φιλότητος ἀπίσχεται οὐδ' ἀπολήγει,
πρίν μιν ἀπὸ μελέων προλίπῃ σθένος ἀδρανέοντα,
540 αὐτὸς δ' ἐν ψαμάθοισι πεσὼν ἀμενηνὸς ὄληται.
πάντες γάρ μιν ἔδουσιν, ὅσοι σχεδὸν ἀντήσωσι,
καρκινάδες δειλαὶ καὶ καρκίνοι ἠδὲ καὶ ἄλλοι

527 πολυγνάμπτοισί(ν) / -πτοισι(ν) v.l. in δ, θ, ι, κ, v.l. in λ, v.l. in μ, a^1 (proprie πολι-), ν, F, M, p_3^2 : πολυγνάπτοισί / -πτοισι(ν) β, v.l. in δ, η, v.l. in μ, v.l. in ν, z_2, x_1. πολυγγνάμπτοισί exhibet L, παλυγνάμπτοισί exhibet ε, παλιγνάμπτοισί exhibet m_1, v.l. est in γ, in λ, in ν, παλιγνάπτοισί(ν) exhibent Γ, P_1, R_2, U, v.l. est in z_2 (proprie παλυ-), παλιγγνάπτοισί v.l. est in γ, in ν (proprie παλινγν-). vide „Noten", 113–114; 20–22 || ***528*** ἀλλήλας v.l. in Γ, η, v.l. in λ, z_2 (v.l. ἀλλήλους). vide „Noten", 114 | ἀντήσωσι(ν) β, γ, v.l. in δ, ε, θ, ι, κ, v.l. in λ, μ, v.l. in ν, v, F, L, M, m_1, R_2, p_3^2, x_1 (proprie ἀντί-) : ἀντήσουσι(ν) v.l. in δ, v.l. in κ, v.l. in ν, a^1, U. ἀντιάσωσιν exhibent Γ, η, P_1, z_2, v.l. est in λ, ὁρμήσουσιν v.l. est in δ. vide „Noten", 114–115 || ***529*** -σῶν Valkenaer : -σαν mss. vide „Noten", 115 || ***530*** εὐνῆς v.l. in Γ, η, v.l. in λ, a^1, P_1, z_2 : εὐνὴν v.l. in Γ, β, γ, δ, ε, θ, ι, κ, v.l. in λ, μ, ν, v, F, L, M, m_1, R_2, U, p_3^2, x_1. vide „Noten", 115 | ἑκούσιον v.l. in δ, μ, v.l. in ν, M, R_2 ante corr. ἕλκουσιν (ἔλκ-) exhibent η, a^1 post corr., P_1, z_2, x_1, v.l. est in Γ, in λ. vide „Noten", 115 || ***531*** ζεύξει v.l. in Γ, v.l. in β, γ, F ante corr., L, gl. in z_2. vide „Tempus und Modus", 209–210 || ***532*** εἴκ- (εἵκ-) v.l. in Γ (?), δ, v.l. in λ (?), μ, gl. in ν, F, L, M, U : ἴκ- (ἴκ-) Γ, β, γ, ε, η, θ, ι, κ, λ, ν, a^1, v, m_1, P_1, R_2, z_2, p_3^2, x_1. vide „Noten", 53–54 || ***533*** χθονίῃσι v.l. in Γ, v.l. in β, v.l. in δ, η, ι, μ, M, z_2 (?) || ***534*** εἴκ- (εἵκ-) v.l. in Γ (?), δ, v.l. in λ (?), μ, gl. in ν, F, L, M, U : ἴκ- (ἴκ-) Γ, β, γ, ε, η, θ, ι, κ, λ, ν, a^1, v, m_1, P_1, R_2, z_2, p_3^2, x_1. vide „Noten", 53–54 || ***535*** -όπιθεν v.l. in Γ, v.l. in γ, ι, μ, F, P_1 : -όπισθεν v.l. in Γ, β, v.l. in γ, v.l. in δ, ε, y, v.l. in θ, κ, λ, ν, a^1, v, m_1, R_2, U, p_3^2, x_1. -όπιθε exhibet L, -όπισθε exhibent M, z_2, v.l. est in δ, in θ || ***536*** δ' : τ' v.l. in Γ, F, R_2 || ***537*** ξυμφ- v.l. in Γ, v.l. in δ, θ, κ, v.l. in λ, v, F, L, R_2. vide „Noten", 31–32 || ***539*** ἀπὸ : ἀπ' ἐκ v.l. in Γ (?), γ, η, κ, λ, v.l. in v, L, m_1, P_1, U, z_2. vide „Noten", 69 | -λίπει v.l. in Γ, ε. -λίποι exhibet v. vide „Tempus und Modus", 214 || ***540*** δ' : τ' gl. in Γ, v.l. in δ, ε, θ, κ (v.l. δ' ?), v.l. in ν, a^1, v (gl. δ'), L, M, P_1, U. vide „Noten", 31 (qua versu 18 „540" delendum est; at confer annotationem 71) || ***541*** ἀντήσωσι(ν) v.l. in Γ, v.l. in δ, ε, η, v.l. in λ, μ, ν, a^1, v, M, p_3^2, x_1 : ἀντήσουσι(ν) v.l. in Γ, β, γ, v.l. in δ, θ, ι, κ, v.l. in λ, F, L, m_1, R_2, U, z_2. ἀντιάσωσι exhibet P_1, v.l. est in Γ, in z_2, gl. est in v. vide „Noten", 114–115 ||

(527) Deswegen kämpfen und zerreißen sie einander mit ihren starkgekrümmten Zähnen, sooft sie einander nahekommen, die Weibchen ausweichend der harten schmerzhaften Vereinigung, die Männchen aber die Umarmung der Unwilligen willig begehrend; bis das Männchen durch seine Stärke siegt und sich dem Weibchen in gewaltsamer Liebe verbindet wie einem erbeuteten Mädchen, dem Preis des Krieges. (532) Ähnlich der Paarung der Meeresschildkröten ist die der Hunde auf dem Lande, ähnlich auch die der Mönchsrobben: Denn all diese bleiben sehr lange gepaart, wie durch eine Fessel verbunden. – (536) Für den Kraken aber treffen grausige Paarung und bitteres Verderben zusammen, haben Tod und Vereinigung ein gemeinsames Ende. Denn nicht früher läßt er ab von seinem Begehren und gibt nach, als bis ihm, dem geschwächten, die Kraft aus den Gliedern weicht, er in den Sand stürzt und erschöpft zugrunde geht. (541) Alle nämlich fressen ihn, die ihm nahekommen, die furchtsamen Einsiedlerkrebse, die Taschenkrebse und auch die anderen Fische,

ἰχθύες, οὓς πάρος αὐτὸς ἐδαίνυτο ῥεῖα μεθέρπων·
τοῖς ὕπο καὶ ζωός περ ἐὼν ἔτι κείμενος αὔτως,
οὐδὲν ἀμυνόμενος, δαιτρεύεται, ὄφρα θάνῃσι.
τοίῳ δυστερπεῖ φιλοτησίῳ ὄλλυτ' ὀλέθρῳ.
ὣς δ' αὔτως καὶ θῆλυς ὑπ' ὠδίνων μογέουσα
ὄλλυται· οὐ γὰρ τῇσιν ἀποκριδὸν οἷα καὶ ἄλλοις
ᾠὰ διαθρώσκουσιν, ἀρηρότα δ' ἀλλήλοισι
βοτρυδὸν στεινοῖο μόγις διανίσσεται αὐλοῦ.
τοὔνεκα καὶ λυκάβαντος ὑπέρτερον οὔποτε μέτρον
πουλύποδες ζώουσιν· ἀποφθινύθουσι γὰρ αἰὲν
αἰνοτάτοισι γάμοισι καὶ αἰνοτάτοισι τόκοισιν.
Ἀμφὶ δὲ μυραίνης φάτις ἔρχεται οὐκ ἀίδηλος,
ὥς μιν ὄφις γαμέει τε καὶ ἐξ ἁλὸς ἔρχεται αὐτὴ
πρόφρων, ἱμείρουσα παρ' ἱμείροντι γάμοιο.
ἤτοι ὁ μὲν φλογέῃ τεθοωμένος ἔνδοθι λύσσῃ
μαίνεται ἐς φιλότητα καὶ ἐγγύθι σύρεται ἀκτῆς
πικρὸς ὄφις· τάχα δὲ γλαφυρὴν ἐσκέψατο πέτρην,
τῇ δ' ἔνι λοίγιον ἰὸν ἀπήμεσε, πάντα δ' ὀδόντων
ἔπτυσε πευκεδανὸν ζαμενῆ χόλον, ὄλβον ὀλέθρου,
ὄφρα γάμῳ πρηύς τε καὶ εὔδιος ἀντήσειε.

544 αὔτως Γ, γ, δ, η, θ, v.l. in ι, v.l. in κ, λ, μ, ν, v, F (?), M, m_1 (?), P_1 (?), R_2, U, z_2, p_3^2 : αὕτως β, ε, v.l. in ι, v.l. in κ, a^1, L, x_1. vide „Noten", 70 || ***547*** αὔτως Γ, v.l. in β, v.l. in γ, v.l. in δ, η, θ, κ, λ, v.l. in μ, ν, a^1, v, F (?), L (?), M (?), m_1 (?), R_2, U, z_2, p_3^2 : αὕτως v.l. in β, v.l. in g, v.l. in δ, ε, v.l. in θ (?), ι. οὕτως v.l. est in μ. spiritu carent manuscripti P_1 atque x_1. vide „Noten", 70 || ***550*** -δὸν : -δὸν ἐκ Γ (v.l. -δὸν?), η, v.l. in λ, v, P_1, z_2 | μόλις v.l. in η. μόγῳ exhibent θ, L. vide „Noten", 106 | διανίσ(σ)εται v.l. in Γ, β, γ, v.l. in δ, ε, ι, v.l. in κ (?), v.l. in λ, μ, a^1 post corr., F, M post corr., m_1, U, x_1 : διαΐσσεται v.l. in Γ, κ, v.l. in λ, v.l. in ν, v.l. in a^1, v.l. in v, L, P_1, z_2. διανύσ(σ)εται exhibent v, R_2, p_3^2, v.l. est in ν, διανιύσσεται exhibet η, διανείσεται exhibet θ, v.l. est in δ || ***552*** αἰὲν Fajen : αἰεὶ mss. vide „Noten", 115–116 || ***555*** ἐξ ἁλὸς : ἔξαλος v.l. in Γ, v.l. in U. ἔξαλλος exhibet R_2. vide „Noten", 116–117 (annot. 477) || ***556*** ἱμείροντα proponit Schneider. vide „Noten", 116–117 || ***557*** τεθολωμένος γ, v.l. in δ (proprie -θολο-), κ, m_1, U (v.l. τεθοωμένος). τεθυωμένος v.l. est in ν. vide „Noten", 117 | ἔνδοθε(ν) β, γ, v.l. in κ, v.l. in ν, v.l. in L, m_1 ante corr. vide „Noten", 117 || ***558*** ἐς Γ, δ, ε, ι, λ, μ, ν, a^1, v, F, M, P_1, R_2, U, z_2, p_3^2, x_1 : εἰς β, γ, η, θ, κ, gl. in ν, L, m_1. vide „Noten", 33 || ***559*** ὄφις v.l. in Γ, β, γ, δ, ε, η, ι, λ, μ, ν, a^1, v, L ante corr., M, m_1, z_2, p_3^2, x_1 : ἔχις v.l. in Γ, θ, κ, v.l. in v, F, L post corr., P_1, R_2, U. vide „Noten", 117–118 | δὲ : τε (τὲ) β, γ, m_1 | ἐσκύψατο v.l. in U || ***560*** δ' ἔνι : ἔνι v.l. in β, γ, v.l. in δ, η, θ, κ, ν (v.l. δ' ἔνι), m_1, z_2 (v.l. δ' ἔνι). vide „Noten", 118 || ***561*** ὄλβον ὀλέθρου : ὃν πάρος εἶχε(ν) β, η, κ, a^1 (v.l. ὄλβον ὀλ.), v.l. in v, v.l. in F, v.l. in L, v.l. in U. ὅπλον ὀλέθρου proponit Lehrs, ὄμβρον ὀλέθρου proponit Köchly. vide „Noten", 118–119 || ***562*** γάμων v.l. in δ, v.l. in μ, ν, gl. in v, M, P_1. γάμου exhibet x_1, v.l. est in Γ. vide „Noten", 114–115 | ἀντήσειε(ν) v.l. in Γ (?), β, γ, δ, ε, η, θ, ι, κ, v.l. in λ, μ (proprie ἀντίσειε), ν, a^1, v, F, L, M, m_1, R_2, U, z_2, p_3^2, x_1 : ἀντιάσειε(ν) Γ, v.l. in λ, gl. in v, P_1. vide „Noten", 114–115 ||

die zuvor er selber in leichtem Zugriff verzehrte. Von ihnen wird er, wenngleich noch lebend, ohne Gegenwehr so daliegend zerstückelt, bis er stirbt. Durch so freudlose, verderbliche Liebe geht er zugrunde. (547) Gerade so aber geht auch das Weibchen zugrunde, zerquält von den Schmerzen der Geburt: Denn die Eier treten nicht gesondert hervor wie bei den anderen, sondern traubenartig miteinander verbunden dringen sie mit Mühe durch den engen Geburtskanal. (551) Deswegen auch leben die Kraken niemals länger als die Strecke eines sonnenumlaufenden Jahres: Denn sie gehen stets zugrunde an der elendesten Hochzeit und an der elendesten Geburt. – (554) Um die Muräne aber geht nicht unsichere Kunde, daß eine Schlange sich mit ihr paart und sie selber freudig die See verläßt, voll Verlangen nach Paarung bei der, die verlangt (sich zu paaren). (557) Und die feindliche Schlange, in ihrem Innern von brennender Leidenschaft erregt, rast vor Begierde und schleppt sich nahe der steilen Küste. Bald aber erspähte sie einen hohlen Felsen und spie das verderbliche Gift hinein, schied alle gefährliche (und) stechende Galle der Zähne aus, verderbenbringenden Besitz, damit sie der Braut mild und heiter begegne.

στὰς δ᾽ ἄρ᾽ ἐπὶ ῥηγμῖνος ἑὸν νόμον ἐρροίζησε
κικλήσκων φιλότητα· θοῶς δ᾽ ἐσάκουσε κελαινὴ
ἰυγὴν μύραινα καὶ ἔσσυτο θᾶσσον ὀιστοῦ.
ἡ μὲν ἄρ᾽ ἐκ πόντοιο τιταίνεται, αὐτὰρ ὁ πόντου
ἐκ γαίης πολιοῖσιν ἐπεμβαίνει ῥοθίοισιν·
ἄμφω δ᾽ ἀλλήλοισιν ὁμιλῆσαι μεμαῶτε
συμπεσέτην, ἔχιος δὲ κάρη κατέδεκτο χανοῦσα
νύμφη φυσιόωσα· γάμῳ δ᾽ ἐπιγηθήσαντε
ἡ μὲν ἁλὸς πάλιν εἶσι μετ᾽ ἤθεα, τὸν δ᾽ ἐπὶ χέρσον
ὁλκὸς ἄγει, κρυερὸν δὲ πάλιν μεταχεύεται ἰὸν
λάπτων, ὃν πάρος ἧκε καὶ ἐξήφυσσεν ὀδόντων.
ἢν δ᾽ ἄρα μήτι κίχῃ κεῖνον χόλον, ὅνπερ ὁδίτης,
ἀτρεκέως ἐσιδών μιν, ἀπέκλυσεν ὕδατι λάβρῳ,
αὐτὰρ ὅ γ᾽ ἀσχαλόων ῥίπτει δέμας, εἰσόκε μοῖραν
λευγαλέοιο λάβῃσιν ἀνωίστου θανάτοιο,
αἰδόμενος, ὅτ᾽ ἄναλκις ὅπλων γένεθ᾽ οἷς ἐπεποίθει,
ἔμμεν᾽ ὄφις, πέτρῃ δὲ συνώλεσε καὶ δέμας ἰῷ.
Δελφῖνες δ᾽ ἄνδρεσσιν ὁμῶς γάμον ἐντύνονται
μήδεά τ᾽ ἀνδρομέοισι πανείκελα καρτύνονται·
οὐδ᾽ αἰεὶ προφανὴς πόρος ἄρσενος, ἀλλά οἱ εἴσω
κέκρυπται, λεχέων δὲ κατὰ χρέος ἕλκεται ἔξω.
τοῖαι μὲν φιλότητες ἐν ἰχθύσιν ἠδὲ καὶ εὐναί.
    Ἄλλος δ᾽ ἀλλοίῃ λεχέων ἱμείρεται ὥρῃ
καὶ γενεὴν προφέρει· τοῖς μὲν θέρος, οἷσι δὲ χεῖμα,
τοῖς δ᾽ ἔαρ ἢ φθινύθουσα τόκον προὔφηνεν ὀπώρη.

563 δ᾽ ἄρ᾽ : δ᾽ (δὲ) Γ, θ, κ, μ, ν, a^1, M, P_1, R_2, z_2 (v.l. δ᾽ ἄρ᾽), p_3^2, x_1 || ***564*** κελαινὴν v.l. in Γ, δ, v.l. in λ || ***565*** θᾶττον v.l. in Γ, a^1, z_2 || ***568*** -μαῶτε v.l. in Γ (?), β, v.l. in δ, ε, v.l. in η, ι, κ, λ, ν, a^1, v, L (?), U, z_2 post corr. (? σ deleta?), p_3^2 : -μαῶτες Γ, γ, v.l. in δ, v.l. in η, θ, μ, F, M post corr., m_1, P_1, R_2, z_2 ante corr. (? σ deleta?), x_1. vide „Noten“, 61–62 || ***569*** κάρη v.l. in Γ, β, v.l. in η, θ, ι, v.l. in λ, v.l. in μ, a^1, v, F, M, m_1, U, p_3^2 : κάρην v.l. in Γ, γ, δ, ε, v.l. in λ, v.l. in μ, v.l. in ν, L, P_1, R_2, z_2, x_1. κάρα v.l. est in η, gl. est in λ, κάρηνον exhibet κ, κάρηνα v.l. est in ν. vide „Noten“, 119 || ***570*** -σαντε v.l. in Γ, β, γ, δ, ε, ι, κ, λ, v.l. in μ, a^1, v, L, M, m_1, P_1, U, z_2, p_3^2 : -σαντες v.l. in Γ, η, θ, v.l. in μ, ν, F, R_2, x_1. vide „Noten“, 61–62 || ***571*** μετ᾽ : κατ᾽ λ | χέρσον Γ, v.l. in η, v.l. in λ, v.l. in μ, ν, gl. in a^1, v, F, P_1, z_2, p_3^2, x_1 : χέρσου v.l. in Γ (?), β, γ, δ (?), ε, v.l. in η, θ, ι, κ, v.l. in λ, v.l. in μ, gl. in ν, a^1, gl. in v, L, M, m_1, U. R_2 incertus. vide „Noten“, 119–120 || ***575*** εἰσιδών v.l. in Γ, v.l. in δ, P_1, R_2, z_2. ἰδών exhibent ι, v || ***580*** ἐντύνουσι ι, v.l. in μ. vide „Noten“, 120–121 || ***581*** τ᾽ : δ᾽ v.l. in Γ, ε, η | -τύνονται : -τύνουσι(ν) v.l. in Γ, β, θ, λ, L, U, x_1 || ***583*** ἕλκεται : ἔρχεται v.l. in Γ (?), η, λ, U. vide „Noten“, 121 || ***584*** ἐν : ἐπ᾽ v.l. in λ, U, v.l. in z_2, x_1 || ***586*** οἷσι : τοῖσι v.l. in Γ, θ, ι, a^1 || ***587*** τοῖς : τοῖσι Γ (v.l. τοῖς?), λ, v.l. in μ, ν (v.l. τοῖς), a^1, P_1, U, x_1 | ἢ omittunt δ, μ, ν (?), a^1, P_1, x_1 | φθίνουσα v.l. in Γ, λ, U, x_1. ad omnia vide „Noten“, 121 ||

(563) Und vor der Brandung richtete sie sich auf und stieß ihren Lockruf der Liebe hervor. Rasch aber vernahm die gräßliche Muräne den Ruf und glitt schneller als ein Pfeil dahin. Sie streckt sich der Schlange von der See her entgegen, die aber betritt vom Land her die grauen Wogen der See. (568) Beide aber, voll Verlangen, sich miteinander zu vereinen, umarmten sich, und die erregt zischende Braut empfing mit klaffendem Rachen den Kopf der Viper. Nach genossener Vereinigung aber kehrt die Muräne zu ihrem vertrauten Winkel in der See zurück, die Schlange aber folgt ihrer eigenen Spur aufs Land, und sie schlürft begierig das entsetzliche Gift wieder ein, das sie zuvor von sich gegeben und aus den Zähnen geschieden hat. (574) Wenn sie aber jene Galle nicht antrifft, die ein Wanderer nach sicherem Blick mit strömendem Wasser fortgespült hat, dann schleudert sie im Zorn ihren Körper hin und her, bis sie das Schicksal eines jämmerlichen (und) unerwarteten Todes erleidet, aus Scham, eine Schlange zu sein, jetzt, da sie ohne den Schutz der Waffen geblieben, auf die sie vertraute, und am Felsen verliert sie mit dem Gift auch das Leben. – (580) Die Delphine paaren sich ebenso wie die Menschen und besitzen Zeugungsorgane ganz ähnlich denen der Menschen. Auch ist das männliche Glied nicht stets sichtbar, sondern im Innern verborgen und wird nur zur Zeugung hervorgezogen. Solcherart sind Liebe und Paarung bei den Fischen.

(585) Und jeden verlangt nach Paarung, jeder gebiert seine Nachkommenschaft zu anderer Zeit; den einen brachte der Sommer Geburt, anderen der Winter, wieder anderen der Frühling oder die schwindende Herbsteszeit.

καὶ τοὶ μὲν λυκάβαντι μίαν μογέουσι γενέθλην
οἱ πλεῖστοι, λάβραξ δὲ δὶς ἄχθεται εἰλειθυίαις·
τρίγλαι δὲ τριγόνοισιν ἐπώνυμοί εἰσι γονῇσι·
σκορπίος αὖ τετόρεσσι φέρει βέλος ὠδίνεσσι·
πέντε δὲ κυπρίνοισι γοναὶ μούνοισιν ἔασιν.
οἵου δ᾽ οὔποτέ φασι γένος φράσσασθαι ὀνίσκου,
ἀλλ᾽ ἔτι τοῦτ᾽ ἀίδηλον ἐν ἀνθρώποισι τέτυκται.
εὖτ᾽ ἂν δ᾽ εἰαρινοῖο περιπλήθωσι γόνοιο
ἰχθύες ᾠοτόκοι, τοὶ μὲν κατὰ χῶρον ἕκαστοι
εὔκηλοι μίμνουσιν ἐνὶ σφετέροισι δόμοισι·
πολλοὶ δ᾽ ἀγρόμενοι ξυνὴν ὁδὸν ὁρμώωνται
Εὔξεινον μετὰ πόντον, ἵν᾽ αὐτόθι τέκνα τέκοιεν.
κεῖνος γὰρ πάσης γλυκερώτατος ἀμφιτρίτης
κόλπος, ἀπειρεσίοισι καὶ εὐύδροις ποταμοῖσιν
ἀρδόμενος, μαλακαὶ δὲ πολυψάμαθοί τ᾽ ἐπιωγαί·
ἐν δέ οἱ εὐφυέες τε νομαὶ καὶ ἀκύμονες ἀκταὶ
πέτραι τε γλαφυραὶ καὶ χηραμοὶ ἰλυόεντες
ἄκραι τε σκιεραὶ καὶ ὅσ᾽ ἰχθύσι φίλτατ᾽ ἔασιν·
ἐν δέ οἱ οὔτε τι κῆτος ἀνάρσιον οὔτε τι πῆμα
ἐντρέφεται νεπόδεσσιν ὀλέθριον οὐδὲ μὲν ὅσσοι
δυσμενέες γεγάασιν ἐπ᾽ ἰχθύσι βαιοτέροισιν

590 γονῇσι : γενέθλης λ, U. vide „Noten", 121 || ***591*** αὖ : δ᾽ αὖ v.l. in Γ, v.l. in δ, ε, θ, v.l. in μ, ν, a^1, P_1, R_2, x_1. vide „Noten", 145 | τετόρεσσι : τετόροισι ε, v.l. in ν, gl. in a^1, v.l. in v. τετ(τ)όρεσφι exhibet λ, τετ(τ)άρεσσι exhibent β, v, R_2, z_2. vide „Noten", 121–122 | βέλος : γένος v.l. in Γ, β, v.l. in γ, ι, v.l. in κ, ν (v.l. βέλη), v (v.l. βέλος). γόνον exhibent U, x_1, v.l. est in Γ (?), in λ, in v, gl. est in P_1. vide „Noten", 122 || ***593*** οἵου : οἷον (οἷον) v.l. in Γ, v.l. in ε (?), v.l. in μ, gl. in ν, m_1, P_1, R_2 || ***595*** -θουσι β, v.l. in γ, η, v.l. in μ, v.l. in ν, m_1, x_1 ante corr. vide „Tempus und Modus", 221 | γόνοιο : τόκοιο v.l. in γ, v.l. in δ, θ (v.l. γόνοιο), v.l. in κ, v.l. (?) in m_1 || ***596*** χώραν (χῶραν) v.l. in Γ, v.l. in δ, ε, κ, v.l. in λ, μ, M, P_1, U, z_2, x_1 ante corr. || ***597*** ἐνὶ : ἐπὶ v.l. in Γ, v.l. in v, R_2 | -τέρῃσι v.l. in Γ, gl. in β, ι, κ, ν, v (gl. -τέροισι) | δόμοισι(ν) v.l. in Γ, γ, v.l. in δ, ε, η, λ, v.l. in μ, v.l. in ν, a^1, v.l. in v, F, L, m_1, P_1, R_2, U, z_2, x_1 : νομοῖσι v.l. in β, v.l. in δ, θ, v.l. in μ, v.l. in L, M, gl. in z_2. νομῇσι exhibent ι, κ, ν, v, v.l. est in Γ, in β, in R_2. vide „Noten", 122–123 || ***598*** ὁρμώωνται v.l. in Γ, v.l. in λ, U (?), z_2 : ὁρμώονται v.l. in Γ, v.l. in δ, ε, ι, v.l. in λ. ὁρμόωνται exhibent M, P_1, x_1, v.l. est in δ, in μ, ὁρμέονται v.l. est in ν, ὁρμαίνονται exhibent β, γ, η, θ, κ, a^1, v, F, L, m_1, R_2, v.l. est in Γ, in μ, in ν. vide „Noten", 123–124 || ***599*** τέκοιεν : τέκωνται v.l. in Γ, λ, v.l. in v, P_1, U, v.l. in z_2. vide „Noten", 124 || ***600*** -τατος v.l. in Γ (?), β, v.l. in δ, η, θ, ι, μ, v.l. in ν (proprie -τητος), a^1, gl. in v, L, M, R_2 : -τερος v.l. in Γ, γ, v.l. in δ, ε, κ, λ, v.l. in ν, v, F, m_1, P_1, U, z_2, x_1. vide „Noten", 125 || ***602*** δὲ : τε (τὲ) v.l. in Γ, v, U || ***605*** ἄκραι : ἀκταί (ἀκταὶ) v.l. in Γ, θ, κ (gl. ἄκραι), L, v.l. in M, z_2 (v.l. ἄκραι). sed confer v. 603 || ***606*** οἱ οὔτε : οἱ οὐδέ v.l. in μ, a^1, z_2 (v.l. οἱ οὔτε). οἱ οὔτι exhibet β, gl. est in Γ (?) || ***608*** ἐπ᾽ : ὑπ᾽ v.l. in Γ (?), F, R_2 . vide „Noten", 191 ||

Und die einen gebären in einem sonnenumlaufenden Jahr unter Qualen ein einziges Mal, die meisten; der Wolfsbarsch aber wird zweimal trächtig und bedrängt von den Schmerzen der Geburt. (590) Die Meerbarben (Tríglai) führen ihren Namen nach dreifacher Geburt; der Drachenkopf dagegen erträgt den Schmerz viermaliger Wehen, fünf Geburten treffen allein die Karpfen. Die Nachkommen des Onískos allein hat niemand je gesehen, heißt es, sondern dies ist noch ein Geheimnis für die Menschen. (595) Wenn aber zur Frühlingszeit die eiergebärenden Fische hochträchtig sind, bleiben die einen, eine jede Art für sich, ruhig an ihrem Platz und warten in ihren Wohnungen. Viele aber sammeln sich und machen sich auf den gemeinsamen Weg ins Schwarze Meer, damit sie dort ihre Jungen gebären. (600) Denn jenes Gewässer ist der süßeste Golf der gesamten wallenden See, genährt von unzähligen wasserreichen Flüssen, und weich und sandreich sind die schützenden Plätze. Dort gibt es reiche Futterplätze und steile Küsten ohne Wellenschlag, hohle Felsen und schlammreiche Höhlen, schattige Vorgebirge und alles, was den Fischen höchst willkommen. (606) Dort nährt sich weder irgendein wildes Seeungeheuer noch irgendein Unheil, verderblich für die Tiere der See, auch nicht all die, welche den kleineren Fischen feindlich gesonnen,

ὁλκοὶ πουλυπόδων οὐδ᾽ ἀστακοὶ οὐδὲ πάγουροι·
παῦροι μὲν δελφῖνες, ἀκιδνότεροι δὲ καὶ αὐτοὶ
κητείης γενεῆς καὶ ἀκηδέες ἐννεμέθονται.
τοὔνεκεν ἰχθύσι κεῖνο πέλει κεχαρισμένον ὕδωρ
ἐκπάγλως καὶ πολλὸν ἐπισπέρχουσι νέεσθαι.
στέλλονται δ᾽ ἅμα πάντες ὁμιλαδόν, ἄλλοθεν ἄλλοι
εἰς ἓν ἀγειρόμενοι· μία δέ σφισι πᾶσι κέλευθος
πομπή τε ῥιπή τε καὶ ἂψ παλινόστιμος ὁρμή.
Θρηίκιον δ᾽ ἀνύουσι βοὸς πόρον αἰολόφυλοι
ἑσμοὶ Βεβρυκίην τε παρὲξ ἅλα καὶ στόμα Πόντου
στεινὸν ἀμειβόμενοι δολιχὸν πόρον ἀμφιτρίτης.
ὡς δ᾽ ὅτ᾽ ἀπ᾽ Αἰθιόπων τε καὶ Αἰγύπτοιο ῥοάων
ὑψιπετὴς γεράνων χορὸς ἔρχεται ἠεροφώνων,
Ἄτλαντος νιφόεντα πάγον καὶ χεῖμα φυγοῦσαι
Πυγμαίων τ᾽ ὀλιγοδρανέων ἀμενηνὰ γένεθλα·
τῇσι δ᾽ ἄρ᾽ ἱπταμένῃσι κατὰ στίχας εὐρέες ἑσμοὶ
ἠέρα τε σκιάουσι καὶ ἄλλυτον ὄγμον ἔχουσιν·
ὣς τότε μυριόφυλοι ἁλὸς τέμνουσι φάλαγγες
Εὔξεινον μετὰ κῦμα· περιπλήθει δὲ θάλασσα
πυκνὸν ὑποφρίσσουσα λατυσσομένη πτερύγεσσιν,
εἰσόκ᾽ ἐπειγόμενοι δολιχὸν στόλον ἀμπαύσωσι

611 ἐννέμονται β || ***612*** κεῖνο : τοῦτο v.l. in Γ, v.l. in λ, P_1, U || ***613*** -σπέρχουσι v.l. in Γ, β, γ, δ, ε, η, θ, ι, v.l. in λ, μ, ν, v.l. in v, M, m_1, v.l. in R_2, z_2, x_1 : -σπεύδουσι v.l. in Γ, κ, v.l. in λ, a^1, v, F, L, P_1, R_2, U, gl. in x_1. vide „Noten", 125–126 | νέεσθαι v.l. in Γ, β, γ, ε, θ, ι, κ, λ, v.l. in a^1, v.l. in v, F, L, R_2, U, z_2 : νέμεσθαι v.l. in Γ, δ, η, v.l. in θ, μ, ν, a^1, v, M, m_1, P_1, v.l. in R_2 (?), x_1. vide „Noten", 126 || ***614*** ἄλλοι Γ, β, v.l. in γ, η, θ, ι, κ, v.l. in λ, μ, ν, a^1, v, F, M, m_1, R_2, v.l. in z_2, x_1 : ἄλλος v.l. in Γ (?), v.l. in γ, δ, ε, v.l. in λ, L, P_1, U. ἀλλήλοισιν pro ἄλλοθεν ἄ. habet z_2. vide „Noten", 48 || ***615*** σφι v.l. in δ (?), v.l. in μ (?), M, x_1 || ***616*** ἂψ : αὖ v.l. in δ, κ (v.l. ἂψ), v.l. in v, F, M, R_2 (v.l. ἂψ). vide „Noten", 126–127 || ***617*** -σι(ν) βόσπορον v.l. in Γ, γ, η, v.l. in κ, λ, v.l. in ν, F, m_1, P_1, z_2 || ***619*** πόρον : δρόμον v.l. in Γ, gl. in ε, v.l. in λ, v (v.l. πόρον), P_1, U. πλόον v.l. est in θ. vide „Noten", 127–128 || ***620*** τε omittunt β, γ, δ, ε, η, ι, μ, ν, a^1, M, m_1, x_1 || ***622*** φυγοῦσαι : λιποῦσαι v.l. in Γ, gl. in κ, λ, gl. in ν, a^1, gl. in P_1, v.l. in R_2 (proprie λυπ-), U, v.l. in z_2, gl. in x_1. vide „Noten", 128 || ***623*** γένεθλα : κάρηνα v.l. in ν, v.l. in v, L, v.l. in R_2 (proprie κάρην). vide „Noten", 128–129 || ***624*** ἄρ᾽ ἱπτ- v.l. in μ, ν, a^1, v.l. in v, L : ἀνιπτ- v.l. in μ, ceteri mss. vide „Noten", 129 || ***625*** σκιάζουσι v.l. in Γ, v.l. in κ, gl. in λ, v.l. in μ, v.l. in ν, x_1 || ***626*** -φυλα ε | φάλαγγες : κέλευθα v.l. in Γ, β (v.l. φάλαγγες), v.l. in δ, ε, v.l. in η, W, v.l. in μ, v.l. in ν, v (v.l. φάλαγγες), v.l. in F, m_1, R_2 (v.l. φάλαγγες), U (gl. [?] φάλαγγες). vide „Noten", 129–131 || ***627*** μετὰ (μέτα) Γ, β, γ, δ, ε, η, θ, W, λ, v.l. in μ, v.l. in ν, v, F, M ante corr., m_1, R_2, U, z_2 : μέγα v.l. in θ, κ, v.l. in μ, ν, a^1, v.l. in v, L, M post corr., v.l. in R_2, x_1. μέσον exhibet P_1, v.l. est in Γ. vide „Noten", 129–131 || ***629*** στόλον v.l. in Γ, v.l. in δ, ε, v.l. in θ, λ, v.l. in μ, ν, a^1, F, L, M, P_1, R_2, U, v.l. in z_2, x_1 : πόνον v.l. in Γ, γ, v.l. in δ, η, θ, W, v.l. in κ, v.l. in v, m_1, z_2. πόρον exhibent β, v, v.l. est in κ, in F, in L, gl. est in x_1. πόλον gl. est in δ, στόνον v.l. est in μ. vide „Noten", 131 ||

die sich windenden Kraken, die Hummer und die Krabben. Wenige Delphine gibt es, schwächer auch sie als das Geschlecht der Seeungeheuer und harmlos. (612) Deswegen ist den Fischen jenes Wasser über die Maßen angenehm, und sie eilen sehr, (dahin) zu gelangen. Sie brechen aber alle zugleich in Schwärmen auf, jeder von anderswoher sich an einem Ort versammelnd; *einen* Weg aber haben sie alle, *eine* Reise, *einen* Zug und wiederum *einen* Trieb zur Rückkehr. (617) Den Thrakischen Bosporos gewinnen sie, Schwärme mannigfacher Art, gelangen hinaus über die Propontis und die enge Mündung des Pontos, indem sie eine lange Strecke in der wallenden See durchmessen. (620) Wie aber wenn aus dem Lande der Äthiopier und von den Strömen Ägyptens die hochfliegende Schar der schreienden Kraniche kommt, auf der Flucht vor dem schneeigen Gipfel und Winter des Atlas und den schwächlichen Geschlechtern der wenig ausrichtenden Pygmäen; (624) auf ihrem Fluge aber in Reihen verdunkeln die ausgedehnten Schwärme die Luft und halten eine unauflösliche Linie – so ziehen dann Scharen unzähliger Fischarten der See ihres Weges zum Schwarzen Meer. (627) Und das Meer ist übervoll, ganz rauh vom Flossenschlag, bis die eiligen Fische von ihrer langen Reise ablassen

καὶ τόκον. ἀλλ᾽ ὅτε μέτρα παραστείχῃσιν ὀπώρης,
νόστου μιμνήσκονται, ἐπεὶ κρυερώτερον ἄλλων
χεῖμα κατασπέρχει κείνην ἅλα δινήεσσαν·
οὐ γὰρ τηλεβαθής, ῥέα δὲ στυφελίζετ᾽ ἀήταις,
οἵ μιν ἐπιρρήσσουσιν ὑπερφίαλοί τ᾽ ὀλοοί τε.
τοὔνεκ᾽ ἀλυσκάζοντες Ἀμαζονίης ἀπὸ λίμνης
αὖτις ὁμοῦ τεκέεσσιν ὑποτροπάδην φορέονται,
σκίδνανται δ᾽ ἀνὰ πόντον, ὅπῃ τρέψαιντο ἕκαστος.
Ἀλλ᾽ ὅσα μὲν μαλάκεια φατίζεται, οἷσί τ᾽ ἀναίμων
ἐστὶ φυὴ μελέων καὶ ἀνόστεος, ὅσσα τε φῦλα
ἢ λεπίσιν πυκινῇσι καλύπτεται ἢ φολίδεσσι
φρακτά, τὰ δ᾽ ᾠοφόροισιν ὁμῶς ᾠδῖσι μέλονται.
Ἐκ δὲ κυνὸς λάβροιο καὶ αἰετοῦ ὅσσα τε φῦλα
κλῄζονται σελάχεια καὶ ἰχθυνόμων βασιλήων
δελφίνων φώκης τε βοώπιδος αὐτίκα παῖδες
ἐκ γενετῆς ἀνέχουσιν ἐοικότες οἷσι τοκεῦσιν.
οἱ δ᾽ ἤτοι πάντες μέν, ὅσοι ναίουσι θάλασσαν
ζωοτόκοι, φιλέουσι καὶ ἀμφιέπουσι γενέθλην,
δελφίνων δ᾽ οὔπω τι θεώτερον ἄλλο τέτυκται·
ὡς ἐτεὸν καὶ φῶτες ἔσαν πάρος ἠδὲ πόληας
ναῖον ὁμοῦ μερόπεσσι, Διωνύσοιο δὲ βουλῇ

630 -στείχῃσιν v.l. in Γ, δ, θ (proprie -στίχ-), W, κ, μ, a^1, ν, F, L, M, R_2 : -στείχωσιν v.l. in Γ, β, γ, gl. in δ, ε, η, λ, ν, m_1, P_1, gl. in R_2, U (proprie -στείχουσιν), z_2 (proprie -στίχ-), x_1. vide „Tempus und Modus“, 217, „Noten“, 95 (annot. 374) || ***631*** -τατον v.l. in λ, M, U, z_2 (gl. -τερον). vide „Noten“, 68–69 || ***634*** -ρρήσσουσιν : -πλήσσουσιν v.l. in λ, U, v.l. in z_2. vide „Noten“, 131–132 || ***636*** αὖθις β, γ, v.l. in δ, η, m_1. vide „Noten“, 36 | -στροφάδην v.l. in Γ, γ, m_1 || ***637*** κίδνανται P_1 ante corr. vide „Noten“, 132 | ὅποι v.l. in Γ, v.l. in δ, v.l. in μ. ὅπου exhibent θ, U, v.l. est in λ, saepe est glossa | τρέψαιντο Fajen : τρέψονται v.l. in Γ, v.l. in β, γ, δ (?), ε, θ, W, κ, μ, a^1, gl. in ν, F, L, M, m_1, P_1, v.l. in R_2, U, z_2. τρέφονται exhibent η, R_2, v.l. est in Γ, in β, in λ, in ν, στρέψονται exhibet ν, στρέφονται v.l. est in Γ, in λ, τρέφεται v.l. est in ν. θρέψονται proponit Schneider. vide „Noten“, 132–133 | ἕκαστοι Γ, λ, v.l. in μ, v.l. in ν, v (gl. -στος), L, M, P_1, U, z_2. vide „Noten“, 133–134 || ***638*** μαλάκεια v.l. in Γ, δ, W, gl. in λ, L (?), M, P_1, gl. in U, z_2 : μαλάκια v.l. in Γ, β, γ, ε, η, θ, κ, v.l. in λ, μ, ν, a^1, v, m_1, gl. in R_2, U. μαλάχια exhibent F, R_2, v.l. est in λ (?). confer James, 234 || ***640*** λεπίσιν v.l. in δ, ε, F, M : λεπίσι v.l. in δ, ceteri mss || ***641*** μέλονται : βάλ(λ)ονται v.l. in Γ, v.l. in v, P_1 || ***643*** σελάχεια v.l. in Γ, β, v.l. in δ, v.l. in λ, μ, gl. in ν, v, F, L, M, P_1, R_2, U, z_2 : σελάχια v.l. in Γ, γ, v.l. in δ, ε (?), η, θ, W, κ, v.l. in λ, ν, a^1, m_1. confer James, 234 || ***645*** γενετῆς v.l. in Γ, γ, η, θ, κ, v.l. in λ, v.l. in μ, v, F, L, m_1, R_2 : γενεῆς v.l. in Γ, β, δ, ε, W, v.l. in λ, v.l. in μ, ν, a^1, M, P_1, v.l. in R_2, U, z_2. vide „Noten“, 78–79 (annot. 293) | γονεῦσιν v.l. in δ || ***646*** οἱ (οἳ) : ἦν v.l. in Γ, v.l. in a^1, z_2 (v.l. οἳ) | δ᾽ ἤτοι (δή τοι) : δή τι v.l. in Γ, β (gl. δή τοι), η, a^1 (gl. δή τοι). vide „Noten“, 52–53 ||

und vom Laichen. Aber sooft die Zeit des Herbstes verstreicht, denken sie an Heimkehr, da eisiger als anderswo der Winter auf jene wirbelnde See eindringt. (633) Denn sie ist nicht sehr tief und wird leicht von den Winden aufgewühlt, welche übermächtig und verderbenbringend über sie hereinbrechen. Daher entziehen sich die Fische der Amazonensee und kehren zusammen mit ihren Kindern heim, zerstreuen sich über die See, jede Art dorthin, wohin sie sich gewandt hat.

(638) Alle aber, die Mollusken genannt werden, deren Glieder ohne Blut und ohne Knochen sind, und alle die Arten, die von dichten Schuppen bedeckt werden oder durch Panzer geschützt sind, sind in gleicher Weise eiergebärend.

(642) Aus dem reißenden Hundshai aber und dem Adlerrochen und all den Arten, die Knorpelfische genannt werden, und aus den fischbeherrschenden königlichen Delphinen und der kuhäugigen Mönchsrobbe treten Junge hervor, die sogleich von Geburt an ihren Eltern ähnlich sind. (646) Alle Meerbewohner aber, die lebendige Junge gebären, lieben und umhegen ihre Nachkommen, doch göttlicher als die Delphine ist noch nichts anderes befunden. Denn sie waren in der Tat früher auch Menschen und bewohnten Städte zusammen mit den Sterblichen; (650) nach dem Ratschluß des Dionysos aber

πόντον ὑπημείψαντο καὶ ἰχθύας ἀμφεβάλοντο
γυίοις. ἀλλ᾽ ἄρα θυμὸς ἐναίσιμος εἰσέτι φωτῶν
ῥύεται ἀνδρομέην ἠμὲν φρόνιν ἠδὲ καὶ ἔργα.
εὖτε γὰρ ὠδίνων δίδυμον γένος ἐς φάος ἔλθῃ,
αὐτίχ᾽ ὁμοῦ τ᾽ ἐγένοντο περὶ σφετέρην τε τεκοῦσαν
νηχόμενοι σκαίρουσι καὶ ἐνδύνουσιν ὀδόντων
εἴσω καὶ μητρῷον ὑπὸ στόμα δηθύνουσιν·
ἡ δὲ φιλοφροσύνῃσιν ἀνίσχεται ἀμφί τε παισὶ
στρωφᾶται γανόωσα καὶ ἔξοχα καγχαλόωσα.
μαζὸν δ᾽ ἀμφοτέροισι παρίσχεται, οἷον ἑκάστῳ,
θήσασθαι γάλα λαρόν· ἐπεί ῥά οἱ ὤπασε δαίμων
καὶ γάλα καὶ μαζῶν ἰκέλην φύσιν οἷα γυναικῶν.
τόφρα μὲν οὖν τοίῃσι τιθηνείῃσι μέμηλεν·
ἀλλ᾽ ὅτε κουρίζωσιν ἑὸν σθένος, αὐτίκα τοῖσι
μήτηρ ἡγήτειρα κατέρχεται εἰς ὁδὸν ἄγρης
ἱεμένοις, θήρην δὲ διδάσκεται ἰχθυόεσσαν,
οὐδὲ πάρος τεκέων ἑκὰς ἵσταται οὐδ᾽ ἀπολείπει,
πρίν γ᾽ ὅταν ἡβήσωσι τελεσφόρα γυῖα καὶ ἀλκήν,
ἀλλ᾽ αἰεὶ ῥυτῆρες ἐπίσκοποι ἐγγὺς ἕπονται.
οἷον δὴ τόδε θαῦμα μετὰ φρεσὶ θηήσαιο,
τερπωλὴν ἐρόεσσαν ὅτε πλώων ἐσίδοιο,
αὔρῃ ἐν εὐκραεῖ δεδοκημένος ἠὲ γαλήνῃ
δελφίνων ἀγέλας εὐειδέας, ἵμερον ἅλμης·
οἱ μὲν γὰρ προπάροιθεν ἀολλέες ἠύτε κοῦροι
ἠίθεοι στείχουσι, νέον γένος, ὥστε χοροῖο

651 ὑπημ- : ἐπημ- β, v.l. in δ, θ, v.l. in λ, ν, a^1, v (gl. ὑπημ-), gl. in R_2, U, z_2 (v.l. ὑπημ-). ὑπομ- exhibet η, ἡμ- exhibet ε. vide „Noten", 134 || ***653*** ἠμὲν : ἠδὲ v.l. in Γ, γ, η, v.l. in λ, m_1, v.l. in z_2. confer 3. 445 || ***654*** ἔλθοι v.l. in Γ, γ, η, θ, v.l. in λ, gl. in a^1, P_1, gl. in R_2, gl. in z_2. vide „Tempus und Modus", 221 || ***658*** -σύναισιν κ | τε : δὲ v.l. in δ, θ, κ, ν, L, U. vide „Noten", 32–33 (annot. 74) || ***660*** δ᾽ : τ᾽ v.l. in Γ, v.l. in ν || ***661*** λαρόν (-ρὸν) : λευκὸν v.l. in Γ, v.l. in ν, insuper saepius glossa. vide „Noten", 134–135 || ***663*** -νείῃσι : -νίῃσι β, γ, κ, v.l. in λ, m_1, U. confer James, 233–234 || ***664*** -ζουσιν γ, δ, η, θ, v.l. in κ, v.l. in λ, F, m_1, U, gl. in z_2. vide „Tempus und Modus", 217–218 | νέον σθένος v.l. in ν, gl. in M (?); insuper lectionem proponit et Guietus (Guyet) et Arnaldus (d'Arnaud) auctore Schneidero || ***665*** εἰς ὁδὸν : ἐς νομὸν ν (v.l. εἰς ὁδὸν) || ***666*** δὲ : τε v.l. in ε (?), R_2. vide „Noten", 32–33 (annot. 74) || ***669*** versum Köchly in v. 677 post ἔξοχοι transfert hoc modo: . . . ἔξοχοι ἐγγὺς ἕπονται / αἰεὶ ῥυτῆρες καὶ ἐπίσκοποι, οὐδ᾽ ἀπάτερθεν . . . || ***670*** τόδε : τότε v.l. in Γ, β, η, W, v.l. in λ, v.l. in ν, a^1, v, z_2 (gl. τόδε). vide „Noten", 135 || ***671*** τερπωλὴν : τερπωλὴν δ᾽ v.l. in Γ, v.l. in δ, ε, μ, F, M, R_2. τερπωλήν τ᾽ exhibet z_2; insuper lectionem proponit Schneider. vide „Noten", 135–136 | -ίδοιο Fajen : -ίδηαι mss. vide „Tempus und Modus", 217 || ***672*** ἠὲ : ἠδὲ η ||

tauschten sie die See ein und nahmen Fischgestalt an. Aber der gebührliche Sinn der Menschen bewahrt noch immer ihre menschliche Einsicht und auch ihr menschliches Tun. (654) Denn wenn zwei Kinder unter Schmerzen ans Licht gekommen sind, nähern sie sich sogleich ihrer Mutter, umschwimmen und umtanzen sie, tauchen ihr zwischen die Zähne und verweilen im Maul der Mutter. (658) Sie aber läßt es liebevoll zu und dreht sich stolz und über die Maßen glücklich um die Kinder. Und sie bietet beiden die Brust dar, eine einem jeden, süße Milch zu trinken; denn ein Gott hat ihr Milch gewährt und eine Brust ähnlich wie den Frauen. (663) In dieser Zeit nun widmet sie sich solcher Pflege; aber sobald die Jungen jugendlich stark sind, führt die Mutter ihre eifrigen (Kleinen) auf den Weg der Jagd, und sie lehrt den Fang von Fischen (667) und entfernt sich nicht früher von ihren Kindern und verläßt sie nicht eher, als bis sie herangewachsen sind zu voller Gestalt und Kraft; vielmehr folgen stets ihnen dichtauf die Eltern als wachsame Beschützer. (670) Wie magst du (doch) dieses Wunder in deinem Herzen empfinden, sobald du das liebliche Vergnügen auf einer Reise zur See erblickst, bei günstigem Wind gespannt ausschauend oder bei Stille nach den wohlgestalteten Schwärmen der Delphine, dem Liebreiz der salzigen See. (674) Denn die Jungen ziehen vorn dichtgedrängt dahin wie ledige Jünglinge, das junge Volk, gerade so als ob sie

κύκλον ἀμειβόμενοι πολυειδέα ποικιλοδίνην·
τοὶ δ' ὄπιθεν μεγάλοι τε καὶ ἔξοχοι οὐδ' ἀπάτερθεν
ἔρχονται τεκέων, φρουρὸς στρατός, ὥσθ' ἀπαλοῖσι
φερβομένοις ἕσπονται ἐν εἴαρι ποιμένες ἀμνοῖς.
ὡς δ' ὅτε μουσοπόλων ἔργων ἄπο παῖδες ἴωσιν
ἀθρόοι, οἱ δ' ἄρ' ὄπισθεν ἐπίσκοποι ἐγγὺς ἕπονται
αἰδοῦς τε πραπίδων τε νόου τ' ἐπιτιμητῆρες
πρεσβύτατοι· γῆρας γὰρ ἐναίσιμον ἄνδρα τίθησιν·
ὣς ἄρα καὶ δελφῖνες ἑοῖς παίδεσσι τοκῆες
ἕσπονται, μή τί σφιν ἀνάρσιον ἀντιβολήσῃ.
Ναὶ μὴν καὶ φώκη κομέει γένος οὔτι χέρειον·
καὶ γὰρ τῇ μαζοί τε καὶ ἐν μαζοῖσι γάλακτος
εἰσὶ ῥοαί· τῇ δ' οὔτι μετ' οἴδμασιν ἀλλ' ἐπὶ χέρσον
λύετ' ἀνερχομένῃ γαστρὸς μόγος, ὥριος ὠδίς.
μίμνει δ' ἤματα πάντα δυώδεκα σὺν τεκέεσσιν
αὐτοῦ ἐνὶ τραφερῇ· τρισκαιδεκάτῃ δὲ σὺν ἠοῖ
σκύμνους ἀγκὰς ἔχουσα νεαλδέας εἰς ἅλα δύνει
παισὶν ἀγαλλομένη πάτρην ἅτε σημαίνουσα.
ὡς δὲ γυνὴ ξείνης γαίης ἔπι παῖδα τεκοῦσα
ἀσπασίως πάτρην τε καὶ ὃν δόμον εἰσαφίκηται,
παῖδα δ' ἐν ἀγκοίνῃσι πανηματίη φορέουσα,
δώματα δεικνυμένη, μητρὸς νομόν, ἀμφαγαπάζει,
τερπωλὴν ἀκόρεστον· ὁ δ' οὐ φρονέων περ ἕκαστα

676 -δίνην : -δινον v.l. in Γ, β (v.l. -δίνην), W, v.l. in ν (?), U. -δειρον (-δηρον) exhibet η. confer James, 167–169 || ***678*** τοκέων γ, M (post corr.?), m_1 | φρουρὸς : φοβερὸς v.l. in ν, v.l. in v || ***679*** ἕπονται Γ (v.l. ἕσπονται), β, δ, η, W (-νοισιν praecedente), λ (-νοισιν praecedente), v.l. in μ, ν, F (-νοισιν praecedente), M, P_1, R_2, U (-νοισιν praecedente), v.l. in z_2 (-νοισι δ' praecedente). ἐφέπονται exhibet z_2, v.l. est in Γ (deficiente ἐν). vide „Noten", 136–137 || ***680*** ἴασιν v.l. in Γ (?), β, v.l. in δ, η, W, v.l. in λ, F, U. vide „Tempus und Modus", 218 || ***683*** -τεροι v.l. in Γ, θ, gl. in κ, gl. in ν, F (gl. -τατοι), R_2. vide „Noten", 137 || ***684*** δελφίσι(ν) / δελφῖσιν gl. in β, δ, ε, μ, F, L, M, gl. in m_1, P_1, U (v.l. δελφῖνες). δελφῖσι νέοις proponit Rittershusius. vide „Noten", 137–138 || ***685*** ἕπονται v.l. in Γ, β, δ, θ, W, κ, μ, ν, M, U. vide „Noten", 136–137 | τί . . -σίον : τίς . . -σίος β, δ, η, W, μ, v.l. in ν, a^1, gl. in v, P_1, R_2, U, z_2. vide „Noten", 138 | σφίσιν v.l. in Γ, ε, F || ***686*** ναὶ : καὶ ε. vide „Noten", 413 || ***688*** χέρσον v.l. in Γ, v.l. in β, γ, ε, v.l. in θ, v.l. in λ, v.l. in ν, a^1, gl. in F, L, m_1, P_1, U : χέρσου v.l. in Γ, v.l. in β, δ, η, v.l. in θ, W, v.l. in κ, v.l. in λ, μ, v.l. in ν, v, F, gl. in L, M, R_2, z_2. χθονὸς v.l. est in κ. vide „Noten", 119–120 || ***689*** μόγος : πόνος ν (v.l. μόγος), v.l. in ν || ***690*** δ' : τ' z_2 (gl. δ') || ***691*** αὐτοῦ : αὐτῆς γ. αὐτῇ v.l. est in δ | ἐνὶ : ἐπὶ γ. sed confer 5. 28, Cyn. 4. 62 || ***692*** θύνει β, v.l. in δ, η, λ, v.l. in μ, v.l. in ν, v (v.l. δύνει) || ***695*** εἰσαφικάνει proponit Brunck. vide „Noten", 138–139 || ***696*** -ηματίη v.l. in Γ, v.l. in β, κ, v.l. in λ, L, P_1, U : -ημερίη Γ, β, γ, δ, ε (?), η, θ, W, v.l. in λ, μ, ν, a^1, v, F, M, m_1, R_2, z_2. confer James, 159 ||

den vielförmigen Kreis eines buntwirbelnden Tanzes durchschritten. (677) Hinten aber, groß und stattlich und nicht fern von den Kindern, kommen die Eltern, ein wachsames Heer, wie zarten Lämmern im Frühling Hirten auf die Weide folgen. (680) Wie aber wenn Kinder aus der Schule kommen, wo die Werke der Musen gelehrt werden, eng beieinander, die Aufseher aber folgen hinten dichtauf, die Erzieher zu Sittsamkeit, Gemüt und Verstand, durch ihr Alter ehrwürdige Männer; das Alter nämlich verleiht dem Manne Würde – so folgen auch die Delphine ihren Kindern, die Eltern, damit nichts Böses ihnen begegne. – (686) Doch auch die Mönchsrobbe umsorgt ihre Kinder fürwahr nicht weniger; denn das Muttertier hat Brüste und in den Brüsten Ströme von Milch. Aber nicht in den Wellen, sondern nachdem es auf das feste Land gekommen, gebiert es, wenn es Zeit ist, unter Schmerzen die Frucht des Leibes. (690) Und es bleibt zwölf Tage insgesamt mit seinen Kindern dort auf dem trockenen Land; wenn aber der dreizehnte tagt, taucht es mit den neugeborenen Jungen im Arm in die See, stolz über seine Kinder und ihnen gleichsam die Heimat entdeckend. (694) Wie aber eine Frau, die in fremdem Lande ein Kind geboren, gern in der Heimat und in ihrem Hause ankommt, das Kind den Tag lang im Arm trägt und es liebkost, während sie die Zimmer zeigt, das Heim der Mutter, mit nicht endendem Vergnügen; (698) das Kind aber, wenngleich es nicht versteht, blickt jedes Ding an,

παπταίνει, μέγαρόν τε καὶ ἤθεα πάντα τοκήων·
ὣς ἄρα καὶ κείνη σφέτερον γένος εἰναλίη θὴρ
ἐς πόντον προφέρει καὶ δείκνυται ἔργα θαλάσσης.
Δαίμονες, οὐκ ἄρα μοῦνον ἐν ἀνδράσι τέκνα πέλονται
φίλτατα καὶ φάεος γλυκερώτερα καὶ βιότοιο,
ἀλλὰ καὶ οἰωνοῖσιν ἀμειλίκτοισί τε θηρσὶν
ἰχθύσι τ' ὠμηστῇσιν ἀμήχανος αὐτοδίδακτος
ἐντρέφεται τεκέων δριμὺς πόθος· ἀμφὶ δὲ παισὶ
καὶ θανέειν καὶ πᾶσαν ὀιζυρὴν κακότητα
πρόφρονες, οὐκ ἀέκοντες, ἀναπλῆσαι μεμάασιν.
Ἤδη τις κατ' ὄρεσφιν ἐριβρύχην ἐνόησε
θηρητὴρ τεκέεσσιν ὑπερβεβαῶτα λέοντα,
μαρνάμενον σφετέρης γενεῆς ὕπερ· οὐδ' ὅ γε πυκνῆς
χερμάδος ἱπταμένης οὐδ' αἰγανέης ἀλεγίζει,
ἀλλ' αὔτως ἄτρεστον ἔχει θάρσος τε μένος τε
βαλλόμενος καὶ ἐρεικόμενος πάσῃσι βολῇσιν·
οὐδ' ὅ γε πρὶν θανέειν ἀναβάλλεται, ἀλλ' ἐπὶ παισὶν
ἡμιδαμὴς προβέβηκε, μέλει δέ οἱ οὔτι μόροιο
τόσσον, ὅσον μὴ παῖδας ὑπ' ἀγρευτῆρσιν ἰδέσθαι
ἑρχθέντας θήρειον ὑπ' αὐτοκμῆτα καλιήν.
ἤδη δ' ἀρτιτόκοιο κυνὸς σκυλακοτρόφῳ εὐνῇ
ποιμὴν ἐγχρίμψας, εἰ καὶ πάρος ἦεν ἑταῖρος,

699 μέγαρά Γ, v.l. in δ, v.l. in λ || ***700*** καὶ κείνη : κἀκείνη v.l. in Γ, v.l. in β, γ, v.l. in δ, v.l. in ε, η, θ, κ, m_1, z_2 || ***701*** δείκνυσιν v.l. in Γ, v.l. in λ, v.l. in ν, v.l. in v, F, M post corr., R_2 || ***703*** -ρώτατα v.l. in Γ (?), v.l. in ε, κ, v.l. in λ, v.l. in μ, v.l. in ν (?), U || ***705*** -στοῖσιν v.l. in Γ (?), v.l. in β, v.l. in ε, η, v.l. in κ, v.l. in λ, v.l. in ν, gl. in a^1, R_2 || ***706*** τοκέων v.l. in Γ (?), γ, v.l. in δ, v.l. in ν (proprie τοκήων), M, m_1 | πόθος : ἔρως v.l. in μ || ***708*** -πλῆσαι δ, κ, v.l. in μ, L : -τλῆσαι Γ, β, γ, ε, η, θ, W, λ, v.l. in μ, ν, a^1, v, F, M post corr., m_1, P_1, R_2, U, z_2. -τλῆναι v.l. est in Γ (?). vide „Noten", 139–140 || ***711*** πυκινῆς β, v.l. in ε, η, m_1. vide „Noten", 45 || ***713*** αὔτως Γ, β, γ, v.l. in δ, v.l. in ε, η, θ, κ, λ, μ, ν, a^1, v, F (?), L, M (?), m_1, P_1 (?), R_2, U, z_2 : αὕτως v.l. in δ, v.l. in ε, W. vide „Noten", 70 | ἄτρεστον v.l. in μ : ἄτρεπτον v.l. in μ, ceteri mss. vide „Noten", 140–141 || ***715*** -βάλλεται v.l. in Γ, β, γ, δ, ε, v.l. in η, θ, W, v.l. in λ, v.l. in μ, ν, v.l. in a^1, v.l. in v, gl. in L, M, m_1, gl. (?) in R_2, gl. in U, z_2 : -δύεται v.l. in Γ, v.l. in η, κ, v.l. in λ, v.l. in μ, v.l. in ν, a^1, v, F, L, P_1, R_2, U. vide „Noten", 141–142 | παισὶν : παίδων v.l. in Γ, v.l. in λ, gl. in v, F, P_1, R_2 (gl. παισὶν), U. vide „Noten", 141–142; 191 || ***716*** -δαμὴς v.l. in Γ (?), γ, δ, v.l. in ε, v.l. in η, θ, W, κ, v.l. in λ, v.l. in μ, v.l. in ν, a^1, v, L, M, m_1 : -δαὴς v.l. in Γ, v.l. in λ, v.l. in μ, F, P_1, R_2, U, z_2. -θανὴς v.l. est in Γ, in η, in λ, saepissime est glossa, -δανὴς exhibet β, v.l. est in ε, in ν (?). vide „Noten", 142–143 || ***720*** -χρίμψας v.l. in Γ, v.l. in ε, v.l. in η, F, L : -χρίψας v.l. in Γ, β, γ, δ, v.l. in ε, v.l. in η, θ, W, κ, λ, v.l. in μ, ν, a^1, v, M, m_1, P_1, R_2, U, z_2. ἐγγύσας v.l. est in μ. vide „Noten", 33–34 | ἦεν : εἶεν v.l. in Γ (?), v.l. in β, v.l. in γ, v.l. in λ, v.l. in μ, R_2 ||

das große Zimmer und alle vertrauten Orte der Eltern – so bringt auch jenes Tier der See seine Kinder ins Wasser und zeigt ihnen das Meer.

(702) Ihr Götter, nicht nur bei den Menschen sind die Kinder also das Liebste und süßer als das Licht und das Leben, sondern auch in den Vögeln, den erbarmungslosen wilden Tieren und den rohes Fleisch fressenden Fischen nährt sich, unerklärlich und in natürlicher Weise, eine heftige Sehnsucht nach Kindern. (706) Und für die Kinder trachten sie bereitwillig, nicht gegen ihren Willen, zu sterben und jedes schmerzvolle Leid zu ertragen. – (709) Ein Jäger hat schon im Gebirge den Löwen gesehen, wie er lautbrüllend über seine Jungen hinschritt im Kampf für seine Nachkommen; und er achtet nicht auf den dicken Schleuderstein, wie er heranschwirrt, nicht auf den Jagdspeer, sondern bewahrt ohne Zittern Mut und Ungestüm, wenngleich getroffen und aufgerissen durch jede Art von Wunden. (715) Und bevor er stirbt, läßt er sich nicht zurückdrängen, ist er vielmehr um seiner Kinder willen, wiewohl halb überwunden, (zur Verteidigung) vorgeschritten, denkt er nicht an seinen Tod so sehr wie daran, die Kinder nicht von den Jägern gefangen zu sehen im selbstangelegten Wildlager. (719) Ja, sogar ein Hirte näherte sich schon dem Welpenlager einer Hündin, die eben geworfen, und wich zurück, wenngleich er zuvor ihr Freund war,

χάσσατο ταρβήσας μητρὸς χόλον ὑλακόεντα,
οἷον ὑπὲρ τεκέων προφυλάσσεται, οὐδέ τιν' αἰδῶ
γινώσκει, πᾶσιν δὲ πέλει κρυόεσσα πελάσσαι.
οἷον δ' ἑλκομένας περὶ πόρτιας ἀσχαλόωσαι
μητέρες οὐκ ἀπάτερθε γυναικείων στενάχουσι
κωκυτῶν, αὐτοὺς δὲ συναλγύνουσι νομῆας.
καὶ μέν τις φήνης ἀδινὸν γόον ἔκλυεν ἀνὴρ
ὄρθριον ἀμφὶ τέκεσσ' ἢ ἀηδόνος αἰολοφώνου
ἠὲ καὶ εἰαρινῇσι χελιδόσιν ἐγγὺς ἔκυρσε
μυρομέναις ἑὰ τέκνα, τά τέ σφισι ληίσσαντο
ἐξ εὐνῆς ἢ φῶτες ἀπηνέες ἠὲ δράκοντες.
ἰχθύσιν αὖ δελφὶς μὲν ἀριστεύει φιλότητι
παίδων, ὣς δὲ καὶ ἄλλοι ἑὸν γένος ἀμφιέπουσι.
Θαῦμα δ' ἁλιπλάγκτοιο κυνὸς τόδε· τῇ γὰρ ἕπονται
τέκνα νεοβλαστῆ καί σφιν σάκος ἔπλετο μήτηρ·
ἀλλ' ὅτε ταρβήσωσι τά τ' ἄσπετα δείματ' ἔωσιν
ἐν πόντῳ, τότε παῖδας ἔσω λαγόνεσσιν ἔδεκτο
αὐτὴν εἰσίθμην, αὐτὴν ὁδόν, ἔνθεν ὄλισθον
γεινόμενοι· τοῖον δὲ πόνον μογέουσά περ ἔμπης
ἀσπασίως τέτληκε, πάλιν δ' ὑπεχεύατο παῖδας
σπλάγχνοις, ἂψ δ' ἀνέηκεν, ὅτ' ἀμπνεύσωσι φόβοιο.
τοίην καὶ ῥίνη τεκέων πορσύνεται ἀλκήν,
ἀλλ' οὐκ ἐς νηδὺν κείνῃ δύσις, οἷα κύνεσσιν,

722 αἰδῶ (αἰδὼ) v.l. in Γ, β (?), v.l. in δ, η, κ, v.l. in ν, a^1, v, F, L, M, P$_1$, R$_2$, U, z$_2$: ἀνδρῶν v.l. in Γ, γ, v.l. in δ, ε, θ, W, λ, μ, v.l. in ν, v.l. in L, v.l. in M, m$_1$, v.l. in R$_2$, v.l. in U. vide „Noten", 144 || ***723*** πᾶσιν v.l. in Γ (?), v.l. in ε (?), v.l. in κ (?), v, F : πᾶσι ceteri mss || ***724*** -λόωσι v.l. in Γ, v.l. in δ, v, R$_2$ (v.l. -λόωσαι) || ***725*** οὐκ : οὐδ' U | στονάχ- β, γ (gl. στενάχ-), v.l. in δ (?), v.l. in ε, v.l. in η, v.l. in ν, a^1, m$_1$. vide „Noten", 144 || ***728*** τέκεσσ' (τεκέσσ') γ, δ (?), v.l. in η, θ, W, κ, μ, a^1, F, L, M (proprie τέκεσ'), m$_1$, R$_2$: τέκεσ(σ)ι(ν) Γ, v.l. in β, v.l. in ε, λ, v.l. in ν, v, z$_2$. τεκέεσσ' exhibet P$_1$, v.l. est in Γ (?), in θ (?), τεκέεσ(σ)ι(ν) exhibet U, v.l. est in β, in ε, in η, in ν | αἰολοφώνου : ποικιλοδείρου W (v.l. αἰολοφ-). ποικιλοφώνου saepissime est glossa. confer James, 33–35 || ***730*** τέ : δέ v.l. in Γ (?), W, M. vide „Noten", 34–35; 43–44 | σφιν ε, U || ***732*** ἰχθύσιν v.l. in Γ, β, v.l. in γ, δ, ε, η, W, v.l. in μ, ν, L, m$_1$, U : ἰχθύσι δ' v.l. in Γ, v.l. in γ, θ, κ, λ, v.l. in μ, a^1, v, F, M, P$_1$, z$_2$. ἰχθύσιν δ' exhibet R$_2$. vide „Noten", 145 || ***733*** παίδων : τέκνων v.l. in Γ | γόνον γ, θ, ν, m$_1$, R$_2$ || ***736*** ταρβήσουσι v.l. in λ (?). vide „Tempus und Modus", 217–218 | ἔωσιν Fajen : ἔασιν mss. vide „Tempus und Modus", 217–218 || ***737*** -σιν ἔδεκτο : -σι δέδεκτο ε, v.l. in η, L. sed confer vv. 352, 3. 615 || ***740*** ὑποχεύατο v.l. in λ, v.l. in ν, z$_2$ || ***741*** -πνεύσουσι v.l. in δ, v.l. in λ. vide „Tempus und Modus", 217–218 || ***743*** εἰς v.l. in η, W, L, U. vide „Noten", 33 | κείνῃ Γ, δ, θ, W, v.l. in λ (?), v.l. in μ, ν, a^1, gl. in v, F, m$_1$, R$_2$, U, z$_2$: κείνης v.l. in Γ (?), β, γ, ε, η, κ, λ, v.l. in μ, gl. in a^1, v, L, M, P$_1$ ||

voll Schrecken vor dem kläffenden Zorn der Mutter; so wachsam hütet sie ihre Jungen, und keine Rücksicht kennt sie, und für alle ist es gefährlich, ihr näherzutreten. (724) Wie (auch) Kühe klagen, wenn sie traurig sind um ihre Kälber, die ihnen genommen werden, nicht unähnlich dem Jammern der Frauen, und sogar den Hirten erregen sie Mitleid. (727) Gewiß hat auch einer am Morgen den lauten Klageruf des Lämmergeiers um seine Jungen vernommen oder der vielstimmigen Nachtigall, oder hat auch im Frühling Schwalben angetroffen, wehklagend um ihre Kinder, die ihnen hartherzige Menschen aus dem Nest geraubt haben oder böse Schlangen. Unter den Fischen wiederum tut sich der Delphin hervor in seiner Liebe zu den Kindern, aber die übrigen sorgen in gleicher Weise für ihre Jungen. – (734) Dies aber ist das Wunder des meerdurchstreifenden Hundshais: Der Mutter nämlich folgen die neugeborenen Jungen, und Schild und Schutz ist sie ihnen; aber sooft die Jungen in Furcht geraten und die unnennbaren Schreckbilder der See gegenwärtig sind, da nimmt sie die Kinder in ihren Leib auf, durch denselben Eingang, auf demselben Wege, auf dem sie bei der Geburt hervorgeglitten sind. (739) Und solche Mühe erträgt sie gern trotz der Schmerzen und nimmt die Jungen zurück in den Körper und entläßt sie wieder, wenn sie sich vom Schrecken erholt haben. (742) Einen solchen Schutz gewährt auch der Meerengel seinen Kindern, doch läßt er die Jungen nicht in den Unterleib tauchen, wie die Hundshaie,

ἀλλά οἱ ἐν πλευρῇσιν ὑποσφάγες ἀμφοτέρωθεν
εἰσὶν ὑπὸ πτερύγων, οἵη γένυς ἰχθύσιν ἄλλοις,
τῇσιν ἀτυζομένων τεκέων φόβον ἀμφικαλύπτει.
Ἄλλοι δ' αὖθ' ἑὰ τέκνα διὰ στόμα ταρβήσαντα
δεξάμενοι ῥύονται ἅτ' ἐς δόμον ἠὲ καλιήν,
οἷον δὴ καὶ γλαῦκος, ὃς ἔξοχα τέκν' ἀγαπάζει
πάντων, ὅσσοι ἔασιν ἐν ἰχθύσιν ᾠοτοκῆες·
κεῖνος γὰρ μίμνει τε παρήμενος, ὄφρα γένωνται
παῖδες ὑπῳάδιοι, καί σφιν παρανήχεται αἰεί·
τοὺς δ' ὅτε κε τρομέοντας ἴδῃ κρατερώτερον ἰχθύν,
ἀμφιχανὼν κατέδεκτο διὰ στόμα, μέσφα κε δεῖμα
χάσσηται, τότε δ' αὖτις ἀνέπτυσε λευκανίηθε.
Θύννης δ' οὔτιν' ἔγωγ' ἀθεμίστερον ἔλπομαι ἰχθὺν
οὐδὲ κακοφροσύνῃ προβεβηκότα ναιέμεν ἅλμην·
ᾠὰ γάρ, εὖτε τέκῃσιν ἑὴν ὠδῖνα βαρεῖαν,
αὐτὴ γειναμένη καταδαίνυται ὅσσα κίχῃσι,
νηλής, ἢ καὶ τέκνα φυγῆς ἔτι νήιδ' ἐόντα
ἐσθίει, οὐδέ μιν οἶκτος ἐσέρχεται οἷο τόκοιο.

744 ἀλλά οἱ ἐν v.l. in Γ, v.l. in η, θ, κ, v.l. in λ, F, L (ῥά superscriptum), U : ἀλλ' ἄρα (ἄρά) οἱ / ἀλλά ῥά οἱ v.l. in Γ, β, γ, δ, v.l. in η, W, v.l. in λ, μ, ν, a^1, M, m_1, z_2. ἀλλ' ἄρά οἱ ἐν (ἀλλά ῥά οἱ ἐν) exhibent ε, v, P_1, R_2. vide „Noten", 145–147 | -σιν ὑπο- (ὑπὸ, ὕπο) : -σι δια- Eustathius. vide „Noten", 145–147 || ***746*** τέκνων proponit Schneider (?) || ***747*** αὖθ' : αὖ θ, ν, P_1, U || ***748*** ἠὲ : ἠδὲ v.l. in Γ, ε, W, v.l. in λ, μ, F, M, v.l. in R_2 || ***750*** ἐν : ἐπ' v.l. in Γ, v.l. in λ, v.l. in v, F || ***752*** ὑπ- : ἐπ- v.l. in Γ, β, δ, ε (v.l. ὑπ-?), v.l. in λ, v.l. in μ, P_1, gl. in R_2, z_2. confer James, 189–190 || ***753*** κε v.l. in η, v.l. in λ, v.l. in ν, L, U : κεν Γ, β, γ, δ, ε, v.l. in η, θ, W, κ, v.l. in λ, μ, v.l. in ν, a^1, v, F, M, m_1, P_1, R_2, z_2. vide „Noten", 109 (annot. 449) | ἴδῃ v.l. in Γ, v.l. in β, W, ν, R_2, U : ἴδοι v.l. in Γ, v.l. in β, γ, δ, ε, η, θ, κ, λ, μ, a^1, v, F, L post corr., M, m_1, P_1, z_2. vide „Tempus und Modus", 216 | -τατον β, γ, v.l. in ε, v.l. in η, κ, v.l. in λ, ν, a^1, m_1, R_2, U | ἰχθῦν β, v.l. in δ, v.l. in ε, v.l. in μ, F (?), L, M, m_1, z_2 || ***754*** διὰ v.l. in Γ, v.l. in η, κ, ν, L, P_1, R_2, U : κατὰ v.l. in Γ, β, γ, δ, ε, v.l. in η, θ, W, λ, μ, gl. in ν, a^1, v, F, M, m_1, gl. in R_2, gl. in U, z_2. vide „Noten", 55–56 | μέσφα κε : μέσφ' ὅτε v.l. in ε, W. vide „Tempus und Modus", 213 (Corrigenda Glotta 60, 1982, 136), „Noten", 55–56 || ***755*** λευκ- : λαυκ- v.l. in Γ, θ (?), v.l. in λ. vide „Noten", 147 | -θε Fajen : -θεν mss. vide „Noten", 147 || ***756*** ἔγωγ' v.l. in Γ, γ, θ, λ, ν, a^1, m_1, P_1, U, z_2 : ἐγὼν β, δ, ε, v.l. in η, W, κ, μ, v, F, L post corr. ἐγὼ exhibent M, R_2, v.l. est in Γ, in η. vide „Noten", 147–148 | ἰχθῦν v.l. in Γ, β, v.l. in δ, v.l. in μ, L, M, m_1 (?), z_2 || ***757*** -σύνης (-σύνῃς) v.l. in β, v.l. in δ, v.l. in ε, θ, μ, U || ***758*** -σιν ἑὴν v.l. in Γ, γ, δ, ε, v.l. in η, θ, W, κ, λ, μ, ν, a^1 (proprie -σιν ἑήν δ'), v, L, M, m_1, U, z_2 : -σι φύγῃ (δ') v.l. in Γ, β, v.l. in η, v.l. in θ, v.l. in W, v.l. in v, F, P_1, R_2. vide „Noten", 148–150 || ***760*** ἢ καὶ v.l. in Γ, γ, v.l. in δ, η, v.l. in θ, W, κ, v.l. in μ, ν, L, m_1, P_1, R_2, U, z_2 : ἢ καὶ τὰ v.l. in Γ, β, ε, λ, a^1, M. ἢ κατὰ exhibent v, F, v.l. est in Γ, in δ, in μ. ἤτε τὰ proponit Brunck, ἤθ' ἑὰ proponit Schneider. vide „Noten", 150–151 || ***761*** ἐσέρχ- v.l. in Γ, γ, ε, θ, W, κ, λ, v.l. in μ, a^1, F, L, R_2, gl. in z_2 : εἰσέρχ- v.l. in Γ, β, δ, η, v.l. in μ, ν, v, M post corr., m_1, P_1, U. ἐπέρχ- exhibet z_2 ||

sondern hat auf beiden Seiten unter den Flossen Spalten, gleich dem Rachen anderer Fische, mit denen er die Furcht seiner erschreckten Jungen deckt. – (747) Andere wiederum nehmen ihre verschreckten Kinder durchs Maul auf wie in ein Haus oder Nest und beschützen sie so, wie zum Beispiel der Glaúkos, der seine Kinder am meisten liebt unter allen Fischen, die Eier gebären. (751) Denn er wartet bei den Eiern, bis die Kinder darin geboren sind, und schwimmt stets neben den Neugeborenen her. Und sooft er bemerkt, daß sie vor einem stärkeren Fisch zittern, sperrt er seinen Rachen auf und nimmt sie durchs Maul auf, bis das Schreckbild geschwunden ist; dann speit er sie wieder zurück aus dem Schlund. – (756) Kein Fisch aber, glaube ich, ist ruchloser als der Thunfisch, und keiner überragt ihn an übler Gesinnung unter den Bewohnern der Salzflut. Denn all seine Eier, welcher es habhaft wird, frißt das Weibchen, sobald es seine drükkende Geburt bestanden, sie, die eigene Mutter, (760) die erbarmungslose, welche sogar Kinder verschlingt, da sie noch nicht zu fliehen wissen, und kein Mitleid mit der eigenen Nachkommenschaft kommt sie an. –

Ἔστι δ' ὅσ' οὔτε γάμοισι φυτεύεται οὔτε γονῇσι
τίκτεται, αὐτοτέλεστα καὶ αὐτόρρεκτα γένεθλα,
ὄστρεα μὲν σύμπαντα, τά τ' ἰλύι τίκτεται αὐτῇ·
κείνων δ' οὔτε τι θῆλυ πέλει γένος οὔτ' ἐπ' ἀμοιβῆς
ἄρσενες, ἀλλ' ὁμόφυλα καὶ εἴκελα πάντα τέτυκται.
ὧς δὲ καὶ ἠπεδανῆς ἀφύης ὀλιγηπελὲς ἔθνος
οὔτινος ἐκγεγάασιν ἀφ' αἵματος οὐδὲ τοκήων·
εὖτε γὰρ ἐκ νεφέων Ζηνὸς νόος ὄμβρον ἀφύξῃ
λάβρον ὑπὲρ πόντοιο καὶ ἄσχετον, αὐτίκα πᾶσα
μισγομένη δίοισιν ὁμοῦ πυρσοῖσι θάλασσα
σίζει τ' ἀφριάᾳ τε καὶ ἵσταται οἰδαίνουσα,
αἱ δ' ἐν ἀτεκμάρτοισι καὶ ἀσκέπτοισι γάμοισιν
ἀθρόαι ἔκ τ' ἐγένοντο καὶ ἔτραφον ἔκ τ' ἐφάνησαν
μυρίαι, ἀβληχραί, πολιὸν γένος· ἐκ δὲ γενέθλης
οὔνομ' ἐπικλήδην ἀφρίτιδες αὐδώωνται.

763 τίκτεται : φύεται v (v.l. τίκτεται) | -τέλεστα : -κέλευθα v.l. in Γ, v.l. in v, R_2 (v.l. -τέλεστα [teste Schneidero]). confer James, 62–63 || ***764*** μὲν : δὴ gl. in L. μὲν δὴ exhibet κ. vide „Noten", 151 | ξύμπ- v.l. in Γ, v.l. in δ, v.l. in η, κ, a^1, v, L, P_1, z_2. vide „Noten", 31–32 | τ' : δ' v.l. in Γ, γ, δ, W, μ, ν, m_1, U, z_2 (gl. τ'). vide „Noten", 34–35 | τίκτεται : τρέφεται v.l. in Γ, P_1. κρύπτεται exhibet F || ***765*** οὔτ' ἐπ' : οὔτ' ἀπ' v.l. in Γ, v.l. in η, λ, L, z_2. οὔθ' ὑπ' v.l. est in η, οὐδ' ἐπ' exhibent θ, P_1, οὐδ' ὑπ' exhibent ν, U, v.l. est in Γ. vide „Noten", 119–120 || ***766*** ἄρσενες v.l. in Γ, γ, v.l. in δ, θ, κ, v, F, gl. (v.l.?) in L, M post corr. : ἄρσενος v.l. in Γ, β, v.l. in δ, ε, η, W, λ, μ, ν, a^1, gl. in v, L (post corr.?), M ante corr., m_1, P_1, R_2, U, z_2. vide „Noten", 152 | εἴκ- (εἴκ-) v.l. in Γ (?), δ, v.l. in μ, L post corr., M, U : ἴκ- (ἴκ-) Γ, β, γ, ε, η, θ, W, κ, λ, v.l. in μ, ν, a^1, v, F (?), m_1, P_1, R_2, z_2. vide „Noten", 53–54 || ***767*** ὧς δὲ : ὧδε (ὥδε) v.l. in γ, W, v.l. in μ, m_1, z_2 (v.l. ὧς δὲ) | ἠπεδ- v.l. in Γ, β, v.l. in γ, δ, ε, v.l. in η, W, λ, v.l. in μ, v.l. in ν, a^1, v.l. in v, F, v.l. in L, M, R_2, v.l. in U, z_2 : οὐτιδ- v.l. in Γ, v.l. in γ, v.l. in η, θ, κ, v.l. in μ, ν, v, L, m_1, P_1, U. vide „Noten", 152–153 || ***768*** τοκήων : γόνοιο v.l. in Γ, v.l. in θ, v.l. in ν, P_1, U, v.l. in z_2. vide „Noten", 153 || ***769*** ἀφύξῃ : ἀφύξει v.l. in Γ, v.l. in β, v.l. in δ, v.l. in η, ν, R_2. ἀφύσσῃ exhibet P_1, ἀέξῃ exhibet κ, v.l. est in Γ, gl. est in a^1, ἀέξει exhibent a^1, L (?), v.l. est in η, in μ. vide „Tempus und Modus", 221, „Noten", 153–154 (qua paginae 154 versu 1 ante „der Nachfolge" verba „welches in" sunt inserenda) || ***770*** αὐτίκα πᾶσα : εὐθὺς ἅπασα v.l. in Γ, θ, ν (v.l. αὐτίκα πᾶσα), P_1, U, v.l. in z_2. vide „Noten", 154 || ***771*** δίοισιν ὁμοῦ πυρσοῖσι Fajen : δίνῃσιν ἅμα πλήθῃσι Γ, β, γ, δ, ε, v.l. in η, θ, W, v.l. in κ, λ, μ, ν, v.l. in a^1, v, M, m_1, P_1, R_2, U, z_2. δίνῃσι παλιμπνοίῃσι exhibent κ, L, v.l. est in η, δίνῃσι παλιμπνοίῃς τε exhibet F, δίνῃσιν ἅμα πνοιῇσι exhibet a^1. vide „Noten", 154–155 || ***774*** ἔτραφεν Γ, v.l. in η, θ, W, κ, v.l. in μ, v, F, L, U | ἔκ τ' ἐφάνησαν : ἠδὲ φάνησαν (ἠδ' ἐφάνησαν) v.l. in v, m_1 || ***776*** ἀφρίτιδες v.l. in Γ (ultro ἀφρυήτιδες atque ἀφύτιδες), γ, v.l. in δ, ε, η, v.l. in θ, W, κ, v.l. in λ, ν, a^1, v, F (?), L, M, m_1, P_1, R_2, U, gl. in z_2 : ἀφρήτιδες β, v.l. in δ, v.l. in λ. ἀφυήτιδες exhibent μ, z_2, v.l. est in U, ἀφυίτιδες exhibet θ. sed confer Arist. Fr. 309 (Rose) | αὐδώονται v.l. in Γ (?), v.l. in δ, v.l. in θ, M, z_2. αὐδόωνται exhibent β, μ, v.l. est in δ (una cum καλόωνται), in θ. vide „Noten", 123–124 ||

(762) Es gibt aber (auch) all die Fische, die ohne Paarung und ohne Geburt entstehen, selbstvollendete und selbstgeschaffene Geschlechter, mit Gewißheit alle Arten von Schalenweichtieren, die durch den Schlamm selber entstehen. Von ihnen gibt es weder irgendein weibliches Geschlecht noch auf der anderen Seite Männchen, sondern alle sind gleich gewachsen und (einander) ähnlich geschaffen. (767) So wird auch das kraftlose Volk der schwächlichen Heringsfische aus keinem Blut und von keinen Eltern geboren: Denn wenn die Weisheit des Zeus aus den Wolken Regen schöpft, der über die See strömt und nicht nachläßt, mischt sich sogleich das gesamte Meer mit den (himmlischen) Fackeln des Zeus, (772) zischt, schäumt und wogt auf, und durch ungewisse und nie gesehene Paarung entstehen, wachsen und zeigen sich in dichten Scharen die Heringsfische, unzählig, schwach, ein graues Geschlecht. Und von der Geburt her heißen sie mit Beinamen Aphrítides („Schaumfische“).

ἄλλαι δ' ἰλυόεντος ὑπ' ἐκ φλοίσβοιο φύονται·
εὖτε γὰρ ἐν δίνῃσι παλιρροίαις τε θαλάσσης
βράσσηται πάμφυρτος ἀφυσγετὸς ἐξ ἀνέμοιο
σπερχομένου, τότε πᾶσα συνίσταται εἰς ἓν ἰοῦσα
ἰλὺς εὐρώεσσα, γαληναίης δὲ ταθείσης
ἐξαυτῆς ψάμαθός τε καὶ ἄσπετα φύρματα πόντου
πύθεται, ἐκ δὲ φύονται ἀθέσφατοι, εἴκελοι εὐλαῖς.
οὐ μέν πού τι τέτυκται ἀκιδνότερον γένος ἄλλο
δειλαίης ἀφύης· νεπόδεσσι δὲ πᾶσιν ἔασι
δαὶς ἀγαθή· κεῖναι δὲ δέμας περιλιχμάζουσιν
ἀλλήλων· τόδε δέ σφι βορὴ βιότοιο τέτυκται.
κεῖναι δ' εὖτε θάλασσαν ἀολλήδην ἐφέπωσιν,
ἠέ νύ που πέτρην ἀμφίσκιον ἠὲ θαλάσσης
διζόμεναι κευθμῶνας, ὑποβρυχίην ἀλεωρήν,
πᾶσα τότε γλαυκὴ λευκαίνεται ἀμφιτρίτη.
ὡς δ' ὁπότ' εὐρύπεδον σκιάσῃ νιφάδεσσιν ἀλωὴν
ἑσπερίου Ζεφύροιο θοὸν μένος, οὐδέ τι γαίης
κυανέης ἰδέειν ὑποφαίνεται, ἀλλ' ἄρα πᾶσα
ἀργεννὴ χιόνεσσιν ἐπασσυτέραις κεκάλυπται·
ὣς τότ' ἀπειρεσίῃσι περιπληθὴς ἀγέλῃσι
φαίνεται ἀργήεσσα Ποσειδάωνος ἀλωή.

778 -ῥροίῃς v.l. in Γ, P_1 || ***780*** -μένου : -μένη gl. in ν, F, gl. in z_2. -μένης exhibet P_1, v.l. est in Γ | -ίσταται : -έρχεται v.l. in Γ, θ, ν, P_1, U || ***781*** δὲ : τε (τὲ) v.l. in Γ, μ, v, F, M || ***783*** ἐκ : ἐν M, v.l. in R_2, U | φύονται : χέονται κ, μ, ν (v.l. φύονται), F, R_2 (vv.ll. φύονται, ἐκφύονται). vide „Noten", 155–156 | εἴκελοι (-λαι) δ, L, M, P_1, U : ἴκελοι (ἴκ-, -λαι) Γ, β, γ, ε, η, θ, W, κ, λ, μ, ν, a^1, v, F, m_1, R_2, z_2. vide „Noten", 53–54 || ***784*** πού (που) : γάρ v.l. in Γ (?), κ, μ, ν (v.l. που), F, z_2 (v.l. που). πω exhibet M, v.l. est in Γ, in γ || ***787*** ἀλλήλαις M | τόδε : τό γε v.l. in Γ (?), M post corr., P_1. τό (τὸ) exhibent ε, ν, v, U, v.l. est in λ, τότε exhibet W, v.l. est in θ (?). τό γε (δή) proponit West. vide „Noten", 156 | βιότοιο : βίοτός τε v.l. in Γ, v.l. in ν, a^1 (gl. βιότοιο), F, R_2. vide „Noten", 156 || ***788*** -πωσι(ν) v.l. in Γ, v.l. in δ, v.l. in η, W, v.l. in κ, v.l. in λ, v.l. in μ, ν, a^1, L, P_1 : -πουσι(ν) v.l in Γ, β, γ, v.l. in η, θ, v.l. in κ, v.l. in λ, v.l. in μ, v, F, m_1, R_2, U. -πωνται v.l. est in ε, -πονται exhibent M, z_2, v.l. est in Γ, in δ, in ε. vide „Tempus und Modus", 221 || ***790*** διζήμ- β, v.l. in η, θ, v.l. in μ, M post corr., R_2 | ἀλεωρήν (-ρὴν) β, γ, v.l. in δ, η, θ, κ, v.l. in μ, L, M, m_1, P_1 : τ' ἀλεωρήν (-ρὴν) Γ, v.l. in δ, ε, W, λ, v.l. in μ, ν, a^1, v, F, R_2, U, z_2. vide „Noten", 156–157 || ***792*** σκιάσῃ v.l. in δ, ε, θ, W, μ, a^1, M, U : σκιάσει Γ, β, γ, v.l. in δ, η, κ, λ, ν, v, F, L, m_1, P_1, R_2, z_2. vide „Tempus und Modus", 219–220 (Corrigenda Glotta 60, 1982, 136) || ***794*** ἄρα : ἅμα γ, θ, v.l. in ν, a^1, m_1, v.l. in R_2. vide „Noten", 157 || ***795*** ἀργεννὴ W, v.l. in μ : ἀργεν(ν)ῆς (-ὴς) v.l. in Γ (?), v.l. in δ, ε, η, v.l. in μ, ν, a^1, L, M, U. ἀργεν(ν)ῇσι(ν) exhibent β, F, P_1, R_2, v.l. est in Γ (?), in δ, ἀργεν(ν)αῖς exhibent Γ, γ, θ, κ, λ, v, m_1, z_2, gl. est in a^1. vide „Noten", 157 | -τέρῃς v.l. in β, U || ***797*** ἀργε(ι)νόεσ(σ)α (sic!) v.l. in λ, F, M post corr., R_2. ἀργενήεσσα exhibet U. vide „Noten", 157–158

Andere Heringsarten entstehen aus schlammigem Wogenschlag: (778) Denn wenn in den Wirbeln und Gezeiten des Meeres verschiedenartiger Schlamm unter stürmendem Winde siedet, dann verdichtet sich aller modriger Schmutz, und sobald Stille darauf sich verbreitet, gärt sogleich der Sand und der unnennbare Auswurf der See, und daraus entstehen zahllose Heringsfische, gleich Würmern. (784) Es gibt wohl kein anderes Geschlecht, das schwächer wäre als der arme Heringsfisch: Allen Tieren der See sind sie ein guter Bissen, selber aber lecken sie einander den Leib – das ist ihnen Futter und Auskommen in ihrem Leben. (788) Wenn sie aber das Meer in Schwärmen durcheilen, auf der Suche vielleicht nach einem ringsumschatteten Felsen oder nach Meereshöhlen, einem schützenden Platz in den Wogen, dann färbt sich die azurblaue wallende See insgesamt weiß. (792) Wie aber wenn das Ungestüm des Zephyrs aus dem Westen den weitläufigen Acker mit Schneeflocken beschattet, und kein Zipfel der dunklen Erde bleibt sichtbar, sondern insgesamt ist sie weiß schimmernd und bedeckt von dichten Schneemassen – so erscheint dann der Acker des Poseidon weiß glänzend, wenn ihn die unzähligen Scharen füllen.

ΑΛΙΕΥΤΙΚΩΝ ΤΟ Β

Ὧδε μὲν ἰχθύβοτοί τε νομαὶ καὶ φῦλα θαλάσσης
πλάζονται· τοιῷδε γάμῳ, τοιῇδε γενέθλῃ
τέρπονται. τὰ δέ πού τις ἐπιχθονίοισιν ἅπαντα
ἀθανάτων σήμηνε· τί γὰρ μερόπεσσιν ἀνυστὸν
νόσφι θεῶν; οὐδ' ὅσσον ὑπ' ἐκ ποδὸς ἴχνος ἀεῖραι,
οὐδ' ὅσον ἀμπετάσαι βλεφάρων περιφαέα κύκλα.
ἀλλ' αὐτοὶ κρατέουσι καὶ ἰθύνουσιν ἕκαστα
τηλόθεν ἐγγὺς ἐόντες· ἀναγκαίη δ' ἀτίνακτος
πείθεσθαι· τὴν δ' οὔτι πέλει σθένος οὐδέ τις ἀλκὴ
τρηχείαις γενύεσσιν ὑπερφιάλως ἐρύσαντα
ἐκφυγέειν, ἅτε πῶλον ἀποπτυστῆρα χαλινῶν·
ἀλλ' αἰεὶ μάκαρες πανυπέρτατοι ἡνία πάντῃ
κλίνουσ', ᾗ κ' ἐθέλωσιν, ὁ δ' ἕσπεται ὅστε σαόφρων,
πρὶν χαλεπῇ μάστιγι καὶ οὐκ ἐθέλων ἐλάηται.
κεῖνοι καὶ τέχνας πολυκερδέας ἀνθρώποισι
δῶκαν ἔχειν καὶ πᾶσαν ἐπιφροσύνην ἐνέηκαν.
ἄλλος δ' ἀλλοίοισιν ἐπώνυμος ἔπλετο δαίμων
ἔργοις, οἷσιν ἕκαστος ἐπίσκοπον ἤρατο τιμήν.
Δηὼ μὲν ζεύγλης τε βοῶν ἀροτοιό τε γαίης
πυρῶν τ' εὐκάρποιο φέρει γέρας ἀμήτοιο.

1 -βοταί δ, P_1 || ***3*** -νίῃσιν v.l. in Γ (?), v.l. in β, a[1], M (?) | ἅπαντα : ἅπασιν v.l. in Γ. ἕκαστα exhibet F || ***6*** -φαέα : -καλ(λ)έα v.l. in Γ, β, v.l. in ν, gl. in v, v.l. in F, R_2 (v.l. -φαέα) | κύκλον v.l. in Γ, v.l. in γ, gl. in W, a[1], M || ***8*** ἀτίνακτος : ἀδίδακτος v.l. in Γ, v.l. in θ, W, v.l. in R_2, z_2 (v.l. ἀτίνακτος). confer James, 19–20 || ***10*** τραχ- v.l. in Γ, β, γ, gl. in δ, η, ν, gl. in a[1], m_1 || ***12*** πάντα κ, M. vide „Überlieferung und Euteknios-Paraphr.", 8 (annot. 18) || ***13*** κ' ἐθέλωσιν v.l. in β, gl. in γ, v.l. in η, v.l. in ν, a[1], L, R_2 : κ' ἐθέλουσιν Γ, γ, δ, ε, v.l. in η, κ, λ, μ, v.l. in ν, F, m_1, P_1, U, z_2. κε θέλωσιν exhibet v, κε θέλουσιν exhibent θ, W, M, v.l. est in Γ (?), in β, in ν (καὶ pro κε). vide „Noten", 22–23; 267–268 | ὅστε β, R_2 : ὅς κε(ν) Γ, γ, δ, ε, v.l. in η, θ, W, κ, λ, μ, v.l. in ν, a[1], v, F, L, M, m_1, P_1, U, z_2. ὥστε v.l. est in η, in ν. vide „Noten", 158 || ***16*** καὶ πᾶσαν ἐπιφρ- : κεῖνοι δὲ καὶ ἐπιφρ- (sive εὐφρ- / σωφρ-) κ (v.l. καὶ πᾶσαν ἐπιφρ-), v.l. in μ (κἀκεῖνοι pro κεῖνοι), a[1], v (v.l. καὶ πᾶσαν ἐπιφρ-), L (v.l. καὶ πᾶσαν ἐπιφρ-) | ἐνέηκαν Brunck : ἀνέηκαν v.l. in Γ, v.l. in β, v.l. in γ, ε, v.l. in θ, κ, v.l. in μ, v, L, R_2, U. ἐδίδαξαν exhibent Γ, β, γ, δ, η, θ, W, λ, ν, a[1], F, M, m_1, P_1, z_2, v.l. est in μ, in L, in U, gl. est in κ. vide „Noten", 158–159 || ***17*** ἀλλοίοισιν ἐπώνυμος : ἀλλοίοισιν ἐπίσκοπος v.l. in v, v.l. in R_2. ἀλλοίων ἐπιήρανος proponit Köchly. vide „Noten", 159 || ***18*** ἔργων proponit Köchly. vide „Noten", 159 | ἐπίσκοπον : ἐπήρατον θ (v.l. ἐπίσκοπον), κ (v.l. ἐπίσκοπον), v.l. in v, L (v.l. ἐπίσκοπον), v.l. in R_2 || ***20*** ἀμήτοιο β, γ, ε, θ, W, v.l. in μ, a[1], F, L, m_1, U : ἀμητοῖο Γ, η, κ, λ, v.l. in μ, ν, v, M, P_1, R_2, z_2. ἀματοῖο exhibet δ ||

BUCH II

(1) So streifen die fischgenährten Scharen und die Geschlechter des Meeres umher, an solcher Paarung, solcher Geburt finden sie ihre Freude. Das alles aber hat wohl einer der Unsterblichen den Menschen gewiesen, denn was vermöchten die Sterblichen zu vollbringen ohne die Götter? Nicht einmal soviel, wie den Fuß vom Boden zu heben, wie das ringsumblickende Rund der Augen zu öffnen. (7) Vielmehr beherrschen und lenken die Götter ein jedes Ding, indem sie von fernher nahe sind, und der Zwang ist unerschütterlich, Gehorsam zu üben: Keine Kraft und keinerlei Gegenwehr reicht aus, mit unbeugsamem Rachen übermäßig zu zerren und dem Zwang zu entkommen, wie ein Fohlen, das seinen Zaum ausspeit. (11) Stets vielmehr lenken die über allem stehenden Götter die Zügel überallhin nach ihrem Willen, und es folgt, wer verständig, bevor er von der beschwerlichen Peitsche gegen seinen Willen getrieben wird. (15) Sie haben auch nutzbringende Künste den Menschen zu besitzen gegeben und jede Klugheit in sie eingesenkt. Der eine Gott aber führt seinen Beinamen nach diesen, der andere nach jenen Werken, durch welche ein jeder die (ihm) gemäße Ehre erworben. Deó hat das ehrenvolle Vorrecht, die Ochsen zusammenzujochen, die Erde zu pflügen und die reiche Ernte des Weizens einzubringen.

δοῦρα δὲ τεκτήνασθαι ἀναστῆσαί τε μέλαθρα
φάρεά τ᾽ ἀσκῆσαι μήλων εὐανθέι καρπῷ
Παλλὰς ἐπιχθονίους ἐδιδάξατο· δῶρα δ᾽ Ἄρηος
φάσγανα χάλκειοί τε περὶ μελέεσσι χιτῶνες
καὶ κόρυθες καὶ δοῦρα καὶ οἷς ἐπιτέρπετ᾽ Ἐνυώ.
δῶρα δὲ Μουσάων τε καὶ Ἀπόλλωνος ἀοιδαί.
Ἑρμείης δ᾽ ἀγορήν τε καὶ ἀλκήεντας ἀέθλους
ὤπασεν· Ἡφαίστῳ δὲ μέλει ῥαιστήριος ἱδρώς.
καὶ τάδε τις πόντοιο νοήματα καὶ τέλος ἄγρης
πληθύν θ᾽ ὑγροπόρων θεὸς ὤπασε τεκμήρασθαι
ἀνδράσιν, ὃς καὶ πρῶτα μεσορραγέας κενεῶνας
γαίης ἀγρομένοισιν ἐνιπλήσας ποταμοῖσι
πευκεδανὴν ἀνέηκε καὶ ἐξέστεψε θάλασσαν
ὀφρύσι καὶ ῥηγμῖσι περίδρομον ἀμφιπεδήσας,
εἴτε μιν εὐρυμέδοντα Ποσειδάωνα καλέσσαι
εἴτ᾽ ἄρα καὶ Νηρῆα παλαίφατον εἴτ᾽ ἄρα Φόρκυν
βέλτερον ἠέ τιν᾽ ἄλλον ἁλὸς θεὸν ἰθυντῆρα.
ἀλλ᾽ οἱ μὲν μάλα πάντες, ὅσοι τ᾽ Οὔλυμπον ἔχουσι
δαίμονες οἵ τε θάλασσαν ὅσοι τ᾽ εὔδωρον ἄρουραν
ἠέρα τ᾽ ἐνναίουσι, πανίλαον ἦτορ ἔχοιεν
σοί τε, μάκαρ σκηπτοῦχε, καὶ ἀγλαόπαιδι γενέθλῃ
καὶ λαοῖς σύμπασι καὶ ἡμετέρῃσιν ἀοιδαῖς.
Ἰχθύσι δ᾽ οὔτε δίκη μεταρίθμιος οὔτε τις αἰδώς,
οὐ φιλότης· πάντες γὰρ ἀνάρσιοι ἀλλήλοισι
δυσμενέες πλώουσιν· ὁ δὲ κρατερώτερος αἰεὶ
δαίνυτ᾽ ἀφαυροτέρους, ἄλλῳ δ᾽ ἐπινήχεται ἄλλος
πότμον ἄγων, ἕτερος δ᾽ ἑτέρῳ πόρσυνεν ἐδωδήν.
οἱ μὲν γὰρ γενύεσσι καὶ ἠνορέῃ βιόωνται
χειροτέρους· τοῖς δ᾽ ἰὸν ἔχει στόμα· τοῖσι δ᾽ ἄκανθαι
τύμμασι λευγαλέοισιν ἀμυνέμεναι πεφύασι,

21 δὲ : τε (τὲ) γ (?), ε, v.l. in θ, m_1 | μέλαθρον δ, gl. in λ, F, M || ***22*** εὐανθέι : εὐθαλπέι v.l. in Γ, v.l. in θ, a^1, v (v.l. εὐανθέι), P_1, z_2 (v.l. εὐανθέι). vide „Noten“, 159–160 || ***30*** θ᾽ : δ᾽ v.l. in Γ, β, v.l. in γ, v.l. in ε, v.l. in η, v.l. in μ, v.l. in ν || ***32*** ἀγρονόμοισιν δ, v.l. in μ, R_2 | ἐπιπλήσας β, γ, v.l. in η, ν, m_1, R_2 || ***33*** ἀνέηκε : ἀνέχευε W, F, z_2 (v.l. ἀνέηκε). vide „Noten“, 160–161; 217 || ***37*** ἠέ β, γ, θ, κ, v.l. in μ, ν, a^1, v, F, L, m_1, P_1, R_2, U, z_2 : εἴτε (εἴτέ) Γ, δ, ε, η, W, λ, v.l. in μ, v.l. in v, M, v.l. in z_2. vide „Noten“, 161–162 || ***38*** μάλα : ἄλλοι v.l. in Γ, ε, v.l. in z_2 || ***39*** θάλατταν v.l. in Γ | ὅσοι τ᾽ : εἴ τ᾽ v.l. in Γ | ἐύδωρον : accentus dumtaxat interdum certus || ***40*** τε ναίουσι β, κ, v.l. in λ || ***42*** ξύμπασι W, κ, a^1, F, L. vide „Noten“, 31–32 || ***43*** ἐναρίθ- gl. in κ, W, F. συναρίθ- v.l. est in η, gl. est in Γ, in λ. vide „Noten“, 162 | οὐδέ τις v.l. in μ || ***45*** πλώουσιν : τελέθουσιν v.l. in β | -τατος β, γ, v.l. in η, κ, ν, a^1, v.l. (?) in L, R_2 | αἰεὶ : ἀλκὴν v.l. in θ || ***50*** ἀμυνόμεναι ε, θ, a^1. ἀμυνέμεν exhibet δ | πεφύκασι(ν) v.l. in Γ, v.l. in ε, v.l. in μ, v.l. in ν (?), L, m_1 ||

(21) Balken zu zimmern aber und Häuser zu errichten, Stoffe zu verfertigen aus der blühenden Wolle der Schafe hat Pallas die Menschen gelehrt; Geschenke des Ares aber sind Schwerter, (Panzer-)Röcke aus Erz um den Leib, Helme und Speere und (anderes), woran Enyó ihre Freude hat. (26) Die Geschenke der Musen aber und Apolls sind Lieder. Hermes dagegen hat Handel gewährt und mutige Wettkämpfe, Hephaistos kümmert sich um die schweißige Arbeit mit dem Hammer. (29) Auch die nächstgenannten Fertigkeiten zur See, das Geschäft des Fischfangs und die Menge der Fische auszumachen, hat ein Gott den Menschen gewährt, (derjenige,) der auch zuerst das in der Mitte aufgerissene Innere der Erde mit den versammelten Flüssen auffüllte, (33) das bittere Meer emporsteigen ließ und wie einen Kranz ausgoß, indem er es mit Uferrändern und Brandung rings umband – mag es richtiger sein, ihn den weithingebietenden Poseidon zu nennen oder auch den uralten Nereus oder Phorkys oder irgendeinen anderen die See regierenden Gott. (38) Die Götter aber allesamt, die den Olymp innehaben, die das Meer, die reichspendende Erde und die Luft bewohnen, mögen sie das huldvollste Herz haben für dich, glückseliger Träger des Szepters, und dein strahlendes Geschlecht, für (deine) Völker insgesamt und für unsere Lieder.

(43) Unter den Fischen gibt es weder Empfinden für Recht noch irgendeine Achtung, keine Liebe; denn alle Fische, die da schwimmen, sind einander tödliche Feinde. Der stärkere verschlingt stets die schwächeren, und ein jeder schwimmt einem anderen entgegen und bringt Verderben, der eine dient dem anderen zum Fraße. (48) Denn die einen bezwingen mit ihrem Rachen und ihrem Mut die Geringeren, andere haben ein Maul mit Gift, wieder andere Stacheln, sich mit verderbenbringenden Schlägen zu verteidigen,

πικραί τ' ὀξεῖαί τε χόλου πυρόεντος ἀκωκαί.
ὅσσοις δ' οὔτε βίην θεὸς ὤπασεν οὔτε τι κέντρον
φύεται ἐκ μελέων, τοῖς δ' ἐκ φρενὸς ὅπλον ἔφυσε
βουλὴν κερδαλέην, πολυμήχανον, οἵ τε δόλοισι
πολλάκι καὶ κρατερὸν καὶ ὑπέρτερον ὤλεσαν ἰχθύν.
Οἷον καὶ νάρκῃ τερενόχροϊ φάρμακον ἀλκῆς
ἕσπεται αὐτοδίδακτον ἐν οἰκείοις μελέεσσιν.
ἡ μὲν γὰρ μαλακή τε δέμας καὶ πᾶσ' ἀμενηνὴ
νωθής τε βραδυτῆτι βαρύνεται, οὐδέ κε φαίης
νηχομένην ὁράαν· μάλα γὰρ δύσφραστα κέλευθα
εἱλεῖται πολιοῖο δι' ὕδατος ἑρπύζουσα.
ἀλλά οἱ ἐν λαγόνεσσιν ἀναλκείης δόλος ἀλκή·
κερκίδες ἐμπεφύασι παρὰ πλευρῆς ἑκάτερθεν
ἀμφίδυμοι· τῶν εἴ τις ἐπιψαύσειε πελάσσας,
αὐτίκα οἱ μελέων σθένος ἔσβεσεν, ἐν δέ οἱ αἷμα
πήγνυται, οὐδ' ἔτι γυῖα φέρειν δύνατ', ἀλλά οἱ ἀλκὴ
ἦκα μαραινομένοιο παρίεται ἄφρονι νάρκῃ.

51 πικραί : πυκναί v.l. in Γ, v.l. in ν, v.l. in R_2. vide „Noten", 162–163 | κρυόεντος κ, a^1 (v.l. πυρό-), L, M, v.l. in U. κενόεντος v.l. est in μ. vide „Noten", 163 || ***52*** βίην : μένος F || ***53*** φύεται Γ, v.l. in γ, δ, ε, v.l. in η, v.l. in θ, λ, v.l. in ν, a^1, v.l. in L, M, gl. in P_1, v.l. in R_2, U, z_2 : θήγεται β, γ, v.l. in η, θ, W, κ, μ, ν, v, F, L, m_1, P_1, R_2, v.l. in U. vide „Noten", 163 | ἔφυσε(ν) : ἔθηκε θ, v.l. in μ, v (v.l. ἔφυσεν) || ***54*** δολομήχανον v.l. in μ, v.l. in a^1, v, P_1, v.l. in R_2, z_2 (v.l. πολυμήχανον) | οἱ δὲ v.l. in a^1, z_2 (v.l. οἵ τε) || ***55*** ὑπέρβιον v.l. in δ, m_1 (gl. ὑπέρτερον) | ἰχθῦν v.l. in Γ, β, v.l. in δ, v.l. in μ, L, M, m_1 (?), z_2 || ***56*** νάρκῃ v.l. in Γ, v.l. in γ, δ, ε, v.l. in η, W, κ, λ, v.l. in ν, a^1, v, F, L (?), M, m_1, R_2 post corr., U, z_2 : νάρκης v.l. in Γ, β, v.l. in γ, v.l. in η, θ, μ, v.l. in ν, P_1, R_2 ante corr., v.l. in U, gl. in z_2. vide „Noten", 164 | τερενόχροϊ v.l. in Γ, v.l. in γ, v.l. in δ, κ, λ, v.l. in ν, v, L, m_1, R_2, v.l. in U, z_2 (proprie τερενώχροϊ) : τέρενι χροΐ (χρωΐ) v.l. in Γ, β, v.l. in γ, v.l. in δ, ε, η, θ, W, μ, v.l. in ν, a^1, F, M, P_1, v.l. in R_2, U, v.l. in z_2. vide „Noten", 164 || ***57*** οἰκείοις v.l. in Γ, v.l. in η, θ, W, v.l. in κ, μ, a^1, v, F, L, P_1, R_2, U, z_2 : οἰκείοισι v.l. in Γ, β, γ, δ, ε, v.l. in η, v.l. in κ, λ, ν, M, m_1. vide „Noten", 164–165 | μελέεσσιν v.l. in Γ, v.l. in η, θ, W, v.l. in κ, μ, v.l. in ν, a^1, v, F, L, P_1, R_2, U, z_2 : μέλεσ(σ)ιν v.l. in Γ, β, γ, δ, ε, v.l. in η, v.l. in κ, λ, v.l. in ν, M, m_1. vide „Noten", 164–165 || ***61*** εἰλ- : spiritus asper huius verbi cum manuscriptis fere exhibeatur anteponendus est || ***62*** -αλκίης Γ (v.l. -αλκείης?), v.l. in δ, ε, η, κ, λ, v.l. in ν, v (gl. -αλκείης), gl. in L, P_1 ante corr. sed confer 4. 587 | ἀλκῆς v.l. in Γ, δ, v.l. in η, θ, μ, z_2 || ***63*** -πεφύκασι gl. in Γ, γ, ε, v (v.l. -πεφύασι), m_1 | πλευρῆς Schneider : πλευρὴν mss excepto manuscripto R_2, qui πλευραῖς exhibet; quae lectio praeterea glossa est in v. vide „Noten", 165–166; 63 || ***65*** ἔσβεσαν v.l. in θ, U (v.l. ἔσβεσεν). ἔσβετο proponit Köchly | ἐν : σὺν proponit Köchly || ***66*** δύναται Γ (v.l. δύνατ'?), β, γ, v.l. in δ, ε, η, v.l. in κ, v.l. in λ, v.l. in μ, ν, F, m_1, P_1, R_2 || ***67*** ἦκα : ὦκα proponit Köchly | μαραινομένη β, v.l. in θ, v.l. in ν, M. βαρυνομένοιο exhibent λ, z_2 (v.l. μαραινομένοιο), v.l. est in Γ (?), in γ, in ν | παρείεται v.l. in Γ, β, γ, δ, ε, v.l. in η (proprie παρειίεται), θ, W, κ, v.l. in λ, v.l. in μ, v.l. in ν, v, F ante corr., L, m_1, P_1, R_2, z_2 ||

stechende und scharfe Spitzen ihres feurigen Zorns. (52) Allen aber, denen weder Stärke der Gott gewährt hat noch irgendein Stachel aus dem Leibe wächst, hat (dieser) Gott die Waffe des Verstandes wachsen lassen, einträgliche, erfindungsreiche List, und mit schlauen Anschlägen vernichten sie oftmals sogar den starken und überlegenen Fisch. – (56) So ist auch dem zartleibigen Krampfrochen ein Abwehrmittel eigen, natürlich gewachsen am eigenen Körper. Von schwächlichem Wuchs nämlich, ganz kraftlos und träge, läßt er sich von seiner Langsamkeit beschweren, und du möchtest nicht glauben zu sehen, daß er schwimmt: Denn nur mit großer Mühe zu erkennen sind seine Wege, wenn er durch das graue Wasser sich wälzt und kriecht. (62) Aber in seinem Leibe hat er ein Mittel der List, Abwehrkraft in der Kraftlosigkeit: Zwei Stäbe sind ihm auf den Seiten eingewachsen, einer auf jeder Seite. Wenn ihnen sich einer nähern und sie berühren sollte, so vernichtet der Rochen ihm sogleich die Kraft seines Körpers, das Blut gerinnt in seinem Inneren, nicht einmal die Glieder mehr vermögen ihn zu halten, sondern langsam geht er zugrunde, und seine Kraft erschlafft in bewußtlosem Krampf.

ἡ δ᾽ εὖ γινώσκουσα θεοῦ γέρας οἷον ἔδεκτο,
ὕπτιον ἀγκλίνασα μένει δέμας ἐν ψαμάθοισι·
κεῖται δ᾽ ἀστεμφὴς οἵη νέκυς· ὃς δέ κεν ἰχθὺς
ἐγχρίμψῃ λαγόνεσσιν, ὁ μὲν λύτο, κάππεσε δ᾽ αὔτως
ἀδρανίῃ βαρὺν ὕπνον ἀμηχανίῃσι πεδηθείς.
ἡ δὲ θοῶς ἀνόρουσε καὶ οὐ κραιπνή περ ἐοῦσα,
γηθοσύνῃ, ζωὸν δὲ κατεσθίει ἶσα θανόντι.
πολλάκι καὶ κατὰ λαῖτμα μετ᾽ ἰχθύσιν ἀντήσασα
νηχομένοις κραιπνὴν μὲν ἐπειγομένων σβέσεν ὁρμὴν
ἐγγὺς ἐπιψαύσασα καὶ ἐσσυμένους ἐπέδησεν·
ἔσταν δ᾽ αὐαλέοι καὶ ἀμήχανοι, οὔτε κελεύθων
δύσμοροι οὔτε φυγῆς μεμνημένοι· ἡ δὲ μένουσα
οὐδὲν ἀμυνομένους καταδαίνυται οὐδ᾽ ἀίοντας.
οἷον δ᾽ ὀρφναίοισιν ἐν εἰδώλοισιν ὀνείρων
ἀνδρὸς ἀτυζομένοιο καὶ ἱεμένοιο φέβεσθαι
θρώσκει μὲν κραδίη, τὰ δὲ γούνατα παλλομένοιο
ἀστεμφὴς ἅτε δεσμὸς ἐπειγομένοιο βαρύνει,
τοίην γυιοπέδην τεχνάζεται ἰχθύσι νάρκη.
Βάτραχος αὖ νωθὴς μὲν ὁμῶς καὶ μαλθακὸς ἰχθύς,
αἴσχιστος δ᾽ ἰδέειν· στόμα δ᾽ οἴγεται εὐρὺ μάλιστα.
ἀλλ᾽ ἄρα καὶ τῷ μῆτις ἀνεύρατο γαστέρι φορβήν.
αὐτὸς μὲν πηλοῖο κατ᾽ εὐρώεντος ἐλυσθεὶς
κέκλιται ἀτρεμέων, ὀλίγην δ᾽ ἀνὰ σάρκα τιταίνει,

69 ἐγκλίν- v.l. in Γ, γ, v.l. in λ, v.l. in ν, M, m$_1$, U. vide „Noten", 166 || ***70*** οἷα (οἵα) Γ, β, γ, η, W, λ, gl. in μ, ν, a^1, v, F, P$_1$, R$_2$, z$_2$ | ὃς : εἰ θ (v.l. ὃς) | ἰχθῦς v.l. in Γ, v.l. in δ, v.l. in μ, L, M, m$_1$, z$_2$ || ***71*** ἐγχρίμψῃ v.l. in Γ (?), F, L, z$_2$: ἐγχρίμψει v.l. in δ, m$_1$. ἐγχρίψῃ exhibent ε, θ, W, λ, μ, a^1, v, P$_1$, v.l. est in Γ, in δ, in η, in ν, ἐγχρίψει exhibent β, γ, κ, M, R$_2$, U, v.l. est in Γ, in η, in ν. vide „Noten", 33–34 | αὔτως Γ, v.l. in β (?), γ, v.l. in δ, v.l. in η, v.l. in θ, κ, λ, v.l. in μ, ν, a^1, v, F, M (?), m$_1$ (?), P$_1$, R$_2$, U, z$_2$: αὕτως β, v.l. in δ (proprie αὐτῶς), ε, v.l. in η, v.l. in θ, W, v.l. in μ (?), L. vide „Noten", 70 || ***72*** ἀδρανίῃ Γ, v.l. in β, γ, δ, η, θ, W, v.l. in λ, μ, ν, v, F, L, M (?), m$_1$, P$_1$: ἀδρανίης (-ῃς) v.l. in β, ε, κ, v.l. in λ, a^1, R$_2$ (?), U, z$_2$. ἀδρανίῃσι v.l. est in Γ, in ν. vide „Noten", 166–167 | βαρὺν v.l. in Γ, β, γ, δ, ε, v.l. in η, W, v.l. in λ, μ, ν, a^1, v, F, M, m$_1$, gl. in R$_2$: βαθὺν v.l. in Γ, v.l. in η, θ, v.l. in κ, v.l. in λ, gl. in ν, L, P$_1$, R$_2$, U, z$_2$. κακὸν v.l. est in κ. vide „Noten", 167–168 || ***73*** θοῶς : θορὼν W || ***75*** μετ᾽ : ἐπ᾽ v.l. in Γ (?), v.l. in β, ν (v.l. σὺν) | ἀντιάσασα v.l. in Γ, β, γ, λ, ν, a^1, m$_1$. vide „Noten", 114–115 || ***76*** ἐπειγομένοις v.l. in Γ, β, θ, λ, ν, gl. in a^1, P$_1$, R$_2$, U, z$_2$ || ***77*** -ψαύουσα θ (v.l. -ψαύσασα), v.l. in μ, ν (gl. -ψαύσασα), R$_2$, U || ***78*** κελεύθου λ || ***82*** ἀτυζομ- : αἰκιζομ- λ (v.l. ἀτυζομ-) | φοβέεσθαι v.l. in Γ, v.l. in δ, v.l. in η || ***86*** μαλακὸς v.l. in Γ, v.l. in γ, v.l. in κ, v.l. in λ | ἰχθῦς v.l. in Γ, δ, v.l. in μ, L, M, m$_1$, z$_2$ || ***87*** ἰδέαν β, η, ν || ***88*** ἀνεύρετο v.l in δ, v.l. in θ, μ, gl.in ν, M. vide „Noten", 83–84 || ***90*** ἀτρομ- β, ν. vide „Noten", 168 ||

(68) Der Krampfrochen aber, wohl wissend, was für eine Gabe Gottes er erhalten hat, legt sich rücklings in den Sand und harrt. Und er liegt reglos wie ein Toter; welcher Fisch aber seinen Leib anrührte, der wurde gelähmt und fiel geradeso aus Schwäche in schweren Schlaf, von Hilflosigkeit gefesselt. (73) Der Krampfrochen aber sprang rasch auf, obgleich er nicht schnell ist, voll Freude, und er frißt den lebenden Fisch, wennschon der einem toten gleicht. Oft auch gerät er in der wogenden See unter schwimmende Fische, hemmt durch nahe Berührung ihren raschen Zug und fesselt sie in ihrer Eile. (78) Und sie unterbrechen ihre Bahn, kraft- und hilflos, die unseligen, und denken weder an ihren Weg noch an Flucht; der Krampfrochen aber verharrt und verzehrt sie, während sie sich in keiner Weise wehren und nichts (von allem) wahrnehmen. (81) Wie aber in dunklen Traumbildern das Herz eines Menschen springt, wenn Schrecken ihn überkommt und er fliehen möchte, die Knie aber des Zitternden gleichsam eine feste Fessel niederdrückt, so sehr er sich auch müht – solch eine Gliederfessel ersinnt den Fischen der Krampfrochen. – (86) Der Seeteufel wiederum ist ein gleichermaßen träger und schwächlicher Fisch und von gräßlichem Aussehen, mit einem Maul, das sich ausnehmend weit öffnet. Aber auch er findet durch kluge List für seinen Magen Nahrung. Er wälzt sich in modrigem Schlamm und (90) liegt reglos da, streckt einen kleinen Streifen Fleisch empor,

ἥ ῥά οἱ ἐκ γένυος νεάτης ἐφύπερθε πέφυκε
λεπτή τ' ἀργεννή τε· κακὴ δέ οἵ ἐστιν ἀυτμή·
93 τὴν θαμὰ δινεύει, δόλον ἰχθύσι βαιοτέροισιν,
οἵ ῥά μιν εἰσορόωντες ἐφορμώωσι λαβέσθαι.
αὐτὰρ ὁ τήνδε μεταῦτις ἐφέλκεται ἀτρέμας εἴσω
96 ἦκα μάλ' ἀσπαίρουσαν ὑπὸ στόμα, τοὶ δ' ἐφέπονται
οὐδὲν ὀισσάμενοι κρυπτὸν δόλον, ἄχρι λάθωσι
βατράχου εὐρείῃσιν ἔσω γενύεσσι μιγέντες.
99 ὡς δ' ὅτε τις κούφοισι πάγην ὄρνισι τιτύσκων
πυροὺς τοὺς μὲν ἔρηνε δόμου προπάροιθε πυλάων,
ἄλλους δ' ἔνδον ἔηκεν, ἐπεστήριξε δὲ τέχνην·
102 τοὺς δὲ λιλαιομένους ἕλκει πόθος ὀξὺς ἐδωδῆς,
εἴσω δὲ προγένοντο, καὶ οὐκέτι νόστος ἑτοῖμος
ἐκδῦναι, δαιτὸς δὲ κακὴν εὕραντο τελευτήν·

91 ἐφύπερθε Fajen : ὑπένερθε mss. ἐπάνωθε proponit Gow. vide „Noten", 168–169 | πέφυκε(ν) gl. in Γ, γ, v.l. in δ, ε, v.l. in η, θ, v.l. in μ, M, P_1, R_2, U, z_2 (?) : πεφύκει Γ, β, v.l. in δ, v.l. in η, W, κ, λ, v.l. in μ, v.l. in ν, a^1, v, F, L, m_1. πεφύκοι gl. est in W, πεφύκειε v.l. est in ν || ***94*** -ορμώωσι Γ, v.l. in η, v.l. in λ, v.l. in ν, v, F, L, z_2 : -ορμόωσι v.l. in η, κ, v.l. in ν, a^1, P_1, R_2, U. -ορμῶσι exhibent β, γ, δ, ε, θ, W, μ, M, m_1, v.l. est in λ. vide „Noten", 123–124 | λαβέεσθαι v.l. in δ, ε, v.l. in λ, v.l. in μ. λελαβέσθαι exhibet θ || ***95*** τήνδε μετ- (μετ') v.l. in Γ, δ, ε, v.l. in θ, λ, μ, M : τήνδε (τήνδ') ἄψ v.l. in Γ, η, m_1, z_2. τὴν ἄψ exhibent β, γ, W, κ, ν, a^1, v, F, L, P_1, R_2, U, v.l. est in θ. vide „Noten", 126–127 || ***96*** μάλα σπαίρουσαν v.l. in Γ, W, v.l. in λ, v.l. in ν, a^1. μάλα ἀσπαίρουσαν exhibet η, μάλα σκαίρουσαν exhibet θ. vide „Noten", 40 | ὑπὸ v.l. in Γ, β, γ, λ, v, m_1, R_2, U : ἀνὰ gl. in β, gl. in η, W, κ, gl. in v, F, L, gl. in R_2, gl. in U. ἐπὶ exhibent δ, ε, η, θ, μ, ν, a^1, M, P_1, z_2, v.l. est in Γ, gl. est in β, in κ, in R_2, in U. vide „Noten", 169–170 || ***97*** ὀισσάμενοι v.l. in Γ, v.l. in δ, θ, W, v.l. in κ, v.l. in λ, v.l. in μ, F, L : ὀισάμενοι v.l. in Γ, v.l. in β, γ, v.l. in δ, ε, η, v.l. in θ (?), v.l. in κ, v.l. in λ, v.l. in μ, ν, a^1, v, M, m_1, P_1, v.l. in R_2, v.l. in z_2. ὀιόμενοι exhibent R_2, U, v.l. est in β, gl. est in ν, (οὐδὲ) νοησάμενοι exhibet z_2. vide „Noten", 170–171 | δόλον : λόχον gl. in η, v.l. in v, P_1 | ἄχρι : ὄφρα v.l. in Γ, v.l. in δ, λ, L (v.l. ἄχρι), v.l. in z_2. vide „Noten", 171 || ***99*** -σι τιτύσκων v.l. in Γ, β, γ, θ, W, κ, gl. in λ, v.l. in ν (?), a_1, v, F, L, R_2, U : -σιν ἐρείδων v.l. in Γ, δ, ε, η, λ, μ, ν, M, m_1, P_1, z_2. vide „Noten", 171–172 || ***100*** ἔρανε F, insuper saepe glossa | δόμου v.l. in Γ, β, γ, δ (?), ε, η, θ, W, κ, μ, ν, a^1, v, M, m_1, P_1, v.l. in R_2, v.l. in U, z_2 : δόλου v.l. in Γ, v.l. in γ, v.l. in W, v.l. in λ, gl. in ν, v.l. in v, L, gl. in R_2, gl. in U. δόλῳ exhibent R_2, U, v.l. est in Γ, in β, in λ, δόμων exhibet F. vide „Noten", 172–173 | πυλάων : θυράων P_1, z_2 (v.l. πυλάων) || ***101*** ἔηκεν (ἕηκεν) v.l. in β (proprie ἔοικεν), v.l. in γ, δ, v.l. in ε, W, κ, μ, F, L, M, m_1, v.l. in U : ἔθηκεν Γ, β, v.l. in γ, gl. in δ, v.l. in ε, η, θ, gl. in κ, λ, ν, a^1, v, v.l. in L, P_1, R_2, U, z_2. vide „Noten", 173 | ἐπεστ- v.l. in Γ, β, δ, ε, η (proprie ἐπιστ-), θ, W, κ, v.l. in λ, μ (?), ν, a^1, v, F, L, M, m_1, P_1, z_2 : ὑπεστ- v.l. in Γ, γ, v.l. in λ, R_2, U. vide „Noten", 171-172 || ***103*** ἑτοῖμος v.l. in Γ, β, δ, θ, W, κ, μ, v.l. in ν, F, L, M ante corr. : ἕτοιμος (ἔτ-) v.l. in Γ, γ, ε, η, λ, v.l. in ν, a^1, v, M post corr., m_1, P_1, R_2, U, z_2 ||

der ihm oben vom äußersten Rande seines Mauls (empor)wächst, dünn und weiß; übel aber ist sein Geruch. Ihn bewegt er oftmals im Kreise, ein Köder für die kleineren Fische, die ihn erblicken und herbeischießen, ihn zu packen. (95) Der Seeteufel aber zieht ihn darauf ruhig ein und läßt ihn leicht zucken in seinem Maule, die Fische aber folgen und gewärtigen keinerlei verborgene List, bis sie unvermerkt in den weiten Rachen des Seeteufels eindringen. Wie aber wenn einer, flinken Vögeln eine Falle herrichtend, einige Weizenkörner vor die Tür des Vogelhauses streut, andere aber (in die Falle) hineintut und die Anlage aufstellt; (102) die Vögel aber in ihrem Verlangen lockt der heftige Wunsch nach Nahrung, und sie gelangen hinein, und keine Heimkehr, kein Entkommen mehr ist für sie vorgesehen, sondern sie finden ein übles Ende ihres Mahles –

ὣς κείνους ἀμενηνὸς ἀπέσπασεν ἠπεροπεύσας
βάτραχος, οὐδ' ἐνόησαν ἑὸν σπεύδοντες ὄλεθρον.
τοῖα καὶ ἀγκυλόμητιν ἐσέκλυον ἐντύνασθαι
κερδώ· ὅτ' οἰωνῶν ἀγέλην πλήθουσαν ἴδηται,
δοχμίη ἐγκλινθεῖσα, τανυσσαμένη θοὰ κῶλα,
ὄμματ' ἐπιμύει, σὺν δὲ στόμα πάμπαν ἐρείδει.
φαίης κ' εἰσορόων ἤ μιν βαθὺν ὕπνον ἰαύειν
ἠὲ καὶ ἀτρεκέως κεῖσθαι νέκυν· ὧδε γὰρ ἄπνους
αἰόλα βουλεύουσα παραβλήδην τετάνυσται.
οἱ δέ μιν εἰσορόωντες ἀολλέες εὐθὺς ἵενται
ὄρνιθες, λάχνην δὲ διαψαίρουσι πόδεσσιν,
ἠύτε κερτομέοντες· ἐπὴν δέ οἱ ἐγγὺς ὀδόντων
ἔλθωσιν, τότ' ἔπειτα δόλου πετάσασα θύρετρα
ἐξαπίνης συνέμαρψε καὶ ἔσπασεν εὐρὺ χανοῦσα
ἄγρην κερδαλέην, ὅσσην ἕλεν οἰμήσασα.
Καὶ μὲν δὴ δολόμητις ἐπίκλοπον εὕρατο θήρην
σηπίη· ἐκ δ' ἄρα οἱ κεφαλῆς πεφύασιν ἀραιοὶ
ἀκρέμονες προτενεῖς, ὥστε πλόκοι, οἷσι καὶ αὐτὴ

105 ἀπέσπασεν β, γ, v.l. in δ, v.l. in ε, θ, v.l. in λ, μ, m_1, R_2, U : ἐπέσπασεν v.l. in Γ, v.l. in ε, η, W, κ, ν, a^1, v, F, L, M, z_2. ὑπέσπασεν v.l. est in Γ, in δ, in λ, ἔσπασεν exhibet P_1. vide „Noten", 173–174 || ***107*** ἐσέκλυον δ, ε, gl. in a^1, F, L, M, P_1, U, z_2 : ἐπέκλυον Γ, β, γ, η, θ, gl. in W, κ, λ, μ, ν, a^1, v, m_1, R_2, gl. in z_2. ἐξέκλυον exhibet W. vide „Noten", 174 | -νεσθαι v.l. in δ, v.l. in η, v, z_2 (gl. -νασθαι) || ***108*** ἴδηται : ἴδοιτο v.l. in Γ, η, ν, a^1 (proprie ἴδοιται). ἴδεται v.l. est in Γ. vide „Tempus und Modus", 217 || ***109*** δοχμίη : λόχμαις R_2, U (v.l. δοχμὴ) | ἐγκλινθεῖσα θ, μ, ν, F, M : ἐγκλιθεῖσα v.l. in Γ, β, W, λ, v.l. in ν, a^1, v.l. in v, z_2. ἐγκλισθεῖσα v.l. est in Γ, in ν, ἀγκλινθεῖσα exhibent R_2, U, v.l. est in δ, in ε, in κ, ἀγκλιθεῖσα exhibent L, m_1, P_1, v.l. est in γ, in δ, in ε, in κ, gl. est in z_2, ἀγκλισθεῖσα v.l. est in γ, in κ, ἀγκλυ(σ)θεῖσα exhibet η. vide „Noten", 166 || ***110*** ἐπημύει v.l. in Γ, v.l. in β, γ, v.l. in δ, θ, W, κ, v.l. in λ, μ, L (?), M ante corr. (?), m_1, P_1 || ***113*** αἰόλα : ποικίλα M, insuper saepissime glossa | βουλεύσασα v.l. in Γ, v.l. in β, v.l. in θ, κ, v.l. in λ, L || ***114*** ἰθὺς δ, ε, v.l. in θ, μ (?), M (v.l. εὐθὺς). vide „Noten", 154 | ἴονται (ἵονται) β, γ, v.l. in λ, m_1, R_2 (gl. ἵενται), U || ***116*** ἐπὰν v.l. in Γ, v.l. in λ, L, gl. in M. ἐπεὶ exhibet P_1, v.l. est in v. vide „Tempus und Modus", 222 || ***117*** ἔλθωσιν v.l. in Γ (?), v.l. in ε (?), v.l. in η (?), v.l. in λ, F : ἔλθωσι v.l. in λ, ceteri mss | δόλῳ η (gl. δόλου), v.l. in ν | θήρατρα (θήρετρα) v.l. in Γ, β, v.l. in ν, a^1. θύρατρα exhibet U, θύρετρον exhibet F || ***118*** ἔσπευσεν v.l. in Γ || ***119*** κερδαλέως proponit Gow (sed confer Giangrande, 85–86) | οἰμήσασα (οἰμ-) v.l. in θ, W, v.l. in v, L, R_2 : ὁρμήσασα Γ, β, γ, δ, ε, η, v.l. in θ, κ, λ, μ, ν, a^1, v, F, gl. in L, M, m_1, P_1, U, z_2. vide „Noten", 174–175 || ***120*** μὴν v.l. in Γ, η, v.l. in λ, v.l. in μ, a^1 (?), v, gl. in z_2. vide „Noten", 52 | εὕρετο v.l. in δ, v.l. in η, μ, a^1, gl. in v, M. vide „Noten", 83–84 | θήρην : τέχνην v.l. in β, gl. in γ, v.l. in θ, W, v.l. in ν, F (v.l. θήρην), v.l. in R_2, v.l. in U || ***121*** δ' ἄρα Γ, γ, δ, ε, v.l. in η, θ, W, κ, λ, μ, ν, L, M, m_1, U, z_2 : γάρ (γὰρ) gl. in Γ, β, v.l. in η, a^1, v, F, v.l. (?) in L, P_1, R_2. vide „Noten", 175–176 || ***122*** ἀκρεμόνες z_2 ||

so reißt der kraftlose Seeteufel jene Fische durch Täuschung fort, und sie bemerken nicht, wie sie ihr eigenes Verderben beeilen. (107) Solche Listen stellt, wie ich gehört habe, auch der verschlagene Fuchs an, der Schlaukopf: Sooft er einen dichten Vogelschwarm erblickt, legt er sich auf die Seite, die flinken Beine ausgestreckt, schließt die Augen und klappt das Maul fest zu. (111) Du möchtest meinen, wenn du ihn siehst, er ruhe in tiefem Schlafe oder liege gar sicher tot da: So nämlich ohne Atem liegt er eben ausgestreckt da, mit vielerlei Anschlägen im Sinn. Sobald die Vögel ihn aber bemerken, kommen sie geradeswegs in dichtem Schwarm herbei, und sie zerkratzen sein Fell mit den Füßen, als ob sie ihn verhöhnten. (116) Wenn sie ihm aber in die Nähe der Zähne geraten, dann öffnet er die Türen der Falle, packt plötzlich zu und zerrt mit weit klaffendem Maul soviel schlau erworbene Beute (zu sich), wie er in raschem Zugriff fassen (kann). – (120) Auch der listige Tintenfisch (Sepie) jedoch hat eine schlaue Art der Jagd gefunden. Ihm wachsen nämlich aus dem Kopf dünne langgestreckte Verästelungen, wie Haarlocken, mit denen er gleichfalls

ὥστε περ ὁρμιῇσιν ἐφέλκεται ἰχθύας ἄγρῃ,
πρηνὴς ἐν ψαμάθοισιν ὑπ' ὀστράκῳ εἰλυθεῖσα.
κείναις δὲ πλοκαμῖσι καὶ ἡνίκα κύματα θύῃ
χείματι πετράων ἀντίσχεται, ἠύτε τις νηῦς
πείσματ' ἐπ' ἀκταίῃσιν ἀναψαμένη σπιλάδεσσι.
Καρῖδες δ' ὀλίγαι μὲν ἰδεῖν, ἴση δὲ καὶ ἀλκὴ
γυίοις, ἀλλὰ δόλοισι καὶ ἄλκιμον ὤλεσαν ἰχθύν,
λάβρακα, σφετέρῃσιν ἐπικλέα λαβροσύνῃσιν.
οἱ μὲν γὰρ σπεύδουσι καὶ ἰθύουσι λαβέσθαι
καρίδων, ταῖς δ' οὔτι φυγεῖν σθένος οὐδὲ μάχεσθαι,
ὀλλύμεναι δ' ὀλέκουσι καὶ οὓς πέφνουσι φονῆας.
εὖτε γὰρ ἀμφιχανόντες ἔσω μάρψωσιν ὀδόντων,
αἱ δὲ θαμὰ θρώσκουσι καὶ ἐς μεσάτην ὑπερῴην
ὀξὺ κέρας χρίμπτουσι, τό τέ σφισι τέλλεται ἄκρης
ἐκ κεφαλῆς· λάβραξ δὲ φίλης κεκορημένος ἄγρης
νύγματος οὐκ ἀλέγει· τὸ δέ μιν νέμεταί τε καὶ ἕρπει,
εἰσόκε πυθόμενόν μιν ἕλῃ μόρος ἐξ ὀδυνάων.
ὀψὲ δὲ γινώσκει νέκυος δεδαϊγμένος αἰχμῇ.
Ἔστι δέ τις πηλοῖσιν ἐφέστιος ὠμοφάγος βοῦς,
εὐρύτατος πάντεσσι μετ' ἰχθύσιν· ἦ ῥά οἱ εὖρος
πολλάκις ἐνδεκάπηχυ δυωδεκάπηχύ τ' ἐτύχθη·

123 περ : παρ' ε, M ante corr. (?) || ***125*** κείνοις v.l. in a^1, P_1, z_2 | πλοκάμοισι (-καμοῖσι) M (?), P_1, z_2 | θύῃ Γ, v.l. in δ, ε, η, W, λ, μ, a^1, v, F : θύει v.l. in Γ (?), β, γ, v.l. in δ, θ, κ, ν, gl. in a^1, L, M, m_1, P_1, R_2, U, z_2. vide „Tempus und Modus", 223 || ***126*** νηῦς γ (?), v.l. in δ, θ, κ, μ, a^1, v, F, L, M post corr., m_1, P_1, R_2, U (proprie νῆις) : ναῦς Γ, β, v.l. in δ, ε, η, W, gl. in κ, λ, ν, gl. in a^1, v.l. in R_2, z_2. vide „Noten", 176 || ***128*** ἴση . . . ἀλκὴ v.l. in δ, v.l. in μ, v, F, gl. in R_2, gl. in U : ἶσαι ... ἀλκὴν Γ, β, γ, v.l. in δ, ε, η, θ, κ, λ, v.l. in μ, ν, a^1, gl. in v (ἀλκὴν?), M (?), m_1, P_1, R_2, U, z_2. ἶσαν . . . ἀλκὴν exhibet W. vide „Noten", 176–177 || ***129*** ἄλκιμον : ἴφθιμον Γ (v.l. ἄλκιμον), v.l. in δ, η, λ, gl. in v | ἰχθῦν v.l. in Γ, v.l. in δ, v.l. in μ, M (?), m_1 (?), z_2 || ***131*** ἰθύουσι v.l. in δ, v.l. in v, m_1 : ἰθύνουσι v.l. in δ, ceteri mss || ***132*** δ' οὔτι : δ' οὔτε v.l. in Γ (?), v.l. in λ. vide „Noten", 100–101 (annot. 400) | οὐδὲ μάχ- : οὔτε μάχ- v.l. in Γ, M. vide „Noten", 100–101 (annot. 400) || ***134*** -ψουσιν β, v.l. in γ, v.l. in ν, M (?), R_2, U. vide „Tempus und Modus", 221 || ***135*** αἵδε β, v.l. in ε. vide „Noten", 69–70 | μεσάτην : νεάτην v.l. in η, θ, P_1 (proprie νει-), z_2 (v.l. μεσάτην) || ***136*** χρίπτουσι v.l. in Γ, β, W, v.l. in κ, v.l. in μ, a^1, R_2. vide „Noten", 33–34 || ***137*** φίλῃ κεχαρημένος ἄγρῃ proponit Brunck || ***138*** νύγματος : δήγματος ε | μιν : νιν λ || ***139*** πυθόμενόν v.l. in Γ, θ, W, v, P_1, z_2 : τρυχόμενόν Γ, β, γ, δ, ε, η, κ, λ, μ, ν, a^1, v.l. in v, F, m_1, R_2, U, v.l. in z_2. τρυχθόμενόν exhibet M. vide „Noten", 177–178 || ***142*** μετ' : ἐπ' v.l. in Γ | ἦ : ἐν β, η, W, v.l. in v, R_2 (v.l. ἦ) | ἦ ῥά οἱ Fajen : ἦ (ἐν) γάρ οἱ mss. ἦ τέ οἱ proponit Hermann. vide „Noten", 178 || ***143*** τέτυκται v.l. in Γ, γ, v.l. in δ, η, v (v.l. τ' ἐτύχθη), m_1, P_1. τετύχθαι (τ' ἐτύχθαι) exhibent κ, U. vide „Noten", 178–179; 66–67 ||

wie mit einer Schnur Fische herbeizieht und fängt, nachdem er nach vorn geneigt im Sand unter seiner Schale sich eingerollt hat. (125) Mit jenen Locken aber hält er sich auch, wenn im Winter die Wogen toben, an Felsen fest, wie ein Schiff, das mit einem Tau an Klippen des Ufers festgemacht ist. – (128) Die Garnelen sind klein von Gestalt, und gering ist auch die Kraft ihrer Glieder, doch mit trügerischer List vernichten sie sogar einen starken Fisch, den Wolfsbarsch („Gierfisch"), der benannt ist nach seiner gierigen Gefräßigkeit. Die Wolfsbarsche nämlich sind ständig darauf aus, Garnelen zu fangen; diese aber haben durchaus nicht die Kraft zu fliehen und zu kämpfen, sondern, indem sie vernichtet werden, vernichten und töten sie ihre Mörder. (134) Denn wenn die Wolfsbarsche mit klaffendem Maul die Garnelen innerhalb ihrer Zahnreihen fassen, springen diese viele Male (empor) und stoßen mitten in den Gaumen ihr spitzes Horn, das ihnen oben auf dem Kopf aufragt. (137) Der Wolfsbarsch aber, gesättigt von geschätzter Beute, achtet den Stich nicht; der aber weitet sich aus und greift um sich, bis der Tod den schwärenden Fisch durch Schmerzen hinwegrafft. Und zu spät erkennt er, daß er von der Lanze eines Toten durchbohrt ist. – (141) Es gibt aber einen Fisch, der im Schlamm lebt, den fleischfressenden Meeresteufel, der am breitesten ist unter allen Fischen. Wahrhaftig, seine Breite beträgt oftmals elf und zwölf Ellen.

οὐτιδανὸς δὲ βίην καί οἱ δέμας ἄμμορον ἀλκῆς,
μαλθακόν· ἐν δέ οἵ εἰσιν ἀείδελοι ἔνδον ὀδόντες
βαιοί τ᾽ οὐ κρατεροί τε· βίῃ δέ κεν οὔτι δαμάσσαι,
ἀλλὰ δόλῳ καὶ φῶτας ἐπίφρονας εἷλε πεδήσας.
δαιτὶ γὰρ ἀνδρομέῃ μέγα τέρπεται, ἔξοχα δ᾽ αὐτῷ
ἀνθρώπων κρέα τερπνὰ καὶ εὐάντητος ἐδωδή.
εὖτέ τιν᾽ ἀθρήσῃ νεάτην ὑπὸ βύσσαν ἰόντα
ἀνθρώπων, ὅσσοισιν ὑποβρύχιος πόνος ἅλμης
μέμβλεται, αὐτὰρ ὁ κυφὸς ὑπὲρ κεφαλῆφιν ἀερθεὶς
νήχεται ἀστεμφής, μεγάρων ὀρόφοισιν ἐοικώς,
ἄτροπος ἀμφιταθείς, σὺν δ᾽ ἔρχεται, ᾗ κεν ἴῃσι
δειλὸς ἀνήρ, μίμνοντι δ᾽ ἐφίσταται ἠύτε πῶμα.
ὡς δ᾽ ὅτε παῖς δολόεντα μόρον λίχνοισι μύεσσιν
στήσηται· τὸν δ᾽ οὔτι πάγης δόλον ὁρμαίνοντα
γαστὴρ ἔνδον ἔλασσε, θοῶς δέ οἱ ἄγγος ὕπερθε
κοῖλον ἐπεσμαράγησεν, ὁ δ᾽ οὐκέτι πολλὰ μενοινῶν
ἐκφυγέειν δύναται γλαφυρὸν σκέπας, ὄφρα ἑ κοῦρος
μάρψῃ τε κτείνῃ τε, γέλων δ᾽ ἐπιθήσεται ἄγρῃ·
ὣς ὅ γ᾽ ὑπὲρ κεφαλῆς βροτέης ὀλοφώιος ἰχθὺς

144 βίην Γ, γ, θ, κ, λ, m$_1$, P$_1$, U, z$_2$: βίῃ v.l. in Γ (?), β, δ, ε, η, W, μ, ν, a^1, v, F, M, R$_2$. vide „Noten", 179 || ***147*** εὔφρονας κ, M. πολύφρονας v.l. est in Γ || ***148*** μέγα : ἐπι- γ, θ, v.l. in μ, m$_1$, R$_2$ (v.l. μέγα), U (v.l. μέγα). μέγα ἐπι- v.l. est in ν; μέγα omittit ε. vide „Noten", 179 || ***150*** ἀθρήσει v.l. in Γ, β, θ, κ, v.l. in ν, F, R$_2$. vide „Tempus und Modus", 221 || ***151*** πόνος θ, κ, v.l. in μ, M, P$_1$: πόρος Γ, β, γ, δ, ε, η, W, v.l. in κ, λ, v.l. in μ, ν, a^1, v, F, m$_1$, R$_2$, U, z$_2$. vide „Noten", 180 || ***152*** κυφὸς Brunck : κοῦφος mss. κυρτὸς proponit Pauw. vide „Noten", 180–181 || ***153*** νήχετ᾽ v.l. in Γ, v.l. in λ, a^1 || ***156*** δ᾽ ὅτε v.l. in Γ (?), β, W, κ, R$_2$: δὲ Γ, γ, δ, ε, η, θ, λ, μ, ν, a^1, v, F, M, m$_1$, P$_1$, U, z$_2$. vide „Noten", 181–182 | μόρον v.l. in Γ, β, γ, δ, ε, v.l. in η, θ, κ, gl. in λ (?), μ, ν, v, F, M, m$_1$, P$_1$, R$_2$, U, z$_2$: φόνον v.l. in Γ, W, gl. in κ, λ, a^1, v.l. in ν, v.l. in U. φόβον v.l. est in η, κόρον v.l. est in M. vide „Noten", 181 || ***157*** στήσηται W : στήσεται v.l. in Γ, β, γ, ε (proprie στῆσέ τε / ἔστησέ τε), v.l. in η, θ, κ, λ, ν, v, M, P$_1$, v.l. in R$_2$, v.l. in U. ἔστησε(ν) exhibent δ, μ, a^1, F, m$_1$, R$_2$, U, z$_2$, v.l. est in Γ, in η, in ν, in v, in M, gl. est in γ. vide „Noten", 181–182 | δόλον : λόχον v.l. in β, gl. in θ, W, gl. in λ (?), v.l. in ν, v (v.l. δόλον), v.l. (gl.?) in m$_1$, v.l. in R$_2$, v.l. in U. vide „Noten", 182 || ***158*** -θε v.l. in Γ, v.l. in β, δ, η, θ, W, κ, v.l. in μ, v.l. in ν, v, m$_1$: -θεν v.l. in Γ, v.l. in β, γ (?), ε, λ, v.l. in μ, v.l. in ν, a^1, F, M, P$_1$, R$_2$, U, z$_2$. vide „Noten", 147 (qua me afferre fugit hunc locum versu 16 ante „4. 82"; proinde dele „158" versu 14!) || ***159*** ἐπεσμ- : ὑπεσμ- v.l. in Γ (?), β, γ, θ, κ, v.l. in μ, v.l. in ν, M, m$_1$, R$_2$ (gl. ἐπεσμ-), U (gl. ἐπεσμ-). vide „Noten", 182–183 || ***160*** γλαφυρὸν : στιβαρὸν v.l. in γ, θ (v.l. γλαφυρὸν), gl. in λ (?), v.l. in μ, ν (v.l. γλαφυρὸν), R$_2$ (v.l. γλαφυρὸν). vide „Noten", 183 || ***161*** μάρψῃ τε : μάρψηται v.l. in Γ, v.l. in η, a^1, U | γέλω v.l. in Γ, P$_1$, U (gl. γέλων). vide „Noten", 184 | δ᾽ : τ᾽ v.l. in Γ (?), v.l. in δ, θ (v.l. δ᾽ ?), m$_1$, P$_1$, U || ***162*** ἰχθῦς v.l. in Γ, v.l. in δ, v.l. in μ, M, z$_2$ ||

(144) Schwächlich aber ist seine Kraft und sein Körper ohne Stärke, weichlich. Und in seinem Maul sind unsichtbar kleine und nicht starke Zähne – durch Stärke könnte er nichts bezwingen, aber durch List umgarnt und fängt er sogar besonnene Menschen. Denn vom Menschen zu fressen gefällt ihm sehr, und Menschenfleisch vor allem ist ihm angenehme und erwünschte Nahrung. (150) Sooft er einen all der Menschen erblickt, die ihre Arbeit in der Salzflut verrichten, wie er in die tiefste Tiefe hinabtaucht, dann hebt er sich gekrümmt empor über dessen Kopf und verharrt dort schwimmend, ähnlich dem Dach eines Hauses, unerbittlich ausgestreckt, geht mit dem armen Menschen, wohin der geht, und setzt sich über ihn, wenn er bleibt, wie ein Deckel. (156) Wie aber wenn ein Knabe naschhaften Mäusen listenreiches Verderben bereitet: Und die Maus, keinerlei Praktik einer Falle gewärtig, treibt der Magen hinein; sogleich aber tönt das Gefäß hohl über ihr, und sie vermag nicht mehr der gewölbten Bedeckung zu entfliehen, so sehr sie auch möchte, bis der Knabe sie packt und tötet, und sein Lachen wird er dazutun – (162) so hat sich über dem Kopf des Mannes der verderbliche Fisch

πέπτατ' ἐρητύων ἀναδύμεναι, εἰσόκ' ἀυτμὴ
φῶτα λίπῃ, ψυχὴν δὲ μετεκπνεύσῃ ῥοθίοισιν·
ἔνθα ἑ τεθνειῶτα δυσώνυμος ἀμφιέπει βοῦς
δαινύμενος, τέχνῃσιν ἑλὼν δυσμήχανον ἄγρην.
Καὶ μέν τις μνιαροῖσιν ἐπὶ πλαταμῶσι νοήσας
καρκίνον αἰνήσει καὶ ἀγάσσεται εἵνεκα τέχνης
κερδαλέης· καὶ τῷ γὰρ ἐπιφροσύνην πόρε δαίμων
ὄστρεα φέρβεσθαι, γλυκερὴν καὶ ἄμοχθον ἐδωδήν.
ὄστρεα μὲν κληῖδας ἀναπτύξαντα θυράων
ἰλὺν λιχμάζοντα καὶ ὕδατος ἰσχανόωντα
πέπταται ἀγκοίνῃσιν ἐφήμενα πετραίῃσι·
καρκίνος αὖ ψηφῖδα παρὰ ῥηγμῖνος ἀείρας
λέχριος ὀξείῃσι φέρει χηλῇσι μεμαρπώς,
λάθρῃ δ' ἐμπελάει, μέσσῳ δ' ἐνεθήκατο λᾶαν
ὀστρέῳ· ἔνθεν ἔπειτα παρήμενος εἰλαπινάζει
δαῖτα φίλην. τὸ δ' ἄρ' οὔτι καὶ ἱέμενόν περ ἐρεῖσαι
ἀμφιδύμους πλάστιγγας ἔχει σθένος, ἀλλ' ὑπ' ἀνάγκης
οἴγεται, ὄφρα θάνῃ τε καὶ ἀγρευτῆρα κορέσσῃ.
Τῷ δ' ἶσα τεχνάζουσι καὶ ἀστέρες ἑρπηστῆρες
εἰνάλιοι· καὶ τοῖς γὰρ ἐπ' ὄστρεα μῆτις ὀπηδεῖ.
ἀλλ' οὐ λᾶαν ἄγουσι συνέμπορον οὐδ' ἐπίκουρον

164 λίποι W, v.l. in λ, a^1, v. vide „Tempus und Modus", 209 | ψυχὴν v.l. in Γ, v.l. in δ, v.l. in η, κ, v.l. in λ, U : ψυχὴ (ψυχή / ψυχῇ) v.l. in Γ, β, γ, v.l. in δ, ε, v.l. in η, θ, W, v.l. in λ, μ, ν, a^1, v, F, M, m_1, P_1, R_2, z_2. vide „Noten", 184–185 | μετεκπνεύσῃ v.l. in Γ, W, gl. in κ, gl. in λ (?), R_2, z_2 : μεταπνεύσῃ v.l. in Γ, β, δ, ε, θ, κ, λ, v.l. in μ, v.l. in ν, a^1, v, F, M, m_1, P_1, U. μεταπνεύσει (μετὰ πν-) exhibet γ, v.l. est in μ, in ν, ἐκπνεύσῃ (-πνέσῃ) exhibet η. vide „Noten", 184–185, „Tempus und Modus", 209 || ***165*** τεθνει- Γ, β, γ, v.l. in δ, ε, η, θ, W, κ, λ, ν, v, m_1, R_2, U, gl. in z_2 : τεθνη- v.l. in Γ (?), v.l. in δ, μ, a^1, F, M, P_1, z_2. vide „Noten", 185 || ***166*** ἑλὼν : ἕδων v.l. in δ, v.l. in θ, v.l. in μ || ***167*** μήν gl. in Γ, η | μνιαροῖσιν : διεροῖσιν v.l. in δ | ἐπὶ : ὑπὸ v.l. in Γ, δ, ε, μ, a^1, F, P_1, z_2. vide „Noten", 186; 191 (annot. 833) || ***170*** γλυκερὰν W, λ || ***171*** θυράων v.l. in Γ, δ, ε, η, b (in manuscripto y_2, qui una cum b constituit μ, versus deest), a^1, v.l. in v, F, gl. in m_1, P_1, R_2, U, z_2 : θυρέτρων v.l. in Γ, β, v.l. in γ, θ, W, κ, λ, ν, v, v.l. in F, m_1. θυράτρων exhibet M, θηρέτρων v.l. est in γ. vide „Noten", 186–187 || ***172*** λιχμάζουσι proponit Schneider. vide „Noten", 187 || ***173*** ὑφήμενα v.l. in Γ, δ, η, P_1. ἐφείμενα exhibet ε, ὑφείμενα exhibet z_2, v.l. est in μ || ***174*** αὖ : δ' αὖ v.l. in Γ (?), v.l. in η. vide „Noten", 145 || ***177*** ὀστρέων (ὀστρείων) v.l. in Γ, β, v.l. in λ, a^1, R_2. vide „Noten", 187–188 || ***180*** θάνῃ τε : θάνηται v.l. in Γ, β, γ, ε, v.l. in η, θ, v.l. in λ, μ (gl. θάνῃ τε?), ν, R_2 ante corr., z_2 || ***181*** ἑρπη- v.l. in Γ, γ, δ, v.l. in η, θ, v.l. in λ, v.l. in μ, v.l. in ν, gl. in v, M, gl. in R_2, z_2 : ἑρπυ- v.l. in Γ, β, ε, v.l. in η, v.l. in θ (?), W, κ, v.l. in λ, v.l. in μ, v.l. in ν, v, F, m_1, P_1, R_2, U, gl. in z_2. ἑρπι- exhibet a^1. vide „Noten", 73–74 || ***183*** ἄγουσι v.l. in Γ, γ, v.l. in η, θ, W, λ, v.l. in ν, v : φέρουσι v.l. in Γ, β, δ, ε, v.l. in η, κ, μ, v.l. in ν, a^1, F, M, m_1, P_1, R_2, U, z_2. ὀχοῦσι proponit Brunck. vide „Noten", 188 | οὐδ' : οὔτ' v.l. in Γ (?), v.l. in η, W, λ ||

ausgestreckt und hindert ihn aufzutauchen, bis den Menschen der Atem verläßt und er sein Leben in den Wellen ausatmet. Da macht sich der verhaßte Meeresteufel um den Toten zu schaffen, schmausend, nachdem er mit seinen Künsten einen schwierigen Fang gemacht hat. – (167) Gewiß wird auch einer, der auf moosigem flachem Gestein einen Taschenkrebs bemerkt, ihn belobigen und bewundern ob seiner schlauen Kunst. Denn auch diesem hat ein Gott die Klugheit verliehen, Austern zu verzehren, eine süße und mühelose Speise. (171) Die Austern öffnen die Riegel ihrer Türen und sitzen Schlamm leckend und nach Wasser verlangend weit geöffnet im Schoße der Felsen. Der Taschenkrebs wiederum hebt einen Kiesel aus der Brandung, packt ihn mit seinen scharfen Scheren und trägt ihn im Schrägschritt; und unvermerkt nähert er sich und setzt den Stein mitten in die Auster. (177) Hierauf rückt er hinzu und tut sich gütlich an der geschätzten Speise. Die Auster aber, so sehr sie auch möchte, hat nicht die Kraft, die beiden Schalen zu schließen, sondern bleibt zwangsweise offen, bis sie stirbt und den Jäger gesättigt hat. – (181) Ähnliches ersinnen auch die kriechenden Eisseesterne; denn auch ihnen ist eine kluge List gegen die Austern eigen. Doch führen sie keinen Stein als Helfer und Freund mit sich,

κεῖνοι, τρηχὺ δὲ κῶλον ἐνηρείσαντο μέσοισι
πεπταμένοις· τὰ μὲν ὧδε πιέζεται, οἱ δὲ νέμονται.
Ὄστρακον αὖ βυθίας μὲν ἔχει πλάκας, ἐν δέ οἱ ἰχθὺς
πίννη ναιετάει κεκλημένος· ἡ μὲν ἄναλκις
οὔτε τι μητίσασθαι ἐπίσταται οὔτε τι ῥέξαι,
ἀλλ᾽ ἄρα οἱ ξυνόν τε δόμον ξυνήν τε καλύπτρην
καρκίνος ἐνναίει, φέρβει δέ μιν ἠδὲ φυλάσσει·
τῷ καὶ πιννοφύλαξ κικλήσκεται. ἀλλ᾽ ὅτε κόχλου
ἰχθὺς ἔνδον ἵκηται, ὁ δ᾽ οὐ φρονέουσαν ἀμύξας
δάγματι κερδαλέῳ πίννην ἕλεν· ἡ δ᾽ ὀδύνῃσιν
ὄστρακα συμπατάγησε καὶ ἔνδοθεν ἐφράσατ᾽ ἄγρην
αὐτῇ τ᾽ ἠδ᾽ ἑτάρῳ, ξυνὸν δ᾽ ἅμα δεῖπνον ἕλοντο.
ὣς ἄρα καὶ πλώτεσσιν ἐν ὑγροπόροισιν ἔασι
τοὶ μὲν κερδαλέοι, τοὶ δ᾽ ἄφρονες, οἷα καὶ ἡμῖν
ἀνδράσιν, οὐδέ τι πᾶσιν ἐναίσιμόν ἐστι νόημα.
Φράζεο δ᾽ ἀφραδίῃ προφερέστατον ἡμεροκοίτην
ἰχθύν, ὃν παρὰ πάντας ἀεργότατον τέκεν ἅλμη.
τοῦ δ᾽ ἤτοι κεφαλῆς μὲν ἄνω τέτραπται ὕπερθεν
ὄμματα, καὶ στόμα λάβρον ἐν ὀφθαλμοῖσι μέσοισιν·
αἰεὶ δ᾽ ἐν ψαμάθοισι πανημέριος τετάνυσται
εὕδων, νυκτὶ δὲ μοῦνον ἀνέγρεται ἠδ᾽ ἀλάληται·
τοὔνεκα κέκληται καὶ νυκτερίς. ἀλλά μιν ἄτη

186 ἰχθῦς v.l. in Γ, v.l. in δ, μ, M, m_1, z_2 || ***190*** δέ : τέ R_2, U || ***192*** ἰχθῦς v.l. in Γ, v.l. in δ, v.l. in μ, M (?), z_2 || ***193*** δάγματι κ, v.l. in ν (?), M ante corr. (?) : δήγματι Γ, β, γ, δ, ε, η, θ, W, λ, μ, ν, a^1, v, F, M post corr., m_1, P_1, gl. in R_2, U, z_2. δίγματι exhibet R_2. vide „Noten", 188 || ***194*** -πλατάγησε P_1, z_2. vide „Noten", 189 | ἔνδον v.l. in Γ (?). vide „Noten", 189 | ἐφράσ(σ)ατο M, U. vide „Noten", 189 || ***195*** δ᾽ : θ᾽ proponit Schneider. vide „Noten", 32–33 (annot. 74) | ἕλοντο : ἔθεντο v.l. in Γ, v.l. in κ, M (v.l. ἕλοντο). vide „Noten", 189–190 || ***196*** πλώτεσ(σ)ιν v.l. in Γ, γ, δ, ε, η, v.l. in θ, W, v.l. in μ, ν, a^1, v, m_1, P_1, R_2, U, z_2 : πλωτοῖσιν (πλώτοισσιν) v.l. in θ, κ, λ, v.l. in μ, F. πλωτῆρσιν v.l. est in Γ, in U, πλώτῃσιν exhibet M post corr., πλώεσσιν exhibet β. vide „Noten", 65–66 || ***197*** τοὶ μὲν : οἱ μὲν v.l. in γ, δ, ε, v.l. in η, μ, v.l. in ν, a^1, gl. in v, F, M, P_1, U. vide „Noten", 72–73 (annot. 254) | τοὶ δ᾽ : οἳ δ᾽ v.l. in γ (proprie θ᾽ οἵ δ᾽), v.l. in ν (proprie θ᾽ οἵ δ᾽), gl. in v, M (proprie τ᾽ οἳ δ᾽), U (proprie οι δ᾽). vide „Noten", 72–73 (annot. 254) || ***198*** οὐδέ τι : οὔτοι proponit Schneider || ***199*** -ρέστερον v.l. in Γ, v.l. in δ, v.l. in θ, v.l. in ν, M, m_1, P_1, U, z_2 (gl. -ρέστατον) || ***200*** ἰχθῦν v.l. in Γ, δ, v.l. in μ, m_1, z_2 | παρὰ gl. in Γ, v.l. in λ, P_1, z_2 : περὶ Γ, β, γ, δ, ε, η, θ, W, κ, v.l. in λ, μ, ν, a^1, v, F, M, m_1, R_2, U. vide „Noten", 58–59 | ἀεργότερον γ, v.l. in κ, m_1 | τέκε λίμνη v.l. in Γ, W, v.l. in λ, ν (τέκεν ἡ λίμνη?), v (v.l. ἅλμη), v.l. in z_2. vide „Noten", 190 || ***202*** ἐν v.l. in Γ, γ, v.l. in η, v.l. in θ, W, κ, λ, ν, v, M, m_1, R_2, U : ἐπ᾽ v.l. in Γ, β, δ, ε, v.l. in η, v.l. in θ, v.l. in μ, gl. in ν, a^1, F, P_1, z_2. ὑπ᾽ v.l. est in μ. vide „Noten", 191 || ***203*** δ᾽ ἐν : δὲ v.l. in Γ (?). vide „Noten", 69–70 ||

sondern stemmen ein hartes Glied mitten in die geöffneten Austern: So werden diese bezwungen, die Eissterne aber sättigen sich. – (186) Eine Muschelschale wiederum findet sich in den Tiefen des Meeres; darin aber wohnt ein Fisch mit Namen Pínne (= Steckmuschel). Dieser ist ohne Kraft und weiß weder etwas zu ersinnen noch etwas ins Werk zu setzen, doch bewohnt mit ihm zusammen Haus und schützendes Obdach ein Taschenkrebs, der ihn nährt und beschützt. (191) Deswegen auch heißt er Pinnophýlax (= Steckmuschelhüter). Aber sooft ein Fisch in die Muschel kam, packte und verwundete der Taschenkrebs die nichtsahnende Pínne mit listigem Biß: Die aber ließ vor Schmerz die Schalen zusammenklappen und gewahrte von innen her Beute für sich und ihren Gefährten, und zusammen nahmen sie ein gemeinsames Mahl ein. (196) So sind auch unter den Tieren, die schwimmend die See durchqueren, die einen listig, andere unverständig, wie bei uns Menschen, und nicht alle etwa haben gebührenden Verstand. – (199) Gib acht nun auf einen Fisch, der alle an Unverstand übertrifft, den Hemerokoítes (= „Tagschläfer“ = Himmelsgucker), den die Salzflut als trägsten von allen geboren. Seine Augen im Kopfe sind nach oben hin gewendet, und sein räuberisches Maul liegt mitten zwischen den Augen. Stets liegt er den Tag über im Sande schlafend ausgestreckt, und nachts allein erwacht er und zieht umher: Deswegen heißt er auch Nykterís (Fledermaus). (205) Doch böses Unheil trifft ihn

γαστρὸς ἀτεκμάρτοιο κακὴ λάχεν· οὐ γὰρ ἐδωδῆς
ἢ κόρον ἠέ τι μέτρον ἐπίσταται, ἀλλ' ἀτέλεστον
λύσσαν ἀεὶ βούβρωστιν ἀναιδέι γαστρὶ φυλάσσει·
οὐδέ ποτ' ἂν λήξειεν ἐδητύος ἐγγὺς ἐούσης,
εἰσόκε οἱ νηδύς τε μέση διὰ πᾶσα ῥαγείη
αὐτός τε προταθεὶς πέσῃ ὕπτιος ἠέ τις ἄλλος
πέφνῃ μιν νεπόδων πυμάτης ἔμφορτον ἐδωδῆς.
σῆμα δέ τοι τόδε γαστρὸς ἀειμάργοιο πιφάσκω·
εἰ γάρ τίς μιν ἑλὼν ξηρῆς ἔπι πειρήσαιτο
χειρὶ βορὴν ὀρέγων, ὁ δὲ δέξεται, εἰσόκεν αὐτοῦ
λαβροτάτου στόματος νηήσεται ἄχρις ἐδωδή.
κλῦτε, γοναὶ μερόπων, οἷον τέλος ἀφραδίῃσι
λαιμάργοις, ὅσον ἄλγος ἀδηφαγίῃσιν ὀπηδεῖ·
τῷ τις ἀεργίην δυστερπέα τῆλε διώκοι
καὶ κραδίης καὶ χειρός, ἔχοι δέ τι μέτρον ἐδωδῆς
μηδ' ἐπὶ πανθοίνῃσι νόον τέρποιτο τραπέζαις·
πολλοὶ γὰρ τοῖοι καὶ ἐν ἀνδράσιν, οἷσι λέλυνται
ἡνία, γαστρὶ δὲ πάντας ἐπιτρωπῶσι κάλωας·
ἀλλά τις εἰσορόων φεύγοι τέλος ἡμεροκοίτου.

206 in manuscriptis h et t (= τ [Γ]) in margine adscriptum est ἀριμάργοιο. vide „Noten", 191–192; 218 || ***207*** ἀτέλευτον ν || ***208*** λύσσαν ἀεὶ (αἰεὶ) : λυσσομανῆ proponit Guietus (Guyet) auctore Schneidero. λυσσάδ' ἀεὶ proponit Hermann. vide „Noten", 192–193 | βουβρῶτιν proponit Köchly. vide „Noten", 193 (annot. 844) || ***210*** μέσον v.l. in Γ, λ | πᾶσα : -σπᾶσα v.l. in Γ, v.l. in η, v.l. in ν, P_1, v.l. in R_2. -στᾶσα exhibet m_1, v.l. est in γ, in U || ***211*** τε : δὲ v.l. in Γ, β, v.l. in δ, ε, η, θ, μ, v.l. in ν, a^1, v, F, P_1, z_2 (gl. τε). vide „Noten", 194 | πέσῃ : θάνῃ v.l. in Γ, γ, v.l. in θ, κ (v.l. πέσῃ), v.l. in ν, v (v.l. πέσῃ), M, m_1, R_2 (v.l. πέσῃ), U. θάνοι v.l. est in θ, gl. est in v. vide „Tempus und Modus", 210, „Noten", 193–194 || ***212*** πέφνει ε, ν, M. vide „Tempus und Modus", 210 | πημάτης v.l. in Γ, β, v.l. in η (proprie πημάτις), v.l. in μ || ***213*** τοι : οἱ v.l. in Γ, β, γ, v.l. in η, v.l. in θ, W, λ, v, m_1, R_2, U, v.l. in z_2 | ἀειμάργοιο v.l. in Γ, β, δ, ε, v.l. in η, v.l. in θ, κ, μ, a^1, v.l. in ν, F, P_1, R_2, v.l. in U, z_2 : ἀτεκμάρτοιο v.l. in Γ, γ, v.l. in η, v.l. in θ, W, λ, ν, v, M, m_1, v.l. in R_2, U. ἀριμάργοιο v.l. est in Γ. vide „Noten", 191–192 | πιφαύ- v.l. in θ, v.l. in κ, μ, M (?), z_2 (?). vide „Noten", 194–195 || ***214*** ξηρῆς ἔπι Köchly : θήρης ἀπο- (ἄπο) mss. vide „Noten", 195 || ***216*** ἐδωδήν v.l. in η, v.l. in θ || ***219*** διώκει μ, v.l. in ν, U || ***220*** ἔχει v.l. in Γ (?), v.l. in β, v.l. in η, v.l. in θ, v.l. in μ, v | δέ τι : δ' ἐπὶ v.l. in Γ, δ, v.l. in η, W, μ, ν, v (v.l. δέ τι), F, m_1, P_1, z_2. δ' ἔτι exhibet M, v.l. est in Γ (?) || ***221*** -θοίνῃσι(ν) v.l. in Γ, β, γ, v.l. in δ, ε, v.l. in η, W, κ, v.l. in λ, μ, ν, v, M, m_1 : -θοίνοισι v.l. in Γ, v.l. in δ, v.l. in η, θ, v.l. in λ, a^1, F, P_1, R_2, U, z_2. vide „Noten", 195–196 | τραπέζῃς v.l. in η, W, a^1 (proprie -ζῃσι) || ***223*** -τρωπῶσι v.l. in Γ, δ, ε, v.l. in η, θ, v.l. in κ, λ, v, M, P_1, z_2 : -τροπῶσι v.l. in Γ, β, v.l. in η, v.l. in κ, μ, R_2, U. -τροπόωσι exhibent γ, W, a^1, m_1, v.l. est in Γ, in R_2, -τροπέωσι (-τρωπ-) exhibent ν, F, v.l. est in Γ (proprie -ουσι), gl. est in v. vide „Noten", 196 || ***224*** φεύγει v.l. in Γ (?), v.l. in β, v.l. in δ, v.l. in θ, W, v.l. in μ, v.l. in ν, R_2 (gl. φεύγοι) ||

wegen seines grenzenlosen Magens. Denn er kennt weder Sättigung noch irgendein Maß beim Fressen, sondern nährt in unendlichem stetem Rasen die Freßgier in seinem schamlosen Magen. (209) Und niemals könnte er ablassen, solange Nahrung in der Nähe ist, bis ihm der Leib in der Mitte vollends zerplatzt und er selber rücklings langhingestreckt niederstürzt, oder ein anderer Fisch ihn tötet, beladen wie er ist mit seinem letzten Mahle. (213) Als kennzeichnend aber für seine stets gierige Freßlust nenne ich dir folgendes: Wenn nämlich einer ihn fangen und auf dem Trockenen auf die Probe stellen sollte, indem er ihm Nahrung mit der Hand darreichte, wird er sie annehmen, bis das Futter sich aufs äußerste in seinem maßlos räuberischen Maule drängt. (217) Hört, ihr Geschlechter der Sterblichen, welches Ende der unverständigen Gefräßigkeit folgt, welche Pein der Völlerei. Darum jage ein jeder weit fort aus Herz und Hand die böse Freude bringende Trägheit und halte Maß beim Essen und freue sich nicht an üppigen Tafeln. (222) Denn auch unter den Menschen sind viele von solcher Art, die die Zügel locker halten und dem Magen alle Leinen lassen. Doch jeder gebe acht und meide das Ende des Hemerokoítes. –

Ἔστι καὶ ὀξυκόμοισι νόος καὶ μῆτις ἐχίνοις,
οἵ τ' ἀνέμων ἴσασι βίας ζαμενεῖς τε θυέλλας
ὀρνυμένας, νώτοισι δ' ἀνοχλίζουσιν ἕκαστος
λᾶαν, ὅσον βαρύθοντα περὶ σφετέρῃσιν ἀκάνθαις
ῥηιδίως φορέοιεν, ἵν' ἀντία κύματος ὁρμῇ
βριθόμενοι μίμνωσι· τὸ γὰρ τρομέουσι μάλιστα,
μή σφας ἐπ' ἠιόνεσσι κυκώμενον οἶδμα κυλίσῃ.
Πουλυπόδων δ' οὔπω τιν' ὀίομαι ἔμμεν' ἄπυστον
τέχνης, οἳ πέτρῃσιν ὁμοίιοι ἰνδάλλονται,
τήν κε ποτιπτύξωσι περὶ σπείραις τε βάλωνται.
ἄνδρας δ' ἀγρευτῆρας ὁμῶς καὶ κρέσσονας ἰχθῦς
ῥηιδίως ἀπάτῃσι παραπλάγξαντες ἄλυξαν.
ἀλλ' ὅτε χειρότερός τις ἐπισχεδὸν ἀντιβολήσῃ,
αὐτίκα πουλύποδές τε καὶ ἰχθύες ἐξεφάνησαν
μορφῆς πετραίης ἐξάλμενοι, ἐκ δὲ δόλοιο
φορβήν τ' ἐφράσσαντο καὶ ἐξήλυξαν ὄλεθρον.
χείματι δ' οὔποτέ φασιν ἐπιστείχειν ἁλὸς ὕδωρ
πουλύποδας· ζαμενεῖς γὰρ ὑποτρομέουσιν ἀέλλας.
ἀλλ' οἵ γε γλαφυρῇσιν ἐνεζόμενοι θαλάμῃσι
πτήξαντες δαίνυνται ἑοὺς πόδας, ἠύτε σάρκας
ἀλλοτρίας· οἱ δ' αὖτις ἑοὺς κορέσαντες ἄνακτας

225 καὶ : δὲ καὶ v.l. in Γ, v.l. in γ, v.l. in η, v.l. in κ, v.l. in ν, R_2 || ***229*** ὁρμῆς v.l. in Γ, θ, κ, P_1, z_2. ὁρμὴν v.l. est in μ. vide „Noten", 196 || ***230*** μίμνουσι v.l. in Γ (?), γ (gl. -ωσι), W, v.l. in μ, v.l. in ν, F, M || ***231*** οἶδμα : κῦμα ε, insuper saepissime glossa || ***232*** ἔμμεναι γ, W, v.l. in ν, m_1 | ἄπιστον v.l. in Γ (?), v.l. in β, v.l. in η, v.l. in κ, v.l. in ν, a^1 || ***233*** ὁμοῖοι v.l. in Γ, ε, v.l. in ν, P_1, U. ὁμοίιον exhibet F, v.l. est in Γ, in ν, ὁμοίῃσιν exhibet δ || ***234*** σπείρας v.l. in Γ, v.l. in λ | βάλονται v.l. in Γ, ε, v.l. in λ, μ, ν, M. βάλωσι(ν) exhibent β, R_2, U, v.l. est in Γ (?) || ***235*** δ' : τ' γ, v.l. in η, θ, κ, v.l. in μ, v.l. in ν, M, R_2, U | κρείσ- v.l. in Γ, γ, ε, η, v.l. in λ, v.l. in μ, a^1, v, F, M, m_1. vide „Noten", 80–81 || ***236*** περιπλ- v.l. in Γ (?), v.l. in β, γ, W, v.l. in λ, v.l. in ν, gl. in m_1 || ***237*** -βολήσει δ, v.l. in λ. vide „Tempus und Modus", 217–218 || ***239*** λόχοιο γ (v.l. δόλοιο), θ (v.l. δόλοιο), v (v.l. δόλοιο), m_1 (v.l. δόλοιο). vide „Noten", 196–197 || ***240*** φορβήν τ' / φορβὴν ἐφράσ(σ)αντο Γ, γ, η, θ, κ, v.l. in λ, v.l. in a^1, v, R_2, U, v.l. in z_2 : χροιήν τ' / χροιὴν ἠλ(λ)άξαντο v.l. in Γ, β, v.l. in γ, δ, W, v.l. in λ, μ, ν, a^1, v.l. in v, v.l. in F, M (proprie χρ. ἀλλάξ-), m_1, P_1, v.l. in R_2, z_2. φορβὴν ἠλλάξαντο exhibet ε, μορφὴν ἠλλάξαντο exhibet F. vide „Noten", 197–198 || ***242*** ἐπιτρομ- θ, gl. in v, R_2. ἀποτρομ- exhibet z_2 (v.l. ὑποτρομ-) | -σιν ἀέλλας v.l. in Γ, v.l. in β, W, λ, v.l. in ν, v.l. in a^1, v, v.l. in R_2, v.l. in U, v.l. in z_2 : -σι θυέλλας v.l. in Γ, β, γ, δ, ε, η, θ, κ, μ, v.l. in ν, a^1, v.l. in v, F, M, m_1, P_1, R_2, U, z_2. vide „Noten", 198 || ***243*** ἐνεζ- δ, ε, v.l. in η, v.l. in θ, μ, a^1, v.l. in v, F, P_1, R_2, U : ἐνιζ- v.l. in Γ, β, γ, v.l. in η, W, v.l. in λ, ν, m_1, z_2. ἀνεζ- v.l. est in θ, ἐφεζ- exhibent κ, v, v.l. est in Γ, in λ, ἑζ- exhibet M, v.l. est in Γ (?). vide „Noten", 198–199 | θαλάμοισι v.l. in Γ, β, γ, v.l. in η, θ (gl. -ῃσι), W, v.l. in λ, v.l. in μ, v (gl. -ῃσι), m_1 (gl. -ῃσι), R_2. vide „Noten", 37–38 || ***245*** αὖθις v.l. in Γ, γ, ν, F, m_1, P_1. vide „Noten", 36 ||

(225) Verstand und listiger Sinn ist auch den stacheligen Seeigeln eigen, die erkennen, wenn die Gewalt der Winde und feindliche Stürme sich erheben, und ein jeder einen Stein sich auf den Rücken laden, so schwer, wie sie ihn auf ihren Stacheln leicht tragen können, damit sie gegen den Ansturm der Flut (genügend) beschwert standhalten. Denn davor zittern sie am meisten, daß die aufgewühlte See sie an das Ufer spült. – (232) Jeder aber, denke ich, kennt schon die List der Kraken, die sich den Felsen angleichen, welchen immer sie gerade umarmen und mit ihren sich windenden Gliedern umschließen. Fischer aber ebenso wie stärkere Fische verwirren sie leicht durch ihre Täuschung und entkommen ihnen. (237) Aber sooft ein schwächerer Fisch in ihre Nähe gerät, schlüpfen sie aus ihrer Felsgestalt und zeigen sich sogleich als Kraken und Fische, und aufgrund ihrer List verschaffen sie sich Nahrung und entgehen dem Verderben. (241) Im Winter aber, heißt es, ziehen die Kraken niemals im salzigen Wasser umher, denn sie zittern vor den feindlichen Sturmwinden. Vielmehr kauern sie geduckt in ihren hohlen Schlupfwinkeln und verzehren ihre Füße wie fremdes Fleisch; die Gliedmaßen aber, nachdem sie ihren Besitzer gesättigt,

246 φύονται· τόδε πού σφι Ποσειδάων ἐπένευσε.
τοῖον καὶ βλοσυρῇσιν ὀρειμάργοισι νόημα
ἄρκτοις· χειμερίην γὰρ ἀλυσκάζουσαι ὁμοκλὴν
249 δῦσαι φωλειοῖο μυχὸν κατὰ πετρήεντα
ὃν πόδα λιχμάζουσιν, ἐδητύος ἔργον ἄπαστον,
μαιόμεναι δαίτην ἀνεμώλιον, οὐδ' ἐθέλουσι
252 προβλώσκειν, εὐκραὲς ἕως ἔαρ ἡβήσειεν.
Ἔξοχα δ' ἀλλήλοισιν ἀνάρσιον ἔχθος ἔχουσι
κάραβος ἀικτὴρ μύραινά τε πουλύποδές τε,
255 ἀλλήλους δ' ὀλέκουσιν ἀμοιβαίοισι φόνοισιν.
αἰεὶ δ' ἰχθυόεσσα μετὰ σφίσιν ἵστατ' ἐνυὼ
καὶ μόθος, ἄλλου δ' ἄλλος ἑὴν ἐπλήσατο νηδύν.
258 Ἡ μὲν ὑπ' ἐκ πέτρης ἁλιμυρέος ὁρμηθεῖσα
φοιταλέη μύραινα διέσσυται οἴδματα πόντου
φορβὴν μαιομένη, τάχα δ' εἴσιδε πούλυπον ἀκτῆς
261 ἄκρα διερπύζοντα καὶ ἀσπασίην ἐπὶ θήρην
ἔσσυτο γηθοσύνῃ· τὸν δ' οὐ λάθεν ἐγγὺς ἐοῦσα·
ἀλλ' ἤτοι πρῶτον μὲν ἀτυζόμενος δεδόνηται
264 ἐς φόβον, οὐδ' ἄρα μῆχος ἔχει μύραιναν ἀλύξαι
ἕρπων νηχομένην τε καὶ ἄσχετα μαιμώωσαν.
αἶψα δέ μιν κατέμαρψε, γένυν δ' ἐνέρεισε δαφοινήν·
267 πούλυπος αὖτ' ἀέκων ὀλοῆς ὑπὸ μάρνατ' ἀνάγκης,

246 ἐπέπνευσε v.l. in Γ, v.l. in η || ***247*** ὀρειμάρ- v.l. in Γ, β, o[1] (in manuscripto r_6, qui una cum o[1] constituit γ, versus deest), δ, η, v.l. in θ, W, μ, ν, v, gl. in F, M, m_1, P_1, gl. in R_2 : ἀειμάρ- v.l. in Γ, ε, v.l. in θ, κ, v.l. in λ, v.l. in ν, F, R_2, U, v.l. in z_2. ἀρειμάρ- exhibent a[1], z_2 (proprie ἀριμάρ-), v.l. est in λ. vide „Noten", 191–192 || ***248*** ἀλυσκάζουσι(ν) v.l. in δ, a[1], gl. in R_2. ἀλυσκάζονται exhibet F. vide „Noten", 199 || ***250*** λιχμαίνουσιν v.l. in Γ, P_1. vide „Noten", 199–200 | ἄπαστον v.l. in Γ, v.l. in β, gl. in δ, ε, η, v.l. in θ, W, κ, gl. in λ, v.l. in ν, v.l. in v (?), F, gl. in M, v.l. in m_1, R_2, U : ἄπιστον v.l. in Γ, v.l. in β, gl. in o[1] (in manuscripto r_6, qui una cum o[1] constituit γ, versus deest), δ, λ, μ, v.l. in ν, a[1], v, m_1. ἄπυστον exhibent o[1], θ, P_1, z_2, v.l. est in Γ, in R_2, gl. est in W, ἀσπαστὸν exhibet M || ***251*** οὐδὲ θέλ- v, a[1]. vide „Noten", 22–23 || ***257*** ἄλλου : ἄλλῳ v.l. in Γ, ε, F | ἐπλήσατο v.l. in Γ, β, o[1] (in manuscripto r_6, qui una cum o[1] constituit γ, versus deest), δ, ε, v.l. in η, W, μ, ν, a[1], F, m_1, P_1, v.l. in z_2 : ἐμπλήσατο v.l. in Γ (?), v.l. in η, θ, κ, λ, gl. in a[1], M, U, z_2. ἐνεπλήσατο exhibent v, R_2, πλήσατο v.l. est in Γ. vide „Noten", 200 || ***258*** ἀλιμυρέης δ, P_1 || ***259*** οἴδματι v.l. in ν, U. ὕδατι v.l. est in γ. sed confer 1. 455–456 || ***260*** φορβῶν U || ***262*** γηθομένη R_2 (v.l. γηθοσύνη). vide „Noten", 200–201 | ἰοῦσα v.l. in Γ, v.l. in λ, v.l. in ν, v.l. in v, U. vide „Noten", 201 || ***263*** πρῶτος θ | μὲν πρῶτον U || ***265*** ἄσχετα v.l. in Γ, ε, θ, κ, λ, v.l. in R_2, U : ἄσπετα v.l. in Γ, β, γ, δ, η, W, μ, ν, a[1], v, F, M, m_1, P_1, R_2, v.l. in U, z_2. vide „Noten", 201–202 | μαιμόωσαν (-μοῶσαν) β, κ, μ, P_1, U. vide „Noten", 123–124 || ***266*** δ' : τ' proponit Schneider. vide „Noten", 32–33 (annot. 74) || ***267*** αὖτ' : δ' αὖ v.l. in a[1], v.l. in z_2 | ὀλοαῖς . . . ἀνάγκαις v.l. in ν ||

wachsen wieder nach. Das hat wohl Poseidon ihnen gewährt. (247) Solch ein Verhalten zeigen auch die wilden im Gebirge wütenden Bären: Denn vor dem Angriff des Winters verkriechen sie sich in den felsigen Winkel ihrer Höhle und lecken ihre Pfote, ein Essen ohne (alle) Nahrung, indem sie nach nichtiger Speise verlangen, und sie sind nicht bereit hervorzukommen, bis der milde Frühling zu voller Kraft gelangt. – (253) Über die Maßen unversöhnlich und feindlich einander gesonnen sind die zufahrende Languste, die Muräne und die Kraken, und sie vernichten einander in wechselseitigem Morden. Und stets entbrennt Krieg unter den Fischen und Getümmel, und der eine füllt sich seinen Leib mit diesem, der andere mit jenem. – (258) Die rasende Muräne kommt aus ihrem meerumspülten Felsen hervor und schießt durch die Wogen der See auf der Suche nach Nahrung. Bald aber erblickte sie den Kraken, wie er am Rande des steilen Ufers dahinkroch, und erfreut stürzte sie sich auf die willkommene Beute. Dem Oktopus aber ist ihre Nähe nicht verborgen geblieben, (263) sondern er wendet sich zunächst in seinem Schrecken hin und her, um zu fliehen, weiß aber keinen Ausweg, der Muräne zu entkommen, der kriechende der schwimmenden und unablässig dahinstürmenden. Und rasch packte sie ihn und stieß ihm die mörderischen Zähne in den Leib. (267) Der Krake dagegen, wenngleich unfreiwillig, kämpft unter tödlichem Zwang

ἀμφὶ δέ οἱ μελέεσσιν ἑλίσσεται, ἄλλοτε ἄλλας
παντοίας στροφάλιγγας ὑπὸ σκολιοῖσιν ἱμᾶσι
τεχνάζων, εἴ πώς μιν ἐρητύσειε βρόχοισιν
ἀμφιβαλών. ἀλλ᾽ οὔτι κακῶν ἄκος οὐδ᾽ ἀλεωρή·
ῥεῖα γὰρ ἀμφιπεσόντος ὀλισθηροῖς μελέεσσιν
ὀτραλέη μύραινα διαρρέει οἷά περ ὕδωρ.
αὐτὰρ ὅ γ᾽ ἄλλοτε νῶτα παναίολα, ἄλλοτε δειρὴν
οὐρήν τ᾽ ἀκροτάτην περιβάλλεται, ἄλλοτε δ᾽ αὐταῖς
ἐμπίπτει στόματός τε πύλαις γενύων τε μυχοῖσιν.
ὡς δὲ παλαισμοσύνης γυιαλκέος ἴδμονες ἄνδρες
δηρὸν ἐπ᾽ ἀλλήλοισιν ἑὴν ἀναφαίνετον ἀλκήν,
ἤδη δ᾽ ἐκ μελέων λιαρὸς καὶ ἀθέσφατος ἱδρὼς
χεύεται ἀμφοτέροισι· τὰ δ᾽ αἰόλα κέρδεα τέχνης
πλάζονται, χεῖρές τε περὶ χροῒ κυμαίνονται·
ὣς καὶ πουλύποδος κοτυληδόνες οὐ κατὰ κόσμον
πλαζόμεναι κενεῇσι παλαισμοσύναις μογέουσιν.
ἡ δέ μιν ὀξυτέρῃσιν ὑπαὶ ῥιπῇσιν ὀδόντων
δαρδάπτει· μελέων δὲ τὰ μὲν κατεδέξατο γαστήρ,
ἄλλα δ᾽ ἔτ᾽ ἐν γενύεσσι θοοὶ τρίβουσιν ὀδόντες,
ἄλλα δέ τ᾽ ἀσπαίρει καὶ ἑλίσσεται ἡμιδάικτα,
εἰσέτι παιφάσσοντα καὶ ἐκφυγέειν ἐθέλοντα.

268 ἄλλοτε v.l. in Γ, v.l. in η, v, R$_2$: ἄλλοτε δ᾽ v.l. in Γ, β, γ, δ, ε, v.l. in η, θ, W, κ, λ, μ, ν, a^1, F, M, m$_1$, P$_1$, U, z$_2$. vide „Noten", 57–58 || ***269*** σκολιοῖσιν (-οῖς) v.l. in Γ, γ, θ, W, κ, ν, v.l. in a^1, F, m$_1$, v.l. in R$_2$, U, v.l. in z$_2$: στερεοῖσιν (-οῖς) v.l. in Γ, β, ε, η, λ, μ, v.l. in ν, a^1, v, P$_1$, R$_2$, z$_2$. στερεῇσιν exhibent δ, M. vide „Noten", 202–203 || ***270*** τεχνάζει v.l. in Γ (?), v.l. in a^1, gl. in M, R$_2$ (?), z$_2$ (v.l. -ζων) || ***271*** οὐδ᾽ : οὔτ᾽ proponit Schneider. vide „Noten", 100–101 (annot. 400) || ***272*** -πεσόντος : -βαλόντος v.l. in Γ, γ, θ, v.l. in ν, gl. in v, F (gl. -πεσόντος), m$_1$, R$_2$, U | -ροῖσι v.l. in Γ (?), θ, a^1, m$_1$, P$_1$, U. vide „Noten", 164–165 | μέλεσσιν θ, P$_1$. vide „Noten", 164–165 || ***274*** παναίολον β, η, μ, M ante corr., R$_2$ || ***275*** αὐταῖς v.l. in Γ, γ, κ, λ, v.l. in ν, a^1, v.l. in R$_2$, U, z$_2$: αὖτε v.l. in Γ, β, v.l. in δ, ε, η, θ, W, μ, gl. in v, F, M, m$_1$, P$_1$, R$_2$. αὖτις v.l. est in δ, in ν, αὖτι exhibet v. vide „Noten", 203 || ***277*** γυιαλκέος : ἀλεγεινῆς W (v.l. γυιαλκέος). γυιαρκέος exhibet R$_2$. vide „Noten", 203–204 || ***279*** λιπαρὸς v.l. in Γ, β, η, v.l. in θ, W, v.l. in μ, v.l. in ν, M ante corr., P$_1$, v.l. in U, insuper saepe glossa. vide „Noten", 204 || ***281*** τε : δὲ v.l. in Γ (?), γ, v.l. in η, θ, κ, v.l. in ν, a^1, P$_1$, R$_2$ (proprie δ᾽ [ἐπὶ]), U. vide „Noten", 32–33 (annot. 74) || ***284*** -τέρῃσιν Γ, β, γ, δ, ε, η, θ, λ, μ, v.l. in ν, a^1 (proprie -τέροισιν), F, M post corr., m$_1$, R$_2$, U, z$_2$: -τόμοις (-σιν) v.l. in Γ, v.l. (gl.?) in β, gl. in γ, v.l. in θ, W, κ, gl. in λ, gl. in μ, v.l. in ν, v, P$_1$, gl. in R$_2$, gl. (v.l.?) in U. vide „Noten", 204–205 | ὑπαὶ v.l. in Γ, γ, θ, v.l. in λ, F, m$_1$: ὑπὸ v.l. in Γ, β, δ, ε, η, W, κ, λ, μ, ν, a^1, v, M, P$_1$, R$_2$, U, z$_2$. vide „Noten", 42 || ***286*** -σι θοοὶ : -σιν ἑοὶ μ, M || ***288*** παιφάσσ- v.l. in γ, v.l. in θ, z$_2$ (v.l. ποιφύσσ-) : ποιφύσσ- ceteri mss excepto manuscripto μ, qui πεφύσσ- exhibet. vide „Noten", 205–206 ||

und windet sich um ihre Glieder, indem er alle Arten Drehungen, mal diese, mal jene, ersinnt mit seinen krummen Peitschen, (um zu versuchen,) ob er sie irgendwie zurückhalte durch enge Umschlingungen. (271) Doch es gibt kein Mittel gegen das Übel und keinerlei Entrinnen: Denn die behende Muräne gleitet mit ihren schlüpfrigen Gliedern leicht durch seine Umarmungen wie Wasser. Der Krake aber umschlingt mal ihren bunten Rücken, mal ihren Hals und die Schwanzspitze, mal gerät er gar in die Pforten ihres Mauls und die Winkel ihres Rachens. (277) Wie aber zwei Männer, erfahren im gliederstarken Ringkampf, lange gegeneinander ihre Kraft vorführen, und schon von den Gliedern beider der Schweiß warm und reichlich herabströmt; die mannigfachen Kunstgriffe gehen in die Irre, und ihre Hände springen auf dem Körper heftig hin und her – (282) so mühen sich auch die Saugarme des Kraken ohne Ordnung irregehend in leerem Ringen. Die Muräne aber zerreißt den Kraken mit ihren spitzen zupackenden Zähnen: Einige Glieder hat der Magen aufgenommen, (286) andere zermahlen noch im Rachen die scharfen Zähne, (wieder) andere zappeln und winden sich halbzerrissen und fahren noch hin und her und wollen noch fliehen.

ὡς δ' ὅτ' ἀνὰ ξυλόχους ὀφίων στίβον ἐξερεείνων
βριθύκερως ἔλαφος ῥινήλατον ἴχνος ἀνεῦρε,
χειὴν δ' εἰσαφίκανε καὶ ἑρπετὸν εἴρυσεν ἔξω,
δάπτει δ' ἐμμενέως· ὁ δ' ἑλίσσεται ἀμφί τε γοῦνα
δειρήν τε στέρνον τε· τὰ δ' ἡμίβρωτα κέχυνται
ἄψεα, πολλὰ δ' ὀδόντες ὑπὸ στόμα δαιτρεύουσιν·
ὣς καὶ πουλύποδος δνοπαλίζεται αἰόλα γυῖα
δυσμόρου, οὐδέ ἑ μῆτις ἐπιφροσύνης ἐσάωσε
πετραίης. εἰ γάρ ποτ' ἀλευόμενος περὶ πέτρην
πλέξηται, χροιὴν δὲ πανείκελον ἀμφιέσηται,
ἀλλ' οὐ μυραίνης ἔλαθεν κέαρ, ἀλλά ἑ μούνη
φράζεται, ἄπρηκτον δὲ πέλει κείνοιο νόημα.
ἔνθα μιν οἰκτείρειας ἀκοσμοτάτοιο μόροιο,
ὡς ὁ μὲν ἐν πέτρῃσιν ὑφέζεται, ἡ δέ οἱ ἄγχι
ἠΰτ' ἐπεγγελόωσα παρίσταται· ὧδέ κε φαίης
μυθεῖσθαι μύραιναν ἀπηνέα κερτομέουσαν·
τί πτώσσεις, δολομῆτα; τίν' ἔλπεαι ἠπεροπεύειν;
ἦ τάχα καὶ πέτρης πειρήσομαι, εἴ σε καὶ εἴσω
δέξηται σπιλὰς ἥδε καὶ ἠμύσασα καλύψῃ.
αὐτίκα δ' ἀγκύλον ἕρκος ἐνιπρίσασα λαφύσσει,

289 ὀφέων θ, R_2 (?), U | στίβον θ, W, λ, ν, L, R_2, U : ὁδὸν Γ, β, γ, δ, ε, y, gl. in W, κ, gl. in λ, μ, gl. in ν, a¹, v, F, gl. in L, M, m_1, P_1, z_2. vide „Noten", 206 || ***290*** βριθόκ- scribit Schneider per errorem. confer James, 69–70 | ἀνεύρῃ L. vide „Tempus und Modus", 218 || ***292*** δάπτει δ' : δάπτει τ' v.l. in Γ (?), P_1. vide „Noten", 32–33 (annot. 74) | ἐμμενέως : ἐμμαπέως v.l. in Γ, L (v.l. ἐμμενέως). sed confer 2. 612, Cyn. 2. 249 | γοῦνα : γυῖα v.l. in Γ, P_1 || ***297*** ποτ' : που v.l. in Γ (?), P_1. καὶ proponit Köchly | ἀλευάμενος v.l. in Γ, W, κ, z_2 (gl. -όμενος). vide „Noten", 206 || ***298*** πλάζηται (-ξ-) v.l. in Γ (?), β, v.l. in γ, W | χροιὴν : χειὴν v.l. in λ, v.l. in ν | δὲ : τε proponit Schneider. vide „Noten", 31 || ***299*** ἀλλ' οὐ : οὐδ' ὣς proponit Brunck. sed confer Denniston, 11–13 | ἔλαθεν W post corr., v.l. in λ, μ, F : ἔλαθε W ante corr., v.l. in λ, ceteri mss | ἀλλά : ἤ ῥά proponit Köchly || ***300*** ἄπρακτον v.l. in Γ, v.l. in γ, gl. in λ, gl. in ν, L, gl. in z_2 | πέλει : φέρει R_2 (v.l. πέλει) || ***302*** ὑφέζεται v.l. in Γ, β, v.l. in γ, ε, θ, κ, λ, ν, M, R_2, U, z_2 : ἐφέζεται v.l. in Γ, δ, v.l. in κ (?), F, m_1. ὑφίζεται exhibent y, a¹, v.l. est in γ, ὑφαίνεται exhibent W, μ, ν, L, P_1, v.l. est in Γ, in ν, in R_2, in U, gl. est in κ. vide „Noten", 206–207 || ***305*** ἠπεροπεύσειν (ὑπεροπ-) v.l. in Γ (?), W. ἐξαπατήσειν exhibet ν, v.l. est in λ || ***306*** εἴ v.l. in Γ, β, ε, θ, W, v.l. in λ, μ, ν, a¹, v, F, M, P_1, R_2, U : ἤν v.l. in Γ, γ, δ, y, κ, v.l. in λ, L, m_1, z_2. vide „Tempus und Modus", 226 || ***307*** δέξηται : δέξεται ἡ v.l. in λ. vide „Tempus und Modus", 226 | ἥδε : ἠὲ v.l. in γ, ε, θ. εἰ δὲ exhibet F | καλύψει v.l. in Γ, γ, y (?), λ, ν, v, F, P_1 (?), R_2, U. vide „Tempus und Modus", 226 || ***308*** ἀγκύλον : οὐλοὸν κ (gl. ἀγκύλον), L, v.l. in M (proprie ὀλοὸν). vide „Noten", 207–208 | -πρίσασα v.l. in Γ (?), y : -πρήσασα δ, ε, v.l. in θ, κ, gl. in λ, μ, ν, a¹, F, L, m_1, v.l. in R_2, v.l. in U. -πλήσασα exhibent Γ, β, γ, θ, W, v, P_1, R_2, U, z_2, v.l. est in λ, in ν, in a¹, gl. est in L, -πληρώσασα exhibet M, -πλώσασα v.l. est in λ, -πλήξασα gl. est in ν. ἐπι- loco praeverbi ἐνι- varia lectio est in Γ, in z_2. vide „Noten", 208 ||

(289) Wie aber wenn im Dickicht ein Hirsch mit schwerem Geweih einen Schlangenpfad sucht und mit Geruchssinn die Spur aufspürt, zur Höhle gelangt und das Reptil hervorzerrt und es ohne abzulassen zerreißt; die Schlange aber windet sich um die Knie (des Hirsches), um Hals und Brust, und ein Teil der Glieder liegt halbverzehrt umher, viele werden von den Zähnen im Maul zerstückelt – (295) so zucken auch die sich ringelnden Glieder des unglücklichen Kraken, und seine kluge Felsenlist hat ihn nicht gerettet. Denn sooft er irgendwann ausweichend sich an einen Fels klammert und ganz ähnliche Farbe anlegt, entgeht er doch nicht dem Witz der Muräne, sondern sie allein erspäht ihn, und seine List ist vergebens. (301) Da möchtest du Mitleid mit ihm bekommen wegen seines so unziemlichen Todes, wie er an den Felsen sitzt, die Muräne aber wie zum Hohn ihm näher kommt; so, möchtest du meinen, redet und spottet die grausame Muräne: (305) „Was duckst du dich, Listiger? Wen denkst du zu täuschen? Alsbald werde ich (so)gar den Felsen angreifen, wenn dich in ihr Inneres diese Klippe aufnimmt und, eingestürzt, dich verbirgt.“ (308) Und sogleich reißt sie den ringsum Zitternden von der Klippe empor, schlägt ihm ihr gerundetes Zahngehege in den Leib und zerfleischt ihn.

χοιράδος αὖ ἐρύουσα περίτρομον· αὐτὰρ ὅ γ' οὔτι,
οὐδὲ δαϊζόμενος, λείπει πάγον οὐδ' ἀνίησιν,
ἀλλ' ἔχεται πέτρης εἰλιγμένος, εἰσόκεν αὐταὶ
λείπωνται μοῦναι κοτυληδόνες ἐμπεφυυῖαι.
ὡς δ' ὅτε περθομένης δηίων ὑπὸ χερσὶ πόληος
ἑλκομένων παίδων τε δορυκτήτων τε γυναικῶν
κοῦρον ἀνὴρ δειρῇ τε καὶ ἀγκάσιν ἐμπεφυῶτα
γειναμένης ἐρύσῃ πολέμου νόμον, αὐτὰρ ὁ χεῖρας
πλέγδην οὐκ ἀνίησιν ἀπ' αὐχένος, οὐδέ ἑ μήτηρ
κωκυτῷ προΐησιν, ὁμοῦ δέ οἱ ἕλκεται αὐτή·
ὣς καὶ πουλύποδος δειλὸν δέμας ἑλκομένοιο
λισσάδι μυδαλέῃ περιφύεται οὐδ' ἀνίησι.
Κάραβος αὖ μύραιναν ἀπηνέα περ μάλ' ἐοῦσαν
ἐσθίει, αὐτοφόνοισιν ἀγηνορίῃσι δαμεῖσαν.
ἢ γὰρ ὁ μὲν πέτρης σχεδὸν ἵσταται, ᾗ ἔνι ναίει
ὀτραλέη μύραινα· δύω δ' ἀνὰ κέντρα τιτήνας
δήια φυσιόων προκαλίζεται ἐς μόθον ἐλθεῖν,
ἶσος ἀριστῆι προμάχῳ στρατοῦ, ὅς ῥά τε χειρῶν
ἠνορέῃ πολέμου τε δαημοσύνῃσι πεποιθὼς
ἔντεσι καρτύνας βριαρὸν δέμας ὀξέα πάλλων
ἔγχεα δυσμενέων προκαλίζεται ὅς κ' ἐθέλῃσιν
ἀντιάαν· τάχα δ' ἄλλον ἀριστήων ὀροθύνει·
ὣς ὅ γε μυραίνης θήγει φρένας, οὐδ' ἐπὶ μῶλον

309 χειράδος v.l. in Γ (?), v.l. in β, ε, y, v.l. in κ, v.l. in ν, M post corr. | ἐρύσασα ν || ***312*** -πωνται δ, ε, θ, W, κ, v.l. in μ, ν, v, M post corr., m_1, z_2 : -πονται Γ, β, γ, y, v.l. in κ (?), λ, v.l. in μ, a^1, F, L, M ante corr., P_1, R_2, U. vide „Tempus und Modus", 209–210 || ***313*** χειρὸς v.l. in Γ, γ || ***314*** δορικτ- v.l. in Γ, δ, κ (v.l. δορυκτ-?), v.l. in μ || ***316*** ἐρύσῃ v.l. in Γ, β, ε, θ, W, gl. in λ, ν, a^1, L, z_2 : ἐρύσει v.l. in Γ, γ, y, v.l. in θ (?), κ, λ, v.l. in μ, v, F, m_1, R_2, U, gl. in z_2. ἐρύῃ v.l. est in μ, gl. est in L, ἐρύει exhibent δ, M, P_1, v.l. est in Γ (?), ἐρύκει v.l. est in Γ. vide „Tempus und Modus", 218 | νόμον v.l. in Γ, v.l. in γ, δ, ε, y, v.l. in θ, W, μ, ν, a^1, v, F, L, P_1, z_2 : νόμῳ v.l. in Γ, β, v.l. in γ, θ, κ, λ, gl. in L, M, m_1, R_2, U, gl. in z_2. vide „Noten", 209 || ***318*** ὁμῶς (ὅμως) v.l. in Γ, β, γ, m_1, R_2 (gl. ὁμοῦ) || ***319*** δειλὸν v.l. in Γ, v.l. in β, δ, W, κ, λ, v.l. in μ, a^1, v, F post corr., L, M, P_1, R_2, U, z_2 : δεινὸν v.l. in Γ, v.l. in β, v.l. in γ, ε, θ, v.l. in μ, ν, m_1. δολιχὸν exhibent β, y, v.l. est in γ (proprie δολικὸν), in R_2. vide „Noten", 209–210 | δέμας : γένος δ (v.l. δέμας?), v.l. in μ || ***323*** ναίει : μένει v.l. in γ, y || ***325*** εἰς θ, v.l. in λ. vide „Noten", 33 || ***328*** -τύνας v.l. in Γ, β, W, λ, v.l. in μ, ν, v, F, L, P_1, R_2, z_2 : -τύνων v.l. in Γ, γ, δ, ε, y, θ, κ, v.l. in μ, a^1, M, m_1, U. vide „Noten", 210 | ὀξέως β, gl. in U || ***329*** ὅς κ' ἐθέλῃσιν : ἐς μόθον ἐλθεῖν δ (v.l. ὅς κ' ἐθέλῃσιν), m_1 (v.l. ὅς κε θέλῃσι). sed confer v. 325 | κε θέλ- v.l. in Γ, v.l. in β, γ, y, v.l. in μ, v.l. in ν, L, M, v.l. in m_1, R_2, z_2. vide „Noten", 22–23; 267–268 ||

Der Krake aber läßt auf keinen Fall, nicht einmal (jetzt), da er zerrissen wird, seinen Fels und gibt nicht nach, sondern klammert sich fest an ihn an, bis allein die Saugarme haften bleiben. (313) Wie aber wenn ein Mann, da eine Stadt durch die Hand der Feinde zerstört wird und Kinder und erbeutete Frauen fortgeschleppt werden, einen Knaben, der sich fest an Hals und Armen der Mutter klammert, nach Kriegsbrauch fortreißt; (316) aber das Kind läßt die verschränkten Arme nicht vom Nacken (der Mutter), und die Mutter gibt ihn unter Klagen nicht frei, zusammen mit ihm wird sie fortgerissen – so auch umschlingt der arme Körper des Kraken, wenn er fortgerissen wird, die nasse Klippe und gibt nicht nach. – (321) Der Languste wiederum erliegt als Beute die Muräne, mag sie auch noch so grausam sein, bezwungen durch (eigenen) selbstmörderischen Mut. Denn die Languste stellt sich nahe dem Felsen auf, in dem die behende Muräne wohnt: Und sie streckt ihre zwei Antennen aus und fordert, feindlichen Atem blasend, zum Kampf, gleich dem tapferen Vorkämpfer eines Heeres, (326) der im Vertrauen auf seine starken Hände und seine Kampfeserfahrung mit dem Panzer den gewaltigen Leib rüstet und, seine scharfen Speere schwingend, von den Feinden zum Kampfe herausfordert, wer immer bereit ist, (auf ihn) zu treffen; und bald stachelt er einen anderen Tapferen an – so reizt die Languste den Sinn der Muräne, und diese zögert nicht zu kämpfen,

δηθύνει, θαλάμης δὲ διαΐξασα κελαινὴ
αὐχένα γυρώσασα, χόλῳ μέγα παιφάσσουσα
ἀντιάᾳ. τὸν δ' οὔτι περισπέρχουσά περ αἰνῶς
βλάπτει τρηχὺν ἐόντα, γένυν δ' ἀνεμώλιον αὔτως
ἐγχρίμπτει, στερεοῖσι δ' ἐτώσια μάρνατ' ὀδοῦσιν·
οἱ δὲ πάλιν γενύεσσιν ἀπηνέος ὡς ἀπὸ πέτρης
παλλόμενοι κάμνουσι καὶ ἀμβλύνονται ἐρωῆς.
τῆς δὲ μέγα φλεγέθει καὶ ὀρίνεται ἄγριον ἦτορ,
εἰσόκε μιν χηλῇσιν ἐπαΐξας δολιχῇσι
κάραβος αὐχενίοιο λάβῃ μέσσοιο τένοντος·
ἴσχει δ' ἐμπεφυὼς χαλκείῃ ὥστε πυράγρῃ,
νωλεμές, οὐδ' ἀνίησι καὶ ἐσσυμένην περ ἀλύξαι.
ἡ δὲ βίῃ μογέουσα καὶ ἀσχαλόωσ' ὀδύνῃσι
πάντῃ δινεύει σκολιὸν δέμας, αἶψα δὲ νῶτα
καράβου ὀξυβελῆ περιβάλλεται ἀμφιχυθεῖσα,
ἐν δ' ἐπάγῃ σκώλοισι καὶ ὀξείῃσιν ἀκωκαῖς
ὀστράκου, ὠτειλαῖς δὲ περιπλήθουσα θαμειαῖς
ὄλλυται αὐτοδάικτος ὑπ' ἀφραδίῃσι θανοῦσα.
ὡς δ' ὅτε θηροφόνων τις ἀνὴρ δεδαημένος ἔργων
λαῶν ἀμφιδόμοισιν ἐναγρομένων ἀγορῇσι
πάρδαλιν οἰστρηθεῖσαν ἐνὶ ῥοίζοισιν ἱμάσθλης

332 (δὲ) διαΐξασα : δ' ἀίξασα (δαίξασα) β, y, v.l. in μ, R_2, U. δ' ἐξαΐξασα exhibet F | κελαινή Schneider : κελαινῆς v.l. in Γ, ε, θ, W, κ, λ, v.l. in μ, ν, a^1, v, F, L, R_2, v.l. in U, z_2. μελαίνης exhibent β, γ, δ, y, M, m_1, P_1, U, v.l. est in Γ, in μ, gl. est in W, in ν, in z_2. vide „Noten“, 210–211 || ***333*** γυρώσασα : κυκλώσασα v.l. in R_2, U (v.l. γυρώσασα). vide „Überlieferung und Euteknios-Paraphr.“, 10 (annot. 23) || ***335*** αὔτως v.l. in Γ, v.l. in γ (?), δ, v.l. in ε, θ, κ, v.l. in λ, μ, ν, v, F (?), L, m_1 (?), P_1, U, z_2 : αὕτως v.l. in Γ, β, v.l. in γ (?), v.l. in ε, y (?), v.l. in λ, a^1. W, M, R_2 plane incerti. vide „Noten“, 70 || ***336*** ἐγχρίμπτει v.l. in Γ (?), δ, W, v.l. in λ, F : ἐγχρίπτει Γ, β, γ, ε, y, θ, κ, v.l. in λ, μ, ν, a^1, v, L, M, m_1, P_1, R_2, U, z_2. vide „Noten“, 33–34 | μάρνατ' v.l. in Γ, v.l. in β, γ, v.l. in δ (?), y, θ, v.l. in κ (proprie μάρναται), v.l. in λ, a^1 (proprie μάρνετ'), v, m_1, P_1, R_2, U, z_2 : μαίνετ' v.l. in Γ, v.l. in β, δ, ε, gl. in θ (proprie μαίνεται), W, κ, v.l. in λ, μ, ν, F, L, M. vide „Noten“, 211–212 || ***337*** ἀπηνέος : ἀτειρέος F || ***340*** -σι μεταΐξας v.l. in Γ (?), κ, P_1 || ***341*** λάβοι v.l. in θ, ν, gl. in v. vide „Tempus und Modus“, 209–210 || ***342*** -κείῃ ὥστε : de hoc hiatu confer R. Keydell, Quaestiones metricae . . ., Berlin 1911 (Diss.), S. 41 || ***347*** δ' ἐπάγῃ v.l. in Γ, β, ε, y, W, κ, λ, μ, ν, a^1, v, F, M, P_1, R_2, U, z_2 : δὲ πάγῃ v.l. in Γ, γ, δ, θ, m_1. vide „Noten“, 66–67, annotationem 224 (qua lectio δὲ πάγῃ per errorem hoc loco dicitur praevalere) | σκώλοισι v.l. in Γ, γ, δ, y, v.l. in θ, κ, v.l. in λ, μ, v, F, m_1, P_1, z_2 : σκολόπεσ(σ)ι v.l. in Γ, β, ε, W, ν, a^1, v.l. in v, gl. in F. κώλοισι exhibet M, v.l. est in R_2, in U, σκώλῃσι exhibent R_2, U, v.l. est in θ, σκώλοις τε v.l. est in Γ, in λ. vide „Noten“, 212 || ***352*** πόρδ- μ, M. vide „Überlieferung und Euteknios-Paraphr.“, 15–16 | οἰστρω- θ, λ | ῥοίζῃσι(ν) / -σεν v.l. in Γ (?), β, v.l. in γ, v.l. in δ, y (proprie ῥίζ-), θ, W, v.l. in λ, gl. in μ, ν, F, m_1 (proprie ῥίζ-), P_1 (proprie -ροίζ-) ||

sondern stößt gräßlich aus ihrem Schlupfwinkel hervor, (333) mit gekrümmtem Nacken, und vor Galle heftig hin- und herfahrend trifft sie (auf die Languste). Doch trotz übereilter Attacke fügt sie der stacheligen Languste keinerlei Schaden zu, stößt sie umsonst mit ihrem Rachen auf sie ein und kämpft vergebens mit ihren scharfen Zähnen: Sie springen in ihrem Rachen wie von einem harten Felsen ab, ermüden und erschlaffen in ihrem kraftvollen Angriff. (339) Ihr wildes Herz aber brennt lichterloh und erregt sich, bis die Languste sie mit langen Scheren anspringt und sie mitten an der Nackensehne packt. Und sie hält sie fest wie mit eherner Feuerzange, unausgesetzt, und läßt sie nicht, mag sie auch eifrig zu entkommen suchen. (344) Und die Muräne, durch Gewalt bedrückt und von Schmerzen gequält, wälzt ihren gewundenen Körper überallhin, umschlingt alsbald in enger Umklammerung den scharfstacheligen Rücken der Languste und wird aufgespießt von den Dornen und spitzen Stacheln der Schale, und mit zahlreichen Verletzungen übersät, geht sie am sich selbst zugefügten Mord zugrunde, stirbt sie am (eigenen) Unverstand. (350) Wie aber wenn ein Mann, erfahren im Töten wilder Tiere, sobald der umbaute Platz sich mit Menschen gefüllt hat, den Leoparden mit knallender Peitsche erregt,

ἐγχείῃ δέχεται ταναήκεϊ δοχμὸς ὑποστάς·
ἡ δὲ καὶ εἰσορόωσα γένυν θηκτοῖο σιδήρου
ἄγρια κυμαίνουσα κορύσσεται, ἐν δ᾽ ἄρα λαιμῷ
ἠύτε δουροδόκῃ χαλκήλατον ἔσπασεν αἰχμήν·
ὣς ἄρα καὶ μύραιναν ἕλεν μόρος ἀφραδίῃσι
δύσμορον αὐτοτύποισιν ὑπ᾽ ὠτειλῇσι δαμεῖσαν.
τοίην που τραφερῆς γαίης ἔπι δῆριν ἔθεντο
ἄμφω ἐνὶ ξυλόχοισιν ὄφις καὶ τρηχὺς ἐχῖνος
ἀντόμενοι· καὶ τοῖς γὰρ ἀνάρσιος αἶσα μέμηλεν.
ἤτοι ὁ μὲν προϊδὼν ὀλοφώιον ἑρπηστῆρα,
φραξάμενος πυκινῇσιν ὑπὸ προβλῆσιν ἀκάνθαις
εἱλεῖται σφαιρηδόν, ὑφ᾽ ἕρκεϊ γυῖα φυλάσσων,
ἔνδοθεν ἐρπύζων. ὁ δέ οἱ σχεδὸν αὐτίκα θύνων
πρῶτα μὲν ἰοτόκοισι περισπέρχει γενύεσσιν,
ἀλλ᾽ αὔτως μογέει κενεὸν πόνον· οὐ γὰρ ἱκάνει
χρωτὸς ἔσω μαλεροῖσι καὶ ἱέμενός περ ὀδοῦσι·
τοίη μιν λάχνη δυσπαίπαλος ἀμφιβέβηκεν.
αὐτὰρ ὁ κυκλοτερὴς ὀλοοίτροχος αἰόλα γυῖα
δινεύων, πυκινῇσι κυλινδόμενος στροφάλιγξιν
ἐμπίπτει σπείρῃσι καὶ οὐτάζει βελέεσσι
χαίτης ὀξυκόμοισιν· ὁ δ᾽ ἄλλοθεν εἴβεται ἄλλος
ἰχὼρ αἱματόεις, τὸν δ᾽ ἕλκεα πόλλ᾽ ἀνιάζει.

353 ἔγχεϊ δ᾽ ἐκδέχ- v.l. in Γ, P_1 | ταναήκεϊ (-ηκέι) : τανυηκέι v.l. in Γ, v.l. in γ, ν, a^1, F, M, z_2. vide „Noten", 212–213 | δόχμιος v.l. in Γ, β, ε, y, κ, λ, ν, F || ***356*** -ήρατον v.l. in γ, y, θ || ***357*** ἔλεν v.l. in Γ, γ, ε, y, W, v.l. in λ, v.l. in μ, ν, F : ἔλε v.l. in Γ, β, δ, θ, κ, v.l. in λ, v.l. in μ, ν, a^1, M, m_1, P_1, R_2, U, z_2 | μόρος Schneider : χόλος mss. τέλος proponit Köchly. vide „Noten", 213 || ***358*** δαμῆναι κ || ***362*** ἑρπη- v.l. in γ, δ, θ, v.l. in λ, μ, v.l. in ν, v, M post corr., m_1, R_2 : ἑρπυ- Γ, β, v.l. in γ, ε, y, W, κ, v.l. in λ, v.l. in ν, a^1, gl. in v, F, M ante corr., gl. in m_1, P_1, U, z_2. vide „Noten", 73–74 || ***363*** προβλῆσι(ν) v.l. in Γ (? / ultro προβόλοισιν), v.l. in μ : προβολῇσιν mss excepto manuscripto θ, qui βολῇσιν exhibet. vide „Noten", 213–214 | ἀκάνθης v.l. in δ, v.l. in μ, ν, F (?). vide „Noten", 214 || ***364*** εἰλ- : spiritus asper huius verbi cum manuscriptis fere exhibeatur anteponendus est |ὑφ᾽ : ἐπ᾽ v.l. in Γ (?), P_1. vide „Noten", 186 || ***365*** θύνων v.l. in Γ, δ, ε, v.l. in κ, v.l. in μ, ν, a^1, F, M, m_1, z_2 : θύων v.l. in Γ, β, γ, y, θ, W, κ, λ, v.l. in μ, v, P_1, R_2, U, v.l. in z_2. vide „Noten", 214 || ***366*** -σιν ἐπισπέρχει v.l. in Γ (?), P_1. vide „Noten", 125–126 (annot. 511) || ***367*** αὔτως v.l. in Γ, β (?), γ (?), δ, y, θ, κ, λ, μ (?), ν, a^1 (?), v, F, M, m_1, P_1, R_2, U, z_2 : αὗτως v.l. in Γ, ε, W. vide „Noten", 70 || ***368*** μαλεροῖς v.l. in Γ, γ, y, m_1 || ***370*** ὀλοοίτροχος (ὁλ-) v.l. in Γ, δ, y, θ, W, v.l. in μ, v.l. in ν, a^1, v, M, R_2, U : ὀλοότροχος (ὁλ-) v.l. in Γ, ε, κ, v.l. in λ, v.l. in ν, F (?), P_1, z_2. ὀλοΐτροχος (ὁλ-) exhibet β, v.l. est in μ, ὀλοοίτριχος (ὁλ-) exhibent γ, m_1, v.l. est in λ (etiam ὀλοότρ-), gl. est in Γ (proprie ὀλοότρ-). vide „Noten", 214–215 || ***373*** χαίτης (-ῃς) Γ, β, gl. in γ, δ, ε, y, W, κ, μ, ν, gl. in v, F, M, P_1, R_2, U, z_2 : χαίταις v.l. in Γ (?), γ, θ, λ, a^1, v, m_1, v.l. in z_2. χαίτων (χαιτῶν) gl. est in β, in κ. vide „Noten", 215–216 | -τόμοισιν W, κ, v. vide „Noten", 215–216 ||

sich ihm quer in den Weg stellt und ihn mit langschneidigem Speer empfängt; (354) der Leopard aber starrt auf die Spitze des geschärften Eisens, wappnet sich gleichwohl mit wilder Wut und empfängt in seiner Kehle wie in einem Köcher die erzgetriebene Lanze – so rafft der Tod auch die unglückliche Muräne in ihrem Unverstande dahin, bezwungen von selbstgeschlagenen Verletzungen. (359) Einen solchen Streit auf der festen Erde tragen wohl auch im Dickicht die Schlange und der stachelige Igel aus, wenn beide (aufeinander) treffen; denn auch sie hat das Geschick zu Feinden bestimmt. Sobald der Igel das verderbenbringende Kriechtier vor sich erblickt, sucht er Schutz unter seinen dichten starrenden Stacheln und rollt sich zu einer Kugel zusammen, unter einem Schutzschild die Glieder zu beschützen, und kriecht von innen her. (365) Die Schlange aber schießt sogleich herbei und stürmt zunächst mit giftspeiendem Rachen gegen ihn an, doch bleibt ihr Mühen vergeblich: Denn sie gelangt nicht bis zum Fleisch mit ihren verderblichen Zähnen trotz ihres Eifers, solch stacheliges Haar umgibt den Igel. (370) Dieser aber, zu einem Rollstein gerundet, dreht seine raschen Glieder im Kreise und stürzt, in zahlreichen Wirbeln sich wälzend, auf die sich ringelnde Schlange und verletzt sie mit den Spitzen seines scharfdornigen Stachelkleides. Und hier und dort fließt Blutwasser, und zahlreiche Wunden quälen das Kriechtier.

ἔνθα μιν ἀμφιβαλὼν περιηγέι πάντοθεν ὁλκῷ
ὑγρὸς ὄφις χαλεποῖσι περιπλέγδην ὑπὸ δεσμοῖς
ἴσχει τ' ἐμπρίει τε, χόλῳ δ' ἐνερείδεται ἀλκήν.
τοῦ δ' εἴσω μάλα πᾶσαι ὀλισθαίνουσιν ἄκανθαι
ὀξέα πεφρικυῖαι· ὁ δ' ἐν σκολόπεσσι πεπηγὼς
οὔτε βίης ἀνίησι καὶ οὐκ ἐθέλων πεπέδηται,
ἀλλὰ μένει γόμφοισιν ἅτε κρατεροῖσιν ἀρηρώς,
ὄφρα θάνῃ, σὺν δ' αὐτὸν ἀπέφθισε θῆρα πιέζων
πολλάκις, ἀλλήλοις δὲ μόρος καὶ πῆμα γένοντο.
πολλάκι δ' ἐξήλυξε καὶ ἔκφυγε δεινὸς ἐχῖνος
ἐκδὺς ἑρπηστῆρος ἀλυκτοπέδης τε κελαινῆς,
εἰσέτι τεθνειῶτος ἔχων περὶ σάρκας ἀκάνθαις.
τοίῃ καὶ μύραινα κακόφρονι δάμναται ἄτῃ,
καράβῳ ἁρπαλέῃ τε καὶ εὐάντητος ἐδωδή.
Κάραβον αὖ καὶ τρηχὺν ὁμῶς καὶ κραιπνὸν ἐόντα
δαίνυτ' ἀφαυρότερός περ ἐὼν καὶ νωθρὸς ἐρωὴν
πούλυπος· ἠνίκα γάρ μιν ὑπὸ σπιλάδεσσι νοήσῃ
αὔτως ἀτρεμέοντα καθήμενον, αὐτὰρ ὁ λάθρῃ
νῶτον ἐπαΐξας περιβάλλεται αἰόλα δεσμὰ
ἰφθίμων δολιχῇσι ποδῶν σειρῇσι πιέζων·
σὺν δέ οἱ ἀκραίαις κοτυληδόσι θερμὸν ἐρείδει

376 ὑγρὸς v.l. in Γ, v.l. in β, δ, ε, W, μ, v.l. in ν, v.l. in v, F, M, m_1, R_2, U : λυγρὸς v.l. in Γ, v.l. in β, γ, y, θ, κ, λ, ν, a^1, v, P_1, v.l. in R_2 (proprie λιγρὸς), z_2. vide „Noten", 216–217 || ***377*** χόλῳ τ' β, y. vide „Noten", 32–33 (annot. 74) || ***378*** μάλα : τάχα v.l. in Γ, κ (v.l. μάλα), ν (v.l. μάλα), P_1. vide „Noten", 217 || ***379*** δ' ἐν : δὲ P_1. sed confer 2. 66, 578, 3. 157, 4. 447 || ***380*** βίην v.l. in ν. vide „Noten", 217 || ***381*** ἅτε κρατεροῖσιν κ : ἀτεκμάρτοις (-σιν) ceteri mss. vide „Noten", 218 || ***382*** θάνῃσι v.l. in Γ, β, κ, R_2. θάνοι exhibet δ. vide „Tempus und Modus", 211–212 | αὐτῷ (αὑτῷ) v.l. in Γ, β, ε, y, v.l. in θ, W, κ, λ, v.l. in ν, a^1, v (gl. αὐτὸν), F, R_2, U, z_2. sed confer 5. 576 | ἐπέφθισε W. vide „Noten", 248–249 (annot. 1114) | πιέζων : δαφοινὸν P_1 || ***384*** δεινὸς Γ, β, γ, y, θ, κ, gl. in λ, v.l. in μ, a^1, gl. in v, gl. in m_1, P_1, R_2, U, v.l. in z_2 : δειλὸς v.l. in γ, δ, ε, W, λ, v.l. in μ, ν, v, F, M, m_1, v.l. in z_2. τρηχὺς exhibet z_2, v.l. est in Γ, in ν, in v. vide „Noten", 209–210 || ***385*** ἑρπη- v.l. in γ, δ, v.l. in θ, μ, gl. in v, F, M, m_1, R_2, gl. in U : ἑρπυ- Γ, β, v.l. in γ, ε, y, v.l. in θ, W, κ, λ, ν, a^1, v, P_1, U, z_2. vide „Noten", 73–74 || ***386*** τεθνει- Γ, β, γ, ε, θ, λ, μ, v.l. in ν, a^1, v, m_1, P_1, R_2, U, gl. in z_2 : τεθνη- v.l. in Γ, δ, y, W, v.l. in ν, gl. in v, F, M, z_2. τεθνι- exhibet κ. vide „Noten", 185 | ἔχει μ | ἀκάνθαις v.l. in Γ, δ, v.l. in λ, μ, ν, v, v.l. in M, m_1, z_2 (?) : ἀκάνθας v.l. in Γ, β, γ, ε, y, θ, W, κ, v.l. in λ, a^1, gl. in v, F, M, P_1, R_2, U. vide „Noten", 218–219 || ***387*** δάμνεται v.l. in Γ, β, γ, y, v.l. in θ, κ, λ, ν, a^1, F, P_1, R_2, U. κίδναται v.l. est in Γ || ***391*** ὑπὸ : περὶ v.l. in Γ, v.l. in z_2 | νοήσει v.l. in ν, P_1. vide „Tempus und Modus", 222–223 || ***392*** αὔτως Γ, β, γ, δ, y, θ, κ, λ, μ, ν, a^1, v, F, M, P_1, R_2, U, z_2 : αὕτως ε, W, m_1. vide „Noten", 70 | ἀτρομ- v.l. in Γ, β, v.l. in γ, δ, ε, κ, λ, ν, m_1, z_2. vide „Noten", 168 | καθήμενον Köchly : καὶ ἥμενον mss. vide „Noten", 219 || ***395*** ἀκραίῃς proponit Rittershusius ||

(375) Da umfaßt ihn die biegsame Schlange von allen Seiten mit ihrem sich windenden Leibe, und in der engen Umschlingung der drückenden Fesseln hält sie ihn und beißt sie ihn, und alle Kraft der Wut wendet sie auf. Doch in ihren Leib dringen tief all die scharfstarrenden Stacheln, und von den Spitzen aufgespießt, (380) läßt sie nicht ab von der Gewalt und ist sie gegen ihren Willen gefesselt, aber sie bleibt wie auf ein hartes Nagelbrett gezwungen, bis sie stirbt; zugleich aber tötet sie oft auch durch ihre drückende Umschlingung den Igel, und sie werden einander Tod und Verderben. (384) Oft aber entkommt und entflieht der gefährliche Igel und löst sich von der Schlange und der unzerreißbaren gräßlichen Fessel mit dem Fleisch der Toten noch auf den Stacheln. Durch solch törichte Freveltat wird auch die Muräne bezwungen, der Languste ein verlockender und willkommener Fraß. – (389) Die Languste wiederum, mag sie auch ebenso stachelig wie behend sein, frißt der Krake, wenngleich er schwächer ist und träge in der Bewegung. Denn wenn immer er sie unter den Klippen bemerkt, wie sie so regungslos dasitzt, springt er ihr unvermerkt auf den Rücken und legt ihr seine rasch beweglichen Fesseln an, indem er sie mit seinen langen starken Beinen bindet und niederdrückt. (395) Mit den Enden seiner Saugarme aber preßt und drückt er die warme

αὐλὸν ἐπισφίγγων στόματος μέσον οὐδ' ἀνίησι
πνοιὴν ἠερίην οὔτ' ἔνδοθεν οὔθ' ἑτέρωθε
(καὶ γὰρ καὶ νεπόδεσσι παλίρροος ἕλκεται ἀήρ),
ἀλλ' ἔχει ἀμφιπεσών. ὁ δὲ νήχεται, ἄλλοτε μίμνει,
ἄλλοτε δ' ἀσπαίρει, ποτὲ δὲ προβλῆσιν ἐπ' ἄκραις
ῥήγνυται. αὐτὰρ ὅ γ' οὔτι βίης μεθίησιν ἄεθλον,
ὄφρα ἑ τεθνειῶτα λίπῃ ψυχή τε καὶ ἀλκή.
δὴ τότε μιν προπεσόντα παρήμενος ἐν ψαμάθοισι
δαίνυται, ἠύτε κοῦρος ὑπ' ἐκ μαζοῖο τιθήνης
χείλεσιν αὖ ἐρύων λαρὸν γλάγος· ὣς ὅ γε σάρκας
λάπτων ὀξυπόροιο κατέσπασεν ἄγγεος ἔξω
μυζήσας, γλυκερῆς δὲ βορῆς ἐπλήσατο νηδύν.
ὡς δέ τις ἡμερόκοιτος ἀνὴρ ληίστορι τέχνῃ
ὁρμαίνων ἀίδηλα, δίκης σέβας οὔποτ' ἀέξων
ἑσπέριος στεινῇσι καταπτήξας ἐν ἀγυιαῖς

397 -θε Fajen : -θεν mss. vide „Noten“, 147 || ***398*** ναὶ γὰρ v.l. in ν, v.l. in v || ***399*** ἔχει : ἔχετ' μ, M. ἴσχει exhibet a^1 || ***400*** δὲ : καὶ β, κ | -βλῆσιν v.l. in Γ, β, W, κ, m$_1$: -βολῇσιν v.l. in Γ, γ, δ, ε, y, θ, λ, μ, ν, a^1, v, F, M, P$_1$, R$_2$, U, z$_2$. vide „Noten“, 213–214 | ἐπ' omittunt β, κ. ὑπ' proponit Schneider (?). vide „Noten“, 191, annotationem 833 (quo loco per errorem lectio ἐπ' *varia lectio* esse dicitur) || ***401*** βίης v.l. in Γ, β, v.l. in γ, v.l. in δ, κ, v.l. in λ, v.l. in μ, ν, a^1, gl. in v, F, M, P$_1$, R$_2$, U, z$_2$: βίῃ v.l. in Γ, v.l. in γ, v.l. in δ, ε, y, θ, W, v.l. in λ, v.l. in μ, v, m$_1$. vide „Noten“, 220 | ἀέθλων v.l. in λ, v || ***402*** ἑ : κε proponit Köchly. vide „Tempus und Modus“, 211 (annot. 14) | τεθνει- v.l. in Γ, β, γ, δ, ε, y, θ, κ, λ, μ, ν, a^1, v, m$_1$, P$_1$, R$_2$, U, z$_2$: τεθνη- v.l. in Γ, W, gl. in ν, gl. in v, F, M. vide „Noten“, 185 | ψυχή : πνο(ι)ή v.l. in Γ, β (v.l. ψυχή), W, κ (v.l. ψυχή), λ, gl. in ν, v (v.l. ψυχή), P$_1$ | καὶ ἀλκή : μένος τε z$_2$ (v.l. καὶ ἀλκή). μένος v.l. est in a^1, in v. confer Hom. Il. 5. 296, 8. 123, 315 || ***404*** ἀπ' ἐκ λ. vide „Noten“, 69 || ***405*** αὖ : αὖτ' Γ (v.l. αὖ?), v.l. in γ, y, θ, λ, ν, a^1, m$_1$, R$_2$, U, z$_2$. vide „Noten“, 220 | ἐρύων Γ, β, v.l. in γ, δ, θ, v.l. in κ (?), v.l. in λ, v.l. in μ, ν, M ante corr., m$_1$, P$_1$, R$_2$, U, z$_2$: ἐρύει v.l. in Γ, v.l. in γ, ε, y, W, v.l. in λ, v.l. in μ, v, F, M post corr. ἐρύειων (ἐρυείων) exhibent κ, a^1. vide „Noten“, 220 | λαρὸν v.l. in Γ, β, ε, v.l. in μ, v, F, gl. in M, P$_1$, R$_2$, U : λιαρὸν v.l. in Γ, δ, θ, κ (proprie ἱλαρὸν), v.l. in μ, a^1, M, m$_1$, v.l. in z$_2$. γλυκερὸν exhibent γ, y, W, λ, v, z$_2$, v.l. est in Γ, in a^1, λιπαρὸν v.l. est in Γ. vide „Noten“, 134–135 || ***406*** λάπτων : δάπτων v.l. in γ (proprie δαίπτων), y, λ, v.l. in μ, M. vide „Noten“, 107–108 (annot. 441) | ὀξυπόροιο : ὀχθηροῖο v.l. in γ (proprie ἰχθηροῖο), θ (v.l. ὀξυπό*ροισι*), W, v.l. in v, v.l. in R$_2$, v.l. in U (proprie -ροῦ). ὀξυτέροιο (-τόροιο) proponit West. confer James, 143–144 | διέσπασεν ν (gl. κατέσπ-) || ***407*** βορῆς : τροφῆς v.l. in μ, gl. in U | ἐπλήσατο v.l. in Γ, v.l. in ν, F, P$_1$: ἐμπλήσατο v.l. in Γ, β, γ, δ, ε, y, θ, W, κ, λ, μ, v.l. in ν, a^1, v, M, m$_1$, R$_2$, U, z$_2$. ἐνεπλήσατο proponit Schneider. vide „Noten“, 200 || ***408*** δέ : δ' ὅτε v.l. in Γ (?), β, κ, F || ***409*** ἀέξων : ἀλέξων proponit Hemsterhuys auctore Schneidero || ***410*** στεινῇσι : στείχησι v.l. in γ, y, θ, M | -πτύξας v.l. in Γ, γ, W, v.l. in κ, ν (gl. -πτήξας), gl. in v, F, R$_2$, gl. in z$_2$ (?) | ἐν : ὑπ' P$_1$ ||

Mundröhre in der Mitte zusammen und läßt keine Atemluft ein noch aus – auch die Fische nämlich atmen Luft –, sondern hält sie fest umklammert. Und die Languste schwimmt mal, mal verharrt sie, (400) mal zappelt sie (wieder), bald stößt sie sich an vorspringenden Felsen. Der Krake aber gibt keineswegs nach im Wettkampf der Stärke, bis die Languste tot ist, sie Leben und Kraft verlassen. (403) Dann, sobald sie niedergestürzt ist, hockt sich der Krake neben sie in den Sand und tut sich gütlich, wie ein Kind, das aus der Brust seiner Amme süße Milch mit den Lippen trinkt, so schlürft er begierig das Fleisch und saugt und zieht es aus der spitzzulaufenden Hülle, und er füllt sich den Leib mit köstlicher Speise. (408) Wie aber ein Tagschläfer, der mit räuberischer List dunkle Dinge erwog, der niemals die Scheu vor dem Recht vermehrte, des Abends in engem Gassenviertel sich niederduckte

ἄνδρα παραστείχοντα μετ' εἰλαπίνην ἐδόκευσε·
καί ῥ' ὁ μὲν οἰνοβαρὴς ἕρπει πάρος ὑγρὸν ἀείδων,
οὐ μάλα νηφάλιον κλάζων μέλος· αὐτὰρ ὁ λάθρῃ
ἐξόπιθε προὔτυψε καὶ αὐχένα χερσὶ δαφοιναῖς
εἷλεν ἐπιβρίσας· κλῖνέν τέ μιν ἄγριον ὕπνον,
οὐ τηλοῦ θανάτοιο, καὶ εἵματα πάντ' ἐναρίξας
ᾤχετο δυσκερδῆ τε φέρων καὶ ἀνέστιον ἄγρην·
τοιάδε καὶ πινυτοῖσι νοήματα πουλυπόδεσσιν.
οἵδε μὲν ἀντίβιοι καὶ ἀνάρσιοι ἔξοχ' ἔασιν
εἰναλίων· μοῦνοι δὲ μετ' ἰχθύσιν αἰολοφύλοις
ποινητῆρες ἔασι καὶ ἀλλήλων ὀλετῆρες.
Ἄλλοι δ' ἰοφόροι νεπόδων, στομάτεσσι δ' ἀεικὴς
ἰὸς ἐνιτρέφεται στυγερός τ' ἐπὶ δάγμασιν ἕρπει.
τοῖον καὶ σκολόπενδρα, δυσώνυμον ἑρπετὸν ἅλμης,
ἶσον ἐπιχθονίῳ δέμας ἑρπετῷ, ἀλλὰ τό γ' ἄτην
κύντερον· εἰ γάρ οἵ τις ἐπιψαύσειε πελάσσας,
αὐτίκα οἱ κνῆστις μὲν ἐπὶ χροῒ θερμὸν ἔρευθος
φοινίσσει, σμῶδιξ δὲ διατρέχει ἠύτε ποίης,
τὴν κνίδα κικλήσκουσιν ἐπωνυμίην ὀδυνάων.
ἐχθρὴ δὲ σκολόπενδρα πανέξοχον ἀσπαλιεῦσιν

411 μετ' : παρ' β, κ, μ. vide „Noten“, 220–221 | -πίνης β, κ, a^1. vide „Noten“, 220–221 | ἐδόκευσε Fajen : ἐδόκησε v.l. in Γ, v.l. in γ, δ, y, μ, v.l. in a^1, M, v.l. in m_1, v.l. in z_2. ἐλόχησε(ν) exhibent β, γ, ε, θ, W, κ (proprie ἐσλόχησε), λ, ν, a^1, v, F, m_1, P_1, R_2, U, z_2, v.l. est in Γ, in δ (?), in M. vide „Noten“, 221–222 || ***413*** λάζων θ, v.l. in m_1 || ***414*** -όπιθε W : -όπισθε v.l. in Γ, β, v.l. in γ, δ, y, θ, κ, v.l. in ν, v, F, M, m_1, R_2, U, z_2. -όπιθεν exhibet μ, -όπισθεν exhibent ε, λ, a^1, P_1, v.l. est in Γ, in γ, in ν || ***415*** κλῖνεν (κλίνεν) δ, W post corr., μ, v, F, m_1 : κλῖνε (κλίνε) Γ, β (proprie κλίνε[ταί] aut κλιναι [τέ]), γ, ε, y (proprie κλῖναι), θ, W ante corr., κ, λ, ν, a^1, M, P_1, R_2, U (proprie κλίνε[ταί]), z_2 || ***417*** τε : δὲ γ, y, θ, R_2, U || ***420*** μοῦνοι : οὗτοι proponit Köchly | δὲ : τε M | -φύλοις : -φοίτοις v.l. in Γ, θ, v.l. in κ, μ, v (v.l. -φύλοις), M. -φόνοις exhibet δ, -φύτοις v.l. est in ν, in R_2, -φότοις v.l. est in κ || ***422*** ἄλλοις δ' ἰοφόρων M post corr. | δ' secundum omittit M || ***423*** -στρέφεται γ, θ | τ' : δ' Γ, γ, δ, y, θ, W, κ, λ, ν, M, m_1, P_1, R_2, U, gl. in z_2 (?) | δάγ- κ (gl. δήγ-), M : δήγ- ceteri mss. vide „Noten“, 188 (qua me fugit afferre hunc locum) || ***424*** οἷον v.l. in Γ, β, v.l. in δ, θ, W, v.l. in λ, μ, v.l. in ν, v.l. in v, P_1, R_2, U (v.l. τοῖον) | -νυμος v.l. in Γ, δ, gl. in z_2 || ***425*** τό γ' : οἱ δ, ε, θ, λ, μ, ν, a^1, F, m_1, U, z_2 (v.l. τό γ'). οἵ γ' exhibet v (v.l. τό γ'), τοι exhibet M | ἄτῃ v.l. in Γ, λ, v.l. in μ, v (v.l. ἄτην), F, M post corr., P_1, R_2 (?), z_2 (v.l. ἄτην). vide „Noten“, 223 || ***427*** ἐπὶ : ὑπὸ v.l. in γ, δ, ε, y, W, μ, a^1, m_1, R_2 post corr., z_2 (v.l. ἐπὶ). ἐνὶ exhibet v (gl. ἐπὶ). vide „Noten“, 191 (annot. 833) | θερμὸν : ὑγρὸν v.l. in v || ***428*** σμῶδιξ (σμώδιξ) : σμῶδιγξ (σμώδιγξ) ε (v.l. σμῶδιξ?), W, v.l. in ν, a^1. σμώδηξ exhibet P_1, v.l. est in Γ. vide „Noten“, 223 || ***429*** -νυμίῃ γ, m_1. confer v. 425 (ἄτῃ) || ***430*** δὲ : καὶ β, R_2, U | πανέξοχα gl. in Γ, β, v.l. in θ (?), gl. in ν, R_2. δυσώνυμος exhibent κ, M ||

und einen Mann belauerte, der auf der Suche nach einem Trinkgelage vorüberging; der Mann also zog weinschwer dahin, sang trunkene Lieder und ließ laut eine nicht sehr nüchterne Melodie vernehmen, (413) der Räuber aber drang unvermerkt von hinten vor, stürzte sich schwer auf ihn und packte ihn mit mörderischer Hand am Hals; und er versetzte ihn in grausamen Schlaf, nicht weit vom Tode entfernt, raubte ihm alle Kleider und ging fort, mit übelerworbener und ungesetzlicher Beute – (418) solcherart sind auch die Anschläge des gewitzten Kraken. Diese (drei) sind unter den Tieren der See am meisten (einander) feindlich gesonnen und (miteinander) verfeindet, und allein unter den Fischen verschiedener Art sind sie einander Rächer und Mörder. – (422) Andere Tiere der See sind giftig, und ein übles Gift gedeiht in ihrem Maule und kriecht verderbenbringend in ihren Biß. Solcherart ist auch die Skolòpendra, eine gräßliche Schlange der Salzflut, an Gestalt gleich der Schlange des Landes, doch unheilvoller und gefährlicher. Wenn nämlich einer ihr nahekommen und sie berühren sollte, (427) ruft sogleich ein Jucken eine heiße Rötung auf der Haut hervor, und eine Strieme verbreitet sich wie von der Pflanze, die Nessel heißt nach den Schmerzen (, die sie verursacht). Verhaßt aber ist vor allem den Fischern, der Skolòpendra nahezukommen:

ἐμπελάειν· εἰ γάρ ποτ᾽ ἐπιψαύσειε δελέτρου,
οὐκ ἄν τις νεπόδων κείνου πέλας ἀγκίστροιο
ἔλθοι· τοῖον γάρ οἱ ἀπεχθέα μίσγεται ἰόν.
Τοίη καὶ βαλιῇσιν ἰουλίσι τέτροφεν ἄτη
ἂν στόμα· τὰς δὲ μάλιστα βυθῶν διφήτορες ἄνδρες
δύπται σπογγοτόμοι τε δυηπαθέες στυγέουσιν·
εὖτε γὰρ ἀθρήσωσιν ἐρευνητῆρα θαλάσσης
σπερχόμενον ποτὶ βυσσὸν ὑποβρυχίοισι πόνοισιν,
αἱ δ᾽ ἀπὸ πετράων μάλα μυρίαι ὁρμηθεῖσαι
ἄνδρα περιπροθέουσι καὶ ἀθρόαι ἀμφιχέονται
καί μιν ὁδοῦ βλάπτουσι πονεύμενον, ἄλλοθεν ἄλλαι
κνίζουσαι στομάτεσσιν ἀναιδέες. αὐτὰρ ὁ κάμνει
ὕδασι καὶ στυγερῇσιν ἰουλίσιν ἀντιβολήσας,
χερσὶ δ᾽, ὅσον σθένος ἐστίν, ἐπειγομένοις τε πόδεσσι
σεύει ἀμυνόμενος διερὸν στρατόν· αἱ δ᾽ ἐφέπονται
ἀστεμφεῖς, μυίαις ἐναλίγκιαι, αἵ ῥά τ᾽ ἐπ᾽ ἔργοις
ἀνέρας ἀμητῆρας ὀπωρινὸν μογέοντας
πάντοσ᾽ ἀνιηραὶ θέρεος στίχες ἀμφιπέτονται.
οἱ δ᾽ ἅμα μὲν καμάτῳ τε καὶ ἀκρήτοισι βολῇσιν
ἠέρος ἱδρώουσιν ἀνιάζουσί τε μυίαις

431 -λάειν v.l. in Γ, gl. in γ, δ, ε, y, θ, κ, μ, v.l. in ν, a^1, F : -λάαν v.l. in Γ, β, γ, W, λ, v.l. in ν, v, M, m_1, P_1, R_2, U. -λάσαι exhibet z_2 (vv.ll. -λάειν, -λάαν). vide „Noten“, 224 | -σειε δελέτρου Gesner auctore Schneidero : -σειεν ἐλύτρου mss. vide „Noten“, 224–225 || ***432*** οὐκ ἄν : οὔ κέν κ (gl. ἄν), M ante corr. || ***433*** ἀπεχθέα v.l. in Γ, δ, ε, κ, λ, μ, a^1, v, F, gl. in R_2, z_2 : ἐπαχθέα v.l. in Γ, β, γ (?), y, θ, W, ν, M, m_1, P_1, R_2, U. vide „Noten“, 225 || ***434*** βαλιῇσιν : ἁλίῃσι(ν) v.l. in Γ, δ, P_1, v.l. in R_2, v.l. in U. βλοσ(σ)υρῇσιν v.l. est in Γ, in γ, in λ, in M, in U, ῥαδινῇσιν v.l. est in Γ || ***435*** βυθοῦ λ || ***436*** δυσπαθέες δ, y, v.l. in λ, F. δυηπενθέες exhibent β, R_2 (gl. -παθέες) || ***437*** -σουσιν v.l. in δ, m_1. vide „Tempus und Modus“, 221 || ***438*** ποτὶ : περὶ ε, v.l. in μ, a^1. παρὰ exhibet F. confer 5. 176, 622 || ***439*** αἱ δ᾽ Fajen : αἵδ᾽ (αἵ δ᾽) mss. vide „Noten“, 69–70 || ***441*** ἄλλαι : ἄλλη v.l. in Γ, v.l. in γ, y, θ, W, v.l. in λ, μ, v.l. in ν, a^1, F, M post corr. vide „Noten“, 48 || ***442*** ἀναιδέσ(σ)ιν v.l. in Γ, δ, v.l. in ν (-δέεσσιν?), m_1, z_2 (v.l. ἀναιδέες). vide „Noten“, 225 || ***443*** ὕδατι v.l. in Γ, γ, v.l. in θ (?), v.l. in λ, m_1. vide „Noten“, 226 | στυγερῇσιν : σμυγερῇσι(ν) v.l. in β, θ (gl. στυ-), W, v.l. in μ, U. vide „Noten“, 226–227 || ***446*** ἀστεμφεῖς : ἀτρεπέες P_1 | -αλίγκιοι (-αλίγγιοι) β, gl. in θ. vide „Noten“, 227 | ἐπ᾽ : ἐν P_1. vide „Noten“, 191 (annot. 833) || ***447*** ὀπωρινοῖς v.l. in ν || ***448*** ἀνιαραὶ λ, v.l. in ν, a^1, F | -ιπέτονται : -ιέπονται v.l. in Γ, γ, δ, λ, m_1. -αγέρονται exhibent v (v.l. -ιπέτονται), U (v.l. -ιπέτονται), v.l. est in μ. vide „Noten“, 227–228 || ***449*** ἀκρήτοισι : ἀπρήκτοις (-σι) v.l. in Γ (?), β (? / v.l. ἀκρήτοις), M (v.l. ἀκρήτοισι), v.l. in U. confer 4. 15 || ***450*** ἠέρος : αἰθέρος F | τε μυίαις κ, v.l. in λ, v.l. in ν, a^1, v, F, M (proprie τε μύαις), R_2 : τε μυῖαι v.l. in Γ, ε, y, W, v.l. in μ, v.l. in ν, gl. in v, U, gl. in z_2. δὲ μυίαις v.l. est in γ, δὲ μυῖαι exhibent β, δ, θ, m_1, P_1, z_2, v.l. est in Γ, in γ, in λ (?), in μ. vide „Noten“, 228 ||

(431) Denn wenn sie einmal die Lockspeise berühren sollte, würde sich kein Tier der See jenem Haken nähern: Solch hassenswertes Gift nämlich mischt sie ihm bei. – (434) Solch Unheil gedeiht auch im Maule der buntfarbenen Meerjunker; vor ihnen fürchten sich besonders Männer, die die Tiefen der See erforschen, Taucher und die unglückseligen Schwammsucher. (437) Denn sooft die Meerjunker einen erblicken, der das Meer erkundet, wie er zu den Tiefen mühevoll hinabtaucht, lösen sie sich zu unzähligen von den Felsen und umschwimmen und umschwärmen den Mann dichtgedrängt, und sie hindern ihn am Wege bei der Arbeit, indem sie ihn hier und dort mit ihrem Maule stechen, schamlos wie sie sind. (442) Der Mann aber stellt sich, und er müht sich mit dem Wasser und den verhaßten Meerjunkern, und mit seinen Händen, soweit die Kraft reicht, und strampelnden Beinen scheucht und wehrt er das nasse Heer. Sie aber folgen beharrlich nach, vergleichbar den Fliegen, (446) welche die Schnitter bei der Arbeit überallhin umfliegen, wenn diese im Herbst sich plagen, die lästigen Schwärme der Ernte. Und die Männer (bei der Ernte) schwitzen zugleich unter der Mühe und den heftigen Wärmestrahlen der Luft, und sie quälen sich über alles Maß mit den Fliegen.

ἐκπάγλως· αἱ δ' οὐδὲν ἀναιδείης χαλόωσι,
πρὶν θανέειν ἢ ξανθὸν ἀπ' ἀνέρος αἷμα πάσασθαι.
τόσσος ἔρως καὶ τοῖσιν ἐν ἰχθύσιν αἵματος ἀνδρῶν.
Οὐ μέν θην ἀβληχρὸν ἔχει δάκος εὖτε χαράξῃ
πούλυπος ἑρπηστὴς ἢ σηπίη, ἀλλὰ καὶ αὐτοῖς
ἐντρέφεται βαιὸς μέν, ἀτὰρ βλαπτήριος ἰχώρ.
Κέντρα δὲ πευκήεντα μετ' ἰχθύσιν ὡπλίσσαντο
κωβιός, ὃς ψαμάθοισι, καὶ ὃς πέτρῃσι γέγηθε
σκορπίος, ὠκεῖαί τε χελιδόνες ἠδὲ δράκοντες
καὶ κύνες, οἳ κέντροισιν ἐπώνυμοι ἀργαλέοισι,
πάντες ἀταρτηροῖς ὑπὸ νύγμασιν ἰὸν ἱέντες.
Τρυγόνι δὲ ξιφίῃ τε θεὸς κρατερώτατα δῶρα
γυίοις ἐγκατέθηκεν ὑπέρβιον ὅπλον ἑκάστῳ
καρτύνας· καὶ τῷ μὲν ὑπὲρ γένυν ἐστήριξεν
ὄρθιον, αὐτόρριζον, ἀκαχμένον, οὔτι σιδήρου
φάσγανον, ἀλλ' ἀδάμαντος ἰσοσθενὲς ὄβριμον ἆορ.
οὐ κείνου κρυόεσσαν ἐπιβρίσαντος ἀκωκὴν
οὐδὲ μάλα στερεὴ τλαίη λίθος οὐτηθεῖσα·
τοίη οἱ ζαμενής τε πέλει πυρόεσσά τ' ἐρωή.
τρυγόνι δ' ἐκ νεάτης ἀνατέλλεται ἄγριον οὐρῆς
κέντρον ὁμοῦ χαλεπόν τε βίῃ καὶ ὀλέθριον ἰῷ.
οὐδέ κεν οὐ ξιφίης, οὐ τρυγὼν ἐν γενύεσσι
φορβὴν πρόσθε πάσαιτο, πάρος βελέεσσι δαφοινοῖς

452 ξουθὸν proponit Wasse. vide „Noten", 228–229 | ἀπ' : τ' v.l. in Γ, γ, θ. ἐπ' exhibet a^1, v.l. est in ν || ***453*** τόσσος : τοῖος v.l. in Γ, γ (v.l. τόσος), y, θ, v (v.l. τόσος), M post corr., v.l. in R_2, U. vide „Noten", 229 || ***454*** μὴν λ, insuper saepius glossa. vide „Noten", 22 || ***455*** ἑρπη- γ, δ, θ, W, μ, v.l. in ν, a^1, v, F, M, m_1, U (?) : ἑρπυ- Γ, β, ε, y, κ, λ, v.l. in ν, gl. in a^1, gl. in v, gl. in m_1, P_1, R_2, z_2. vide „Noten", 73–74 | -στὴρ δ, y, a^1, m_1, gl. in z_2. vide „Noten", 73–74 || ***456*** αὐτὰρ v.l. in Γ, v.l. in β, v.l. in ε, κ, v.l. in ν, a^1, M || ***457*** ὡπλίσσαντο : ἐμπλήσαντο v.l. in λ || ***462*** δὲ : τε v.l. in Γ (?), γ, ε, W, κ, a^1, F, P_1. vide „Noten", 76 (annot. 272) | -ρώτερα θ, P_1 || ***464*** τῷ : τοῦ κ. vide „Noten", 229 || ***466*** ὄμβρι- v.l. in Γ, v.l. in β, v.l. in γ, v.l. in ε, v.l. in κ, v.l. in λ, ν, a^1, M, U, z_2 post corr. confer 1. 360 || ***469*** πέλει v.l. in Γ, β, W, v.l. in λ, v.l. in ν, v.l. in F, v.l. in R_2, gl. in U : βίῃ v.l. in Γ, γ, δ, ε, y, θ, κ, v.l. in λ, μ, ν, a^1, v, F, M, m_1, P_1, R_2, U, z_2. vide „Noten", 230 | κρυόεσσά(-σα) v.l. in v, P_1, v.l. in R_2, U (v.l. πυρόεσσα). vide „Noten", 230 || ***471*** ὀλέθριον : ἄγριον v.l. in Γ, β (gl. ὀλέθριον), δ, y, θ, m_1, v.l. in R_2, gl. in U. vide „Noten", 230 || ***472*** ξιφίης γ, δ, ε, θ, μ, v.l. in ν, M, m_1, P_1, v.l. in R_2, U, z_2 : ξιφίαι Γ, β, y, W, κ, v.l. in λ, ν, a^1, v, F post corr., R_2. ξιφίας v.l. est in λ. vide „Noten", 230–231 | τρυγὼν γ, δ, θ, gl. in ν, F, M post corr. (proprie τρυγὸν?), m_1, P_1, gl. in R_2, U, z_2 : τρυγόνες Γ, β, ε, y, W, κ, λ, μ, ν, a^1, v, R_2. vide „Noten", 230–231 || ***473*** πάσαιτο Fajen : πάσαιντο v.l. in Γ, gl. in λ, μ, F, M ante corr., z_2. πάσαντο exhibent β, γ, δ, ε, y, θ, W, κ, λ, ν, a^1, v, M post corr., m_1, P_1, R_2, U, v.l. est in Γ. vide „Noten", 230–231 ||

(451) Die aber lassen keineswegs ab von ihrer dreisten Schamlosigkeit, bis sie getötet werden oder das helle Blut des Menschen getrunken haben. So großes Verlangen haben auch diese Fische nach menschlichem Blut. – (454) Gewiß nicht schwächlich ist der Biß des kriechenden Kraken oder des Tintenfisches (Sepie), wenn einer zubeißt, vielmehr bildet sich auch bei ihnen eine geringe, aber schädliche Flüssigkeit. – (457) Mit spitzen Stacheln aber rüstet sich unter den Fischen die Grundel, die am Sand, und der Drachenkopf, der an Felsen Freude findet, die behenden Flughähne und die Drachenfische und die Hundshaie, die nach ihren schlimmen Stacheln benannt sind; sie alle mischen Gift unter ihren verderbenbringenden Stich. – (462) Dem Stechrochen aber und dem Schwertfisch hat ein Gott die stärksten Gaben in den Körper gesenkt, einen jeden mit einer mächtigen Waffe gerüstet. Und so hat er dem Schwertfisch über dem Rachen ein Schwert eingesetzt, gerade aufwärtsführend, festverwurzelt und scharf, keinen Säbel aus Eisen, sondern ein mächtiges Schwert, an Kraft dem Diamanten gleich. (467) Stößt der Schwertfisch kraftvoll mit seiner schrecklichen spitzen Waffe zu, möchte nicht einmal härtester Fels die Wunde aushalten, so grimmig und feurig ist sein Angriff. (470) Dem Stechrochen aber wächst aus der äußersten Schwanzspitze ein böser Stachel, zugleich schlimm durch seine Kraft und verderblich durch sein Gift. Und nicht der Schwertfisch, nicht der Stechrochen würde mit seinem Rachen Nahrung anrühren, ohne mit den mörderischen Waffen

οὐτῆσαι ζωόν τε καὶ ἄπνοον ὅττι παρείη.
ἀλλ᾽ ἤτοι ξιφίην μὲν ἐπὴν προλίπῃσιν ἀυτμή,
αὐτίκα οἱ κἀκεῖνο συνέφθιτο καρτερὸν ἆορ,
αὐτῷ δ᾽ ὅπλον ἄνακτι συνέσβετο, καδδὲ λέλειπται
ὀστέον οὐδενόσωρον, ἀμήχανον ὅσσον ἰδέσθαι
φάσγανον· οὐδέ κεν ἄν τι καὶ ἱέμενος τελέσειας.
τρυγονίου δ᾽ οὔπω τι κακώτερον ἔπλετο πῆμα
τρώματος, οὐδ᾽ ὅσα χεῖρες ἀρήια τεχνήσαντο
χαλκήων, οὐδ᾽ ὅσσα φερεπτερύγων ἐπ᾽ ὀιστῶν
Πέρσαι φαρμακτῆρες ὀλέθρια μητίσαντο·
τρυγόνι γὰρ ζωῇ τε βέλος ῥίγιστον ὀπηδεῖ
ζαφλεγές, οἷόν πού τις ἀνὴρ πέφρικεν ἀκούων,
ζώει τε φθιμένης καὶ ἀτειρέα ῥύεται ἀλκὴν
ἄτροπον· οὐδ᾽ ἄρα μοῦνον ἐνὶ ζῴοις ἀίδηλον
ἄτην, ὅσσα βάλῃσιν, ἐρεύγεται, ἀλλὰ καὶ ἔρνος
καὶ πέτρην ἐκάκωσε καὶ εἴ ποθι κεῖνο πελάσσῃ.
εἰ γάρ τις περιθηλὲς ἀεξόμενον φυτὸν ὥραις,
θαλλοῖς τ᾽ εὐφυέεσσι καὶ εὐκάρποισι γονῇσι,
νέρθεν ὑπαὶ ῥίζῃσιν ἀναιδέι τύμματι κείνῳ
οὐτήσῃ, τόδ᾽ ἔπειτα κακῇ βεβολημένον ἄτῃ
λήγει μὲν πετάλων, κατὰ δὲ ῥέει ἠύτε νούσῳ

476 καὶ ἐκεῖνο β | κατέφθιτο ν (v.l. συνέφθιτο) || ***477*** καδδὲ (καδδ᾽ ἐ-; ceterum accentus interdum deest) : κατα- a^1 | -λειπτο v.l. in Γ, F, U (gl. -λειπται), z_2 || ***480*** τρυγονίου δ : τρυγόνι v.l. in Γ (ultro τρυγῶνος, τρυγῶνι[ς]), β, γ, ε, θ, W, κ, μ, ν, a^1, v, F, M, m_1, P_1, R_2, U, z_2. τρυγόνος exhibet λ, v.l. est in Γ, in β, in ν, τρυγόνοσι exhibet y. vide „Noten“, 231 | πῆμα : χρῆμα v.l. in ε || ***482*** ἐπ᾽ : ὑπ᾽ y, P_1 || ***485*** οἵου . . . ἀκωκήν proponit Köchly || ***486*** τε : δὲ v.l. in Γ, β, γ, θ, κ, v.l. in λ, ν, v, U || ***487*** ἄτρομον v.l. in δ, θ, μ, M (gl. ἄτροπον). ἄτρομος exhibet P_1, ἄτρεπτον exhibet κ (v.l. ἄτροπον?). vide „Noten“, 231–232 || ***489*** πελάσ(σ)ῃ v.l. in Γ, v.l. in β, W, v.l. in λ, μ, v.l. in ν, F, P_1, R_2 : πελάσ(σ)ει v.l. in Γ, v.l. in β, γ, δ, ε, y, θ, κ, v.l. in λ, v.l. in ν, a^1, v, m_1, U, z_2. πελάσ(σ)εις exhibet M. vide „Tempus und Modus“, 226 (annot. 91) || ***490*** περιθηλὲς M : κ᾽ ἐριθηλὲς (τ᾽ ἐριθ- / ἐριθ-) ceteri mss exceptis manuscriptis β et y, qui κ᾽ ἐριθαλὲς (ἐριθαλὲς) exhibent. vide „Tempus und Modus“, 225–226 || ***492*** ὑπαὶ v.l. in Γ, v.l. in γ, v.l. in κ (?), v, F, m_1, z_2 : ὑπὸ v.l. in Γ, β, ε, θ, W, κ, λ, μ, ν, a^1, M, P_1, R_2, U. ὑπὸρ exhibent δ, y, v.l. est in γ. vide „Noten“, 42 | ἀναιδέι : ἀπηνέι M post corr. (ex ἀπηνέῳ), v.l. in R_2, z_2 (v.l. ἀναιδέι) | τύμματι : νύγματι v.l. in Γ, P_1 | κεῖνο v.l. in Γ || ***493*** οὐτήσῃ v.l. in δ, ε, v.l. in θ, v.l. in λ, gl. in a^1 : οὐτήσει Γ, β, γ, v.l. in δ, y (proprie οὐτίσει), v.l. in θ, W, κ, v.l. in λ, μ, ν, a^1, v, F, m_1, P_1, R_2, U, z_2. οὐτῆσαι exhibet M (accentus post corr.). vide „Tempus und Modus“, 225–226 | βεβλη- v.l. in Γ, v.l. in γ, ε, M (?), insuper saepius glossa. vide „Noten“, 232 || ***494*** δὲ ῥέει (δ᾽ ἐρέει) v.l. in Γ, β, y, v.l. in λ, v.l. in ν, M, P_1, U : δὲ ῥρέει (δὲ ρρέει, δ᾽ ἐρρέει) v.l. in Γ, v.l. in γ, δ, θ, κ, v.l. in λ, μ, v.l. in ν, a^1, v, F, m_1, z_2. δ᾽ αὖ ῥέει exhibent W, R_2, v.l. est in Γ, in ν, δ᾽ ἔρρεεν exhibet ε, (κατα-)ρρέει (particula δὲ carens) v.l. est in γ ||

getroffen zu haben, was immer an lebender oder lebloser Beute in der Nähe ist. (475) Aber wenn den Schwertfisch der Lebensatem verläßt, geht sogleich mit ihm auch sein starkes Schwert zugrunde, erlischt zusammen mit ihrem Herrn die Waffe, und zurück bleibt ein unnützer Knochen, ein riesengroßes Schwert nur für das Auge. Und du könntest nichts damit anfangen, auch wenn du wolltest. (480) Eine schlimmere Verletzung aber als die Wunde, die der Stechrochen verursacht, gibt es in keiner Weise, auch nicht von all den Kriegswaffen, die Schmiedehände erdacht haben, auch nicht von all den verderblichen Giften, die persische Giftmischer an geflügelten Pfeilen ersonnen. (484) Solange nämlich der Stechrochen lebt, begleitet ihn die schrecklichste, feurig-brennende Waffe, derart, daß wohl (allein) beim Hörensagen einen Mann Schrecken überkommt, und mit dem Tod des Rochens lebt sie weiter und bewahrt ihre frische Kraft unverändert. Und nicht allein unter allen Lebewesen, die sie trifft, ruft sie geheimnisvolles Verderben hervor, sondern auch Pflanze und Fels schädigt sie und alles, dem sie nahekommt. (490) Wenn nämlich einer einen Baum, der üppig wächst in seinen besten Jahren, voll kräftigen Laubes und fruchttragender Sprößlinge, unten an den Wurzeln mit jener schonungslosen Schlag(-waffe) verletzt, (493) dann hört dieser auf, von bösem Unheil getroffen, Blätter hervorzubringen, und trieft wie von einer Krankheit

πρῶτον, ἀπ' ἀγλαΐης δὲ μαραίνεται· οὐδέ τι τηλοῦ
αὖόν τ' οὐτιδανόν τε καὶ ἄχλοον ὄψεαι ἔρνος.
κεῖνό ποτ' αἰγανέῃ δολιχήρεϊ κωπηέσσῃ
Κίρκη Τηλεγόνῳ πολυφάρμακος ὤπασε μήτηρ,
αἰχμάζειν δηίοις ἅλιον μόρον. αὐτὰρ ὁ νήσῳ
αἰγιβότῳ προσέκελσε καὶ οὐ μάθε πώεα πέρθων
πατρὸς ἑοῦ, γεραρῷ δὲ βοηδρομέοντι τοκῆι
αὐτῷ, τὸν μάστευε, κακὴν ἐνεμάξατο κῆρα.
ἔνθα τὸν αἰολόμητιν Ὀδυσσέα, μυρία πόντου
ἄλγεα μετρήσαντα πολυκμήτοισιν ἀέθλοις,
τρυγὼν ἀλγινόεσσα μιῇ κατενήρατο ῥιπῇ.
Θύννῳ δὲ ξιφίῃ τε συνέμπορον αἰὲν ὀπηδεῖ
πῆμα· τὸ δ' οὔποτ' ἔχουσιν ἀπότροπον οὔτε μεθέσθαι
οὔτε φυγεῖν, πτερύγεσσιν ἐνήμενον ἄγριον οἶστρον,
ὅς σφισι καυστηροῖο κυνὸς νέον ἱσταμένοιο
κέντρου πευκεδανοῖο θοὴν ἐνερείδεται ἀλκὴν
ὀξὺ μάλ' ἐγχρίμπτων, χαλεπὴν δ' ἐπὶ λύσσαν ὀρίνει
θωρήξας ὀδύνῃσιν· ἐπισπέρχει δ' ἀέκοντας
φοιταλέῃ μάστιγι χορευέμεν· οἱ δὲ κελαινῷ
τύμματι παιφάσσουσι μεμηνότες, ἄλλοτε δ' ἄλλῃ
κῦμα καθιππεύουσιν ἀνήνυτον ἄλγος ἔχοντες.
πολλάκι καὶ νήεσσιν εὐκραίροις ἐνόρουσαν
ῥιπῇ ἐλαυνόμενοι δυσκραέι· πολλάκι δ' ἅλμης
ἔκθορον ἐς γαῖάν τε κατέδραμον ἀσπαίροντες
καὶ μόρον ἠμείψαντο πολυτμήτων ὀδυνάων·
τοῖον γὰρ δάκος αἰνὸν ἐπιρρέπει οὐδ' ἀνίησι.
καὶ γάρ τοι καὶ βουσὶν ἀνάρσιος εὖτε πελάσσῃ

499 δηίους v.l. in Γ, β, v.l. in λ, a[1], R_2 (gl. δηίοις). δηίοισιν exhibent W, κ, v.l. est in Γ (?), in λ, in z_2, δῄοις exhibet F, δῄοισιν v.l. est in Γ, in z_2 || ***500*** -έκυρσε v.l. in Γ || ***502*** ἀνεμάξατο v.l. in Γ (?), β, y, W, a[1], F, M || ***504*** μετρήσαντα : μοχθήσαντα δ, m_1 | πολυκαμάτοισιν v.l. in δ. πολυτλήτοισιν exhibet P_1, v.l. est in Γ || ***505*** -το ῥιπῇ v.l. in Γ, δ, ε, θ, W, v.l. in κ, μ, ν, a[1] (?), v, F, m_1, R_2, U : -το ῥοπῇ v.l. in Γ, β, y, v.l. in κ. -τ' ἀκωκῇ exhibent γ, λ, M, P_1, z_2, v.l. est in Γ, in a[1], in v. vide „Noten", 232–233 || ***507*** οὔτε : οὐδὲ θ, z_2 (v.l. οὔτε) || ***509*** σφιν W, P_1 || ***510*** θοὴν : πικρὴν v.l. in θ, M | ἐπερείδεται v.l. in λ || ***511*** ἐγχρίμπτων v.l. in Γ, δ, θ, W, λ, v.l. in ν, F, m_1 : ἐγχρίπτων v.l. in Γ, β, γ, ε, y (proprie αἰγχρίπτων), κ, μ, v.l. in ν, a[1], v, M, P_1, R_2, U, z_2. vide „Noten", 33–34; 234 | ἐπὶ : ἐς θ (v.l. ἐπὶ), λ, v (v.l. ἐπὶ). sed confer 4. 428 || ***513*** χορευέμεν : κελευέμεν M ante corr. || ***516*** ἀνόρουσαν λ || ***518*** εἰς v.l. in Γ. vide „Noten", 33 | τε : δὲ P_1 || ***519*** μόρον : ῥόον v.l. in κ || ***520*** αἰνὸν : δεινὸν κ, ν (gl. αἰνὸν), a[1], R_2 || ***521*** πελάσ(σ)ει v.l. in Γ, γ, y, θ, κ (v.l. -σῃ?), v.l. in ν, M post corr. vide „Tempus und Modus", 221 ||

zuerst, und er verliert seine Pracht; und nicht viel später wirst du den jungen Baum trocken, unnütz und unbelaubt erblicken. (497) Jenen Stachel hat einstmals für seinen langen Griffspeer seine Mutter Kirke, erfahren im Mischen vieler Gifte, Telegonos gewährt, Verderben des Meeres zu schleudern gegen seine Feinde. Der aber landete auf der von Ziegen beweideten Insel und bemerkte nicht, daß er die Herden des eigenen Vaters verheerte, und als der ehrwürdige Vater selber zu Hilfe eilte, den er (doch) suchte, brachte er ihm böses Verderben. (503) Da tötete den verschlagenen Odysseus, nachdem dieser unzählige Qualen der See in mühevollen Kämpfen durchmessen, der schmerzbringende Stechrochen in einem einzigen Wurf. – (506) Den Thunfisch aber und den Schwertfisch begleitet und verfolgt eine ständige Plage, die sie niemals weder abwenden noch fliehen können: eine böse Bremse, die an ihren Flossen sitzt und ihnen, wenn der brennende Hundsstern eben aufgeht, mit rascher Kraft ihren scharfen Stachel einpreßt, (511) tief eindringend, und zu wildem Wüten reizt und sie trunken macht vor Schmerzen. Und sie treibt sie mit tollmachenden Peitschenhieben zu unfreiwilligem Tanz, die aber schlagen hin und her unter dem gräßlichen Stich, rasend, und sie reiten bald hierhin, bald dorthin über die Flut unter nicht endenden Schmerzen. (516) Oftmals schnellen sie sogar in wohlgeschnäbelte Schiffe, getrieben von maßlosem Drange, oftmals springen sie aus der Salzflut und wälzen sich zappelnd über Land und tauschen Tod gegen schneidende („tief eingeschnittene") Schmerzen. So furchtbarer Stich nämlich drückt sie und läßt nicht nach. (521) Denn wahrhaftig auch die Rinder kennen, sooft die widrige Bremse sich ihnen nähert

522 οἶστρος, ἐνιχρίμψῃ δὲ βέλος λαγόνεσσιν ἀραιαῖς,
οὔτε τι βουφόρβων μέλεται σέβας οὔτε νομοῖο
οὔτ᾽ ἀγέλης, ποίην δὲ καὶ αὔλια πάντα λιπόντες
525 σεύονται λύσσῃ τεθοωμένοι· οὐδέ τις αὐτοῖς
οὐ ποταμῶν, οὐ πόντος ἀνέμβατος, οὐδὲ χαράδραι
ῥωγάδες, οὐ πέτρη τις ἀφοίτητος κατερύκει
528 ῥιπὴν ταυρείην, ὅτ᾽ ἐπιζέσῃ ὀξὺ κελεύων
βουτύπος, ὀτρηρῇσιν ἐπισπέρχων ὀδύνῃσι·
πάντῃ δὲ βρυχή, πάντῃ δέ οἱ ἅλματα χηλῆς
531 εἰλεῖται· τοίη μιν ἄγει δριμεῖα θύελλα.
καὶ τὸ μὲν ἰχθύσιν ἄλγος ὁμοίιον ἠδὲ βόεσσι.
Δελφῖνες δ᾽ ἀγέλῃσιν ἁλὸς μέγα κοιρανέουσιν
534 ἔξοχοι ἠνορέῃ τε καὶ ἀγλαΐῃ κομόωντες
ῥιπῇ τ᾽ ὠκυάλῳ· διὰ γὰρ βέλος ὥστε θάλασσαν
ἵπτανται, φλογόεν δὲ σέλας πέμπουσιν ὀπωπαῖς
537 ὀξύτατον· καί πού τιν᾽ ὑποπτήσσοντα χαράδραις
καί τιν᾽ ὑπὸ ψαμάθοις εἰλυμένον ἔδρακον ἰχθύν.
ὅσσον γὰρ κούφοισι μετ᾽ οἰωνοῖσιν ἄνακτες
540 αἰετοὶ ἢ θήρεσσι μετ᾽ ὠμηστῇσι λέοντες,

522 ἐνιχρίμψῃ (ἐνὶ χρ-) v.l. in Γ, W, λ, gl. in ν, F, z$_2$: ἐπιχρίμψῃ ε, v.l. in μ, ν, gl. in v, R$_2$. ἐνὶ χρίψῃ exhibet U, ἐγχρίψῃ exhibent δ, m$_1$, ἐνιχρίμψει (ἐνὶ χρ-) exhibent γ, θ, v, M, v.l. est in Γ, in μ, ἐπιχρίμψει exhibet a^1, v.l. est in v, ἐνιχρίψει exhibent β, P$_1$, ἐπεγχρί(μ)ψει exhibet κ, ἐνιχρίμπτει exhibet y. vide „Noten", 33–34; 234 | βέλος : βοὸς v.l. in Γ, δ, ε, v.l. in μ, ν, m$_1$, R$_2$ (v.l. βέλος). χροὸς exhibet κ. vide „Noten", 234 || ***523*** οὔτε τι : οὔτ᾽ ἔτι v.l. in μ; insuper lectionem proponit West | οὔτε secundum : οὐδὲ M, P$_1$, z$_2$ (v.l. οὔτε) | νομήων v.l. in Γ, y, F. νομῆος exhibet W || ***524*** οὔτ᾽ : οὐδ᾽ M, P$_1$, z$_2$ (v.l. οὔτε) | δὲ : τε v.l. in γ || ***525*** -θοωμένοι : -τρωμένοι v.l. in Γ, β (v.l. -θεωμένοι), θ (v.l. -θοωμένοι), κ, v.l. in ν, v.l. in U || ***526*** ποταμὸς v.l. in Γ, γ, y, κ, λ, v.l. in ν, a^1, v, P$_1$, R$_2$ (gl. -μῶν), U, gl. in z$_2$ | οὐδὲ : οὔτε β, θ, U || ***528*** -ζέσῃ ε, v.l. in λ, gl. in ν, a^1 (?) : -ζέσει Γ, β, γ, δ, y, θ, W, κ, v.l. in λ, v.l. in μ, ν, v, F, M, m$_1$, R$_2$, U, z$_2$. -ζέει v.l. est in Γ (?), -σπέσῃ v.l. est in μ, -σπέσοι exhibet P$_1$. vide „Tempus und Modus", 217–218 || ***529*** βουτύπος : βουτόρος θ. βούλιμος v.l. est in κ || ***530*** δὲ βρ- : μὲν βρ- v.l. in Γ, P$_1$, z$_2$ (v.l. δὲ βρ-) | βρύχει v.l. in Γ, v.l. in ν | ἅλματα : ἴχνια P$_1$ | χηλῆς : ἄλμης v.l. in κ || ***531*** εἰλ- : spiritus asper huius verbi cum manuscriptis fere exhibeatur anteponendus est || ***534*** ἔξοχοι v.l. in Γ, v.l. in γ, δ, ε, θ, W, λ, μ, v.l. in ν, v, M, P$_1$: ἔξοχον v.l. in Γ, β, v.l. in γ, y, κ, ν, a^1, F, R$_2$, U, z$_2$. vide „Noten", 235 || ***535*** θαλάσσης κ, v.l. in λ, a^1. sed confer 1. 222, 2. 587 || ***536*** φλογόεν β, γ, δ, ε, θ, v.l. in λ, ν, a^1, v, F, m$_1$, R$_2$: φλόγεόν (-γεον) Γ, y, W, v.l. in λ, μ, M (φλόγετον?), P$_1$, z$_2$. φλογῶεν exhibet κ, v.l. est in λ, φλογερόν exhibet U. vide „Noten", 235 | δὲ : τε v.l. in Γ, W, U, z$_2$ | ὀπωπῶν v.l. in β || ***538*** -θοις : -θοισιν v.l. in Γ, β, γ, y, θ, κ, λ, F, M, U, z$_2$. -θον exhibet ε | ἰχθῦν v.l. in Γ, δ, μ, M, m$_1$, z$_2$ || ***539*** -σι μετ᾽ : -σιν ἐν v.l. in Γ, ν (v.l. μετ᾽), M post corr., gl. in U, gl. in z$_2$. -σιν ἐπ᾽ exhibet W. confer v. 541 ||

und ihren Stachel in die weichen Flanken drückt, keine Rücksicht, weder auf ihre Hirten noch auf die Weide noch auf die Herde, sondern sie lassen Wiese und alle Hürden und stürzen dahin in gereizter Wut. (525) Und kein Strom, keine unbefahrene See, keine zerklüfteten Schluchten, kein unbetretener Felsen hindert die Stiere dahinzurasen, sobald die Bremse sie mit brennender Glut angestachelt hat, zufahrend mit scharfen Schmerzen. (530) Und überall tönt Brüllen, überall drängen sich ihre springenden Hufe – solch heftiger Sturmwind treibt sie. Und Fische und Rinder erleiden die gleichen Schmerzen. – (533) Unumschränkte Herrscher aber der Herden der See sind die Delphine, voller Stolz auf ihren Mut und ihre prächtige Schönheit und ihre Schnellkraft im Wasser. Denn wie ein Pfeil durchfliegen sie das Meer, und feurigen hellsten Glanz entsenden ihre Augen, und sie erblicken wohl einen Fisch, der sich in den Spalten duckt, und einen, der sich im Sand eingehüllt hat. (539) Wie nämlich unter den gewandten Vögeln die Adler Herren sind oder unter den wilden Tieren die Löwen,

ὅσσον ἀριστεύουσιν ἐν ἑρπηστῆρσι δράκοντες,
τόσσον καὶ δελφῖνες ἐν ἰχθύσιν ἡγεμονῆες.
τοῖς δ' οὔτ' ἐρχομένοις πελάσαι σχεδὸν οὔτε τις ἄντην
ὄσσε βαλεῖν τέτληκεν, ὑποπτήσσουσι δ' ἄνακτος
τηλόθεν ἅλματα δεινὰ καὶ ἄσθματα φυσιόωντος.
οἱ δ' ὁπότ' ἰθύσωσι λιλαιόμενοι μετὰ φορβήν,
πάντ' ἄμυδις κλονέουσιν ἀθέσφατα πώεα λίμνης
παμφύγδην ἐλόωντες· ἐνέπλησαν δὲ φόβοιο
πάντα πόρον· σκιεροὶ δὲ μυχοὶ χθαμαλαί τε χαράδραι
στείνονται λιμένες τε καὶ ἠιόνων ἐπιωγαὶ
πάντοθεν εἱλομένων· ὁ δὲ δαίνυται ὅν κ' ἐθέλῃσι
κρινάμενος τὸν ἄριστον ἀπειρεσίων παρεόντων.
ἀλλ' ἔμπης καὶ τοῖσιν ἀνάρσιοι ἀντιφέρονται
ἰχθύες, οὓς ἀμίας κικλήσκομεν· οὐδ' ἀλέγουσι
δελφίνων, μοῦναι δὲ κατ' ἀντία δηριόωνται.
ταῖς μὲν ἀφαυρότερον θύννων δέμας, ἀμφὶ δὲ σάρκες
ἀβληχραί, θαμέες δὲ διὰ στόμα λάβρον ὀδόντες
ὀξέα πεφρίκασι· τὸ καὶ μέγα θάρσος ἔχουσιν
οὐδὲ καταπτήσσουσιν ὑπέρβιον ἡγητῆρα.
εὖτε γὰρ ἀθρήσωσιν ἀπόσσυτον οἶον ἀπ' ἄλλων
δελφίνων ἀγέλης, αἱ δ' ἀθρόαι ἄλλοθεν ἄλλαι,

541 ἑρπη- v.l. in Γ (?), γ, δ, θ, W, v.l. in λ, μ, v.l. in ν, a^1, v, F, M, m_1, z_2 : ἑρπυ- Γ, β, ε, y, λ, v.l. in ν, gl. in v, P_1, R_2, U, gl. in z_2. vide „Noten", 73–74 | -στῆσι δ, v.l. in λ, v.l. in ν, M. -στοῖσι exhibet P_1. vide „Noten", 73–74 || ***543*** ἄντα δ, M. ἄλλος v.l. est in μ || ***544*** ὑποπτώσσουσι proponit Schneider. vide „Noten", 235–236 | ἄνακτας v.l. in γ, v.l. in θ, λ || ***545*** δεινὰ : πολλὰ δ, m_1 | φυσιόωντας v.l. in γ, v.l. in λ. φυσιόωντα exhibent ε, W, κ, μ, ν, a^1, M, P_1, z_2, v.l. est in Γ, in λ, gl. est in ν || ***546*** -ουσι v.l. in Γ, γ (v.l. -ωσι?), δ, v.l. in θ, κ, v.l. in λ, ν, M, m_1, U. vide „Tempus und Modus", 219 || ***548*** -φύρδην κ, F || ***549*** δὲ μ, v.l. in ν, M, z_2 (gl. τε) : τε v.l. in ν, ceteri mss. vide „Noten", 236 || ***550*** τε : δὲ P_1 || ***551*** εἱλομ- Brunck (proprie εἰλομ-; spiritus asper cum manuscriptis aliis locis fere exhibeatur anteponendus est) : εἰλυμ- (εἵλυμ-) mss excepto manuscripto κ, qui εἰλουμ- exhibet. vide „Noten", 236–237 | ὅν κ' ἐ- v.l. in Γ, β, γ, y, θ, W, λ, v, F, m_1, v.l. in R_2, U, z_2 : ὄφρ' ἐ- δ, ε, κ, μ, ν, a^1, M (proprie ὄφρα θ-), P_1, R_2. ὅν κε v.l. est in Γ. vide „Noten", 237–238; 22–23; 267–268 || ***552*** παρεόντων : περ ἐόντων v.l. in Γ, γ, y, gl. in θ, μ, v.l. in ν, a^1, v, F, M, P_1, z_2 || ***557*** θαμέες : θαμινοὶ W. vide „Noten", 238 | λάβροι v.l. in Γ, β, γ (proprie λαῦροι), δ, y, λ, v.l. in ν, v, m_1 (proprie λαῦροι), U, v.l. in z_2. πάμπαν exhibet P_1. sed confer v. 202 || ***558*** τὸ v.l. in Γ (?), W, μ, ν, F, M post corr., z_2 : τῷ Γ, β, γ, δ, ε, y, θ, κ, λ, ν, a^1, v.l. in v, M ante corr., m_1, P_1, R_2, U. vide „Noten", 41 (annot. 116) || ***559*** -πτήσ(σ)- v.l. in Γ, γ, δ, ε, y, θ, κ, λ, μ, v.l. in ν, a^1, F, m_1, P_1, R_2, U, z_2 : -πτώσσ- v.l. in Γ, β, W, v.l. in ν, v.l. in v, M, gl. in z_2. -πλήττ- exhibet v. vide „Noten", 235–236 (annot. 1050) | ἡγεμονῆα v.l. in Γ, W, M, gl. in R_2, v.l. in z_2 || ***561*** ἀθρόαι : ἀντίαι v.l. in Γ, μ, P_1 ||

wie unter den Kriechtieren die Schlangen hervorragen, so führen auch die Delphine die Fische an. (543) Und jedesmal wenn sie kommen, wagt niemand ihnen nahezukommen noch sie mit den Augen anzuschauen, vielmehr ducken sich die Fische weitab vor den gewaltigen Sprüngen ihres Herrn und seinem schnaubenden Atem. Sooft aber die Delphine sich aufmachen und nach Nahrung verlangen, jagen sie all die unendlichen Herden der See zuhauf vor sich her und treiben sie zu allgemeiner Flucht. (548) Und sie erfüllen jeden Pfad (der See) mit Schrecken; schattige Winkel und niedrige Spalte, Häfen und geschützte Plätze am Ufer füllen sich von allen Seiten her mit sich drängenden Fischen. Der Delphin aber verschlingt, wen er will, und wählt sich den Besten aus der Fülle des Vorhandenen. (553) Aber gleichwohl treten auch ihnen Fische feindlich entgegen, die Pelamiden heißen. Und sie achten die Delphine nicht, sondern kämpfen als einzige gegen sie. (556) Sie sind schwächer an Gestalt als die Thunfische, ringsum von kraftlosem Fleisch, doch zahlreiche Zähne starren scharf in ihrem räuberischen Maul. Deswegen auch besitzen sie großen Mut und ducken sich nicht vor dem übermächtigen Anführer (der Fische). (560) Denn wenn sie einen erblicken, wie er allein forteilt von der Herde der übrigen Delphine, dann sammeln sie sich allesamt, wie auf Befehl, ein unzählbares Heer, von überall her

ἠύθ᾽ ὑπ᾽ ἀγγελίης, στρατὸς ἄσπετος, εἰς ἓν ἰοῦσαι
στέλλονται ποτὶ μῶλον ἀθαμβέες, ὥστ᾽ ἐπὶ πύργον
δυσμενέων θύνοντες ἀρήιοι ἀσπιστῆρες.
δελφὶς δ᾽ ἠυγένειος ὑπαντιόωντος ὁμίλου
πρῶτα μὲν οὐκ ἀλέγει, μετὰ δ᾽ ἔσσυται ἄλλοτε ἄλλην
ἁρπάγδην ἐρύων, μενοεικέα δαῖτα κιχήσας.
ἀλλ᾽ ὅτε μιν πολέμοιο περιστέψωσι φάλαγγες
πάντοθεν, ἀμφὶ δέ μιν στῖφος μέγα κυκλώσωνται,
δὴ τότε οἱ καὶ μόχθος ὑπὸ φρένα δύεται ἤδη·
ἔγνω δ᾽ αἰπὺν ὄλεθρον ἀπειρεσίοις ἔνι μοῦνος
ἑρχθεὶς δυσμενέεσσι· πόνος δ᾽ ἀναφαίνεται ἀλκῆς.
αἱ μὲν γὰρ λυσσηδὸν ἀολλέες ἀμφιχυθεῖσαι
δελφῖνος μελέεσσι βίην ἐνέρεισαν ὀδόντων·
πάντῃ δὲ πρίουσι καὶ ἄτροποι ἐμπεφύασι·
πολλαὶ μὲν κεφαλῆς δεδραγμέναι, αἱ δὲ γενείων
γλαυκῶν, αἱ δ᾽ αὐτῇσιν ἐνὶ πτερύγεσσιν ἔχονται·
πολλαὶ δ᾽ ἐν λαγόνεσσι γένυν πήξαντο δαφοινήν,
ἄλλαι δ᾽ ἀκροτάτην οὐρὴν ἕλον, αἱ δ᾽ ὑπένερθε

562 ἠύτ᾽ ἀπ᾽ γ, θ, v.l. in ν, U. ἠύτ᾽ ἐπ᾽ exhibet F | ἀγγελίῃ F || ***563*** ἀθαμβέες v.l. in Γ, γ, δ, ε, κ, λ, ν, a^1, v.l. in v, F, m_1, P_1, R_2 : ἀολ(λ)έες Γ, β, y, θ, W, μ, v.l. in ν, v, v.l. in F, M, v.l. in R_2, U, z_2. vide „Noten", 238 | ὥστ᾽ v.l. in Γ, β, θ, W, κ, μ, ν, a^1, v, M, P_1, z_2 : ὡς v.l. in Γ, γ, δ, ε, y, λ, v.l. in v, F, m_1, R_2, U. vide „Noten", 238–239 | πύργων F || ***565*** ἠυγένητος proponit Gow (sed confer Giangrande, 88–90) || ***566*** ἔσσυται : ἕσπεται v.l. in Γ, β | ἄλλοτε v.l. in Γ (?), β, W, λ, v.l. in μ, v, P_1, z_2 : ἄλλοτ᾽ v.l. in Γ. ἄλλοτέ τ᾽ exhibet a^1, v.l. est in δ, in μ, ἄλλοτε δ᾽ exhibet M, ἄλλοτ᾽ ἐπ᾽ exhibent κ, ν, R_2, U, v.l. est in Γ, ἄλλοτ᾽ ἐς exhibet ε, ἄλλοθεν exhibent γ, y, θ, F, m_1, v.l. est in Γ, in δ. vide „Noten", 57–58 (annot. 188) || ***567*** κιχήσας : τίθησιν δ || ***568*** -στρέψ- v.l. in Γ (?), γ, y, W, M ante corr. (?), m_1 | -ουσι δ, v.l. in λ. vide „Tempus und Modus", 217–218 || ***569*** -σωνται v.l. in Γ, β, W, v.l. in κ, v.l. in μ, F, gl. in m_1 : -σηται v.l. in Γ, γ, y, θ, λ, v.l. in μ, v, v.l. in M, m_1, U, z_2. -σονται exhibent δ, ε, ν, a^1, P_1, R_2, v.l. est in Γ, in κ, gl. est in v, in z_2, -σεται v.l. est in Γ, -ωνται exhibet M. vide „Tempus und Modus", 217–218, „Noten", 239 || ***570*** οἱ : μιν v.l. in Γ, γ, v.l. in λ, gl. in ν, a^1 (gl. οἱ), v.l. in v, M (gl. οἱ), m_1, U. vide „Noten", 239–240 | ὑπὸ : ἐπὶ δ, ε, μ, gl. in ν, P_1 || ***572*** ἀλκῆς : ἄλλος κ (v.l. ἀλκῆς) || ***575*** δὲ : τε v.l. in Γ, γ, W, λ, μ, M, P_1 | ἄτροποι Γ, γ, y, W, v.l. in κ, λ, μ, v.l. in ν, a^1, v, F, M, U, z_2 : ἄτροπον β, δ, m_1. ἄτρομοι exhibent ε, θ, P_1, R_2, v.l. est in κ, in ν, in v, ἀμετάτρεπτοι v.l. est in U. vide „Noten", 231–232 (annot. 1028) || ***576*** κεφαλῆς v.l. in Γ, ε, W, κ, ν, a^1, v.l. in v, F, R_2 : πλευρῆς v.l. in Γ, β, γ, δ, y, θ, λ, μ, v.l. in ν, v, M, m_1, P_1, v.l. in R_2 (proprie πλευροῖς), U, z_2. vide „Noten", 240 | γενείων v.l. in Γ, v.l. in β, γ, δ, θ, W, λ, ν, gl. in v, M (proprie γενειάων), m_1, U : γενύων v.l. in Γ, v.l. in β (proprie γονύων), ε (?), y, κ, μ, a^1, v, F, P_1, R_2, z_2. vide „Noten", 240 || ***578*** δ᾽ ἐν : δὲ κ || ***579*** -θε β, θ, v.l. in κ, v.l. in λ (?), v.l. in μ, v.l. in ν, a^1, v, F, R_2, U, z_2 : -θεν Γ, γ, δ, ε (?), y, W, v.l. in κ, λ, v.l. in μ, v.l. in ν, M (?), m_1, P_1. vide „Noten", 147 (qua me afferre fugit hunc locum versu 16 ante „4. 82"; proinde dele „579" versu 14!) ||

an einem Orte und brechen furchtlos zum Kampfe auf, so wie gegen einen Turm der Feinde schildtragende Krieger stürmen. (565) Der Delphin aber mit starkem Maule achtet die Scharen zunächst nicht, als sie ihm entgegentreten, sondern fährt dazwischen, packt mal diese, mal jene und findet willkommene Nahrung. (568) Aber sooft ihn die kriegerischen Reihen von allen Seiten umstellen, ein großer Haufe ihn rings umkreist hat, da nun kommt ihn auch die Not an, und er erkennt das jähe Verderben, da er allein unter unzähligen Feinden eingeschlossen ist; und die Mühsal des Kampfes wird offenbar. (573) Die Pelamiden nämlich rasten und umschwärmten den Delphin dichtgedrängt und stießen ihm ihre starken Zähne in die Glieder. Überall beißen sie ihn und hängen ihm unerbittlich an: Viele haben ihn am Kopf gepackt, andere an den hellen Kinn(backen), (wieder) andere halten sich sogar an den Flossen; (578) eine große Zahl hat ihren mörderischen Rachen in die Flanken geschlagen, andere schnappten die Schwanzspitze, andere unten

νηδύν, αἱ δ' ἄρ' ὕπερθεν ὑπὲρ νώτοιο νέμονται,
ἄλλαι δ' ἐκ λοφιῆς, αἱ δ' αὐχένος ᾐώρηνται.
582 αὐτὰρ ὁ παντοίοισι περιπληθὴς καμάτοισι
πόντον ἐπαιγίζει, σφακέλῳ δέ οἱ ἔνδον ὀρεχθεῖ
μαινομένη κραδίη, φλεγέθει δέ οἱ ἦτορ ἀνίῃ,
585 πάντῃ δὲ θρώσκει καὶ ἑλίσσεται ἄκριτα θύων,
παφλάζων ὀδύνῃσι κυβιστητῆρι κυδοιμῷ.
ἄλλοτε μὲν βαθὺ κῦμα διατρέχει ἠύτε λαῖλαψ,
588 ἄλλοτε δ' ἐς νεάτην φέρεται βρύχα, πολλάκι δ' ἅλμης
ἀφρὸν ὑπεκθρώσκων ἀναπάλλεται, εἴ ἑ μεθείη
ἑσμὸς ὑπερφιάλων νεπόδων θρασύς. αἱ δ' ἀλίαστοι
591 οὔτι βίης μεθιεῖσιν, ὁμῶς δέ οἱ ἐμπεφύασι
καί οἱ δυομένῳ τε μίαν δύνουσι κέλευθον,
αὖτις δ' ἀνθρώσκοντι σὺν ἔξαλοι ἀίσσουσιν
594 ἑλκόμεναι. φαίης κε νέον τέρας Ἐννοσιγαίῳ
τίκτεσθαι δελφῖσι μεμιγμένον ἠδ' ἀμίῃσιν·
ὧδε γὰρ ἀργαλέῃ ξυνοχῇ πεπέδηται ὀδόντων.
597 ὡς δέ τις ἰητὴρ πολυμήχανος ἕλκος ἄφυσσεν
οἰδαλέον, τῷ πολλὸν ἀνάρσιον ἔνδοθεν αἷμα

580 ἄρ' : ἐφ- (ἐφ') v.l. in Γ, W, v.l. in κ, μ, a[1], P_1, z_2. vide „Noten", 240–241 || ***581*** αἱ δ' : ἠδ' δ || ***583*** ἐπαιγίζει : ἐπαφρίζει v (v.l. ἐπαιγίζει) | ἐρεχθεῖ (sic!) v.l. in κ, a[1] || ***585*** δὲ : τε W | θύνων λ, v.l. in v. vide „Noten", 214 (annot. 947) || ***586*** -στητῆρι : -στῆρι v.l. in Γ, β, y, v.l. in θ, v.l. in κ, v.l. in λ, μ, ν, a[1], v, M post corr., m_1, P_1, R_2, U, z_2. vide „Noten", 241 | κυδοιμῷ δ, μ, M ante corr. : δ' ἐοικὼς Γ, W, F, v.l. in z_2. ἐοικὼς solum exhibent ε, κ, ν, a[1], R_2, v.l. est in v, δ' ὅμοιος (δ' ὁμοῖος) exhibet z_2, gl. est in Γ, in W, θ' ὁμοῖος exhibet β, v.l. est in θ, ὁμοῖος (ὅμοιος) solum exhibent γ, y, λ, v, M post corr., m_1, P_1, U, v.l. est in θ, gl. est in a[1], in R_2. vide „Noten", 241 || ***588*** φέρεται : ἔχεται F | ἅλμης : ἀκταῖς δ, m_1 || ***589*** ὑπερθρ- P_1. ἀπεκθρ- exhibent γ, y, ἀναθρ- exhibent λ, v (v.l. ὑπεκθρ-). vide „Noten", 242 | εἴ ἑ v.l. in Γ, β, γ, v.l. in δ, v.l. in ε, y, v.l. in λ, v, m_1, R_2 : εἴ κε v.l. in Γ, v.l. in ε, θ, κ, v.l. in λ, μ, ν, a[1], F, z_2. ἠὲ exhibet P_1, v.l. est in δ, ἵν' ἑ exhibet U, οὐδὲ exhibet M, εὖτε exhibet W. vide „Noten", 242 || ***590*** ἀλίαστον v.l. in κ, a[1] || ***591*** οὔτι gl. in Γ, β, ε, θ, μ, v.l. in ν, v, F, M : οὔτε v.l. in Γ, δ, κ, v.l. in ν, a[1], m_1, R_2, U, z_2. οὐδὲ exhibent γ, y, W, λ, P_1, v.l. est in Γ. vide „Noten", 242 | μεθιεῖσιν (μεθί-) δ, ε, θ, v.l. in λ, v.l. in ν, a[1], M ante corr., m_1, R_2, U : μεθιᾶσιν (μεθί-) Γ, β (?), γ, y, W, v.l. in λ, μ, v.l. in ν, gl. in a[1], v, F, P_1, gl. in R_2, z_2. μεθίῃσιν exhibet M post corr., μεθιέντες exhibet κ. vide „Noten", 242–243 || ***592*** μίην F || ***593*** αὖθις v.l. in Γ, β, δ, y, v.l. in θ, z_2 (gl. αὖτις). αὖτι exhibet ν, αὖθι exhibet F. vide „Noten", 36; 243 | δ' : τ' β, y, μ, M, U. vide „Noten", 243 | ἀνθρώ- W, P_1 : ἀναθρώ- ceteri mss. vide „Noten", 243 || ***594*** ἑλκόμεναι : ἑσπόμεναι proponit Gow (sed confer Giangrande, 91) | εἰνοσι- v.l. in Γ, y, v.l. in λ || ***596*** ἀργαλέων ε, κ, μ, ν, a[1] (gl. -λέῃ), M, P_1 (proprie ἁρπαλέων), z_2 (gl. -λέῃ). vide „Noten", 243–244 | συνοχῇ Γ, β, γ, y, θ, W, λ, v (gl. ξυν-), U. vide „Noten", 31–32 || ***597*** δέ τις M : δ' ὅταν ceteri mss. vide „Tempus und Modus", 215–216, „Noten", 71 | ἄφυσσεν Fajen : ἀφύσσων mss. vide „Noten", 244 ||

den Unterleib, andere nähren sich oben auf dem Rücken, wieder andere hängen teils an der Mähne, teils am Nacken. (582) Der Delphin aber, geplagt von Leiden jeder Art, durchpeitscht die See, und unter heftigem Krampf pocht ihm im Innern rasend das Herz und brennt vor Qual, überallhin springt er und wälzt sich in wirrem Rasen, sich aufbäumend vor Schmerzen in schnellendem Getümmel. (587) Mal durcheilt er die hohe Flut wie ein Wirbelwind, mal stürzt er sich in die tiefste See; oftmals aber springt und schnellt er sich aus der schaumigen Salzflut, ob ihn (denn) der übermütige dreiste Schwarm des Meeres freilasse. (590) Die aber, unentrinnbar, lassen keineswegs ab von ihrer Gewalttätigkeit; vielmehr heften sich (alle) an ihn, und wenn er taucht, tauchen sie mit ihm einen einzigen Weg, wenn er wiederum emporspringt, so werden sie mitgezogen und springen mit ihm aus der See. (594) Du möchtest meinen, der Erderschütterer habe ein neues Ungeheuer hervorgebracht, gemischt aus Delphinen und aus Pelamiden. So zäh zusammen nämlich halten die Zähne, durch die er gefesselt. (597) Wie aber ein gewandter Arzt eine geschwollene Wunde schröpft, in der viel böses Blut von innen

ἐντρέφεται, διερὰς δὲ γονάς, κυανόχροα λίμνης
ἑρπετά, τειρομένοιο κατὰ χροὸς ἐστήριξε,
δαίνυσθαι μέλαν αἷμα· τὰ δ' αὐτίκα γυρωθέντα
κυρτοῦται καὶ λύθρον ἐφέλκεται οὐδ' ἀνίησιν,
εἰσόκεν αἱμοβαρῆ ζωρὸν ποτὸν αὖ ἐρύσαντα
ἐκ χροὸς αὐτοκύλιστα πέσῃ μεθύουσιν ὁμοῖα·
ὣς ἀμίαις οὐ πρόσθε χαλᾷ μένος, εἰσόκε σάρκα
κείνην, ἥν τις ἔμαρψεν, ὑπὸ στόμα δαιτρεύσωνται.
ἀλλ' ὅτε μιν προλίπωσιν, ἀναπνεύσῃ δὲ πόνοιο
δελφίς, δὴ τότε λύσσαν ἐπόψεαι ἡγητῆρος
χωομένου· κρυερὴ δ' ἀμίαις ἀναφαίνεται ἄτη.
αἱ μὲν γὰρ φεύγουσιν, ὁ δ' ἐξόπιθεν κεραΐζων,
εἰδόμενος πρηστῆρι δυσηχέι πάντ' ἀμαθύνει
δάπτων ἐμμενέως, κατὰ δ' αἵματι πόντον ἐρεύθει
αἰχμάζων γενύεσσι· παθὼν δ' ἀπετίσατο λώβην.
ὧδε καὶ ἐν ξυλόχοισιν ἔχει φάτις ἀγρευτήρων
θῶας ὑπερφιάλους ἔλαφον πέρι ποιπνύεσθαι
ἀγρομένους· οἱ μὲν γὰρ ἐπαΐγδην γενύεσσι
σάρκας ἀφαρπάζουσι καὶ ἀρτιχύτοιο φόνοιο
θερμὸν ἔαρ λάπτουσιν· ὁ δ' αἱμάσσων, ὀδύνῃσι

599 ἐντρέφεται gl. in Γ : ἐννέμεται mss. vide „Noten", 86 (annot. 332) | δὲ Γ, β, v.l. in γ, δ, ε, y, v.l. in θ, W, λ, μ, ν, a^1, v, M, m_1, R_2, U, z_2 : τε v.l. in γ, v.l. in θ, κ, F, P_1. vide „Noten", 244 | δὲ (τε) γονάς : γενεάς proponit Köchly. vide „Noten", 244 || ***600*** τειρομένοις κ || ***602*** ὑφέλκεται v.l. in Γ, γ, y, λ, m_1. sed confer 2. 95, 123, 3. 346, 4. 359 || ***603*** -βορῆ v.l. in Γ, β, δ, κ, μ (v.l. -βαρῆ?), a^1, M ante corr., R_2. confer James, 27–28 || ***606*** τις δ, κ, v.l. in λ, μ, ν, a^1, v, F, M, m_1, P_1, U : τιν' v.l. in Γ, γ, v.l. in δ (?), ε, y, θ, v.l. in λ, v.l. in ν, v.l. in v. ποτ' exhibent β, W, R_2, z_2, v.l. est in Γ, in v. πρὶν proponit Köchly. vide „Noten", 245 | ἔμαρψε(ν) gl. in γ, δ, ε, θ, κ, v.l. in λ, μ, ν, a^1, v, F, M, m_1, P_1, R_2, U : ἔμαρψαν Γ, β, γ, y (proprie ἔσμαρψαν), W, v.l. in λ, v.l. in v, z_2. vide „Noten", 245 | -σονται y, θ, v.l. in λ, v.l. in μ, P_1. vide „Tempus und Modus", 209–210 || ***607*** -λίπουσιν M. vide „Tempus und Modus", 217 | -πνεύσει v.l. in Γ, γ, δ, y, v.l. in θ, v.l. in κ, v.l. in μ, a^1, M post corr., m_1, U. -πνεύσοι exhibet ν. vide „Tempus und Modus", 217 || ***608*** ἐπόψεαι β, δ, y, θ, κ, μ, ν, a^1, F, M, m_1, R_2, U : ἐσόψεαι Γ, γ, ε, W, λ, v, P_1, z_2. vide „Noten", 245–246 || ***609*** κρυεραῖς v.l. in β, v.l. in γ (?), y, W. κρυερῇς v.l. est in μ | ἀναφύεται v.l. in Γ || ***610*** -όπιθεν W (post corr.?), v, F : -όπισθεν ceteri mss exceptis manuscriptis κ et M, qui -όπισθε exhibent. in β et θ incerta est ν mobilis || ***612*** δάπτων : τύπτων ν (v.l. δάπτων), F. πίπτων exhibet κ. vide „Noten", 246 || ***613*** αἰχμάζων v.l. in Γ, F, z_2 : λιχμάζων v.l. in Γ, γ, δ, ε, y (proprie λιγχμ-), λ, v.l. in μ, v.l. in ν, v.l. in v, M, m_1, P_1, R_2. λικμάζων exhibent β, U, διχμάζων exhibet a^1, δικμάζων v.l. est in ν, διαχμάζων exhibet κ, δαχμάζων exhibet W, v.l. est in μ, δαγμάζων exhibet v, δαρδάπτων exhibet θ, v.l. est in v, gl. est in β, in γ, in U. vide „Noten", 246–247 | παθέων proponit Köchly. vide „Noten", 247 || ***618*** αἱμάσσων : ἀσχαλόων proponit Brunck ||

sich bildet, und er Abkömmlinge des Feuchten, dunkelhäutige Kriechtiere des Teichs, auf die Haut des entkräfteten Kranken setzt, damit sie das schwarze Blut verzehren; die aber runden sich sogleich, krümmen sich und ziehen den Schmutz in sich hinein, und sie lassen nicht ab, (603) bis sie, vom Blute schwer, da sie den starken Trank in sich hineingesogen, von selbst vom Körper fortrollen und hinstürzen gleich Betrunkenen – so verläßt die Pelamiden nicht eher ihr Ungestüm, bis sie jenes Fleisch, das ein jeder geschnappt, im Maul zerteilt haben. (607) Aber sooft sie von ihm ablassen und der Delphin sich von der Qual erholt hat, da wirst du den Anführer (der Fische) in rasender Wut erblicken, und eine entsetzliche Strafe kommt über die Pelamiden. (610) Sie fliehen nämlich, der Delphin aber, von hinten mordend gleich einem tosenden Gewittersturme, vernichtet alles, indem er ohne abzulassen zerreißt und die See mit seinem streitenden Maul rot von Blut färbt. Und er hat die Schmach gerächt, die er erlitten hatte. (614) So sammeln sich und hecheln auch im Dickicht, wie die Jäger erzählen, die übermütigen Schakale um den Hirsch. Denn sie reißen ihm im Sprunge das Fleisch mit dem Rachen aus dem Leibe und schlürfen begierig das warme frische Mordblut. (618) Der Hirsch aber, blutüberströmt und brüllend vor Schmerzen,

βεβρυχώς, ὀλοῇσι περίπλεος ὠτειλῇσιν,
ἄλλοτε ἀλλοίων ὀρέων διαπάλλεται ἄκρας·
οἱ δέ μιν οὐ λείπουσιν, ἀεὶ δέ οἱ ἐγγὺς ἕπονται
ὠμησταί, ζωὸν δὲ διαρταμέοντες ὀδοῦσι
ῥινὸν ἀποσχίζουσι, πάρος θανάτοιο κυρῆσαι,
δαῖτα κελαινοτάτην τε καὶ ἀλγίστην πονέοντες.
ἀλλ' ἤτοι θῶες μὲν ἀναιδέες οὔτιν' ἔτισαν
ποινήν, ἐκ δ' ἐγέλασσαν ἀποφθιμένοις ἐλάφοισι·
θαρσαλέαι δ' ἀμίαι τάχα κύντερα δηρίσαντο.
δελφίνων κἀκεῖνο πανέξοχον ἔργον ἀκούων
ἠγασάμην· τοῖς εὖτ' ἂν ὀλέθριος ἐγγὺς ἵκηται
νοῦσος ἀταρτηρή, τοὺς δ' οὐ λάθεν, ἀλλ' ἐδάησαν
τέρμα βίου· πέλαγος δὲ καὶ εὐρέα βένθεα λίμνης
φεύγοντες κούφοισιν ἐπ' αἰγιαλοῖσιν ἔκελσαν·
ἔνθα δ' ἀποπνείουσι καὶ ἐν χθονὶ μοῖραν ἕλοντο,
ὄφρα τις ἢ μερόπων ἱερὸν τρόχιν Ἐννοσιγαίου
κείμενον αἰδέσσαιτο, χυτῇ δ' ἐπὶ θινὶ καλύψῃ,

619 -πλεως Γ (v.l. -πλεος?), β, γ, v.l. in δ, ε, y, θ (gl. -πλεος), W, κ, λ, v.l. in ν, a^1, v, M, m_1, P_1, R_2, U, z_2 || ***620*** ἄλλοτε κ, v.l. in λ, μ, U, z_2 : ἄλλοτ' P_1. ἄλλοτέ τ' v.l. est in Γ, in γ, ἄλλοτε δ' exhibent β, δ, y, θ, M, m_1, ἄλλοτ' ἐπ' exhibent ε (proprie ἄλλ' ὅτ' ἐπ'), W, a^1, v, F, R_2, v.l. est in Γ, in γ, in λ, in ν, in z_2, ἄλλοτε δ' ἐπ' v.l. est in ν. vide „Noten", 57–58 | ἀναπάλλεται v.l. in Γ, δ, W, F, m_1, v.l. in z_2. διαπίλναται exhibet P_1. vide „Noten", 247 || ***624*** versus interiectus est inter 626 et 627 in Z (qui manuscriptus una cum r_7 constituit β) atque y. vide „Noten", 247 | πονέοντες Brunck : ἐλάφοισι(ν) Γ, γ, δ, ε, y, θ, W, κ, v.l. in λ, μ, ν, a^1, v, M, m_1, P_1, R_2, U, z_2. πονήσαντες v.l. est in R_2, ποιήσαντες exhibet β, v.l. est in λ, in ν, in U, τελέσαντες exhibet F. vide „Noten", 247–248 || ***626*** ἐκ : ἐν v.l. in δ, v.l. in μ, M; insuper lectionem proponit Rittershusius | ἀπο- v.l. in Γ, γ, δ, ε, θ, κ, λ, μ, v.l. in ν, v, M, m_1, P_1, gl. in U : ἐπὶ (ἐπι-) v.l. in Γ, β, y, W, ν, a^1, gl. in v, F, R_2, U, z_2. vide „Noten", 248–249 || ***627*** κύντατα δ, ε, κ, μ, ν, a^1, v.l. in v, M, m_1, P_1 || ***629*** τοῖς κ, v.l. in λ, μ, v.l. in v, M, P_1 : τοῖς δ' Γ, β, γ, δ, ε, y, θ, W, v.l. in λ, ν, a^1, v, F, m_1, R_2, U, z_2 || ***631*** λίμνης : πόντου β, y, θ (v.l. λίμνης), v.l. in ν, v, U, z_2 (v.l. λίμνης). vide „Noten", 190 (annot. 826) || ***632*** κούφοισιν : κοίλοισιν proponit Gow (sed confer Giangrande, 91–92) || ***633*** ἕλοντο : ἔθεντο δ || ***634*** τρόχιν v.l. in Γ, θ, v.l. in ν, a^1, v.l. in v, P_1, v.l. in R_2, z_2 : τρόφιν v.l. in Γ, β, δ, ε, y, v.l. in θ, W, λ, ν, v, F, M, m_1, R_2, U. τρόφην exhibet κ, στρόφιν exhibet γ, γένος exhibet μ. vide „Noten", 249 || ***635*** -σαιτο ε, y, W, κ, μ, v.l. in ν, v, F, z_2 : -σεται v.l. in Γ, β, γ, θ, v.l. in λ, v.l. in ν, M, m_1, P_1, R_2, U. -σηται exhibet a^1, v.l. est in Γ, in λ, -σατο exhibet δ (?), v.l. est in ν. vide „Noten", 249–251 | δ' : τ' proponit Schneider. vide „Noten", 31 | θινὶ θ, κ, ν, a^1, v, v.l. in M, v.l. in U, z_2 : χθονὶ Γ, β, γ, ε, y, W, λ, μ, v.l. in ν, v.l. in v, P_1, R_2, U, v.l. in z_2. γαίῃ exhibent δ, F, M, m_1. vide „Noten", 250–251 | -ψῃ Γ, β, γ, δ, θ, W, κ, λ, μ, gl. in a^1, v, m_1, U, z_2 : -ψει ε, y, M post corr., P_1. -ψοι exhibent ν, a^1, F, gl. est in v. R_2 incertus. -ψαι proponit Schneider. vide „Noten", 250–251 ||

voll verderbenbringender Verletzungen, wird auf- und abgetrieben mal auf diese Bergspitze, mal auf jene. (621) Und die Schakale lassen ihn nicht, sondern folgen ihm stets dichtauf, die räuberischen Bestien, zerreißen ihn lebend in Stücke und ziehen ihm mit den Zähnen das Fell herunter, bevor ihn der Tod ereilt, schwärzestes und schlimmstes Mahl sich bereitend. Aber die schamlosen Schakale zahlten keinerlei Strafe, sondern lachten schallend über die getöteten Hirsche; (627) die kühnen Pelamiden dagegen führten wohl einen schlimmeren Kampf. Auch diese ganz außergewöhnliche Tat der Delphine habe ich mit Bewunderung vernommen: Sooft sie eine verderbliche und tödliche Krankheit ankommt, bleibt diese ihnen nicht verborgen, sondern sie erkennen das Ende ihres Lebens. Und sie fliehen die hohe See und die weiten Tiefen des Meeres und landen an flachen Stränden. (633) Dort aber geben sie ihr Leben auf und empfangen an Land ihr Schicksal, damit entweder einen der Sterblichen Mitleid ankomme, daß der heilige Bote des Erderschütterers (so) daliegt, und ihn mit einer aufgeschütteten Düne bedecke,

μνησάμενος φιλότητος ἐνηέος, ἠὲ καὶ αὐτὴ
βρασσομένη ψαμάθοισι δέμας κρύψειε θάλασσα
μηδέ τις εἰναλίων ἐσίδοι νέκυν ἡγητῆρα
μηδέ τις οἰχομένῳ περ ἐνὶ χροῒ λωβήσαιτο
δυσμενέων· ἀρετὴ δὲ καὶ ὀλλυμένοισιν ὀπηδεῖ
καὶ κράτος, οὐδ' ᾔσχυναν ἑὸν κλέος οὐδὲ θανόντες.
Κεστρέα δ' ἐν πάντεσσιν ἁλὸς νεπόδεσσιν ἀκούω
φέρβειν πρηΰτατόν τε δικαιότατόν τε νόημα·
μοῦνοι γὰρ κεστρῆες ἐνηέες οὔθ' ὁμόφυλον
οὔτε τιν' ἀλλοίης γενεῆς ἀποπημαίνουσιν,
οὐδέ ποτε ψαύουσιν ὑπὸ στόμα σαρκὸς ἐδωδῆς
οὐδὲ φόνου λάπτουσιν, ἀπημοσύνῃ δὲ νέμονται,
αἵματος ἄχραντοι καὶ ἀκηδέες, ἁγνὰ γένεθλα.
φέρβονται δ' ἢ χλωρὸν ἁλὸς μνίον ἠὲ καὶ αὐτὴν
ἰλὺν ἀλλήλων τε δέμας περιλιχμάζουσι.
τοὔνεκα καί τιν' ἔχουσι μετ' ἰχθύσι τίμιον αἰδῶ·
οὐ γάρ τις κείνων νεαρὸν τόκον οἷα καὶ ἄλλων
σίνεται, ὠμοφάγων δὲ βίην ἀνέχουσιν ὀδόντων.
ὣς αἰεὶ μετὰ πᾶσι Δίκης πρεσβήια κεῖται
αἰδοίης, πάντῃ δὲ γεράσμιον ἤρατο τιμήν.
Οἱ δ' ἄλλοι μάλα πάντες ὀλέθριοι ἀλλήλοισιν
ἔρχονται. τὸ καὶ οὔποτ' ἐσόψεαι ὑπνώοντας
ἔλλοπας, ἀλλ' ἄρα τοῖσι καὶ ὄμματα καὶ νόος αἰὲν
ἐγρήσσει πανάυπνος· ἐπεὶ τρομέουσι μὲν αἰεὶ

636 ἠὲ : ἡ δὲ θ || ***638*** -ίδῃ v.l. in γ, λ, P$_1$ || ***641*** κλέος : κράτος δ, ε, M, m$_1$, P$_1$ || ***642*** νεπόδεσσιν : τεκέεσσιν P$_1$ || ***644*** γὰρ : δ' αὖ δ, m$_1$ | οὔθ' v.l. in ε, P$_1$: οὐδ' v.l. in ε, ceteri mss. vide „Noten", 251 || ***645*** οὔτε : οὐδέ y, F | ἀπο- v.l. in Γ, v.l. in β, v.l. in γ, ε, W, κ, a^1, F, U : ἄπο v.l. in Γ, v.l. in γ, δ, θ, λ, μ, ν, v, m$_1$, P$_1$, R$_2$, z$_2$. ὑπο- v.l. est in Γ, ὕπο exhibet M, ἀπὸ exhibet y, v.l. est in β || ***646*** οὐδέ v.l. in Γ, θ, W, κ, μ, F, U, z$_2$: οὔτε (οὐτέ) v.l. in Γ, β, γ, δ, ε, y, λ, ν, a^1, v, M, m$_1$, P$_1$, R$_2$. vide „Noten", 251 || ***647*** δὲ : τε W || ***649*** δ' ἢ : δὲ θ, W, F. vide „Noten", 251 | ἠὲ : ἠδὲ v.l. in Γ, β, y, W, F. vide „Noten", 251 || ***650*** τε : δὲ λ, v || ***651*** τίμιον δ, θ, v.l. in λ, μ, ν, a^1, v, M, m$_1$, P$_1$, U : τιμίαν Γ, β, γ, ε, y, W, κ, v.l. in λ, F, R$_2$, z$_2$ || ***653*** ἀπέχουσιν proponit Rittershusius. vide „Noten", 251–252 || ***656*** ὀλέθριοι : ἀνάρσιοι v (gl. ὀλέθριοι) || ***657*** τὸ gl. in Γ (?), W, v.l. in μ, gl. in a^1, v, F, z$_2$: τῷ Γ, β, γ, δ, ε, y, θ, κ, λ, v.l. in μ, ν, a^1, M post corr., m$_1$, P$_1$, R$_2$, U, v.l. in z$_2$. vide „Noten", 41 (annot. 116) | ὑπνώοντας v.l. in Γ, β, ε, θ, κ, v.l. in μ, a^1, v, F, M, R$_2$, U, z$_2$: ὑπνώωντας v.l. in Γ, γ, λ, m$_1$ (?). ὑπνόωντας exhibent δ, y, ν, P$_1$, v.l. est in μ, ὑπνείοντας exhibet W, gl. est in v (?). vide „Noten", 123–124 (annot. 502) || ***658*** αἰὲν Schneider : αἰεὶ mss. vide „Noten", 115–116 || ***659*** πανάυπνος : πανάγρυπνος v.l. in Γ, v.l. in β, W, v.l. in μ, v.l. in U. vide „Noten", 252 ||

in Erinnerung an gewogene Freundschaft, oder auch das brausende Meer selber seinen Körper mit Sand zudecke (638) und nicht irgendein Tier der See den Anführer tot erblicke und kein Feind sich auch nur am Leichnam des Verstorbenen vergehe. Vornehmste Gesinnung aber und Stärke begleiten auch die Sterbenden, und sie beflecken ihren Ruhm nicht einmal im Tode. – (642) Die Meeräsche aber hegt unter allen Tieren der See nach meinem Vernehmen den sanftesten und gerechtesten Sinn. Denn allein die freundlichen Meeräschen fügen weder ihresgleichen noch sonst jemandem einer anderen (Meeres-)Art Schaden zu, und sie rühren niemals mit ihrem Maul Fleisch als Speise an und schlürfen nicht begierig vom Mordblut, sondern harmlos nähren sie sich, (648) unbefleckt von Blut und ohne Böses zuzufügen, ein reines Geschlecht. Sie fressen aber entweder grünen Seetang oder auch sogar Schlamm und lecken einander den Leib. Deswegen auch erfahren sie unter den Fischen höchst ehrenhafte Rücksicht. (652) Denn kein Fisch tut ihrer jungen Brut etwas zuleide, wie sie es mit anderen tun, und sie halten ihre starken räuberischen Zähne zurück. So herrscht stets unter allen (Lebewesen) mit Vorrang die verehrungswürdige Gerechtigkeit, und allenthalben erwirbt sie geziemende Ehre. – (656) Die übrigen Fische aber kommen insgesamt daher, indem sie einander Verderben bringen. Deswegen auch wirst du niemals sehen, wie Fische schlafen, sondern Auge und Sinn sind ihnen stets wach, ganz ohne Schlaf. Denn sie fürchten stets,

φέρτερον ἀντιόωντα, χερειοτέρους δ' ὀλέκουσι.
μοῦνον δ' οὔποτέ φασιν ἀνὰ κνέφας ἀσπαλιῆες
εἰς ἄγρην πεσέειν ἁπαλὸν σκάρον, ἀλλά που ὕπνον
ἐννύχιον κοίλοισιν ὑπαὶ κευθμῶσιν ἰαύειν.
Οὐ μέν μοι τόδε θαῦμα Δίκην ἀπάτερθε θαλάσσης
ναιετάειν· οὐ γάρ τι πάλαι πρέσβειρα θεάων
οὐδὲ μετὰ θνητοῖσιν ἔχε θρόνον, ἀλλὰ κυδοιμοὶ
δυσκέλαδοι καὶ θοῦρος Ἄρης φθισήνορος ἄτης
μαῖά τ' ἐρικλαύστων πολέμων Ἔρις ἀλγεσίδωρος
ἔφλεγον ἡμερίων δειλὸν γένος. οὐδέ τι θηρῶν
κεκριμένοι πολέες μερόπων ἔσαν, ἀλλὰ λεόντων
αἰνότεροι πύργους τ' εὐτείχεας ἠδὲ μέλαθρα
νηούς τ' ἀθανάτων εὐώδεας αἵματι φωτῶν
καπνῷ τ' αἰθαλόεντι κατείνυον Ἡφαίστοιο,
εἰσόκε ῥαιομένην γενεὴν ᾤκτειρε Κρονίων,

660 -οτέρους v.l. in Γ, β, δ, ε, y, θ, W, κ, μ, ν, a^1, v, F, M, R_2, U, z_2 : -ότερον v.l. in Γ, γ, λ, m_1, P_1. vide „Noten“, 252–253 | δ' : τ' W | ὀλέκουσι Γ, γ, y, θ, W, κ, λ, μ, a^1, v, F, M post corr., v.l. in R_2, U (proprie ὠλ-), z_2 : ἐλόωσι(ν) / ἐλ- β, δ, ε, v.l. in λ (proprie ὀλ-), ν, M ante corr., m_1, P_1, R_2, v.l. in U. vide „Noten“, 253 || ***662*** ἁπαλὸν v.l. in Γ, β, v.l. in γ, δ, ε, θ, κ, v.l. in λ, μ, ν, a^1, v, F, M, m_1, P_1, R_2, U, z_2 : ὁλοὸν (ὀλ-) v.l. in Γ, v.l. in β, γ, y, W, v.l. in λ, v.l. in μ, v.l. in R_2, v.l. in U. ἀγλαὸν v.l. est in v. vide „Noten“, 253–254 || ***663*** ὑπαὶ v.l. in Γ, β, v.l. in γ, δ, ε, θ, κ, v.l. in ν, v, M post corr., m_1, U, z_2 : ὑπὸ v.l. in Γ, v.l. in γ, y, W, λ, μ, v.l. in ν, a^1, F, P_1, R_2 post corr., gl. in U, gl. in z_2. vide „Noten“, 42 || ***664*** μέν μοι β, δ, ε, y, W, ν, a^1, gl. in v, M, R_2 : μέντοι Γ, γ, θ, κ, λ, μ, v, F, m_1, U (?), z_2. μέν τι exhibet P_1. vide „Noten“, 254 | τόδε : τό γε P_1. vide „Noten“, 135 | ἀπάνευθε θ, κ, M post corr., P_1, z_2 (v.l. ἀπάτερθε). vide „Noten“, 254–255 || ***665*** τι : τοι v.l. in Γ, γ, m_1 || ***666*** ἔχει v.l. in Γ (?), v.l. in θ, M (post corr.?), P_1. ἔχεν exhibet F, v.l. est in θ || ***667*** θοῦρος : ἑταῖρος proponit Köchly. κοῦρος proponit Hermann. vide „Noten“, 255 | ἄρης : ἄρευς proponit Schneider. vide „Noten“, 255 | ἄτης γ, δ, ε, θ, W, κ, λ, μ, ν, a^1 post corr., v, F, M, m_1, z_2 (?) : ἄτη Γ, β, y, P_1, R_2, U. vide „Noten“, 255 || ***668*** -κλαύτων δ, κ. vide „Noten“, 255–256 || ***669*** δεινὸν v.l. in ν. δεινῶν exhibet P_1. vide „Noten“, 209–210 || ***670*** -μένοι Leopardus : -μέναι mss. vide „Noten“, 256 | πολέες Leopardus : πόλιες v.l. in Γ, γ, δ, v.l. in ε, y, θ, W, κ, λ, μ, ν, a^1, v, F, m_1, P_1, R_2, U post corr. πόληες exhibent M, z_2, v.l. est in Γ, in β, in ε, πολιῆες v.l. est in β. vide „Noten“, 256 || ***671*** τ' : δ' κ | -τείχεας v.l. in Γ, γ, ε, θ, W, v.l. in μ (proprie -τύχεας) a^1, F, U : -τειχέας v.l. in Γ, β, δ, y (ει incerta), κ, λ, v.l. in μ (proprie -τυχέας), ν, v, M, m_1, P_1, R_2, z_2 || ***673*** κατείνυον v.l. in λ; insuper lectionem proponit Leopardus : κατήνυον mss excepto manuscripto y, qui κατύνυον exhibet. vide „Noten“, 256 || ***674*** εἰσότε (εἰς ὅτε) v.l. in β, ε, μ, M. εἰσόκτε exhibet U, εἰς ὅ γε v.l. est in β. vide „Tempus und Modus“, 209 ||

daß ein Stärkerer ihnen begegne, und die Schwächeren vernichten sie. (661) Einzig der zarte Seepapagei, erzählen die Fischer, sei niemals bei Dunkelheit ins Netz geraten, sondern schlafe irgendwo in bergenden Höhlen einen nachtlangen Schlaf. – (664) Freilich ist dies kein Wunder für mich, daß die Gerechtigkeit fern vom Meer wohnt. Denn vor Zeiten hatte die ehrwürdige Göttin nicht einmal unter den Sterblichen einen Thron, sondern lärmendes Schlachtgetümmel und der stürmende Ares menschenvernichtenden Unheils sowie die Nährerin tränenreicher Kriege, die Zwietracht, die schmerzbringende, entzündeten das elende Geschlecht der vergänglichen Menschen. (669) Und von den wilden Tieren nicht etwa geschieden waren viele Menschen, sondern furchtbarer als Löwen bedeckten sie festgemauerte Türme und Häuser und duftende Tempel der Unsterblichen mit Menschenblut und dem schwärzlichen Rauch des Hephaistos, (674) bis der Sohn des Kronos sich des von Vernichtung bedrohten Geschlechts erbarmte,

ὑμῖν δ᾽ Αἰνεάδῃσιν ἐπέτραπε γαῖαν ἀνάψας.
ἀλλ᾽ ἔτι καὶ προτέροισιν ἐν Αὐσονίων βασιλεῦσι
θῦνεν Ἄρης Κελτούς τε καὶ αὐχήεντας Ἴβηρας
θωρήσσων Λιβύης τε πολὺν πόρον ἔργα τε Ῥήνου
Ἴστρον τ᾽ Εὐφρήτην τε· τί μοι τάδε δούρατος ἔργα
μεμνῆσθαι; νῦν γάρ σε, Δίκη θρέπτειρα πολήων,
γινώσκω μερόπεσσι συνέστιον ἠδὲ σύνοικον,
ἐξ οὗ μοι κραίνουσι μέγαν θρόνον ἐμβεβαῶτες
ἄμφω θεσπέσιός τε πατὴρ καὶ φαίδιμος ὄρπηξ·
ἐκ τῶν μοι γλυκὺς ὅρμος ἀνακτορίης πεπέτασται.
τούς μοι καὶ ῥύοισθε καὶ ἔμπεδον ἰθύνοιτε
πολλαῖς ἐν δεκάδεσσιν ἑλισσομένων ἐνιαυτῶν,
Ζεῦ τε καὶ Οὐρανίδαι, Ζηνὸς χορός, εἴ τις ἀμοιβὴ
εὐσεβίης· σκήπτρῳ δὲ τελεσφόρον ὄλβον ἄγοιτε.

675 αἰνειάδῃσιν v.l. in γ, δ, gl. in λ, M post corr., m_1. αἰνε(ι)άδεσ(σ)ιν exhibent λ, ν, U, v.l. est in Γ (?). confer Cyn. 1. 2 | -τραπε v.l. in Γ, γ, δ, θ, κ, λ, μ, v, P_1, z_2 : -τρεπε v.l. in Γ, β, ε, y, W, ν, a^1, v.l. in v, F, M post corr., m_1, R_2, U. vide „Noten“, 256–257 | ἀνάψας : ἅπασαν v.l. in Γ, y, θ (v.l. ἀνάψας), κ, v.l. in λ, v.l. in ν, v (v.l. ἀνάψας), M (v.l. ἀνάψας), U (v.l. ἀνάψας), z_2 (v.l. ἀνάψας). ὀπάσσας proponit Köchly. vide „Noten“, 257 || ***676*** πρώτοισιν v (v.l. προτέροισι) || ***678*** πόρον v.l. in Γ, γ, δ, y, θ, κ, λ, v.l. in ν, a^1 (?), v, F, m_1, P_1, gl. in R_2, U, z_2 : πόνον v.l. in Γ, β, ε, W, μ, v.l. in ν, M, R_2, gl. in U. χορὸν proponit Köchly, σπόρον proponit Hermann. vide „Noten“, 257–258 || ***679*** εὐφράτην v.l. in Γ, y, κ, v.l. in ν, a^1, M, m_1 (?), P_1, R_2 (v.l. -φρήτην), z_2 || ***681*** γιγνώσκω v.l. in Γ, v.l. in λ, v, F || ***682*** ἐξ οὗ : ἐκ σοῦ v.l. in Γ, v.l. (gl.?) in β, ε, v.l. in μ, ν (v.l. ἐξ οὗ), a^1. vide „Tempus und Modus“, 227 | μοι κραίνουσι : κοιρανέουσι F (gl. μοι κραί-) || ***683*** ὄρπηξ (ὅρπηξ) Γ, v.l. in β, γ, W, λ, v.l. in μ, v.l. in ν, P_1, v.l. in R_2, v.l. in U, v.l. in z_2 : υἱὸς gl. in Γ, β, δ, ε, y, θ, κ, μ, ν, a^1, v, F, M, m_1, R_2, U, z_2 || ***685*** ῥύεσθε gl. in ν, F, P_1, U || ***687*** ζηνὸς : μακάρων v (v.l. ζηνὸς) || ***688*** σκήπτρων v.l. in Γ, β, y, θ, κ, μ, ν, a^1, R_2, U | δὲ : τε v.l. in Γ, y, W, gl. in z_2

und er euch, den Nachkommen des Aineas, die Erde verlieh und aufbürdete. Aber noch raste Ares bei den früheren Königen der Ausonier, rüstete er die Kelten und die stolzen Iberer, einen weiten Landstrich Libyens und den Rhein, die Donau und den Euphrat. (Doch) wozu diese Kriegstaten erwähnen? (680) Denn jetzt weiß ich, daß du, Gerechtigkeit, Ernährerin der Städte, bei der Menschen Herd und Haus wohnst, seit den mächtigen Thron bestiegen haben und herrschen beide, der herrliche Vater und sein strahlender Sproß. (684) Durch ihre Herrschaft liegt ein einladender Hafen ausgebreitet da. Sie mögt ihr mir beschützen und sicher lenken durch viele Jahrzehnte dahinrollender Jahre, du Zeus und ihr Söhne des Himmels, Chor des Zeus, wenn es eine Vergeltung gibt für frommes Leben, und ihrem Szepter mögt ihr das volle Glück bringen.

ΑΛΙΕΥΤΙΚΩΝ ΤΟ Γ

Νῦν δ' ἄγε μοι, σκηπτοῦχε, παναίολα δήνεα τέχνης
ἰχθυβόλου φράζοιο καὶ ἀγρευτῆρας ἀέθλους
θεσμόν τ' εἰναλίων ξυμβάλλεο, τέρπεο δ' οἴμῃ
ἡμετέρῃ· σοῖς μὲν γὰρ ὑπὸ σκήπτροισι θάλασσα
εἵλεῖται καὶ φῦλα Ποσειδάωνος ἐναύλων,
ἔργα δέ τοι ξύμπαντα μετ' ἀνδράσι πορσύνονται,
σοὶ δ' ἐμὲ τερπωλήν τε καὶ ὑμνητῆρ' ἀνέηκαν
δαίμονες ἐν Κιλίκεσσιν ὑφ' Ἑρμαίοις ἀδύτοισιν.
Ἑρμεία, σὺ δέ μοι πατρώιε, φέρτατε παίδων
Αἰγιόχου, κέρδιστον ἐν ἀνθρώποισι νόημα,
φαῖνέ τε καὶ σήμαινε καὶ ἄρχεο νύσσαν ἀοιδῆς
ἰθύνων· βουλὰς δὲ περισσονόων ἁλιήων
αὐτός, ἄναξ, πρώτιστος ἐμήσαο καὶ τέλος ἄγρης
παντοίης ἀνέφηνας ἐπ' ἰχθύσι κῆρας ὑφαίνων.
Πανὶ δὲ Κωρυκίῳ βυθίην παρακάτθεο τέχνην,
παιδὶ τεῷ, τόν φασι Διὸς ῥυτῆρα γενέσθαι,
Ζηνὸς μὲν ῥυτῆρα, Τυφαόνιον δ' ὀλετῆρα.
κεῖνος γὰρ δείπνοισιν ὑπ' ἰχθυβόλοιο δολώσας
σμερδαλέον Τυφῶνα παρήπαφεν ἔκ τε βερέθρου
δύμεναι εὐρωποῖο καὶ εἰς ἁλὸς ἐλθέμεν ἀκτήν·
ἔνθα μιν ὀξεῖαι στεροπαὶ ῥιπαί τε κεραυνῶν

2 φράζοιο β, m_2, ε, μ, ν, F, L, M, P_1, R_2 : φράζεο Γ, gl. in β, γ, y, θ, W, κ, λ, a^1, v, m_1, U, z_2. φράζευ proponit Schneider. vide „Noten", 258 || ***3*** θεσμόν (-μὸν) v.l. in Γ, v.l. in β, γ, gl. in m_2, gl. in ε, θ, W, λ, gl. in a^1, v, m_1, P_1, gl. in R_2, z_2 : θεσμῶν v.l. in Γ, v.l. in β, gl. in γ, m_2, ε, y, v.l. in θ, κ, μ, ν, a^1, F, L, M, R_2, U. vide „Noten", 258 | τ' : δ' ε. particulam omittunt m_2, μ, L, M, P_1. vide „Noten", 258 | εἰνάλιον v.l. in v. vide „Noten", 258 | συμβ- κ. vide „Noten", 31–32 || ***5*** εἰλ- : spiritus asper huius verbi cum manuscriptis fere exhibeatur anteponendus est || ***7*** ὑμνητῆρ' : ἡγητῆρ' v.l. in Γ || ***9*** φίλτατε θ, a^1 (v.l. φέρτατε), U || ***10*** ἀνθρώποισι β, m_2, ε, y, θ, κ, v.l. in λ, ν, F, M, R_2, U, z_2 : ἀθανάτοισι Γ, γ, W, λ, μ, a^1, v, L post corr., m_1, P_1. vide „Noten", 258–259 || ***11*** σήμηνε v.l. in Γ, β, y, M || ***12*** δὲ : τε y, λ || ***13*** ἐμήσω v.l. in Γ || ***14*** ἐνέφηνας β, m_2, ε, θ, ν, F, M, R_2 (gl. ἀνέφ-), U. vide „Noten", 259 | ἐπ' : ὑπ' v.l. in θ. vide „Noten", 191 (annot. 833) || ***16*** διὸς : θεῶν v.l. in Γ, γ, ε, v.l. in κ (?), v.l. in λ, ν (v.l. διὸς), m_1, U, z_2 || ***17*** τυφώνιον v.l. in Γ, a^1 (littera α superscripta). τυφαόνοιο exhibent β, ν (?), v.l. est in λ. τυφάωνος proponit Köchly || ***18*** ὑπ' β, m_2, ε, κ, μ, ν, a^1, v, F, L, M, P_1 : ἐπ' Γ, γ, y, θ, W, λ, gl. in v, m_1, R_2, U, z_2. vide „Noten", 259–260| ἰχθυβόλοιο Fajen : ἰχθυβόλοισι mss. vide „Noten", 260 || ***20*** εὐρυπόροιο v.l. in ν ||

BUCH III

(1) Jetzt aber, Träger des Szepters, mögest du dein Augenmerk richten auf die mannigfachen klugen Erfindungen der Fischerkunst und die Mühen des Fischfangs; begreife das Gesetz, das die Tiere der See beherrscht, und erfreue dich an unserem Lied. (4) Denn unter deinem Szepter drängen sich das Meer und die Scharen aus den Wohnungen Poseidons, für dich werden alle Taten unter den Menschen verrichtet, und dir haben mich zur Freude und als deinen Sänger die Götter geweiht in Kilikien am Fuße der Hermesheiligtümer. (9) Hermes, du Gott meiner Heimat, trefflichster unter den Kindern des Ägisträgers, meisten Gewinn bringender Genius unter den Menschen, leuchte mir, lenke und führe mich und bringe mich zum Ziel meines Gesangs. (12) Die Listen einfallsreicher Fischer hast du ja selber, Herr, als erster ersonnen und, den Fischen Verderben bereitend, glückliches Vollbringen in vielerlei Arten der Jagd aufgezeigt. Und Pan von Korykos hast du die Kunst der tiefen See anvertraut, (16) deinem Sohn, der, wie es heißt, Retter des Zeus wurde, Retter des Zeus, Vernichter aber des Typhon. Denn der überlistete und verführte mit einem Fischermahl den gräßlichen Typhon, aus dem breiten Abgrund aufzutauchen und an die Küste der See zu kommen. (21) Da schmetterten ihn blendende Blitze und niederstürzende feurige Donnerkeile zu Boden,

ζαφλεγέες πρήνιξαν· ὁ δ' αἰθόμενος πυρὸς ὄμβροις
κρᾶθ' ἑκατὸν πέτρῃσι περιστυφελίζετο πάντῃ
ξαινόμενος· ξανθαὶ δὲ παρ' ἠιόνεσσιν ἔτ' ὄχθαι
λύθρῳ ἐρευθιόωσι Τυφαονίων ἀλαλητῶν.
Ἑρμεία κλυτόβουλε, σὲ δ' ἔξοχον ἱλάσκονται
ἰχθυβόλοι· τῷ καί σε σὺν ἀγραίοισιν ἀύσας
δαίμοσιν εὐθήροιο μετὰ κλέος ἔρχομαι οἴμης.
Πρῶτα μὲν ἀσπαλιῆι δέμας καὶ γυῖα παρείη
ἀμφότερον καὶ κραιπνὰ καὶ ἄλκιμα, μήτε τι λίην
πίονα μήτε τι σαρκὶ λελειμμένα· δὴ γὰρ ἀνάγκη
πολλάκι μιν κρατεροῖσιν ἀνελκομένοισι μάχεσθαι
ἰχθύσιν, οἷς ὑπέροπλον ἔνι σθένος, εἰσόκεν ἅλμης
μητρὸς ἐν ἀγκοίνῃσιν ἑλισσόμενοι δονέονται.
χρειὼ δ' ἐκ πέτρης τε θορεῖν πέτρην τ' ἀνοροῦσαι
ῥηιδίως· χρειὼ δὲ πόνου βυθίοιο ταθέντος
ῥίμφα διιχνεῦσαι δολιχὸν πόρον ἔς τε βάθιστα
δῦναι καὶ μίμνοντα μετ' οἴδμασιν ὡς ἐπὶ γαίης
δηθύνειν ἔργοισι πονεύμενον, οἷς ἐνὶ πόντῳ
ἄνδρες ἀεθλεύουσι ταλάφρονα θυμὸν ἔχοντες.

22 πρήνιξαν : πρήιξαν v.l. in Γ, y (proprie πρήηξαν), v.l. in ν, a^1 post corr., z_2. προὔνυξαν exhibet W | ὄμβροις v.l. in Γ, β, ε, y, θ, κ, v.l. in λ, μ, ν, gl. in a^1 (?), v, L, P_1, gl. in U, z_2 : ὄμβρῳ v.l. in Γ, γ, m_2, W, v.l. in λ, a^1, m_1, U. ὄμβρους exhibet F. M, R_2 incerti. vide „Noten“, 261 || ***24*** δὲ : τε v (gl. δὲ) | ἔτ' ὄχθαι v.l. in Γ, β, v.l. in γ, m_2, ε, y, v.l. in θ, W, κ, v.l. in ν, a^1, v.l. in F, L, P_1, v.l. in R_2, v.l. in U (proprie ὄχθαι) : ἔθειραι Γ, v.l. in β (proprie αἴθειραι), γ, v.l. in ε, θ, v.l. in κ, λ, μ, v.l. in ν, v.l. in a^1, v, F, M, m_1, R_2, U, z_2. ἔτ' ἄκραι proponit Köchly. vide „Noten“, 261–262 || ***25*** λύθρον gl. in β, ε, θ, W, v.l. in ν, gl. in R_2, U | ἐρευθώωσι v.l. in Γ, v.l. in λ, m_1 (?). ἐρευθιόωσαι exhibent y, P_1, v.l. est in Γ, in λ, gl. est in a^1 || ***26*** κριτόβουλε v.l. in κ. confer James, 121–123 || ***27*** ἀείσας v.l. in Γ, γ, v.l. in θ, λ, a^1 (proprie ἀοίσας, gl. ἀύσας), m_1, P_1, U, z_2. sed confer 5. 475 || ***28*** μετὰ κλέος ἔρχομαι : μεγακλέος ἄρχομαι proponit Köchly. vide „Noten“, 262 | ἄρχομαι v.l. in μ, P_1 || ***30*** ἀμφότερα v.l. in Γ, β (gl. -τερον), γ, y, θ, v.l. in λ, m_1 (gl. -τερον), gl. in R_2 | μήτε : οὐδέ v.l. in Γ, γ, y, λ, m_1 (gl. μήτε) || ***31*** μήτε : οὐδέ v.l. in Γ, γ, y, v.l. in λ, m_1 (gl. μήτε) | σαρκὸς gl. in γ, κ, gl. in λ, ν, gl. in U. ἀλκῇ v.l. est in v | δεῖ γὰρ ἀνάγκῃ proponit Rittershusius || ***32*** μιν : μὲν m_2, θ, v.l. in λ, μ, gl. (v.l.?) in a^1, F, M, z_2 (v.l. μιν). vide „Noten“, 262–263 || ***34*** δον- : διν- v.l. in Γ, γ, y, v.l. in λ, v.l. in μ (proprie δυν-), ν, m_1. vide „Noten“, 104 | -ονται Γ, β, γ, ε, y, θ, v.l. in κ, v.l. in λ, v.l. in μ, ν, gl. in v, F, M, m_1, P_1, R_2, U : -ωνται m_2, W, v.l. in κ, v.l. in λ, v.l. in μ, a^1, v, L, z_2. vide „Tempus und Modus“, 210 || ***35*** δ' : τ' y | πέτραν Γ (v.l. πέτρην?), γ, y, W, v.l. in μ, m_1 || ***37*** διιχνεῦσαι : διεκπλεῦσαι v.l. in μ, a^1 (v.l. διιχνεῦσαι), L, z_2 (v.l. δι' ἰχνεῦσαι). διεκνεῦσαι exhibet θ (v.l. διιχνεῦσαι), v.l. est in μ, δ' οὖν ἐκπλεῦσαι exhibet κ | βύθιστα λ. μάλιστα v.l. est in θ || ***38*** μίμνοντι v.l. in Γ | ὥστ' (ὥς τ') v.l. in Γ, v.l. in β, θ, κ, v.l. in μ, ν, a^1, v, U || ***39*** ἐνὶ : ἐπὶ κ, v.l. in μ, a^1 || ***40*** θυμὸν : πόνον κ. μόχθον v.l. est in ν, in v, gl. est in κ ||

und brennend in Feuerströmen, schlug er, überall getroffen, mit seinen hundert Köpfen an den Felsen auf. Die (eben) noch hellen Ufer am Strand aber färben sich rot vom schmutzigen Blut des Kampfes mit Typhon. (26) O Hermes, berühmt durch deine Listen, dich vor allem verehren die Fischer; deswegen auch rufe ich dich an zusammen mit den Göttern der Pirsch und strebe nach dem Ruhm des Gesanges der glücklichen Jagd.

(29) Zuerst braucht der Fischer Leib und Glieder, die beides sind, gewandt und stark, weder zu fett noch ohne Fleisch. Denn oft gilt es für ihn, mit starken Fischen zu kämpfen, wenn sie emporgezogen werden, mit Tieren, die von übermächtiger Kraft sind, solange sie in den Armen der salzigen Mutter See sich winden. (35) Und vom Felsen muß er springen und wieder hinauf mit Leichtigkeit, muß, wenn die Arbeit in der tiefen See anstrengend geworden, rasch eine lange Strecke durchspüren, in tiefste Tiefen hinabtauchen und in den Wellen bleibend wie auf der Erde an Dingen beharrlich arbeiten, mit denen ausdauernde Männer in der See sich abmühen.

ψυχὴν δ' ἀσπαλιεὺς πολυπαίπαλος ἠδὲ νοήμων
εἴη· ἐπεὶ μάλα πολλὰ καὶ αἰόλα μηχανόωνται
ἰχθύες ἐγκύρσαντες ἀνωΐστοισι δόλοισι.
τολμήεις δὲ μάλιστα καὶ ἄτρομος ἠδὲ σαόφρων
εἴη, μηδ' ὕπνου φιλέοι κόρον· ὀξὺ δὲ λεύσσοι
ἐγρήσσων κραδίῃ τε καὶ ὄμμασι πεπταμένοισιν.
εὖ δὲ φέροι καὶ χεῖμα Διὸς καὶ δίψιον ὥρην
Σειρίου· ἱμείροι δὲ πόνων, ἐράοι δὲ θαλάσσης·
ὧδε γὰρ εὐαγρής τε καὶ Ἑρμείᾳ φίλος εἴη.
Θήρη δ' ἑσπερίη μὲν ὀπωινῇσιν ἐν ὥραις
καρτίστη τελέθει καὶ ἑωσφόρος εὖτ' ἀνατέλλῃ·
χείματι δ' ἠελίοιο βολαῖς ἅμα κιδναμένῃσι
στέλλεσθαι· πᾶν δ' ἦμαρ ἐν εἴαρι τηλεθόωντι
ἄγραις παντοίῃσιν ὀφέλλεται, ἦμος ἅπαντες
ἔλλοπες ἠιόνεσσιν ἐφέστιοι ἐγγύθι γαίης
ἕλκονται τοκετῶν τε μόγῳ δίψει τ' ἀφροδίτης.
αἰεὶ δ' εἰς ἄνεμον πаπταινέμεν, ὅς κεν ἄῃσιν
ἤπιος εὐδιόων, μαλακὴν ἅλα κοῦφα κυλίνδων·
λάβρους γὰρ τρομέουσι καὶ ἐχθαίρουσιν ἀήτας
ἰχθύες, οὐδ' ἐθέλουσιν ὑπεὶρ ἅλα δινεύεσθαι·
εὐκραεῖ δ' ἀνέμῳ περιδέξιος ἵσταται ἄγρη.

41 -παίπαλος v.l. in Γ, γ, m_2, ε, y, v.l. in θ, W, v.l. in λ, v.l. in ν, F, M, m_1, R_2, U : -δαίδαλος v.l. in Γ, β, v.l. in γ, v.l. in θ, κ, v.l. in λ, μ, v.l. in ν, a^1, v, L, v.l. in M, P_1, v.l. in U, z_2. vide „Noten“, 263 || ***44*** ἄτρομος : ἄλκιμος v.l. in γ, W, κ, λ (v.l. ἄτρομος), v (v.l. ἄτρομος), P_1, U (v.l. ἄτρομος). confer v. 30 || ***45*** ὕπνων v.l. in Γ, γ, v.l. in λ, m_1. ὕπνῳ exhibet W, ὕπνον exhibet R_2 (gl. ὕπνου) | φιλέων v.l. in λ, v.l. in μ, P_1, R_2 ante corr. (?) || ***47*** φέρει v.l. in Γ, v.l. in β, γ, ε, y, θ, m_1 (gl. φέροι), R_2 (gl. φέροι) | δίψεος v.l. in γ || ***48*** ἱμείρει v.l. in β, y | πόνου v.l. in Γ || ***49*** ἑρμείου β, ε, θ (gl. ἑρμείᾳ), v, F, M, gl. in U. ἑρμείῃ exhibet m_2, gl. est in a^1. vide „Noten“, 263 || ***51*** ἀνατέλλῃ v.l. in Γ, β, γ, m_2, ε, y, W, v.l. in λ, gl. in μ, v.l. in ν, v, F, L^1, M, m_1, R_2, U, z_2 : ἀνατέλ(λ)ει v.l. in Γ, θ, κ (?), μ, v.l. in ν, a^1. ἀνατείλῃ v.l. est in Γ, gl. est in P_1, ἀνορούσῃ (-ει) exhibet P_1, v.l. est in λ, in v, ὀρούσῃ v.l. est in λ, in ν. vide „Tempus und Modus“, 221 || ***52*** σκιδ- v.l. in Γ, γ, y, λ, L^1, M post corr., m_1, P_1. vide „Noten“, 132 || ***53*** τηλεθάοντι v.l. in Γ, m_2, v.l. in λ, M, P_1, U (v.l. τηλεθόωντι). vide „Noten“, 123–124; 333 (annot. 1492) || ***54*** ἄγρῃς β (gl. ἄγραις), v.l. in ε, gl. in U || ***56*** ἕλκωνται v.l. in Γ (?), v.l. in γ, W, v.l. in λ, m_1, R_2 (gl. -κονται). vide „Tempus und Modus“, 223–224 | τοκετῶν m_2; insuper lectionem proponit Schneider : τεκέων ceteri mss exceptis manuscriptis θ et κ, qui τοκέων exhibent. M incertus. vide „Noten“, 263–264 | δίψει v.l. in Γ, v.l. in β, γ, θ, W, μ, ν, gl. in v, L^1, P_1, U : δίψῃ v.l. in Γ, v.l. in β, m_2, ε, y, κ, λ, a^1, v, F, M, m_1, R_2, z_2. vide „Noten“, 264 || ***58*** κυλίνδων : διώκων v.l. in λ, v.l. in ν || ***59*** ἐχθραίνουσιν v.l. in Γ, v.l. in λ. vide „Noten“, 50–51 || ***60*** οὐδὲ θέλ- v.l. in Γ, v.l. in κ, v.l. in λ, ν. vide „Noten“, 22–23 || ***61*** δ' : τ' v.l. in Γ, γ, v (gl. δ'), L^1 ||

(41) Und gewitzten Sinnes sei der Fischer und verständig; denn durchaus zahlreich und mannigfach sind die Listen, die Fische aussinnen, sobald sie auf unverhoffte Fallen gestoßen. Mutig aber sei er besonders, furchtlos und besonnen, und kein Freund übermäßigen Schlafs; scharf blicke er, (46) wachen Herzens und mit offenen Augen. Und leicht ertrage er den Wintersturm des Zeus und die durstige Jahreszeit des Sirius, und er finde Gefallen an Mühen und verspüre Verlangen nach dem Meer. Denn so mag ihn guter Fang begleiten und er Hermes teuer sein.

(50) Der Fischfang am Abend aber ist in der Herbsteszeit am günstigsten und dann, wenn der Morgenstern aufgeht. Im Winter aber breche man auf, wenn die ersten Sonnenstrahlen sich ausbreiten. Der ganze Tag hingegen ist im sprießenden Frühling vorteilhaft für vielerlei Fischfang, (54) zu der Zeit, da es alle Fische heimwärts an die Küste nahe dem Land treibt durch Schmerzen der Geburt und das Verlangen nach Liebe. Stets aber blicke man nach dem Wind, der freundlich und heiter weht und die ruhige See leicht bewegt. Denn heftige Winde fürchten und verabscheuen die Fische, (60) und sie mögen sich (dann) durch die See nicht tummeln. Mit mäßigem Wind aber ist der Fischfang günstig.

πάντες δὲ πνοιῇσιν ἐναντία καὶ ῥοθίοισι
πλῶτες ἁλὸς θύνουσιν, ἐπεί σφισιν ὧδε κέλευθος
ῥηιτέρη στείχουσιν ἐπ' ᾐόνας, οὐδ' ὑπ' ἀνάγκης
ἐξόπιθεν ῥιπῇσιν ἐλαυνόμενοι μογέουσιν.
ἀλλ' ἁλιεὺς στέλλοιτο λίνον πνοιῇσι πετάσσας
οὔριον, ἐς βορέην μέν, ἐπὴν νότος ὑγρὸς ἄῃσιν,
ἐς νοτίην δὲ θάλασσαν ἐγειρομένου βορέαο,
εὔρου δ' ἱσταμένοιο ποτὶ ζεφύροιο κέλευθα·
πρὸς δ' εὖρον ζέφυρος φορέοι σκάφος· ὧδε γὰρ ἑσμοὶ
ἄσπετοι ἀντήσουσι καὶ εὔβολος ἔσσεται ἄγρη.
Τέτραχα δ' εἰναλίης θήρης νόμον ἐφράσσαντο
ἰχθυβόλοι· καὶ τοὶ μὲν ἐπ' ἀγκίστροισι γάνυνται,
τῶν δ' οἱ μὲν δονάκεσσιν ἀναψάμενοι δολιχοῖσιν
ὁρμιὴν ἵππειον ἐύπλοκον ἀγρώσσουσιν·
οἱ δ' αὔτως θώμιγγα λινόστροφον ἐκ παλαμάων
δησάμενοι πέμπουσιν· ὁ δ' ἢ καθέτοισι γέγηθεν
ἢ πολυαγκίστροισιν ἀγάλλεται ὁρμιῇσι.
δίκτυα δ' αὖτ' ἄλλοισι μέλει πλέον ἐντύνεσθαι·
τῶν τὰ μὲν ἀμφίβληστρα, τὰ δὲ γρῖφοι καλέονται,
γάγγαμά τ' ἠδ' ὑποχαὶ περιηγέες ἠδὲ σαγῆναι·

63 πλῶντες γ. vide „Noten", 65–66 (annot. 218) | σφιν ε || ***64*** -σιν ἐπ' : -σι δ' ὑπ' F | ᾐόνας v.l. in Γ, γ, y, v.l. in λ, F, L^1, m_1 : ἠιόνας v.l. in Γ, β, m_2, ε, θ, W, κ, v.l. in λ, μ, ν, v, M, P_1, R_2 (?), U, z_2. ἠιόνος exhibet a^1. vide „Noten", 45–46 || ***65*** -όπιθεν v.l. in Γ, ε, W, μ, v, F, R_2, z_2 (?) : -όπισθεν v.l. in Γ (?), v.l. in β, m_2, κ, λ, ν, a^1, L^1, M, m_1, P_1. -όπισθε exhibent γ, y, θ, U, v.l. est in Γ, in β | ῥιπαῖσιν v.l. in Γ, γ, y, v (gl. ῥιπῇσιν, v.l. πνοιῇσιν), L^1. πνο(ι)ῇσιν exhibent λ, U (v.l. ῥιπῇσιν) | μογέουσιν : φορέονται m_2 || ***67*** εἰς Γ, v.l. in γ, y, v, L^1, gl. in z_2. vide „Noten", 33 | ὑγρὸν θ, gl. in v. vide „Noten", 264 || ***68*** εἰς U. vide „Noten", 33 | δὲ : τε β | ἐγείρ- θ, κ, v.l. in λ, a^1, v.l. in R_2 : ἐπείγ- Γ, β, γ, m_2, ε, y, W, v.l. in λ, μ, ν, v.l. in a^1, v, F, L^1, M, m_1, P_1, R_2, U, z_2. vide „Noten", 265 || ***69*** κέλευθον P_1 || ***70*** προφέροι θ || ***71*** ἄσπετον z_2 (gl. -τοι) | -σι καὶ : -σιν ὡς v.l. in Γ, γ, y, L^1 | ἔσσεται : ἵσταται m_2, ε, μ, ν (v.l. ἔσεται), v.l. in v, M, m_1, v.l. in R_2 || ***72*** εἰναλίας y || ***74*** τῶν δ' οἱ μὲν : ἄλλοι δ' ἐν M (v.l. τῶν δ' οἱ μὲν ἐν) || ***75*** ὁρμειὴν v.l. in Γ (?), m_2, v.l. in μ, m_1 || ***76*** αὕτως Γ, β, v.l. in γ, m_2, y, θ, W, κ, v.l. in λ, v.l. in μ, ν, v.l. in a^1, v, F (?), L^1, P_1 (?), R_2, U, z_2 : αὔτως v.l. in γ, ε, M. οὕτω(ς) exhibet m_1, v.l. est in λ, in μ, saepe est glossa, αὖθις exhibet a^1. vide „Noten", 70 || ***77*** δ' ἢ : δ' ἐν γ, y, v.l. in λ. δὲ v.l. est in λ | καθέτοισι v.l. in Γ, v.l. in λ, v.l. in μ, a^1, P_1, z_2 : καθέτῃσι v.l. in Γ, β, γ, m_2, ε, y, θ, W, κ, v.l. in λ, v.l. in μ, ν, v, F, L^1, M, m_1, R_2, U. vide „Noten", 265–266 || ***78*** ὁρμειῇσι m_2 (?), m_1 || ***79*** -νεσθαι v.l. in Γ, γ, θ, κ, v.l. in λ, a^1, v, U, gl. in z_2 : -νασθαι v.l. in Γ, β, m_2, ε, W, v.l. in λ, μ, ν, F, L^1, M, m_1, P_1, z_2. y, R_2 incerti. vide „Noten", 266 || ***80*** τῶν : ὧν λ | γρίφη v.l. in Γ, v.l. in γ, v (gl. γρῖφοι). γρίφα exhibet W || ***81*** γάγγαμά (-μα) m_2, v.l. in λ, v.l. in U : γαγγάμαι (γαγκ-) Γ, β, γ, ε, y, W, κ, v.l. in λ, μ, ν, a^1, v, F, L^1, M post corr., P_1, R_2 (?), U, z_2. γάναμα (γανάμα) exhibet θ, γαγγά<αι>ματος (αι deletae?) exhibet m_1. vide „Noten", 266–267 | τ' omittunt F, m_1. δ' exhibet y. vide „Noten", 266–267 | ἐποχαὶ v.l. in Γ, v.l. in λ, R_2 ||

Alle Fische aber eilen gegen Wind und Wellen der See, da ihnen so der Weg leichter ist zum Ufer, und sie leiden nicht an der Strömung, die sie von hinten machtvoll bedrängt. (66) Der Fischer aber setze das Segel günstig zum Wind und breche nach Norden auf, wenn der Südwind feucht weht, zum südlichen Meer aber, wenn Nordwind aufkommt. (69) Wenn aber Ostwind sich erhebt, zu den Pfaden des Westwindes; nach Osten dagegen trage der Westwind das Schiff. So nämlich werden (ihm) unzählbare Fischschwärme begegnen, und glücklich wird der Fang sein.

(72) Vier Arten des Fischfangs zur See haben die Fischer ersonnen: Die einen haben ihre Freude an Haken; von diesen Fischern aber befestigen manche an langem Rohr wohlgeflochtene Roßhaarschnur und fischen damit. (76) Andere binden sich lediglich eine flachsgedrehte Schnur um die Hand und werfen sie aus; wieder ein anderer findet Gefallen an bleibeschwerter Leine oder ist stolz auf eine Schnur mit vielen Haken. Netze wiederum ist anderen wichtiger herzurichten: (80) Von diesen heißen die einen Wurfnetze, andere Ziehnetze, Schleppnetze, runde Sacknetze und Ziehgarne.

ἄλλα δὲ κικλήσκουσι καλύμματα, σὺν δὲ σαγήναις
πέζας καὶ σφαιρῶνας ὁμοῦ σκολιόν τε πάναγρον·
μυρία δ' αἰόλα τοῖα δολορραφέων λίνα κόλπων.
ἄλλοι δ' αὖ κύρτοισιν ἐπὶ φρένα μᾶλλον ἔχουσι,
κύρτοις, οἳ κνώσσοντας ἑοὺς ηὔφρηναν ἄνακτας
εὐκήλους· βαιῷ δὲ πόνῳ μέγα κέρδος ὀπηδεῖ.
ἄλλοι δ' οὐτάζουσι τανυγλώχινι τριαίνῃ
ἔλλοπας ἐκ χέρσου τε καὶ ἐκ νεός, ὥς κ' ἐθέλωσι.
τῶν πάντων καὶ μέτρον ὅσον καὶ κόσμον ἑκάστου
ἀτρεκέως ἴσασιν, ὅσοι τάδε τεκταίνονται.
Ἰχθύσι δ' οὐκ ἄρα μοῦνον ἐπ' ἀλλήλοισι νόημα
πυκνὸν ἔην καὶ μῆτις ἐπίκλοπος, ἀλλὰ καὶ αὐτοὺς
πολλάκις ἐξαπάτησαν ἐπίφρονας ἀγρευτῆρας
καὶ φύγον ἀγκίστρων τε βίας λαγόνας τε πανάγρων
ἤδη ἐνισχόμενοι, παρὰ δὲ φρένας ἔδραμον ἀνδρῶν
βουλῇ νικήσαντες, ἄχος δ' ἁλιεῦσι γένοντο.
Κεστρεὺς μὲν πλεκτῇσιν ἐν ἀγκοίνῃσι λίνοιο
ἑλκόμενος δόλον οὔτι περίδρομον ἠγνοίησεν,
ὕψι δ' ἀναθρώσκει λελιημένος ὕδατος ἄκρου,
ὀρθὸς ἄνω σπεύδων ὅσσον σθένος ἅλματι κούφῳ
ὁρμῆσαι, βουλῆς δὲ σαόφρονος οὐκ ἐμάτησε·
πολλάκι γὰρ ῥιπῇσι καὶ ὕστατα πείσματα φελλῶν
ῥηιδίως ὑπερᾶλτο καὶ ἐξήλυξε μόροιο.
εἰ δ' ὅ γ' ἀνορμηθεὶς πρῶτον στόλον αὖτις ὀλίσθῃ
ἐς βρόχον, οὐκέτ' ἔπειτα βιάζεται οὐδ' ἀνορούει

84 δ' Turnebus : τ' mss. vide „Noten", 267 | πολυρ(ρ)αφέων θ (v.l. δολορρ-), μ (proprie -ραφέα), a^1 (v.l. δολορρ-), M (v.l. δολορρ-), P_1, gl. in R_2 || ***85*** ἔχουσι : ἔθηκαν v.l. in Γ, v.l. in β, θ (v.l. ἔχουσιν), v.l. in ν, F, U (v.l. ἔχουσι). vide „Noten", 267 || ***86*** -φρηναν (-φρῃναν) v.l. in β, λ, F, U, z_2 : -φραναν Γ, v.l. in β, γ, m_2, ε, y, θ, W, κ, μ, ν, a^1, v, L^1, M, m_1, P_1, R_2, gl. in z_2. confer 2. 679 || ***89*** νεός (νεὸς) v.l. in Γ (?), v.l. in θ, μ, F, m_1, P_1 : νεὼς (νεῶς) Γ, β, γ, ε, y, v.l. in θ, W, κ, λ, ν, a^1, v, L^1, M, R_2, U, z_2. νηὸς exhibet m_2 | κ' ἐθέλωσι v.l. in Γ, β, m_2, ε, y, θ, κ, v.l. in λ, μ, ν (?), v, L^1, P_1, U, z_2 : κε θέλωσι(ν) gl. in Γ, γ, a^1, M, m_1. κ' ἐθέλουσι exhibet W, v.l. est in Γ, κε θέλουσι v.l. est in Γ, in λ, κ' ἐθέλῃσι v.l. est in Γ, ἐθέλουσι exhibent F, R_2. vide „Noten", 267–268 || ***94*** ἐξαπάτησαν v.l. in Γ, β, γ, m_2, ε, y, θ, gl. in W, μ, v.l. in ν, a^1, gl. in v, F, M, m_1, P_1, R_2, gl. in z_2 : ἐξεπάτησαν v.l. in Γ, v.l. in ν, L^1. ἐξηπάτησαν exhibent W, κ, v.l. est in λ, ἐξαπάφησαν exhibent U, z_2, ἐξεπάφησαν exhibet v, v.l. est in λ. vide „Noten", 268 | πολύφρονας m_2. εὔφρονας v.l. est in Γ || ***96*** παρὰ : περὶ β, γ, v.l. in ν || ***99*** δόλον : δρόμον y || ***102*** οἰμῆσαι W. vide „Noten", 174–175, annotationem 743 (qua spiritus lenis est mendosus) || ***105*** εἰ : ἦν proponit Schneider. vide „Tempus und Modus", 226 | ἀνορμ- : ἀφορμ- v.l. in β, W, U. ἐφορμ- exhibet λ | στόλον : πόνον a^1 (v.l. στόλον) | αὖθις v.l. in λ, F, L, R_2. vide „Noten", 36 | ὀλίσθοι v.l. in ν. vide „Tempus und Modus", 226 ||

Wieder andere nennen die Fischer Decknetze und, zusammen mit den Ziehgarnen, Grundnetze, Ballnetze und das gekrümmte Allfangnetz[1]. Unzählig sind die vielerlei Arten solcher klug verfertigten gewölbten Netze. (85) Andere wieder richten auf Reusen eher ihren Sinn, auf Reusen, die ihren Herren Freude machen, während diese ungestört schlafen, und geringer Mühe folgt großer Gewinn. (88) Andere verwunden mit langspitzigem Dreizack Fische vom Land und vom Schiff aus nach Belieben. Für alles aber kennen genau das jeweilige Maß und die Ordnung eines jeden all die, welche dieses verfertigen. (92) Die Fische aber haben nicht nur untereinander klugen Sinn und verschlagenen Witz, sondern täuschen häufig sogar selbst die achtsamen Fänger und entkommen der Gewalt der Haken und den Wölbungen der Allfangnetze, wenngleich schon darin gefangen, und sie übervorteilen den Verstand der Menschen und besiegen ihn durch List zum Schmerz der Fischersleute. – (98) Wenn die Meeräsche in die geflochtenen Arme des Netzes gerät, erkennt sie sehr wohl das listig umlaufende Tau und springt hoch empor, begierig, die Oberfläche des Wassers zu erreichen, beeilt sie sich nach Kräften, in leichtem Sprung gerade nach oben zu schießen und verfehlt nicht ihre kluge List. (103) Denn oftmals überspringt sie im Ansprung leicht auch die äußersten Korktaue und entkommt dem Verderben. Wenn sie aber nach dem ersten Sprung wieder ins Netz zurückgleitet, müht sie sich nicht mehr und springt nicht mehr empor

---

[1] Eine genauere Vorstellung von der Art und Form der genannten Netze läßt sich durchweg nicht gewinnen. Daher vermag die Übersetzung dem Text nur ungefähr zu folgen.

ἀχνύμενος, πείρῃ δὲ μαθὼν ἀποπαύεται ὁρμῆς.
108 ὡς δ' ὅτε τις νούσῳ πολυκηδέι θυμὸν ἀλύων
110 πρῶτα μὲν ἱμείρων τε καὶ ἱέμενος βιότοιο
111 πάντα μάλ' ἰητῆρσιν ἐφέσπεται, ὅσσα κέλονται
112 ῥέζων· ἀλλ' ὅτε κῆρες ἐπικρατέωσιν ἄφυκτοι
113 ἄιδος, οὐκέτ' ἔπειτα μέλει βίου, ἀλλὰ τανυσθεὶς
114 κεῖται ἐπιτρέψας θανάτῳ κεκαφηότα γυῖα,
109 ἤδη λοίσθιον ἦμαρ ὁρώμενος ἐγγύθι πότμου·
115 ὣς ἄρα καὶ κεστρεὺς ἐδάῃ τέλος οἷον ἱκάνει,
κεῖται δὲ προπεσὼν μίμνων μόρον ἀγρευτῆρος.
Μύραιναι δ' ὅτε κέν ποτ' ἐνιπλήξωσι λίνοισι,
118 δίζονται βρόχον εὐρὺν ἐν ἕρκεϊ δινεύουσαι,
τοῦ δὲ διαΐγδην ὀφίων νόμον ὁρμηθεῖσαι
πᾶσαι ὀλισθηροῖσι διεξέπεσον μελέεσσι.
121 Λάβραξ δὲ πτερύγεσσι διὰ ψαμάθοιο λαχήνας
βόθρον ὅσον δέξασθαι ἑὸν δέμας ἠύτ' ἐς εὐνὴν
ἐκλίνθη· καὶ τοὶ μὲν ἐπ' ἠιόνας κατάγουσι

108 θυμὸν Γ, β, γ, m_2, ε, y, θ, W, λ, μ, ν, a^1, v, F, v.l. in L, M, m_1, R_2, U, z_2 : δηρὸν v.l. in θ, κ, L, v.l. in M, P_1. vide „Noten", 268–269 || ***109*** versus interiectus est inter 114 et 115 auctore Schneidero. vide „Noten", 269 || ***111*** ἰητῆρσι(ν) v.l. in Γ, v.l. in β, θ, W, λ, gl. in ν, L, P_1, R_2, U, z_2 : ἰητροῖσιν v.l. in Γ, v.l. in β, γ, y, κ, μ, a^1, v, F. ἰατροῖσιν exhibent m_2, ε, ν, m_1, ἰητρῆσιν exhibet M (littera α superscripta). vide „Noten", 269–270 | κέλ(λ)ωνται v.l. in Γ (?), gl. in m_2, ε, gl. in λ, ν, L || ***112*** ῥέζων Γ, β, γ, m_2, y, W, v.l. in λ, μ, v.l. in ν, a^1, v, v.l. (gl.?) in F, L, M ante corr., m_1, P_1, R_2, v.l. in U, z_2 : ῥέζειν (-ξειν) v.l. in Γ (?), ε, θ, κ, v.l. in λ, v.l. in ν, F, M post corr., U, gl. in z_2. vide „Noten", 270 | -τέουσιν v.l. in β, m_2, ε, κ, v.l. in λ, v.l. in ν, a^1, m_1, U. vide „Tempus und Modus", 217–218 || ***113*** μέλει βίου v.l. in Γ, v.l. in β, m_2, ε, θ, W, v.l. in λ, ν, v.l. in a^1, v.l. in v, v.l. in R_2, U, z_2 : βιάζεται v.l. in Γ, v.l. in β, γ, y, κ, v.l. in λ, μ, a^1, v, F, L post corr., M, m_1, P_1, R_2. sed confer v. 106 || ***114*** -στρέψας m_2, y, M | θανάτῳ : καμάτῳ m_2 || ***115*** τέλος Γ, β, v.l. in γ, m_2, y, μ, a^1, v, M, m_1, P_1, R_2, z_2 : μόρον v.l. in γ, ε, θ, W, κ, λ, ν, v.l. in v, F, L, v.l. in R_2, U. sed confer v. 116 | οἷος v.l. in λ, F || ***117*** μύρ- m_1 post corr. (? σ deleta?), P_1, z_2 : σμύρ- m_2, v.l. in μ, M ante corr., m_1 ante corr. (? σ deleta?). σφύρ- exhibent Γ, β, γ, ε, y, θ, W, κ, λ, ν, a^1, v, F, L, M post corr., R_2, U, v.l. est in μ, in z_2. vide „Noten", 270–271 | ἐνιπλ- v.l. in Γ, θ, λ, gl. in ν, L, P_1, R_2, z_2 : ἐπιπλ- v.l. in Γ, β, γ, m_2, ε, y, W, κ, μ, ν, a^1, v, F, M, m_1, U. vide „Noten", 208 (annot. 921) || ***118*** δίζονται v.l. in Γ, v.l. in β, gl. in γ, ε, y, θ, W, κ, v.l. in λ, v.l. in μ, ν, a^1, v, L, P_1, v.l. in R_2, U : διζόμεναι v.l. in Γ, m_2, v.l. in λ, v.l. in μ, v.l. in v, F, M, m_1, R_2, z_2. διζήμεναι exhibet γ, v.l. est in β. vide „Noten", 271 | βρόχον : πόρον κ | εὐρὺν : αἰπὺν λ | δινεύουσαι v.l. in Γ, γ, m_2, ε, y, θ, W, κ, v.l. in λ, μ, ν, a^1, v, L, m_1, P_1, U : δινεύουσι(ν) v.l. in Γ, β, v.l. in λ, F, M, R_2 (?), z_2 post corr. δινεύονται v.l. est in Γ, in v, gl. est in β, in U. vide „Noten", 271 (qua me afferre fugit variam lectionem δινεύονται in Γ) || ***119*** ὀφέων P_1, U | νόμῳ μ (?), M, m_1. νόμφον exhibet z_2. vide „Noten", 209 || ***120*** -ροῖσι διεξ- : -ροῖσιν ἐξ- v.l. in Γ, β, γ, y || ***123*** ἐκλίθη v.l. in Γ (?), v.l. in β, v.l. in v ||

in ihrem Schmerz, sondern lernt aus ihrem Versuch und läßt ab von ihrem Bestreben. (108) Wie aber wenn einer an schmerzlicher Krankheit leidend (110) zunächst in seinem Sehnen und Streben nach Leben in allem den Ärzten streng folgt und alles tut, was sie anordnen; aber sobald die unentrinnbaren Todesgöttinnen die Oberhand gewinnen, kümmert ihn nicht mehr das Leben, sondern ausgestreckt (114) liegt er da und überläßt seine erschöpften Glieder dem Tode, (109) den letzten Tag vor Augen schon nahe dem verhängten Ende – (115) so weiß auch die Meeräsche, was für ein Ende ihr naht, und liegt vornübergestürzt da in Erwartung des Geschicks durch ihren Fänger. – (117) Wenn aber die Muränen einmal ins Netz geraten, suchen sie nach einer weiten Masche, indem sie in ihrer Umschließung umherwirbeln, und da hindurchschießend nach Art der Schlangen entkommen sie alle mit ihren schlüpfrigen Gliedern. – (121) Der Wolfsbarsch aber gräbt mit seinen Flossen eine Mulde in den Sand, so groß, daß sie seinen Körper aufnehmen kann, und legt sich wie in ein Bett hinein. Und die Fischer ziehen das Netz aufs Ufer,

δίκτυον ἀσπαλιῆες, ὁ δ' ἰλύι κείμενος αὔτως
ἀσπασίως ἤλυξε καὶ ἔκφυγεν ἄρκυν ὀλέθρου.
τοῖα δὲ τεχνάζει καὶ μορμύλος· εὖτ' ἂν ἐς ἄγρην
φράσσηται προπεσών, ὁ δὲ δύεται ἐν ψαμάθοισι.
λάβραξ δ' ἀγκίστροιο τυπεὶς εὐκαμπέος αἰχμῇ
ὑψόσ' ἀναθρώσκων κεφαλὴν ἀζηχὲς ἐρείδει
αὐτῇ ἐν ὁρμιῇ βεβιημένος, ὄφρα οἱ ἕλκος
εὐρύτερόν τε γένοιτο καὶ ἀγκίστροιο φύγῃσι.
τοῖα καὶ ὄρκυνοι μεγακήτεες ἐφράσσαντο·
εὖτε γὰρ ἁρπάξωσι γένυν γναμπτοῖο δόλοιο,
ῥίμφα τιταινόμενοι πυμάτην ὑπὸ βύσσαν ἵενται
χεῖρα βιαζόμενοι θηρήτορος· ἢν δ' ἀνύσωσιν
ἐς πέδον, αὐτίκ' ἔπειτα κάρη θείνοντες ἐς οὖδας
ὠτειλὴν ἔρρηξαν, ἀποπτύουσι δ' ἀκωκήν.
Ἀλλ' ὁπόταν καθέτοισι πελώριοι ἀμφιχάνωσιν
ἰχθύες, οἷα βοῶν τε πέλει προβάτων τε γένεθλα
ἢ βατὶς ἢ καὶ ὄνων νωθρὸν γένος, οὐκ ἐθέλουσιν
ἕσπεσθαι, ψαμάθοισι δ' ἐπὶ πλατὺ σῶμα βαλόντες
ἀθρόοι ἐμβαρύθουσι, μόγον δ' ἁλιεῦσιν ἔθηκαν.

124 αὔτως Γ, β (?), γ, m$_2$, ε, y, θ, W (?), κ, λ, μ, v.l. in ν, a^1, v, F (?), L, P$_1$, R$_2$, U, z$_2$: αὕτως v.l. in ν, M (?), m$_1$. vide „Noten“, 70 || ***125*** ἄρκυν : ἀρὴν ε, a^1 (v.l. ἄρκυν). ἕρκος exhibet ν (v.l. ἀρὴν) || ***126*** τοιάδε v.l. in θ, λ, ν, v.l. in z$_2$ | μορμύρος m$_2$, v.l. in θ, μ, a^1, v, L. vide „Noten“, 29 | εἰς v.l. in Γ (?), v.l. in γ, m$_2$, v.l. in ν, L (?), M, z$_2$. ἐπ' exhibet P$_1$. vide „Noten“, 33 || ***127*** ὅδε β, γ, y (?), m$_1$. vide „Noten“, 69–70 | -θοισι : -θοις v.l. in Γ, P$_1$. -θῳ exhibent β, γ, y || ***130*** ὁρμειῇ μ, m$_1$ (?). ὁρμιῇσι v.l. est in Γ || ***131*** ἀγκίστροιο φύγῃσι : ἐκφύγῃσιν ὄλεθρον R$_2$. ἐκφυγέῃσιν ὄλεθρον proponit Schneider. vide „Noten“, 271–272 || ***133*** γναπτ- v.l. in Γ, β, γ, y, v.l. in κ (?), v.l. in λ (?), v.l. in ν, v, M, R$_2$. θηκτοῖο v.l. est in ν. confer „Noten“, 21–22; cum lectione θηκτοῖο confer 2. 354 | δόλοιο : σιδήρου m$_2$, ε, θ, κ, ν, v.l. in z$_2$. confer 2. 354 || ***134*** πυμάτην v.l. in Γ, v.l. in β, W, v.l. in λ, v.l. in μ, L, v.l. in R$_2$, U, z$_2$: νεάτην v.l. in Γ, β, γ, m$_2$, ε, y, θ, κ, v.l. in λ, μ, ν, a^1, v, F, M, m$_1$, P$_1$, R$_2$, v.l. in U, v.l. in z$_2$. vide „Noten“, 272 | ὑπὸ : ἐπὶ v.l. in Γ (?), L, z$_2$ (v.l. ὑπὸ). ὑπὲρ exhibet M | βυσ(σ)ὸν μ, a^1, m$_1$. vide „Noten“, 272–273 || ***135*** θηρητῆρος γ, y, κ, v.l. in λ, μ, v.l. in ν, a^1, m$_1$, P$_1$, U. ἀγρευτῆρος exhibent m$_2$, M, nonnumquam glossa est | ἢν : εἰ v.l. in Γ, W, a^1. vide „Tempus und Modus“, 226 || ***136*** τείνοντες μ, M, m$_1$ | ἐς secundum : εἰς β, U. vide „Noten“, 33 || ***138*** καθέτοισι v.l. in Γ, γ, y, v.l. in λ, v.l. in μ, a^1, P$_1$: καθέτῃσι v.l. in Γ, β, m$_2$, ε, θ, W, κ, v.l. in λ, v.l. in μ, ν, v, F, L, M, m$_1$, R$_2$, U, z$_2$. vide „Noten“, 265–266 | πελώριον v.l. in Γ, v.l. in θ, v.l. in μ, gl. in v, F, R$_2$ | -χάνωσιν : -λάχωσιν v.l. in ν || ***140*** γένος : δέμας gl. in γ, ε, θ (v.l. γένος), κ (gl. γένος), v.l. in λ, gl. in μ, ν, a^1 (v.l. γένος), v.l. in v, L, P$_1$, U (v.l. γένος), z$_2$ (v.l. γένος) || ***141*** ἕπεσθαι v.l. in β, m$_2$, ε, θ, v.l. in κ (?), λ, μ, ν, a^1, M, m$_1$, P$_1$, z$_2$. vide „Noten“, 136–137 | σῶμα : στόμα v.l. in Γ, ν || ***142*** -βαρύθουσι : -πελάουσι P$_1$ | δ' : θ' proponit Schneider (?) ||

er aber, lediglich im Schlamm liegend, entgeht und entkommt froh dem Netz des Verderbens. (126) Solch einen Kunstgriff wendet auch der Marmorbrassen an: Sooft er bemerkt, daß er in ein Netz geraten ist, taucht er unter im Sand. Ist aber der Wolfsbarsch von der Spitze des wohlgekrümmten Hakens getroffen, springt er empor und stößt seinen Kopf unablässig mit Gewalt gegen die Schnur selber, bis ihm die Wunde größer geworden und er vom Haken entflieht. (132) Solch einen Ausweg haben auch die gewaltigen Roten Thune ersonnen. Denn sooft sie den scharfen krummen Haken gepackt haben, schießen sie schnellend in die äußerste Tiefe und tun der Hand des Fischers Gewalt an. Wenn sie aber am Grund anlangen, schlagen sie sogleich mit dem Kopf auf den Boden, reißen die Verletzung auf und speien den spitzen Haken aus. – (138) Sooft aber die Riesenfische die bleibeschwerte Leine verschlingen, wie die Geschlechter der Meeresteufel und der Pròbata oder wie der Glattrochen oder auch das träge Geschlecht der Ònoi, dann wollen sie nicht folgen, sondern werfen ihren flachen Leib in den Sand, gedrängt und mit all ihrem Gewicht, und bringen den Fischern Mühe.

πολλάκι δ' ἐξώλισθον ἀπ' ἀγκίστροιο πεσόντες.
λαιψηραὶ δ' ἀμίαι καὶ ἀλώπεκες εὖτ' ἂν ἔχωνται,
εὐθὺς ἄνω σπεύδουσιν ὑποφθαδόν, αἶψα δὲ μέσσην
ὁρμιὴν ὑπ' ὀδοῦσι διέτμαγον ἠὲ καὶ ἄκρας
χαίτας· τοὔνεκα τῇσιν ἐχαλκεύσανθ' ἁλιῆες
καυλὸν ἐπ' ἀγκίστρῳ δολιχώτερον, ἄρκος ὀδόντων.
Ναὶ μὴν καὶ νάρκη σφέτερον νόον οὐκ ἀπολείπει
πληγῇ ἀνιάζουσα· τιταινομένη δ' ὀδύνῃσιν
ὁρμιῇ λαγόνας προσπτύσσεται· αἶψα δὲ χαίτης
ἱππείης δόνακός τε διέδραμεν, ἐς δ' ἁλιῆος
δεξιτερὴν ἔσκηψε φερώνυμον ἰχθύος ἄλγος.
πολλάκι δ' ἐκ παλάμης κάλαμος πέσεν ὅπλα τε θήρης.
τοῖος γὰρ κρύσταλλος ἐνίζεται αὐτίκα χειρί.
Σηπίαι αὖ τοίῃσι δολοφροσύνῃσι μέλονται·
ἔστι τις ἐν μήκωσι θολὸς κείνῃσι πεπηγὼς
κυάνεος, πίσσης δνοφερώτερος, ἀχλύος ὑγρῆς
φάρμακον ἀπροτίοπτον, ὅ τέ σφισιν ἄλκαρ ὀλέθρου
ἐντρέφεται· τὰς δ' εὖτ' ἂν ἕλῃ φόβος, αὐτίκα κείνου
ὀρφναίας ῥαθάμιγγας ἀνήμεσαν, ἀμφὶ δὲ πόντου
πάντα πέριξ ἐμίηνε καὶ ἠμάλδυνε κέλευθα
ἰχὼρ ἀχλυόεις, ἀνὰ δ' ἔτραπε πᾶσαν ὀπωπήν.

143 πεσόντες v.l. in γ, ε, θ, κ, ν, a^1, v.l. in v, v.l. in L, P_1, v.l. in R_2 : λυθέντες Γ, β, γ, m_2, y, v.l. in θ, W, λ, μ, v.l. in ν, v, F, L, M, m_1, R_2, U, z_2. vide „Noten“, 273 || ***144*** ἔχονται v.l. in β, M (?). vide „Tempus und Modus“, 221 || ***145*** σπεύδονται v.l. in Γ, v.l. in a^1, v.l. in z_2. φθάνουσιν exhibent F, R_2 (v.l. σπεύδουσιν), v.l. est in v || ***146*** ὁρμειὴν v.l. in μ | ἠὲ : ἠδὲ β, v.l. in γ, m_2, ε, y, μ, v.l. in ν, v.l. in v, F, M, m_1, R_2 || ***147*** ἐχάλκευσαν μ, F, m_1, R_2, U || ***148*** ἄρκος v.l. in Γ (?), v.l. (?) in κ : ἄλγος mss excepto manuscripto W, qui ἕρκος exhibet; quod nomen varia lectio est in β (?), in κ, in R_2, in z_2 (?). ἕλκος v.l. est in Γ. vide „Noten“, 274 || ***149*** ναὶ : καὶ y, P_1. vide „Noten“, 413 | νόον : νόμον F || ***151*** ὁρμιὴν v.l. in Γ (?), v.l. in β. ὁρμιῆς (-ῆς) exhibent m_2, y, M, v.l. est in θ, in ν (?), ὁρμειῇ exhibet m_1, ὁρμειῆς (-ῆς) exhibet μ || ***152*** δ' : θ' κ. vide „Noten“, 32–33 (annot. 74) || ***154*** πέσεν Γ, β, γ, ε, y, θ, W, v.l. in κ, λ, ν, v, U, z_2 : φύγεν v.l. in Γ, m_2, κ, μ, a^1, F, L, M, m_1, R_2. ἔκφυγεν v.l. est in v, διέφυγεν gl. est in θ. P_1 incertus. vide „Noten“, 274–275 | θήρας v.l. in Γ, v.l. in γ, y || ***155*** ἐφίζεται v.l. in Γ, gl. in γ, y, θ, W, λ, U, z_2. vide „Noten“, 198–199; 206–207 || ***156*** αὖ v.l. in λ, a^1, F, L, R_2, U : δ' αὖ Γ, β, γ, m_2, ε, y, θ, W, κ, v.l. in λ, μ, ν, v, M, m_1, P_1, z_2. vide „Noten“, 145 || ***157*** θορὸς v.l. in Γ, θ, κ, ν, a^1 (v.l. θολὸς), gl. in v, L (?) || ***158*** -τατος W || ***159*** τέ (τε) : καί (καὶ) v.l. in Γ, W, R_2, gl. in z_2 || ***160*** αὐτίκ' ἐκείνου κ, v.l. in μ, a^1. αὐτίκα κείνας exhibet λ || ***161*** πόντου v.l. in Γ (?), v.l. in γ, y, v.l. in λ, v.l. in ν : πόντον Γ, β, v.l. in γ, m_2, ε, θ, W, κ, v.l. in λ, μ, v.l. in ν, a^1, v, F, L, M, m_1, P_1, R_2, U, z_2. vide „Noten“, 275–276 || ***163*** ἔτραπε : ἔδραμε (-έδρ-) θ, W (gl. ἔτραπε), v.l. in λ, a^1 (v.l. -έτραπε), gl. in v, v.l. in L, gl. in M (proprie ἀνέδραμε), z_2 (v.l. -έτραπε). vide „Noten“, 256–257 (annot. 1166) ||

Oft aber entkommen sie dem Haken und entrinnen. (144) Wenn aber die schnellen Pelamiden und Fuchshaie (am Haken) gefangen sind, hasten sie geradeswegs nach oben, um (den Fischern) zuvorzukommen, und zerschneiden rasch die Schnur mittenentzwei mit ihren Zähnen oder auch nur die äußersten Haare. Deswegen schmiedeten die Fischer gegen sie einen längeren Schaft am Haken zur Abwehr der Zähne. – (149) Doch auch der Krampfrochen läßt gewiß nicht von seiner Gewitztheit, wenn ihn die Wunde schmerzt, sondern vor Schmerzen gespannt, legt er seinen Leib fest um die Schnur, und im Nu durchläuft der Schmerz, der dem Fisch den Namen gab, das Roßhaar und die Rute, und heftig dringt er in die Rechte des Fischers. Oft aber fällt das Angelrohr und das Fanggerät aus der Faust: Solch eine Erstarrung nämlich breitet sich sogleich in seiner Hand aus. – (156) Die Tintenfische (Sepien) wiederum sind auf solche List bedacht: Sie haben in einer Blase einen geronnenen dunklen Ausfluß, schwärzer als Pech, ein Mittel feuchter Schwärze, das die Sicht nimmt und sich ihnen zum Schutz vor Verderben bildet. (160) Wenn sie aber Furcht ankommt, dann speien sie sogleich dunkle Tropfen davon aus, und der schwärzliche Fluß färbt und verwüstet ringsum alle Pfade der See, und er nimmt jede Sicht.

αἱ δὲ δι' αἰθαλόεντος ἄφαρ φεύγουσι πόροιο
ῥηιδίως καὶ φῶτα καὶ εἴ ποθι φέρτερον ἰχθύν.
166 ταῖς δ' ἴσα τεχνάζουσι καὶ ἠερόφοιτα γένεθλα
τευθίδες· οὐ δ' ἄρα τῇσι μέλας θολὸς ἀλλ' ὑπερευθὴς
ἐντρέφεται, μῆτιν δὲ πανείκελον ἐντύνονται.
169 Τοίοις μὲν φρονέουσι νοήμασιν· ἀλλὰ καὶ ἔμπης
ὄλλυνται πυκινῇσιν ἐπιφροσύναις ἁλιήων.
τοὺς μὲν δὴ πελάγεσσιν ἐν ἠλιβάτοισι θέοντας
172 ῥηιδίως ἐρύουσιν, ἐπεί σφισιν οὔτι νόημα
ποικίλον· ἤδη γάρ τις ἐπέσπασε καὶ κρομύοισι
γυμνοῖς τ' ἀγκίστροισιν ἑλὼν πελαγόστροφον ἰχθύν.
175 ὅσσοι δ' αὖ γαίης ἁλιερκέος ἄγχι νέμονται,
τοῖσι μὲν ὀξύτερος πέλεται νόος, ἀλλὰ καὶ αὐτῶν
βαιοὶ μὲν καρῖσιν ἀφαυροτέραις ἐρύονται
178 τευθίδος ἢ θυσάνοις ἢ καρκίνῳ ἀμφιχανόντες
καρκινάσιν τ' ὀλίγῃσι καὶ εἰ κρέας ἁλμυρὸν ἅπτοις
πετραίαις θ' ἕλμισι καὶ ὅττι τοι ἄγχι παρείη
181 ἰχθυόεν· βαιοὺς δ' ἐπὶ μείζοσιν ὁπλίζοιο.

164 δι' αἰθαλόεντος : διὰ θολόεντος P_1, R_2. vide „Noten“, 276–277 || ***165*** ἰχθῦν v.l. in Γ, m_2, v.l. in μ, L, M, m_1, z_2 || ***167*** τευθίδος proponit Schneider. vide „Noten“, 277 | θορὸς v.l. in Γ, v.l. in θ, gl. in W, κ, v.l. in λ, ν, a^1, gl. in v, L post corr., U | -ευθὴς m_2, θ, v.l. in λ, μ (?), v, L, M : -(ε)υθος Γ, β, γ, ε, y, W, κ, v.l. in λ, ν, a^1, gl. in v, F, m_1, P_1, R_2, U, z_2. sed confer cum 2. 427, 4. 17 tum Arat. 867, Cyn. 3. 94 || ***168*** -ίκελον v.l. in Γ, P_1. -αίολον exhibent μ, m_1. vide „Noten“, 53–54 || ***170*** -σύναις v.l. in Γ, γ, m_2, y, θ, W, κ, λ, ν, gl. in v, R_2, U, z_2 : -σύνῃς v.l. in Γ, β, ε, μ, ν, F, L, M, m_1. -σύνῃσιν exhibent a^1, P_1, v.l. est in Γ, in z_2. vide „Noten“, 277 || ***171*** δὴ : γὰρ β, W, gl. in F, R_2, gl. in z_2 (?). γὰρ δὴ exhibet M, ἐν exhibet θ. vide „Noten“, 151 || ***172*** σφιν v.l. in Γ || ***173*** ἀπέσπ- U. vide „Noten“, 173–174 | -σε καὶ : -σεν ἢ θ, κ, v.l. in λ, a^1, U, z_2 (v.l. καὶ) || ***174*** ἑλὼν : ἰδὼν m_2 | -γόστροφον (-γοστρόφον) v.l. in Γ, γ, ε, y (?), v.l. in θ, κ, v.l. in λ, ν, a^1, v, L, z_2 : -γότροφον (-γοτρόφον) v.l. in Γ, β, m_2, v.l. in θ, W, v.l. in λ, μ, gl. in v, F, M, m_1, P_1, R_2, U, gl. in z_2. vide „Noten“, 277–278 | ἰχθῦν v.l. in Γ, m_2, L, M, m_1, z_2 || ***176*** τοῖσι μὲν Schneider : τοῖσι(ν) δ' mss. vide „Noten“, 278 || ***177*** καρῖσιν (-ρίσιν) γ, m_2, ε, y, v.l. in λ, μ, ν, F, L, M, m_1, P_1, U : καρίδεσ(σ)ιν Γ, β, gl. in γ, θ, W, κ, v.l. in λ, a^1, v, gl. in L, gl. in M, R_2, z_2 | -τέραις v.l. in Γ, θ, W, κ, a^1, v, L, P_1, R_2, gl. in z_2 : -τέρῃς m_2, μ, F (proprie -τέρησ'). -τέρῃσιν exhibet ε, v.l. est in γ, in ν, -τέροις exhibent M, m_1, -τέροισι(ν) exhibent β (-τέροισι δ' ?), y, v.l. est in γ, in ν, -τάταις exhibent λ, U, z_2, v.l. est in Γ || ***178*** τευθίδος ἢ v.l. in Γ, β, γ, m_2, ε, y, κ, v.l. in λ, μ, ν, gl. in a^1, v, gl. in F, L, m_1, P_1, R_2, U : τευθίδες (-θῖδες) ἢ θ, a^1, F, M. πουλυπόδων exhibent W, z_2, v.l. est in Γ, in λ, in a^1, in R_2, in U. vide „Noten“, 278–279 || ***179*** -νάσιν v.l. in Γ, W, v.l. in λ, v.l. in μ, F : -νάσι v.l. in Γ, β, γ, m_2, ε, y, θ, κ, v.l. in λ, v.l. in μ, ν, a^1, v, L, M, m_1, P_1, R_2, U, z_2 | τ' : δ' v.l. in Γ, a^1, P_1, gl. in z_2 | ὀλίγαισι κ, a^1, P_1 || ***180*** πετραίῃς v.l. in Γ, γ, y, v.l. in ν | ἕλμισι v.l. in Γ : ἑλμῖσι v.l. in Γ, β (?), y, v.l. in θ, v.l. in λ, v, F, L, M, z_2. ἑλμίσι(ν) exhibent γ, m_2, ε, W, κ, μ, ν, a^1, m_1, P_1, R_2, U, v.l. est in Γ, in θ, in λ || ***181*** μείζονας κ ||

Die Tintenfische aber fliehen sogleich durch den schwärzlichen Pfad und meiden leicht einen Menschen und einen vielleicht stärkeren Fisch. (166) Ähnliches bewerkstelligen auch von den luftdurchfliegenden Geschlechtern die Kalmare, doch bildet sich bei ihnen kein schwarzer Ausfluß, sondern rötlicher; die List aber, die sie anwenden, ist durchaus ähnlich.

(169) Auf solchen Witz verstehen sich die Fische; aber trotzdem widerfährt ihnen Verderben durch die kluge Aufmerksamkeit der Fischer. Diejenigen, die in der gewaltigen Hochsee dahinschwimmen, ziehen die Fischer leicht heraus, da sie keinerlei wendigen Verstand haben: Einen Fisch, der in der hohen See umherstreift, hat man nämlich gar mit Zwiebeln und bloßem Haken gefangen und (an Bord) gezogen. (175) Alle Fische andererseits, die nahe der meerumgebenen Erde sich nähren, haben wohl einen schärferen Verstand, doch werden auch von ihnen die kleinen mit schwächlicheren Garnelen gefangen, oder sie verschlingen die Arme von Kalmaren oder einen Taschenkrebs (179) und wenige Einsiedlerkrebse und Salzfleisch, wenn man es (am Haken) befestigt, Felswürmer und was sonst an Fisch bei der Hand ist; kleine aber setze man auf größere an.

δείπνοις γὰρ μαργῶντες ἐπισπεύδουσιν ὄλεθρον·
ἦ γὰρ ἀεὶ πλωτῶν σιφλὸν γένος ὑγρὰ θεόντων.
θύννον μὲν κορακῖνος ἄγει, λάβρακα δὲ καρὶς
πιαλέη· χάννοι δὲ φίλον φάγροισι δέλετρον
καὶ βῶκες συνόδοντι καὶ ἱππούροισιν ἴουλοι·
τρίγλη δ' ὀρφὸν ἔπεφνε καὶ ἔσπασε κιρράδα πέρκη,
μαινίδι δὲ χρύσοφρυς ἀνέλκεται· αὐτὰρ ἀνιγραὶ
μύραιναι μετὰ σάρκας ἐπειγόμεναι φορέονται
πουλυπόδων· ὅσσοι τε δέμας περίμετρον ἔχουσι,
θύννῳ μὲν κάλλιχθυς ἰαίνεται, αὐτὰρ ὀνίσκῳ
ὄρκυνος, λάβρακα δ' ἐπ' ἀνθίῃ ὁπλίζοιο,
ἵππουρον ξιφίῃ, γλαύκῳ δ' ἔπι κεστρέα πείροις·
ἄλλῳ δ' ἀλλοίην γενεὴν ἐπιτεχνάζοιο,
κρέσσονι χειροτέρην· ἐπεὶ ἦ μάλα πάντες ἔασιν
ἀλλήλοις φορβή τε φίλη καὶ λίχνος ὄλεθρος.
ὣς οὐδὲν λιμοῖο κακώτερον οὐδὲ βαρείης
γαστέρος, ἣ κρατέει μὲν ἐν ἀνθρώποισιν ἀπηνὴς
καὶ χαλεπὴ δέσποινα συνέστιος οὔποτε δασμῶν
ληθομένη, πολλοὺς δὲ παρασφήλασα νόοιο
εἰς ἄτην ἐνέηκε καὶ αἴσχεσιν ἐγκατέδησε.

182 μαργῶντες Γ, β, v.l. in γ, ε, θ, W, κ, λ, ν, a^1, v, F, L, v.l. in M (proprie -γόωντες), P_1 (proprie -γόωντες), R_2, U, z_2 : γελόωντες γ, m_2, y, μ, M, m_1. vide „Noten", 279 || ***183*** πλωτὸν γ (gl. -τῶν), y, W, ν (gl. -τῶν), F, M, gl. in R_2 || ***184*** κορακῖνος : καρκῖνος v.l. in Γ, γ, y, θ, m_1 || ***185*** χάν(ν)οι v.l. in γ (?), ε, θ, W, κ (v.l. χάννη?), λ, ν, a^1, v, F, L, P_1, z_2 : χάν(ν)ος Γ, β, γ, m_2, y, μ, gl. in ν, M, m_1, R_2, U, gl. in z_2. χάνοιο v.l. est in R_2. vide „Noten", 280 || ***186*** βῆκες W || ***187*** κιρ(ρ)άδα β, m_2, ε, θ, W, v.l. in ν, a^1 (post corr.?), v, F, L, M, m_1, R_2 : κιρρίδα v.l. in Γ, γ, μ, v.l. in ν. σκιρράδα exhibet y, σκιρρίδα (σκίρρ-) exhibent P_1, z_2, v.l. est in Γ, κιρραΐδα exhibet U, κυρράδα (κυρρίδα) exhibet λ, κιρρίδιον exhibet κ. vide „Noten", 35–36 || ***188*** μαινίσι v.l. in Γ, γ, ε, y, v.l. in θ, ν, gl. in a^1, U, gl. in z_2. μηνίσι v.l. est in z_2 | δὲ : δ' αὖ v.l. in Γ, ε, θ, W, κ, λ, a^1, v, L, U, z_2 || ***189*** σμύρ- γ, ε, v.l. in ν, a^1, L, M | ἐπειγομένως m_2 || ***190*** τε Γ, γ, m_2, ε, y, θ, W, κ, λ, μ, ν, a^1, v, F, L, M, m_1, P_1, U, gl. in z_2 : δὲ v.l. in Γ (?), β, gl. in ν, gl. in L, R_2, z_2. vide „Noten", 280 || ***191*** ὀνίσκοις v.l. in β, m_2, ν, gl. in ν, F, M, R_2 || ***192*** ἀνθιεῖ gl. in m_2, ν (gl. ἀνθίῃ). ἀνθίηι exhibent L, R_2, ἀνθῆι exhibet F, ἀνθίης (-ῃς?) exhibet m_1. sed confer vv. 211, 293, 324 || ***193*** -ουριν v.l. in Γ, v.l. in β, v.l. in γ (?), W, v.l. in ν, F | πείρεις v.l. in β, v.l. in γ, y || ***195*** κρέσσονι m_2, θ, κ, μ, F, L, P_1, R_2, U : κρείσσονι v.l. in Γ, β, γ, ε, y, W, v.l. in λ, ν, a^1, v, M (post corr.?), m_1, z_2. κρείττονι v.l. est in Γ, in λ. vide „Noten", 80–81 | ἦ : δὴ v.l. in Γ, γ, y, v.l. in λ || ***196*** λίχνος : λάγνος P_1 | ὄλεθρος : ἄπληστος v.l. in ν, F (v.l. ὄλεθρος), gl. in P_1, R_2 (v.l. ὄλεθρος), v.l. in z_2 (?) || ***201*** ἀνέηκε v.l. in κ. ἐνέθηκε exhibet ν, v.l. est in λ, ἀνέθηκε v.l. est in λ, ἤνεγκε exhibet P_1. vide „Noten", 158–159 (annot. 673) | -έδησε v.l. in Γ, κ, a^1, L, P_1, v.l. in z_2 : -έθηκε(ν) v.l. in Γ, β, γ, m_2, ε, y, θ, W, λ, μ, ν, v, F, M, m_1, R_2, U, z_2. vide „Noten", 280–281 ||

Denn in ihrer Gier nach einem Mahl beeilen sie ihr Verderben: Gefräßig nämlich ist wahrhaftig stets das schwimmende Geschlecht, das das Naß durcheilt. (184) Den Thun bringt der Meerrabe herbei, den Wolfsbarsch aber die fette Garnele; die Sägebarsche sind den Sackbrassen geschätzte Lockspeise, Gelb- und Goldstriemen dem Zahnbrassen, den Großen Goldmakrelen die Meerjunker. Die Meerbarbe tötet den Zackenbarsch, und der Schriftbarsch zieht die Kirrhás an, durch den Gefleckten Schnauzenbrassen aber wird der Goldbrassen emporgezogen. (188) Die widerwärtigen Muränen aber stürzen sich hastig auf das Fleisch der Kraken. Und was all die Riesenfische angeht, (191) so erfreut sich am Thun der „Schönfisch", am Onískos aber der Rote Thun; den Wolfsbarsch setze auf den Anthíes an, die Große Goldmakrele auf den Schwertfisch; für den Glaúkos aber durchbohre eine Meeräsche. Für jeden verwende eine anders beschaffene Art (als Köder), für den stärkeren (jeweils) eine schwächere; denn, wahrhaftig, allesamt sind einander geschätzter Fraß und leckeres Verderben. (197) So ist nichts schlimmer als der Hunger und der drückende Magen, der unter den Menschen übel herrscht und ein beschwerlicher Herr ist im gemeinsamen Haus, niemals seinen Anteil vergessend. (200) Und viele bringt er um den Verstand und stürzt sie ins Verderben und fesselt sie in Schande.

γαστὴρ καὶ θήρεσσι καὶ ἑρπηστῆρσιν ἀνάσσει
ἠερίῃς τ' ἀγέλῃσι, τὸ δὲ πλέον ἐν νεπόδεσσι
κάρτος ἔχει· κείνοις γὰρ ἀεὶ μόρος ἔπλετο γαστήρ.
Ἀνθιέων δὲ πρῶτα περίφρονα πεύθεο θήρην,
οἵην ἡμετέρης ἐρικυδέος ἐντύνονται
πάτρης ἐνναετῆρες ὑπὲρ Σαρπηδόνος ἀκτὴν
ὅσσοι θ' Ἑρμείαο πόλιν, ναυσίκλυτον ἄστυ
Κωρύκιον, ναίουσι καὶ ἀμφιρύτην Ἐλεοῦσαν.
πέτρας μὲν κείνας τεκμαίρεται ἐγγύθι γαίης
ἴδρις ἀνήρ, οἵῃσιν ἐπ' ἀνθίαι αὐλίζονται,
ἀντροφυεῖς, κευθμῶσι διαρρῶγας θαμέεσσι·
δουρὶ δ' ἀναπλώσας πινάκων ἐριηχέα τεύχει
δοῦπον ἐπικροτέων· πατάγῳ δ' ἐπιτέρπεται ἔθνη
ἀνθιέων· τῷ καί τις ἀνέδραμεν αὐτίκα λίμνης
παπταίνων ἄκατόν τε καὶ ἀνέρα· τῷ δ' ἄρ' ἑτοίμας
πέρκας εὐθὺς ἵησιν ἐν οἴδμασιν ἢ κορακίνους
ἀσπαλιεὺς πρώτης ὀρέγων ξεινήια φορβῆς.
αὐτὰρ ὅ γ' ἁρπάγδην κεχαρημένος εἰλαπινάζει
δαῖτα φίλην, σαίνει δὲ δολόφρονα θηρητῆρα.

202 καὶ : δὲ proponit Rittershusius. δ' ἐν proponit Köchly, ὡς δὲ καὶ ἐν θήρεσσι proponit West. vide „Noten", 281 | ἑρπηστῆρσιν θ, v.l. in λ, ν, F, m_1, R_2, z_2 : ἑρπηστῆσιν m_2, W, v.l. in λ, v.l. in ν, M. ἑρπυστῆρσιν exhibent Γ, y, U, v.l. est in λ, gl. est in v, in R_2, in z_2, ἑρπυστῆσιν exhibent ε, a^1, L (?), v.l. est in Γ (?), in ν, gl. est in λ, ἑρπιστῆρσιν exhibet β, ἑρπιστῆσιν exhibet μ, v.l. est in ν, ἑρπυστοῖσιν exhibent κ, P_1. γ incertus. vide „Noten", 73–74 || ***203*** ἠερίαις v.l. in Γ, θ, W, v.l. in λ, P_1, z_2. ἀερίαις gl. (?) est in v. vide „Noten", 63 (annot. 210) || ***205*** δὲ : μὲν v.l. in Γ, θ, κ, v.l. in λ (proprie μὲν τὰ), v.l. in ν, gl. in v, L, U, z_2. vide „Überlieferungsgeschichtl. Untersuchungen", 25 | πρῶτα : μάλιστα ν (v.l. πρῶτα) || ***207*** ἐνναετῆρες : ἀγρευτῆρες κ | ἀκτὴν (-τήν) Γ, β, y, W, a^1, R_2, U, z_2 : ἀκτῆς γ, m_2, ε, θ, κ, λ, μ, ν, v, L, M, m_1, P_1. ἀκταῖς exhibet F. ἄκρης proponit Schneider. vide „Noten", 281–282 || ***208*** θ' : δ' γ, v.l. in μ, a^1 ante corr., M || ***211*** ἐπ' v.l. in Γ, β, γ, m_2, ε, y, λ, ν, v, F, M : ὑπ' v.l. in Γ, θ, W, κ, μ, a^1, gl. in v, L, m_1, P_1, R_2, U, z_2. vide „Noten", 282–283; 191 (annot. 833) || ***212*** ἀντροφ- : πετροφ- v.l. in ν | θαμέεσσι : θαμινοῖσι W, R_2. vide „Noten", 238 (annot. 1064) || ***214*** δ' : τ' (per errorem θ') proponit Schneider. vide „Noten", 32–33 (annot. 74) | ἔθνη v.l. in γ, m_2, θ, κ, v.l. in λ (?), μ, v.l. in ν, L, M, m_1, R_2 : ἦτορ Γ, β, v.l. in γ, ε, y, v.l. in θ, W, λ, ν, a^1, v, F, v.l. in L, P_1, U, z_2. vide „Noten", 283 || ***215*** τῷ καί v.l. in Γ, β, γ, m_2, ε, y, θ, κ, v.l. in λ, μ, ν, a^1, v, F, M, m_1, R_2, v.l. in z_2 : καί που v.l. in Γ, W, v.l. in λ, v.l. in ν, L, P_1, v.l. in R_2, U, z_2. vide „Noten", 283–284 || ***216*** ἑτοίμους (ἐτ-) v.l. in Γ, v.l. in β, y, U. ἑτοίμως (ἐτ-) exhibent ν (gl. -μας), μ, v.l. est in β, in λ || ***217*** ἰθὺς gl. in v, L (gl. εὐθὺς), P_1. vide „Noten", 154 || ***218*** φορβῆς : τροφῆς v.l. in Γ (?), v.l. in κ, R_2, insuper saepe glossa. δαίτης exhibet F || ***219*** γ' omittunt Γ (?), β, γ (?), m_2, ε, y, λ, μ, ν, F, M, m_1, U | κεχαρισ- M. confer v. 227; aliter 1. 612, 5. 71 || ***220*** δὲ : τε proponit Schneider. vide „Noten", 32–33 (annot. 74) ||

Der Magen gebietet auch den wilden Tieren und den Kriechtieren und den Schwärmen in der Luft, doch mehr Macht hat er unter den Tieren der See: Ihnen nämlich gereicht der Magen stets zum Verderben. – (205) Die geschickte Jagd auf die Anthíai vernimm zuerst, so, wie sie die Bewohner unseres glorreichen Heimatlandes über dem Vorgebirge von Sarpedon veranstalten und all die, welche die Stadt des Hermes, das seeberühmte Korykos, bewohnen und das ringsumspülte Eleousa. (210) Jene Klippen macht nahe dem Lande ein kundiger Mann aus, zwischen denen die Anthíai sich aufhalten, mit natürlichen Höhlen, zerklüftet in zahlreiche Schlupfwinkel. (213) Mit dem Boot fährt er hinaus und macht lauten Lärm, indem er Bretter gegeneinander schlägt: Am Getöse aber freuen sich die Scharen der Anthíai; deswegen auch kommt einer sogleich von der See herauf, Boot und Mann beäugend. (216) Ihm aber läßt der Fischer geradeswegs bereitliegende Schriftbarsche in die Wellen hinab oder Meerraben und gewährt ein erstes gastliches Mahl. Der Anthíes aber tut sich erfreut voll Gier an der geschätzten Speise gütlich und umschwänzelt den listigen Fischer.

ὡς δὲ φιλοξείνοιο μετ' ἀνέρος οἰκία κέλσῃ
κλεινὸς ἀνὴρ ἢ χειρὸς ἐν ἔργμασιν ἠὲ νόοιο,
ἀσπασίως δ' ὅ μιν εἶδεν ἐφέστιον, εὖ δέ ἑ δώροις,
εὖ δέ μιν εἰλαπίναις τε φιλοφροσύναις τ' ἀγαπάζει
παντοίαις· ἄμφω δὲ γεγηθότες ἀμφὶ τραπέζῃ
τέρπονται κρητῆρος ἀμοιβαίοις δεπάεσσιν·
ὣς ὁ μὲν ἀσπαλιεὺς κεχαρημένος ἐλπωρῇσι
μειδιάᾳ, δείπνοις δὲ νέοις ἐπιτέρπεται ἰχθύς.
ἔνθα δ' ἔπειθ' ὁ μὲν αἰὲν ἐπημάτιος ποτὶ πέτρην
στέλλεται, οὐδ' ἀνίησιν ἑὸν πόνον οὐδ' ἀπολείπει
δεῖπνα φέρων· οἱ δ' αὐτίκ' ἀολλέες ἀμφαγέρονται
δαιτυμόνες κατὰ χῶρον ἅτε κλητῆρος ἄγοντος.
αἰεὶ δὲ πλεόνεσσιν ἑτοιμοτέροις τε παρίσχει
φορβὴν ἁρπαλέην· οὐδέ σφισιν ἄλλα κέλευθα
οὐδ' ἄλλοι κευθμῶνες ἐνὶ φρεσίν, ἀλλὰ μένοντες
αὐτοῦ δηθύνουσιν, ἅτε σταθμοῖσι νομήων
πώεα χειμερίοισιν ἐν ἤμασιν αὐλίζονται
οὐδ' ὀλίγον σηκοῖο λιλαιόμενα προνέεσθαι.
οἱ δ' ὅτ' ἐσαθρήσωσιν ἀειρομένην ἀπὸ χέρσου
σπερχομένην τ' ἐλάταις ἄκατον τροφόν, αὐτίκα πάντες
ὀρθοὶ καγχαλόωντες ὑπεὶρ ἅλα δινεύοντες
ἱμερόεν παίζουσι καὶ ἀντιόωσι τιθήνῃ.
ὡς δ' ὁπότ' ἀπτήνεσσι φέρει βόσιν ὀρταλίχοισι

221 -ξένοιο m_2, κ, μ, M, m_1 | κέλσει v.l. in Γ, κ, gl. in ν, R_2. κέλσοι exhibet γ, κέλσων exhibet m_2. vide „Noten", 138–139 || ***222*** ἠὲ : ἠδὲ v.l. in λ || ***223*** δ' ὅ Brunck : τέ mss excepto manuscripto P_1, qui δέ exhibet. haec particula varia lectio est in Γ. vide „Noten", 284–285 | ἐφέστιος v.l. in Γ, β, ε, θ, W, R_2 (?), U. vide „Noten", 284–285 || ***224*** εὖ τέ λ; insuper lectionem proponit Schneider. vide „Noten", 14–15 (annot. 3) | -σύνης v.l. in Γ. vide „Noten", 277 || ***225*** τραπέζης (-ῃς?) v.l. in θ, P_1 (?), R_2. τραπέζας v.l. est in λ, τραπέζαις v.l. est in θ, in λ || ***226*** κρατῆρος v.l. in Γ, v.l. in γ, ε || ***227*** κεχαρισ- θ, W, M, m_1. confer v. 219; aliter 1. 612, 5. 71 | ἐλπωρῇσι : τερπωλῇσι a^1 (v.l. ἐλπωρῇσι) || ***228*** ἰχθῦς v.l. in Γ, m_2, L, m_1, z_2 || ***229*** ἔνθα δ' v.l. in Γ, γ, m_2, ε, y, v.l. in λ, μ (?), ν, F, M, m_1, R_2 : ἔνθεν v.l. in Γ, θ, W, κ, v.l. in λ, a^1, ν, L, P_1, U, z_2. ἐνθέν δ' exhibet β. vide „Noten", 285–286 | ὑπημάτιος v.l. in Γ, κ, λ, a^1, ν, L, P_1. confer James, 160; 188 | ποτὶ πέτρην : ἐνὶ πέτρῃ v.l. in β, v.l. in γ, v.l. in κ, v.l. in μ, v.l. in ν || ***231*** δεῖπνα : δαῖτα proponit Schneider. vide „Noten", 286 || ***234*** σφιν v.l. in Γ, v.l. in γ, ν, P_1 || ***236*** ἅτ' ἐν v.l. in Γ, W, ν, P_1, R_2. vide „Noten", 286–287 || ***237*** -ρίοισιν v.l. in Γ, m_2, y, θ, W, κ, v.l. in λ, a^1, L, P_1, U, z_2 : -ρινοῖσιν v.l. in Γ, γ, ε, v.l. in λ, μ, v.l. in ν, ν, F, M, m_1, R_2. -ρίῃσιν v.l. est in λ, -ρινῇσιν exhibet β, v.l. est in ν || ***239*** -σουσιν m_2. vide „Tempus und Modus", 217–218 || ***240*** σπερχομ- : στελλομ- v.l. in Γ, P_1, v.l. in U | τ' omittunt Γ (?), γ, m_2, ε, μ (?), ν, M, m_1 || ***243*** φέρῃ v.l. in Γ, W, v.l. in λ, R_2. vide „Tempus und Modus", 219–220 (Corrigenda Glotta 60, 1982, 136) | βόσιν : φορβὴν v.l. in ν ||

(221) Wie aber beim Hause eines gastfreundlichen Mannes einer ankommt, der berühmt ist durch Taten seiner Hände oder des Geistes; gern aber erblickt ihn der Gastgeber im Hause, freundlich nimmt er ihn auf mit Geschenken und freundlich mit Speisen und vielerlei Freundschaftsbeweisen; beide aber sitzen voll Freude um den Tisch und finden Vergnügen an den wechselnden Bechern des Mischkrugs – (227) so lächelt der Fischer erfreut über die Aussicht, und der Fisch freut sich über neue Speise. Und darauf fährt der Fischer jeden Tag stets zu dem Felsen und läßt nicht ab von seiner Mühe und hört nicht auf, Speise zu bringen. Die Anthíai aber sammeln sich alsbald in einem Schwarm zum Schmausen am Platze, wie von einem Boten getrieben. (233) Stets aber mehr und leichter zu gewinnenden Fischen reicht er die lockende Speise; keine anderen Wege haben sie im Sinn, keine anderen Winkel, sondern dort bleiben und verweilen sie wie in den Behausungen der Schäfer die Herden an Wintertagen ausharren, ohne das geringste Verlangen, aus der Hürde hervorzukommen. (239) Sooft sie aber sehen, wie das nahrungbringende Boot von Land ablegt und rasch herangerudert wird, wirbeln sie sogleich alle glücklich und frohlockend über die See, tummeln sich anmutig und treffen (so) auf ihre Ziehmutter. Wie aber wenn den ungefiederten Kleinen eine (Vogel)mutter Futter bringt,

244 μήτηρ, εἰαρινοῦ ζεφύρου πρωτάγγελος ὄρνις,
οἱ δ' ἁπαλὸν τρύζοντες ἐπιθρώσκουσι καλιῇ
γηθόσυνοι περὶ μητρὶ καὶ ἱμείροντες ἐδωδῆς
247 χεῖλος ἀναπτύσσουσιν, ἅπαν δ' ἐπὶ δῶμα λέληκεν
ἀνδρὸς ξεινοδόκοιο λίγα κλάζουσι νεοσσοῖς·
ὣς οἵ γε θρεπτῆρος ἐναντίον ἐρχομένοιο
250 γηθόσυνοι θρώσκουσι, χοροιτύπον ὥστ' ἀνὰ κύκλον.
τοὺς δ' ἁλιεὺς βρώμῃσιν ἐπασσυτέρῃσι λιπαίνων
χειρί τ' ἐπιψαύων χειρός τ' ἄπο δῶρα τιταίνων
253 πρηΰνει φίλον ἦτορ· ἄφαρ δέ οἱ ἠΰτ' ἄνακτι
πείθονται, καὶ χειρὸς ὅπῃ νεύσειε μύωπι,
ῥίμφα διαΐσσουσιν· ὁ δ' ἄλλοτε νηὸς ὄπισθεν
256 ἄλλοτε δὲ πρόσσω, ποτὲ δὲ σχεδὸν ἠπείροιο
πέμπει δεξιτερήν· τοὺς δ' ὄψεαι ἠΰτε παῖδας
ἀνδρὸς ἐπιφροσύνῃσι παλαισμοσύνης ἀνὰ χῶρον
259 τῇ καὶ τῇ θύνοντας, ἐπίσκοπος ἔνθα κελεύσει.
ἀλλ' ὅτε οἱ κομιδῆς μὲν ἅλις, θήρη δὲ μέληται,
δή ῥα τόθ' ὁρμιὴν μὲν ἀναψάμενος χερὶ λαιῇ
262 ἕζεται, ἀγκίστρου δὲ βέλος κρατερόν τε θοόν τε
ὁπλίζει, καὶ τοὺς μὲν ἀπέτραπε χειρὶ κελεύων

244 -ρινοῦ v.l. in Γ, β, γ, y, W, v.l. in λ, gl. in a^1, gl. in L, R_2, gl. in z_2 : -ρινὴ v.l. in Γ, m_2, ε, θ, κ, μ, ν, a^1, v, F, L, M, m_1, P_1, U, z_2. -ρινῆς v.l. est in λ. vide „Noten", 287–288 || ***245*** ἀταλὸν ε, θ. vide „Noten", 288 || ***246*** γηθόμενοι a^1. γηθοσύνῃ exhibet M, v.l. est in λ (?). vide „Noten", 200–201 || ***247*** -πτήσ(σ)- v.l. in γ, y, ν || ***248*** -δόχοιο β, γ, ε, ν | -ζουσα proponit Schneider. vide „Noten", 288 || ***250*** γηθόμενοι a^1. γηθοσύνῃ exhibent β, m_2, y, v.l. est in U. vide „Noten", 200–201 | ὡς M || ***251*** -τέραισι P_1 | λιπαίνει v.l. in Γ, W, a^1. λιπήνας exhibet F. vide „Noten", 288–289 || ***252*** χειρί δ' z_2 (gl. τ') | -ψαύει v.l. in Γ, β, γ, y, W (gl. -ψαύων), κ, v.l. in μ, ν, a^1, L, m_1, P_1. vide „Noten", 288–289 | χειρὸς (-ρός) δ' λ, U, gl. in z_2 || ***256*** ποτὲ : τότε (τοτὲ) m_2, μ, v (gl. ποτὲ), F, L (gl. ποτὲ), m_1, R_2 (gl. ποτὲ). sed confer 2. 400, Cyn. 1. 500 || ***258*** ἀνὰ : κατὰ v.l. in Γ, κ, a^1, v, P_1, v.l. in z_2. ἐπὶ exhibet W, v.l. est in Γ, saepe est glossa, ἐνὶ v.l. est in λ, in v. vide „Noten", 289 | χώραν P_1. χώρῳ v.l. est in λ, in v || ***259*** κελεύσει v.l. in Γ, v.l. in β, m_2, v.l. in θ, κ, v.l. in λ, v.l. in ν, v, F, L, M, R_2 : κελεύσῃ v.l. in Γ, v.l. in β, γ, ε, y, v.l. in θ, v.l. in λ, μ, v.l. in ν, m_1, gl. in U. κελεύει exhibent W, a^1, P_1, U, z_2, v.l. est in Γ, in θ, in λ. vide „Noten", 289–290 || ***260*** θήρη v.l. in Γ, κ : θήρης v.l. in Γ, ceteri mss excepto manuscripto μ, qui lectionem omittit. vide „Noten", 290 | δὲ : τε (τὲ) m_2, v (gl. δὲ), L, M, m_1 || ***261*** χερὶ v.l. in Γ, m_2, ε, v.l. in θ, W, F, L, z_2 : χειρὶ v.l. in Γ, β, γ, y, v.l. in θ, κ, λ, μ, ν, a^1, v, M, m_1, P_1, R_2, U. confer vv. 474, 4. 431 || ***262*** δὲ : τὲ P_1 || ***263*** ἀπέτραπε Γ, m_2, θ, κ, λ, a^1, L, z_2 : ἀπέτρεπε β, γ, y, W, v, F, P_1, R_2. ἐπέτραπε(ν) exhibent μ, M, m_1, U post corr., v.l. est in γ, ἐπέτρεπε exhibent ε, ν, gl. est in P_1. vide „Noten", 256–257 ||

die erste Botin des Westwinds im Frühling; (245) die Jungen aber zwitschern jugendlich und springen im Nest vor Freude über ihre Mutter, und vor Verlangen nach Nahrung sperren sie den Schnabel auf; das ganze Haus aber ihres Gastgebers lärmt von den hell rufenden Jungen – (249) so springen die Anthíai ihrem Ernährer voll Freude entgegen, sobald er kommt, wie in kreisendem Tanz. Der Fischer aber mästet sie mit Bissen auf Bissen, streichelt sie mit der Hand, streckt ihnen aus der Hand seine Gaben hin und macht so ihr freundliches Herz gefügig. Und sogleich gehorchen sie ihm wie einem Herrn, und wohin er mit dem Finger seiner Hand winken mag, da schießen sie rasch hin. (255) Mal hinter das Boot, mal davor, mal (wieder) nahe dem Land hält er seine Rechte; die Fische aber wirst du sehen, wie sie wie Knaben auf dem Ringplatz nach den kundigen Anweisungen eines Mannes da- und dorthin stürzen, wohin ihr Lehrer es befiehlt. (260) Aber sobald er sie genügend genährt und gehegt hat und die Jagd ansteht, da also befestigt er die Angelschnur an der linken Hand und setzt sich, und er bereitet den starken, scharfen Haken vor und lenkt die einen der Fische alle zugleich fort mit der Hand,

πάντας ὁμῶς ἢ λᾶαν ἑλὼν ἔρριψε καθ' ὕδωρ·
οἱ δ' ἐπὶ τῷ δύνουσιν ὀιόμενοι βόσιν εἶναι.
τῶν δ' ἕνα μοῦνον ἔλειπεν ἀπόκριτον, ὅν κ' ἐθέλῃσι,
δύσμορον, ὑστατίοισι κεχαρμένον ἐν δείπνοισιν·
ἄγκιστρον μὲν ὄρεξεν ὑπεὶρ ἁλός· αὐτὰρ ὅ γ' ἄτην
καρπαλίμως ἥρπαξεν, ὁ δ' ἔσπασεν ἀμφοτέρῃσι
θερμὸς ἀνὴρ ὠκεῖαν ἑλὼν καὶ ἐπίκλοπον ἄγρην.
λήθει δ' ἀνθιέων ἄλλον χορόν· εἰ γὰρ ἴδωνται
ἢ σμαραγῆς ἀίσωσι δυσαγρέος ἑλκομένοιο,
οὐκέτι οἱ τόσα δεῖπνα παρέσσεται, ὥς κεν ἵκοιντο
αὖτις ὑποτροπάδην, ἀπὸ δ' ἔπτυσαν ἐχθήραντες
καὶ κομιδὴν καὶ χῶρον ὀλέθριον· ἀλλά τις εἴη
ἴφθιμος, κρατερῶς δὲ βιησάμενός μιν ἀνέλκοι
ἢ καὶ δεύτερος ἄλλος ἐφαπτέσθω καμάτοιο·
ὧδε γὰρ οὐ φρονέοντες ἑὴν δολομήχανον ἄτην
αὐτοὶ πιανθέντες ἐοικότα πιαίνουσιν·
αἰεὶ δ', εὖτ' ἐθέλῃσθα, παρέσσεται εὔστοχος ἄγρη.
ἄλλοι δ' ἰφθίμῳ τε βίῃ καὶ κάρτεϊ γυίων

264 ἢ λᾶαν (λάαν) ἑλὼν v.l. in Γ, β, y, θ, κ, v.l. in ν, F, L, P_1, z_2 : λᾶαν (λάαν) δ' ἀνελὼν v.l. in Γ, γ, m_2, ε, λ, μ, ν, v, M, m_1, U (proprie ἢ λάαν δ' ἀνελὼν). ἢ λᾶαν (λάαν) ἔχων exhibent W, R_2 (littera λ superscripta), v.l. est in z_2, ἢ λᾶαν λαβὼν exhibet a^1. λαβὼν saepe est glossa. vide „Noten", 290–291 || ***265*** θύνουσιν v.l. in Γ, γ, a^1 (gl. δύν-) || ***266*** ἔλειπεν : λέλοιπεν λ. ἔρυκεν proponit Köchly | κε θέλ- v.l. in β, θ, v.l. in λ, z_2. vide „Noten", 22–23; 267–268 || ***267*** ἐν δείπνοισιν Γ, γ, ε, θ, κ, v.l. in λ, ν, v.l. in a^1, L, m_1, U, v.l. in z_2 : ὕστατα δείπνοις (-σι) β, y, W, v.l. in λ, a^1, v, F, R_2, z_2. δείπνοις exhibent M (?), P_1, ἀδείπνοισιν exhibet μ, εἰλαπίνῃσιν exhibet m_2, ἢ τάχα δείπνοις v.l. est in U. ἔξοχα δείπνοις proponit Brunck. vide „Noten", 291–292 || ***269*** δ' : γ' v.l. in Γ, v.l. in γ || ***270*** ὀξεῖαν v.l. in Γ (?), v.l. in γ, θ, κ, λ, v.l. in ν, a^1, v.l. in v, F, P_1, R_2, z_2. vide „Noten", 292 | ἑλὼν : ἄγων M | ἄγρην : ἔργον μ || ***271*** ἄλλων v.l. in Γ, v.l. in γ, a^1, gl. in ν, L (gl. ἄλλον) | εἰ v.l. in γ, m_2, ε, θ, κ, μ, ν, a^1, M, m_1, P_1, R_2, U : ἢν Γ, β, v.l. in γ, y, W, λ, v, F, L (?), z_2. vide „Tempus und Modus", 226 | ἴδονται y, κ, a^1 (gl. ἴδωνται), P_1. vide „Tempus und Modus", 226 || ***272*** σμαραγὴν R_2. vide „Noten", 293, confer James, 235 | ἀίωσι κ, a^1, P_1, U, z_2 (gl. ἀίσωσι). ἀκούσωσι exhibet ε, insuper saepe est glossa. vide „Noten", 293 || ***273*** ἵκωνται m_2, μ, gl. in ν, gl. in v, M, m_1. sed confer 1. 342, 5. 159 || ***274*** αὖθις F. vide „Noten", 36 | ἐπιτροπάδην v.l. in Γ (?), λ, v (v.l. ὑποτρ-), F. ἀποτροπάδην exhibet M (gl. ὑποτρ-). vide „Überlieferung und Euteknios-Paraphr.", 4–5 | ἀπὸ : ἀνὰ ε | -πτησ(σ)αν v.l. in γ, y || ***276*** -έλκει κ, v.l. in μ, M (gl. -έλκοι). -έλκειν exhibet R_2 (gl. -έλκοι), -έλκῃ exhibet U || ***278*** ἄτην a^1, F, R_2, U, z_2 : ἄγρην Γ, β, γ, m_2, ε, y, θ, W, κ, λ, μ, ν, v, L, M, m_1, P_1, v.l. in U, v.l. in z_2. vide „Noten", 293–294 || ***280*** εὖτε θέλ- v.l. in Γ, γ, W, v.l. in ν, a^1 (proprie ὅττε θέλ-), L, z_2. vide „Noten", 22–23 | εὔστολος v.l. in Γ, v.l. in γ, v.l. in v, v.l. in L. ἔξοχος exhibent a^1, P_1, v.l. est in Γ, in L, in U, in z_2 || ***281*** γυίων : χειρῶν v.l. in Γ, v.l. in β, W, v.l. in λ, v.l. in μ, v.l. in R_2, v.l. in U ||

oder er nimmt einen Stein und schleudert ihn ins Wasser: (265) Die aber tauchen danach im Glauben, es sei ein Bissen. Von diesen aber läßt er einen allein und gesondert, nach seinem Belieben, den unglückseligen, (der) voll Freude (ist) über sein letztes Mahl. (268) Den Haken bietet der Fischer über die See hin an, und der Anthíes packt rasch sein Verderben. Der beherzte Mann aber zieht mit beiden Händen (den Fisch) ein und macht schnelle und listige Beute. Der übrigen Schar der Anthíai aber bleibt er unbemerkt; (271) denn wenn sie (etwas) erblicken oder Lärm vernehmen des unglücklichen Gefangenen, (dann) wird der Fischer nicht mehr soviel Speise haben, daß sie wieder zurückkehren mögen, und die Fische verabscheuen voll Haß seine Fürsorge und den verderbenbringenden Ort. (275) Aber jeder Fischer sei ein starker Mann, und in kräftiger Anstrengung ziehe er ihn herauf oder auch ein zweiter soll die Mühe teilen. So nämlich, ohne das Verderben zu erkennen, das listig gegen sie ersonnen, mästen die Anthíai billig (andere), nachdem sie sich selber gemästet haben. Stets aber, wenn du es wünschst, wird dir ein erfolgreicher Fang bereit sein. (281) Andere aber rüsten im Vertrauen auf ihre gewaltige Kraft und die Stärke ihrer Glieder

πειθόμενοι μέγαν ἆθλον ἐπ' ἀνθίῃ ὁπλίζονται
οὐ φιλίην, οὐ σῖτα πονεύμενοι, ἀλλ' ἐς ἀκωκὴν
ἀγκίστρου σπεύδουσι καὶ ἠνορέῃ βιόωνται.
χαλκοῦ μὲν σκληροῖο τετυγμένον ἠὲ σιδήρου
ἄγκιστρον πέλεται, δίχα δὲ γλωχῖνες ἔχουσιν
ἀμφίδυμοι μέγα πεῖσμα λινόστροφον· ἀμφὶ δ' ἄρ' αὐτῷ
λάβρακα ζώοντα παρήλασαν, εἴ σφι παρείη·
εἰ δὲ θάνῃ, τάχα οἵ τις ὑπὸ στόμα θῆκε μόλιβδον,
δελφῖν' ὃν καλέουσιν· ὁ δὲ βρίθοντι μολίβδῳ
νεύει τ' ἀγκλίνει τε κάρη ζώοντι ἐοικώς.
θώμιγξ δὲ κρατερή τε καὶ εὔπλοκος· ἀλλ' ὅτε δοῦπον
ἀνθίαι εἰσαΐοντες ἀναθρέξωσι θαλάσσης,
ἄλλοις μὲν μέλεται κώπης πόνος, αὐτὰρ ὅ γ' ἄκρης
ἐκ πρύμνης ἁλιεὺς δόλον ἀγκύλον εἰς ἅλα πέμπει
ἦκ' ἀναδινεύων· οἱ δ' αὐτίκα πάντες ἕπονται
νηί τε καὶ φεύγοντι δεδορκότες εἴκελον ἰχθὺν
σπεύδοντες μετὰ δαῖτα παραφθαδὸν ἀίσσουσιν
ἀλλήλων. φαίης κεν ἐπ' ἀνέρα δήιον ἄνδρα
γούνατ' ἐλαφρίζειν πεφοβημένον. οἱ δ' ἄρα νίκης
ἐσθλῆς ἱμείρουσιν· ὁ δ' ἔξοχον ὅν κεν ἴδηται
ἀσπαλιεύς, τῷ δαῖτα παρέσχεθεν· αὐτὰρ ὁ λάβρως

282 ἀνθιεῖ v.l. in Γ (?), β, gl. in m_2, ε, y, θ, F, M, P_1, R_2. ἀνθιεῖς exhibent a^1, v (gl. ἀνθιῇ), v.l. est in ν. sed confer vv. 211, 293, 324 || ***286*** ἔχουσιν : ἄγουσιν P_1 || ***287*** πεῖσμα : πῆμα v.l. in γ, m_2, θ, v.l. in λ, L ante corr. (?), M (v.l. πεῖσμα), m_1 || ***288*** διήλασαν θ, κ, v.l. in ν, a^1. διείλασαν exhibet ε. vide „Noten“, 294 || ***289*** θάνῃ β, μ, v.l. in ν, L, M, m_1, U : θάνοι Γ, γ, m_2, ε, y, θ, W, κ, λ, v.l. in ν, a^1, v, F, P_1, z_2. θάνει exhibet R_2, θάνῃσι(ν) v.l. est in Γ (?), in z_2. vide „Noten“, 294–295 | οἵ : δή v.l. in λ, U (v.l. οἵ), z_2 (v.l. οἵ). sed confer Hom. Il. 13. 120, Od. 1. 251, 16. 128, 17. 412 | ὑπὸ : ἐπὶ W, gl. in v, P_1, R_2. vide „Noten“, 169–170 | μόλυβδον κ, v.l. in λ, F || ***290*** μολύβδῳ κ, v.l. in λ, F. κελεύθῳ exhibet M post corr. (v.l. μολίβδῳ) || ***291*** νεύει : κλίνει proponit Schneider. vide „Noten“, 295 | ἐγκλίνει v.l. in Γ, y, λ. vide „Noten“, 166 | κάρην γ, y, v.l. in ν, F. κάρα exhibet ε. vide „Noten“, 119 || ***292*** θώμιγξ v.l. in Γ, v.l. in β (proprie θώμυγξ), γ, θ, W, v.l. in κ, v.l. in λ, ν, a^1, v, F, L, P_1, U, z_2 : θῶμιγξ ε. θώμιξ exhibent m_2, y, μ, M, m_1, R_2, v.l. est in Γ, in β, in κ, in λ, θῶμιξ v.l. est in Γ (?). vide „Noten“, 223–224 || ***293*** -θρέξ- v.l. in Γ, γ (?), m_2, ε, y, gl. in W, κ, v.l. in λ, μ, ν, v, F, L, M (post corr.?), P_1, U : -θρώξ- v.l. in Γ, β, θ, W, v.l. in λ, a^1, gl. in v, m_1, R_2, z_2. vide „Noten“, 295–296 | -ουσι v.l. in Γ (?), θ, a^1, gl. in z_2 (?). vide „Tempus und Modus“, 217–218 || ***297*** per versus 297–325 quod microfilm non est integer neglegitur manuscriptus z_2 | εἴκ- (εΐκ-) v.l. in Γ (?), m_2, μ, gl. in v, L, M, m_1 : ἴκ- (ΐκ-) Γ, β, γ, ε, y, θ, W, κ, λ, ν, a^1, v, F, P_1, R_2, U. vide „Noten“, 53–54 | ἰχθῦν v.l. in Γ, m_2, v.l. in μ, F, L, M, m_1 || ***298*** ἀίσσοντες a^1. σπεύδουσι v.l. est in κ || ***299*** ἀνέρα : ἀνέρι μ || ***300*** ἐλαφρύνειν F || ***302*** -σχεθεν : -σχετο γ, v.l. in ν (proprie -σκετο) | λάβρος m_2, a^1 (?), gl. in v. vide „Noten“, 296–297 ||

zu großem Kampf mit dem Anthíes; sie verwenden keine Mühe auf Freundlichkeit, auf Speisen, sondern wenden sich unmittelbar dem spitzen Haken zu und bezwingen (den Fisch) durch ihre Kraft. (285) Aus hartem Erz ist der Haken verfertigt oder aus Eisen, und gesondert halten zwei Spitzen (des Hakens) das große flachsgedrehte Tau. Längs des Hakens aber befestigen sie einen lebenden Wolfsbarsch, wenn er zur Hand sein sollte. (289) Ist er aber tot, setzt ihm rasch einer ein Stück Blei ins Maul, das sie Delphin nennen: Vom Blei beschwert, bewegt er den Kopf auf und ab gleich einem lebenden. Die Schnur aber ist stark und wohlgeflochten. Aber sobald die Anthíai Lärm vernehmen und aus dem Meer heraufkommen, (294) kümmern sich die einen um die Ruderarbeit, der Fischer aber schleudert vom Rand des Hecks den krummen Haken in die See und läßt ihn leicht heraufdrehen. Die Anthíai aber folgen sogleich alle dem Schiff und, vor ihren Augen, was einem fliehenden Fisch gleicht, stürzen sie hinter dem Mahle hastend her, um einander zuvorzukommen. (299) Du möchtest meinen, ein Mann eile behend dahin in Verfolgung eines aufgeschreckten Feindes. Und die Fische verlangen nach günstigem Sieg, der Fischer aber reicht dem, den er als den besten ausgemacht, das Mahl hin. Aber der schnappt gierig

δῶρα χανὼν δύσδωρα μετέδραμεν· ἔνθεν ἔπειτα
ἀλκὴν ἀμφοτέρων θηήσεαι, οἷος ἄεθλος
μαρναμένων ἀνδρός τε καὶ ἰχθύος ἑλκομένοιο·
τοῦ μὲν γὰρ σθεναροί τε βραχίονες ἠδὲ μέτωπα
ὦμοί τ' αὐχένιοί τε παρασφύριοί τε τένοντες
ἀλκῇ κυμαίνουσι καὶ ἠνορέῃ τανύονται·
αὐτὰρ ὅ γ' ἀσχαλόων ὀδύνης ὕπο μάρναται ἰχθὺς
ἕλκων αὖ ἐρύοντα, βιώμενος εἰς ἅλα δῦναι
ἄσχετα μαιμώων. ὁ δὲ κέκλεται ἄνδρας ἑταίρους
ἐμπίπτειν ἐλάτῃσι· διωκομένης δ' ἀκάτοιο
ἔμπαλιν ἐκ πρύμνης ὅλος ἕλκεται ἰχθύος ὁρμῇ·
κλάζει δ' ὁρμιή, χειρὸς δ' ἀπολείβεται αἷμα
πριομένης· ὁ δ' ἄρ' οὔτι βαρὺν μεθίησιν ἀγῶνα.
ὡς δὲ δύω μεμαῶτες ὑπέρβιοι ἀνέρες ἀλκὴν
ἅμματ' ἐπ' ἀλλήλοισι τιταινόμενοι βιόωνται
ἑλκῦσαι ῥιπῇσιν ὀπισθοφόροις ἐρύοντες,
δηρὸν δ' ἀμφότεροι καμάτων ἴσα μέτρα φέροντες
ἐμμενέως ἕλκουσι καὶ ἐμμενέως ἐρύονται·
ὣς τοῖς, ἰχθυβόλῳ τε καὶ ἰχθύι, νεῖκος ὁμοῖον,
τοῦ μὲν ἀπαΐξαι, τοῦ δ' ἑλκέμεν ἱμείροντος.
οὐ μέν μιν λείπουσιν ἐν ἄλγεσιν ἰχθύες ἄλλοι

303 χανὼν v.l. in Γ, γ, ε, gl. in θ, λ, ν, v, F, P_1, R_2, U : λαβὼν v.l. in Γ, β, v.l. in γ, m_2, y, θ, W, κ, gl. in λ, μ, v.l. in ν, a^1, v.l. in v, L, M, m_1, v.l. in U. vide „Noten", 297 | κατέδραμεν v.l. in Γ (?), v.l. in θ. μετέλ(λ)αβεν exhibent F, R_2 (v.l. μετέδραμε), U (v.l. μετέδραμε), v.l. est in λ, in ν, gl. est in θ. vide „Noten", 297–298 || ***304*** οἷον ἄεθλον R_2 || ***306*** τοῦ μὲν γὰρ : καὶ τοῦ μὲν v.l. in Γ, W, v.l. in a^1. vide „Noten", 298 | μέτωπα : τε νῶτα proponit Köchly || ***308*** κυμαίνουσι : κάμνουσι θ. (τ') οἰδαίνουσι(ν) v.l. est in Γ, in γ, in κ || ***309*** (-)μάρναται Γ, v.l. in θ, W, v.l. in κ, v.l. in λ, a^1, v.l. in v, F, P_1, R_2, U : (-)μαίνεται β, γ, m_2, ε, y (proprie μένεται), θ, κ, v.l. in λ, μ, ν, v, v.l. in F, L, M, m_1. vide „Noten", 211–212 | ἰχθῦς v.l. in Γ, m_2, ε, μ, L, M, m_1 || ***310*** δ' αὖ θ, M. οὖν v.l. est in γ (?). vide „Noten", 145 | δύνειν v.l. in Γ (?), ε, ν. confer v. 38 || ***311*** κέκλεται : κέλ(λ)εται β, W, v.l. in λ, ν (v.l. κέκλεται), a^1 (v.l. κέκλεται), R_2. confer 5. 669 || ***312*** δ' : τ' F || ***313*** ὅλος : ἁλὸς θ, v.l. in v, R_2 | ἕλκεται : ἔρχεται v.l. in γ, ε, θ, v.l. in κ, v.l. in λ, a^1 (v.l. ἕλκεται), M ante corr. (?) || ***315*** βαθὺν m_2, θ (v.l. βαρὺν), μ, a^1, gl. in v, M, m_1 | -σιν ἀγῶνα : -σι πόνοιο F || ***316*** -ῶτε v.l. in Γ, v.l. in θ, v.l. in λ || ***317*** ἅμματ' : ἄμφω v.l. in Γ (?), θ, v.l. in ν, v.l. in a^1 || ***318*** ἑλκῆσαι ε, μ, m_1 | -φόροις : -πόροις ε, κ, v.l. in v. -τέραις exhibet R_2 (v.l. -φόροις), -τέρῃς v.l. est in λ, -τέροις exhibet F (gl. -φόροις). vide „Noten", 298 || ***319*** δ' : τ' ε, ν. vide „Noten", 32–33 (annot. 74) || ***321*** ὁμοῖον v.l. in Γ, v.l. in γ, θ, v.l. in λ, v.l. in v, F, R_2 : ὄρωρε(ν) Γ, β, m_2, ε, y, W, κ, v.l. in λ, μ, ν, a^1, v, v.l. in F, L, M, m_1, P_1, U. vide „Noten", 298–299 || ***322*** ἐπαΐξαι v.l. in β (?), m_2, θ, v.l. in λ, ν, a^1, M. ἀναΐξαι exhibet P_1, ἀναρπάξαι v.l. est in U || ***323*** ἰχθύες ἄλλοι : ἄλλος ὅμιλος v.l. in γ, θ, κ, μ, v.l. in v, v.l. in L, m_1, v.l. in U. ὅμοιος ἄλλος exhibet U (alia varia lectio ἰχθῦες ἄλλοι). vide „Noten", 299 ||

nach den Unglücksgeschenken und setzt nach (, sie zu packen). Hierauf kannst du beider Stärke bewundern, solch ein Streit (entbrennt), da Mensch und gefangener Fisch (miteinander) kämpfen. (306) Denn die mächtigen Arme des Mannes und die Stirn, die Schultern und die Sehnen an Nacken und Knöcheln schwellen vor Stärke und spannen sich vor Kraft. Der Fisch aber kämpft zornig vor Schmerz und zieht den Fischer, der (seinerseits) emporzieht, und müht sich in unablässigem Streite, in die See hinabzutauchen. (311) Der Fischer aber befiehlt seiner Mannschaft, sich in die Ruder zu stemmen, und während das Boot voranfährt, wird er mit dem ganzen Körper vom Heck aus rückwärts gezerrt durch den Zug des Fisches. Die Schnur schwirrt, und aus der aufgerissenen Hand tropft Blut, doch läßt er keineswegs ab vom beschwerlichen Kampf. (316) Wie aber zwei kampfbegierige Männer von gewaltiger Kraft sich gegenseitig in den Griff nehmen und sich abmühen, einander niederzuziehen, indem sie von hinten reißend zupacken; lange aber bringen beide gleiches Maß an Mühen auf und ziehen ohne abzulassen nieder und werden ohne abzulassen niedergezogen – (321) so ist ihnen, Fischer und Fisch, der Kampf gemeinsam, ist der eine voll Verlangen, fortzustürzen, der andere, heraufzuziehen. Die übrigen Anthíai verlassen ihn nicht in seiner Not,

ἀνθίαι, ἀλλ' ἐθέλουσιν ἀμυνέμεν, ἐν δέ οἱ αὐτῷ
νῶτα βίῃ χρίμπτουσι καὶ ἐμπίπτουσιν ἕκαστος,
ἄφρονες, οὐδ' ἐνόησαν ἑὸν τείροντες ἑταῖρον.
πολλάκι καὶ θώμιγγα λιλαιόμενοι γενύεσσι
ῥῆξαι ἀμηχανόωσιν, ἐπεὶ στόμα τοῖσιν ἄοπλον.
ὀψὲ δέ μιν καμάτῳ τε καὶ ἕλκεϊ μοχθίζοντα
πυκναῖς τ' εἰρεσίῃσι βιώμενος ἔσπασεν ἀνήρ·
εἰ δ' ἄρα οἱ καὶ τυτθὸν ὑπείξεται, οὔ μιν ἔπειτα
ἑλκύσει· τοῖον γὰρ ὑπερφίαλον σθένος αὐτῷ.
πολλάκι δ' ὀξύπρωρον ὑπὲρ ῥάχιν ἔτμαγε δάψας
ὁρμιήν, ἀπὸ δ' ᾖξε λιπὼν κενὸν ἀγρευτῆρα.
τοῖον καὶ κάλλιχθυς ἔχει σθένος ἠδὲ γενέθλη
ὀρκύνων ὅσσοι τε δέμας κητώδεες ἄλλοι
πλάζονται· τοίοις δὲ βραχίοσιν ἀγρώσσονται.
Ἄλλους δ' αὖ βρώμῃσι καὶ εἰλαπίνῃσι δολώσας
ἄγρην πιανέεις· ἀγαθὸς δέ τοι ἔσσεται ἰχθὺς
κάνθαρος, ὃς πέτρῃσιν ἀεὶ λεπρῇσι μέμηλε.
κύρτον δὲ πλέξαιο περίδρομον ὅττι πάχιστον

324 ἀνθίαν W | ἀλλὰ θέλ- γ. vide „Noten", 22–23 | ἐν δέ : ἀλλά (ἀλλὰ) m_2, v.l. in μ, M, m_1 || ***325*** χρίπτουσι v.l. in β, v.l. in λ, M. vide „Noten", 33–34 | ἕκαστοι M. vide „Noten", 133–134 || ***326*** τείροντες : κτείνοντες ν (v.l. τείροντες). φθείροντες exhibet M || ***328*** ἀμηχανέουσιν β, m_2, v.l. in λ, v.l. in μ, F, M, m_1 | ἄνοπλον v.l. in Γ, ε, κ, v.l. in λ, v.l. in μ, a^1, L. vide „Noten", 299 || ***329*** δέ : τέ ε | ἕλκεϊ (ἕλκει) v.l. in Γ, m_2, θ, W, λ, v.l. in μ, a^1, v, L, M, m_1, P_1, U, z_2 : ἕλκεσ(σ)ι v.l. in Γ, β, γ, y, κ, v.l. in μ, ν, F, gl. in z_2. ἰχθύσι exhibet ε, ἔλαξι exhibet R_2. ἄλγεσι proponit Schneider. vide „Noten", 299–300 || ***330*** βιώμενον v.l. in Γ, β, y, W, κ, U. sed confer vv. 276, 5. 541 || ***332*** ἑλκήσει m_2, μ, gl. in v || ***333*** ἔτμαγε δάψας : ἔτμαγε κάμψας proponit Köchly. ἔτμαγε δύψας proponit Hermann, ἔτμαγ' ἀνάψας proponit Gow. vide „Noten", 300–301 || ***334*** ᾖξε v.l. in λ, P_1 (proprie ἧξαι) : ἤιξε (ἠίξε) v.l. in Γ, γ, m_2, ε, y, θ, W, κ, v.l. in λ, μ, ν, a^1 (proprie [ἀποδ]ίηξε), v, F, L, M, m_1, U, z_2. εἶξε exhibent β, R_2, v.l. est in Γ || ***337*** τοίοις : τοῖσι γ, ν | ἀγρώσσουσι v.l. in μ || ***338*** εἰλαπίναισι v.l. in ε, κ, v.l. in λ || ***339*** ἄγρην (ἄγραν) πιανέεις (-νέοις) v.l. in Γ, θ, v.l. in ν, v.l. in a^1, v.l. in v, L, M, z_2 : ἀγρώσσει ἁλιεὺς Γ, β, γ, m_2, ε, y, W, κ, λ, μ, ν, a^1, v, F, v.l. in L, m_1, P_1, R_2, U, v.l. in z_2. vide „Noten", 301 | τοι v.l. in Γ (?), β, γ, θ, W, κ, μ, ν, a^1, v, L, M, m_1, P_1, R_2, U, z_2 : οἱ Γ, m_2, ε, λ, gl. in a^1, gl. in v, F, gl. in L. τοὺς exhibet y. vide „Noten", 301 | ἰχθῦς v.l. in Γ, m_2, μ, L, M, m_1, z_2. v incertus || ***340*** per versus 340–353 quod microfilm non est integer neglegitur manuscriptus z_2 | μέμηλε(ν) v.l. in Γ, v.l. in β, γ, ε, v.l. in θ, κ, μ, ν, a^1, v, L, M, m_1, P_1, U : γέγηθε(ν) v.l. in Γ, β, v.l. in γ, m_2, y, θ, W, λ, v.l. in a^1, v.l. in v, F, R_2. στέγηθε v.l. est in U. vide „Noten", 301–302 || ***341*** δὲ : δ' εὖ W, v, R_2. τ' εὖ exhibet y | πάχιστον gl. in ν, M (post corr.?), m_1, v.l. in R_2 : τάχιστον (-στα) v.l. in Γ, v.l. in β, μ, v.l. in a^1. μέγιστον exhibent β, γ, m_2, ε, y, θ, W, κ, λ, ν, a^1, v, F, L, P_1, R_2, U, v.l. est in Γ, in M. vide „Noten", 302 ||

sondern wollen helfen, und sie drängen mit Gewalt ihren Rücken gegen ihn und werfen sich ein jeder auf ihn, die törichten, ohne zu bemerken, wie sie ihren Gefährten quälen. (327) Oft auch mühen sie sich vergebens in ihrem Wunsche, die Schnur mit dem Rachen zu zerreißen, denn ihr Maul ist unbewehrt. Zuletzt aber, da er sich abquält vor Mühe und Verwundung und gegen die raschen Ruderschläge, überwältigt der Mensch ihn und zieht ihn (ins Boot). Wenn er ihm aber nur ein wenig nachgibt, dann wird er ihn nicht einholen – solch gewaltige Kraft nämlich ist in ihm. (333) Oftmals aber zerreißt und zerschneidet der Fisch die Schnur auf seinem scharfspitzigen Rücken und läßt davonschießend den Fänger mit leeren Händen. Solche Kraft besitzt auch der „Schönfisch" und das Geschlecht der Roten Thune und was sonst mit ungeheurem Leibe das Meer durchstreift. Mit solchen Armen aber werden sie gefangen. – (338) Andere wiederum wirst du mit Speisen und festlichen Schmäusen überlisten und so einen fetten Fang machen. Ein guter Fisch aber wird dir der Streifenbrassen sein, dem stets an rauhen Felsen gelegen ist. (341) Eine runde Reuse aber mögest du flechten, möglichst massiv,

τεύχων ἢ σπάρτοισιν Ἰβηρίσιν ἠὲ λύγοισι,
ῥάβδους ἀμφιβαλών· λευρὴ δέ οἱ εἴσοδος ἔστω,
γαστὴρ δ' εὐρυχανής· δέλεαρ δέ οἱ ἔνδον ἐνείης
πούλυπον ἑρπηστὴν ἢ κάραβον, ἐκ πυρὸς ἄμφω
ὀπταλέους· κνίσση γὰρ ἐφέλκεται ἰχθύας εἴσω.
ὧδε μὲν ἐντύνας πλεκτὸν δόλον ἐγγύθι πέτρης
δόχμιον ἐγκλίνοις, ὕφαλον λόχον· αὐτίκα δ' ὀδμὴ
κάνθαρον ὀτρυνέει τε καὶ ἵξεται ἔνδοθι κύρτου,
οὐ μάλα θαρσαλέος πρώτην ὁδόν, ἀλλὰ τάχιστα
δαισάμενος παλίνορσος ἀνέδραμεν. ἔνθα δ' ἔπειτα
κυρτεὺς μὲν κείνοισιν ἀεὶ νεοτερπέα φορβὴν
ἐντίθεται· τοὺς δ' αἶψα δυσώνυμος εἰς ἓν ἀγείρει
γαστήρ, ἄλλος δ' ἄλλον ἄγει σύνδορπον ἑταῖρον.
ἤδη δ' ἀτρεμέοντες ἀολλέες ἔνδοθι κύρτου
ἀγρόμενοι πᾶν ἦμαρ ἐνήμενοι, ὥστε μέλαθρον
κτησάμενοι, μίμνουσι, κακὴν δ' εὕραντο καλιήν.

342 σπάρτησιν v.l. in Γ (?), κ, ν, L, U. σπάρτεσσιν exhibet μ | λύγοιο proponit Schneider || ***344*** δ' : τ' v.l. in Γ, λ, a^1, v, F, R_2. vide „Noten", 32–33 (annot. 74) | ἔνδοθεν v.l. in Γ, y, a^1, P_1 | εἴη a^1 (v.l. ἐνείης), P_1 || ***345*** ἑρπη- γ, m_2, θ, W, v.l. in λ, μ, ν, v, M, m_1 : ἑρπυ- Γ, β, ε, y, κ, v.l. in λ, a^1, gl. in v, F, L, P_1, R_2, U. vide „Noten", 73–74 || ***347*** ἐντείνας v.l. in Γ, θ | πλεκτὸν : κρυπτὸν v.l. in β, γ, θ, κ (v.l. πλεκτὸν), v.l. in μ, ν (v.l. πλεκτὸν) | δόλον : κῦτος v.l. in Γ, a^1, v.l. in U. vide „Noten", 172–173 | πέτρας v.l. in γ, ν. γαίης exhibent a^1, P_1, v.l. est in Γ || ***348*** ἐγκλίνοις v.l. in Γ, v.l. in γ, ε, W, v.l. in ν, L (?), m_1, U : ἀγκλίνοις v.l. in Γ, β, v.l. in γ, m_2, y, κ, λ, μ, v, F, M, P_1, R_2. ἀγκλίναις v.l. est in Γ, ἐγκλίνας exhibet a^1, v.l. est in θ, in ν, ἀγκλίνας v.l. est in θ, in U. vide „Noten", 166 | ὀσμὴ v.l. in Γ, v.l. in β, v.l. in ν, gl. in v || ***350*** -λέος v.l. in Γ, m_2, ε, θ, κ, μ, v.l. in ν, gl. in v, F, M, R_2 : -λέως v.l. in Γ, β, γ, y (proprie -λως), W, λ, v.l. in ν, a^1, v, L, m_1, P_1, U. vide „Überlieferung und Euteknios-Paraphr.", 17 || ***351*** παλίνορμος v.l. in Γ. παλίνδρομος exhibet κ, gl. est in Γ | ἀνέδραμεν v.l. in Γ, β, γ, m_2, ε, y, W, κ, v.l. in λ, μ, ν, a^1, gl. in v, F, L, M post corr., m_1, U : ἀπέδραμεν v.l. in Γ, θ, v.l. in λ, gl. in a^1, v, P_1 (proprie -δρασεν), R_2. vide „Noten", 295–296 (annot. 1341); 302–303 | ἔνθα δ' v.l. in Γ (?), β, γ, m_2, y, W, v.l. in λ, μ, v.l. in ν (?), v, M : ἔνθεν Γ, ε, θ, κ, v.l. in λ, ν, a^1, F, L, P_1, R_2, U. ἐν δ' exhibet m_1. vide „Noten", 285–286 || ***352*** κύρτοις v.l. in Γ, ε, θ (v.l. κυρτεὺς), μ, ν, F, P_1, R_2, v.l. in U. vide „Noten", 303 | ἀεὶ : ἔχειν v.l. in U || ***353*** ἐντιθέναι v.l. in Γ, W, v.l. in ν, v.l. in U | αἶψα : αὖτε v.l. in Γ, v.l. in γ, κ (v.l. αἶψα), v.l. in ν | εἰς ἓν v.l. in γ, ε, μ, ν, v.l. in v, M, m_1, P_1, v.l. in U : ἐντὸς v.l. in Γ, β, γ, m_2, y, θ, W, κ, λ, v.l. in ν, a^1, v, F, L, R_2, U. αἰὲν v.l. est in Γ. vide „Noten", 303 || ***354*** ἄλλον δ' ἄλλος gl. in Γ, λ || ***355*** ἀτρεμ- m_2, ε, M, P_1, U : ἀτρομ- Γ, β, γ, y, θ, W, κ, λ, μ, ν, a^1, v, F, L, m_1, R_2, z_2. vide „Noten", 168 || ***356*** πᾶν ἦμαρ m_2, M : πανῆμαρ v.l. in Γ, β, γ, ε, y, W, λ, μ, v.l. in ν, a^1, v, F, L, m_1, P_1, R_2, U, z_2. πρόπαν ἦμαρ exhibent θ, κ, v.l. est in Γ, in γ, in ν, in v, in L, in z_2. vide „Noten", 303–304 | ὥσπερ v.l. in Γ (?), v.l. in κ. vide „Noten", 238–239 | μέλαθρα v.l. in λ, v. vide „Noten", 304–305 || ***357*** -ραντο Γ, β, γ, ε, y, θ, W, κ, λ, ν, a^1, v, F, L, R_2, U, z_2 : -ροντο m_2, μ, M, m_1, P_1. vide „Noten", 83–84 ||

aus iberischem Spartgras oder Weiden, indem du die Zweige herumlegst. Offen und eben aber soll ihr Eingang sein und die Wölbung gähnend weit. Als Lockspeise aber mögest du einen kriechenden Kraken hineintun oder eine Languste, beide auf dem Feuer geröstet, denn der Fettduft zieht die Fische hinein. (347) Hast du so die geflochtene Falle vorbereitet, so lehne sie nahe einem Felsen schräg an, als Hinterhalt der See. Sogleich aber wird der Duft den Streifenbrassen verlocken, und er wird in die Reuse kommen, nicht allzu mutig auf dem ersten Wege – vielmehr schmaust er schnellstens und zieht sich wieder zurück. Und darauf tut der Reusenfischer ihnen stets Nahrung zu neuem Vergnügen in die Reuse; (353) die Streifenbrassen aber versammelt rasch die unselige Gefräßigkeit, und ein Fisch bringt einen anderen Gefährten als Teilnehmer am Mahle. Schon aber sammeln sie sich furchtlos dichtgedrängt in der Reuse und verbleiben den ganzen Tag darin, als ob sie ein Haus erworben hätten, und sie finden ein schlimmes Nest.

ὡς δ' ὁπότ' ὀρφανικοῖο μετ' ἠιθέοιο μέλαθρον
οὔτι σαοφροσύνῃσι μεμηλότες ἥλικες ἄλλοι
κλητοί τ' αὐτόμολοί τε πανήμεροι ἠγερέθονται
κτῆσιν ἀεὶ κείροντες ἀσημάντοιο δόμοιο,
οἷα νέους ἀνίησι χαλίφρονας ἄκριτος ἥβη,
ἐκ δὲ κακοφροσύνης ἰκέλην εὕραντο τελευτήν·
ὣς τοῖς ἀγρομένοισι παρασχεδὸν ἵσταται ἄτη.
ἡνίκα γὰρ πολλοί τε καὶ εὐλιπέες τελέθωσι,
δὴ τότ' ἀνὴρ κύρτοιο περὶ στόμα πῶμα καλύπτει
εὖ ἀραρός· τοὺς δ' ἔνδον ἐν ἕρκεϊ πεπτηῶτας
ὑστάτιον κνώσσοντας ἀνείρυσεν· ὀψὲ δ' ὄλεθρον
φρασσάμενοι σπαίρουσι καὶ ἐκδῦναι μεμάασι,
νήπιοι, οὐδ' ἔτι κύρτον ὁμῶς εὔοικον ἔχουσιν.
Ἄδμωσιν δ' ἐπὶ κύρτον ὀπωρινὸν ὁπλίζονται
οἰσύινον, μέσσοισι δ' ἐν οἴδμασιν ὁρμίζονται
νέρθεν ἀναψάμενοι τρητὸν λίθον εὐναστῆρα·
φελλοὶ δ' ὀχμάζουσιν ἄνω δόλον· ἐν δέ οἱ αἰεὶ
τέσσαρας ἀκταίους διεροὺς κάχληκας ἱεῖσι·

358 μέλαθρα v.l. in Γ (?), v.l. in θ, v.l. in λ, a^1, v (gl. -θρον), F, U (gl. -θρον), z_2. vide „Noten", 304–305 || ***360*** αὐτόματοί μ, ν (v.l. αὐτόμολοί), F, M, m_1. vide „Noten", 305 | πανημαδὸν κ, ν (v.l. πανήμεροι), L. vide „Noten", 305 | ἠγερέθωνται v.l. in λ. ἀγερέθονται exhibet κ, v.l. est in Γ (?). vide „Tempus und Modus", 219–220 (Corrigenda Glotta 60, 1982, 136) || ***361*** ἀσημάντοιο : ἀποιμάντοιο m_1 || ***362*** ἄκριτος v.l. in Γ, θ, κ, v.l. in λ (proprie ἄκρητος), a^1, gl. in ν, F, gl. in L, P_1, R_2, U (proprie ἄκρητος), z_2 : ἄκρατος v.l. in Γ, β, γ, m_2, ε, y, W, v.l. in λ, μ, ν, v, L, M, m_1, v.l. in U, v.l. in z_2 || ***363*** ἐκ v.l. in Γ, β, γ, m_2, ε, W, v.l. in λ, μ, v.l. in ν, a^1, M, m_1, P_1, R_2, v.l. in U, z_2 : ἐν v.l. in Γ, y, θ, κ, v.l. in λ, v.l. in ν, v, F, L, U. vide „Noten", 305–307 | -σύνης (-σύνῃς) v.l. in Γ, γ, m_2, y, W, v.l. in λ, m_1, P_1, R_2, z_2 : -σύνῃσι(ν) v.l. in Γ, β, ε, θ, κ, v.l. in λ, μ, ν, a^1, v, F, L, M, U. -σύναις v.l. est in Γ. vide „Noten", 305–307 | ἰκέλην (ἱκ-) v.l. in Γ, β, v.l. in γ, m_2, W, v.l. in λ, v.l. in a^1, m_1 (proprie εἰκ-), P_1, v.l. in U, v.l. in z_2 : κακὴν v.l. in Γ, v.l. in γ, ε, y, θ, κ, v.l. in λ, μ, ν, a^1, v, F, L, M, R_2, U, z_2. vide „Noten", 305–307 | εὕροντο m_2, μ, m_1, P_1. vide „Noten", 83–84 || ***364*** παρασταδὸν v.l. in γ, v.l. in κ, μ, v.l. in ν, z_2 (v.l. -σχεδὸν) | ἄτη : ἄγρη v.l. in Γ (ἄγρα?), β, γ, y, a^1 (v.l. ἄτη), F, v.l. in U. vide „Noten", 293–234 || ***365*** τελέθουσι v.l. in λ, F. vide „Tempus und Modus", 223 || ***367*** ἀραρός (-ρὸς) gl. in Γ, gl. in ν, gl. in L, gl. in z_2 : ἀραρώς (-ρὼς) v.l. in Γ, β, γ, ε, y, W, gl. in θ, κ, λ, ν, gl. in a^1, v, F, L, P_1, R_2, U, z_2. ἀραρὼν (-ρῶν) exhibent m_2, θ, μ, a^1, M, v.l. est in Γ, gl. est in ν, ἀραρόν exhibet m_1 || ***368*** ὀψὲ δ' : οἱ δὲ L || ***369*** σκαίρουσι θ. σπεύδουσι exhibent γ (v.l. σπαίρουσι), F, R_2 (v.l. σπαίρουσι), v.l. est in Γ, in λ. vide „Überlieferung und Euteknios-Paraphr.", 26–27 (annot. 78) || ***371*** ἄδμωσιν v.l. in Γ, W, v.l. in λ, F, m_1 post corr., z_2 post corr. : ἄδμωσι v.l. in Γ, β, γ, m_2, ε, y, θ, κ, v.l. in λ, μ, ν, a^1, v, L, M, m_1 ante corr., P_1, R_2, U, z_2 ante corr. || ***372*** οἰσύιον v.l. in Γ (?), m_2, v.l. in θ | οἴδμασιν : ὕδασιν v (v.l. οἴδμασι) | ὁρμίζουσι proponit Schneider. vide „Noten", 307 || ***375*** ἵησι(ν) v.l. in Γ, a^1, M ||

(358) Wie aber wenn im Hause eines verwaisten Jünglings die übrigen Altersgenossen, denen keineswegs um Mäßigung zu tun ist, gerufen und ungeladen sich den ganzen Tag versammeln und dabei stets das Vermögen des herrenlosen Hauses aufzehren, so wie die vernunftlose Jugend leichtfertige junge Männer antreibt; aus ihrer schlimmen Gesinnung heraus aber finden sie ein vergleichbares Ende – (364) so nähert sich (auch) den versammelten Fischen das Verderben. Denn wenn immer sie zahlreich und schön fett sind, dann setzt der Mann einen gut passenden Deckel auf die Öffnung der Reuse, (367) und er zieht die Fische empor, welche innen im Behältnis sich duckend zum letzten Mal schlafen. Zu spät aber bemerken sie ihr Verderben und zappeln und suchen herauszugelangen, die törichten, sie besitzen die Reuse nicht mehr als gleichermaßen wohlbewohnbares Haus. – (371) Gegen die Ádmoës aber rüsten die Fischer im Herbst eine Reuse aus Weidengeflecht und legen sie mitten in den Wellen vor Anker, indem sie unten (am Boden) einen durchbohrten Ankerstein befestigen; Korkstücke aber halten die Falle empor. Darein aber tun sie stets vier nasse Strandkiesel;

τοῖς δὲ διαινομένοισι περιτρέφεται γλαγόεσσα
μύξα θαλασσαίη, τῆς ἵμερος ἰχθύας ἕλκει
βαιούς, οὐτιδανούς, λίχνον γένος· οἱ δ' ἀγέρονται
κύρτον ἐπιπροθέοντες, ἐν ἀγκοίναις δὲ μένουσιν.
ἄδμωες δ' ὁρόωντες ἔσω κύρτοιο μυχοῖο
ἀγρομένους τάχα πάντες ἐπί σφισιν ὡρμήθησαν
δαιτὸς ἐελδόμενοι· τοὺς δ' οὐ κίχον, ἀλλ' ὑπόλισθον
ῥηιδίως· οἱ δ' οὔτι καὶ ἱέμενοί περ ἔχουσιν
αὖτις ὑπεκδῦναι πλεκτὸν λόχον, ἀλλ' ἑτέροισι
πήματα πορσύνοντες ἐπὶ σφίσιν εὗρον ὄλεθρον.
ὡς δέ τις ἐν ξυλόχοισιν ὀρέστερος ἀγροιώτης
θηρὶ πάγην ἤρτυνεν, ἀπηνέι δ' ἔνδοθι θυμῷ
δῆσε κυνὸς σφίγγων ἄπο μήδεα· τοῦ δ' ὀδύνῃσιν
ἠχήεις ὀρυμαγδὸς ἀπόπροθι τειρομένοιο
ἔρχεται, ἀμφὶ δέ οἱ στένεται δρίος· ἡ δ' ἀίουσα
πάρδαλις ἰάνθη τε καὶ ἔσσυται ἴχνος αὐτῆς

376 -στρέφεται v.l. in Γ, v.l. in β, v.l. in γ, ε, v.l. in μ, F, M, R_2 || ***379*** ὑποπροθέ- κ, ν, U. ὑπεκπροθέ- exhibent θ (gl. ἐπιπροθέ-), W, L post corr., ὑπὸ (ὑπο-) προρ(ρ)έ- exhibet P_1, v.l. est in v, in L. sed confer A. R. 1. 582, Nic. Ther. 382, Orph. A. 1080 | ἀγκοίνῃσι ε. ἀγκοίνῃς proponit Turnebus. vide „Noten", 63 (annot. 210) | δὲ : τε ε. vide „Noten", 32–33 (annot. 74) || ***380*** κύρτοιο v.l. in Γ, β, γ, ε, y, θ, v.l. in κ, λ, μ, ν, a^1, v.l. in v, F, L, R_2, U, z_2 : κοίλοιο v.l. in Γ, v.l. in γ, m_2, W, κ, v.l. in ν, v.l. in a^1, v, M, m_1, P_1, v.l. in R_2, v.l. in U, v.l. in z_2. vide „Noten", 307 || ***382*** οὐ κίχον (κῖχον) L, P_1, v.l. in R_2 : οὐχ (οὐκ) ἕλον (εἷλον / εἶλον) v.l. in Γ, β, γ, y, θ, W, κ, v.l. in λ, a^1 (?), v, v.l. in U, z_2. οὐκ ἴδον (εἶδον / ἶδον) exhibent F, R_2, v.l. est in λ, οὐκ ἴσχον exhibet ν, v.l. est in v, οὐκ ἔσχον exhibent ε, μ, m_1, U, v.l. est in Γ, οὐκ ἔχον exhibent m_2, M. vide „Noten", 307–308 || ***384*** αὖθις v.l. in λ. vide „Noten", 36 | λόχον : δόλον m_2, L. λύγον v.l. est in Γ, in λ, in z_2 || ***385*** -σύναντες v.l. in Γ (?), γ, y, W, μ, m_1 || ***386*** δέ : δ' ὅτέ m_2 | ἀγριώτης v.l. in Γ, v.l. in μ || ***387*** ἤντυνεν v.l. in Γ (?), β, y, ν, U. vide „Noten", 308 | θυμῷ Schneider : δεσμῷ mss. vide „Noten", 117 (annot. 481) || ***388*** ἄπο : ὕπο v.l. in Γ, z_2 || ***389*** ὀρυμαγδὸς v.l. in Γ, v.l. in γ, m_2, ε, W, v.l. in κ, v, F, L post corr., M post corr., R_2, z_2 : ὀρυγμαδὸς v.l. in Γ, β, v.l. in γ, y, θ, v.l. in κ, λ, μ, m_1, P_1, U. ὠρυγμαδὸς exhibent ν, a^1, v.l. est in Γ | ὑπόπροθι v.l. in Γ (?), γ (?), y | τειρομένοιο Γ, β, γ, ε, y, v.l. in θ, W, gl. in λ, μ, ν, v, gl. in F, M, P_1, v.l. in R_2 (proprie γειρ-), gl. in U : μυρομένοιο v.l. in Γ, m_2, v.l. in θ, κ, λ, v.l. in ν, a^1, v.l. in v, F, L, m_1, R_2, U, z_2. vide „Noten", 308–309 || ***390*** δρύος v.l. in λ. δρυμὸς exhibet v (v.l. δρίος). confer Cyn. 4. 220 | ἀίσ(σ)ουσα v.l. in Γ, β, v.l. in γ, θ, v.l. in μ, v.l. in ν, a^1 ante corr., M ante corr. ἀίσασα exhibet U, v.l. est in μ. sed confer Cyn. 4. 227 || ***391*** πόρδ- m_2, W, μ, m_1. vide „Überlieferung und Euteknios-Paraphr.", 15–16 | ἔσσυται : ἔδραμεν v.l. in Γ, β (v.l. ἔσσυται), γ (v.l. ἔσσυτο), ε, y, W, μ (v.l. ἔσσυται), ν (v.l. ἔσσυτο), v (v.l. ἔσσυται), gl. in F, M, m_1, v.l. in R_2, v.l. in U. vide „Noten", 309 ||

(376) die nassen Steine aber umwächst ein milchiger Meerschleim, zu dem das Verlangen kleine schwächliche Fische hinzieht, ein leckeres Geschlecht, und sie stürzen zur Reuse, sammeln sich und bleiben in ihrer Umschließung. (380) Sobald aber die Ádmoës sie in der Reusenwölbung versammelt sehen, stürmen sie alle schnell auf sie ein, voll Begierde nach einem Mahl, ohne sie indes zu erreichen; vielmehr entweichen sie leicht. Die Ádmoës aber können, so sehr sie sich auch mühen, dem geflochtenen Hinterhalt auf keine Weise wieder entkommen, sondern finden, indem sie anderen Unheil bereiten, Verderben für sich selber. (386) Wie aber im Gehölz ein Jäger des Gebirges dem wilden Tier die Falle richtet und mit gnadenlosem Herzen einen Hund anbindet und ihm dabei die Schamteile abschnürt; und das von den Schmerzen her laute Jaulen des gepeinigten Hundes dringt weithin, (390) und ringsum hallt das Dickicht wider; der Panther aber hört es und eilt erfreut, das Geheul aufzuspüren,

μαιομένη· τάχα δ' ἶξε καὶ ἔσθορε· τὸν μὲν ἔπειτα
ὑψόσ' ἀναρπάζει κρυπτὸς δόλος, ἡ δ' ἐνὶ βόθρῳ
εἰλεῖται προπεσοῦσα, μέλει δέ οἱ οὐκέτι δαιτός,
ἀλλὰ φόβου· τῇ δ' οὔτις ὑπέκδυσίς ἐστιν ἑτοίμη·
τοῖα καὶ ἄδμωες δειλοὶ πάθον, ἀντὶ δὲ φορβῆς
πότμον ἐφωρμήσαντο καὶ ἄιδος ἕρκος ἄφυκτον.
Καὶ μέν τις θρίσσῃσιν ὁμῶς καὶ χαλκίσιν ἄγρην
φράσσατ' ὀπωρινήν, καὶ λάριμον εἷλε καὶ ἔθνη
τραχούρων· κύρτον μὲν ὑπὸ σπάρτοισιν ὕφηνεν
εὐπαγέως, φρυκτῶν δ' ὀρόβων ἐνεθήκατο μάζαν,
οἴνῳ μυδαλέην εὐώδεϊ, μίξε δὲ κούρης
δάκρυον Ἀσσυρίης Θειαντίδος, ἥν ποτέ φασι
πατρὸς ἐρασσαμένην δυσμήχανον ἔργον ἀνύσσαι
ἐλθεῖν τ' ἐς φιλότητα χολωσαμένης Ἀφροδίτης.
ἀλλ' ὅτε μιν καὶ δένδρον ἐπώνυμον ἐρρίζωσεν
αἶσα θεῶν, γοάει τε καὶ ἣν ὀλοφύρεται ἄτην
δάκρυσι δευομένη λέκτρου χάριν· ἧς ἐνιμίσγων
θεῖον ὀπὸν κύρτον μὲν ἐφορμίζει ῥοθίοισιν·
ὀδμὴ δ' αἶψα θάλασσαν ἐπέδραμε λειριόεσσα
κικλήσκουσ' ἀγέλας πολυειδέας· οἱ δὲ φέρονται
πνοιῇ νηδυμίῃ δεδονημένοι, ὦκα δὲ κύρτος
πίμπλαται ἀγρευτῆρι φέρων εὔθηρον ἀμοιβήν.
Σάλπαι δ' ἰκμαλέοις μὲν ἀεὶ φύκεσσι μάλιστα

392 ἶξε : ἧξε(ν) v.l. in Γ, β, γ, ε, y, v.l. in λ, ν (v.l. ἤιξε), U. vide „Noten“, 309 | ἔσθορε v.l. in Γ, β, m_2, ε, W, v.l. in κ, v.l. in λ, ν, v, L, M post corr., m_1, P_1, gl. in U, z_2 : ἔνθορε(ν) v.l. in Γ, θ, v.l. in λ (?), v.l. in ν, v.l. in v, F, R_2. ἄνθορε exhibet U, ἔκθορε exhibet y, v.l. est in κ, ἔθορε exhibent γ (?), μ, a^1, v.l. est in λ. vide „Noten“, 309–310; 335 || ***394*** εἰλ- : spiritus asper huius verbi cum manuscriptis fere exhibeatur anteponendus est | οὐκέτι : οὐδέ τι θ, v.l. in λ | δαίτης v (gl. δαιτὸς), m_1 || ***396*** δειλὸν W || ***397*** ἐφορ- Γ, γ, θ, κ, v.l. in λ, μ, ν, a^1, v, L, M, m_1, P_1 (proprie ἐσορ-). sed confer vv. 381, 4. 225, 446 | ἕρκος : δῶμα v.l. in Γ, W. δόμον v.l. est in β, in U || ***399*** λάρινον m_2, μ, m_1, R_2 (v.l. λάριμον). vide „Noten“, 310 || ***400*** σπάρτῃσιν v.l. in Γ, β (gl. -τοισιν), γ, μ, a^1, v, L, m_1 | ὕφηνεν Fajen : ὑφήνας mss. vide „Noten“, 310–311 || ***401*** ἐπεθήκατο v.l. in Γ, a^1, P_1. ἐνθήκατο exhibet W | μᾶζαν y. μάζην exhibet z_2 || ***405*** τ' Γ (?), ε, W, λ, μ, ν, v, M, m_1, R_2, U, z_2 : δ' β, γ, y, θ, κ, gl. in v, F, L post corr. particulam omittunt m_2, a^1, P_1 (?). vide „Noten“, 311 | εἰς v.l. in λ. vide „Noten“, 33 || ***406*** ἀλλ' ἐπειή (= ἐπεὶ ἦ) μιν δένδρον proponit Schneider || ***408*** λέκτρων v.l. in Γ, μ | ἐπιμίσγων v.l. in Γ (?), a^1, P_1, v.l. in U, z_2 || ***409*** ὑφορμίζει θ, F, gl. in U, z_2. ἐνορμίζει exhibet κ. vide „Noten“, 311–312 || ***410*** ὑπέδραμε v.l. in μ. ἐσέπτατο exhibet P_1, ἐπέπτατο v.l. est in Γ, in U. vide „Noten“, 312 (quo loco per errorem manuscriptus b [pro manuscripto y_2] lectionem ὑπέδραμε dicitur exhibere) || ***411*** δὲ φέρονται : δ' ἐφέπονται v.l. in Γ, v.l. in θ, v.l. in v, F, P_1, R_2. δὲ ἕπονται v.l. est in U. vide „Noten“, 313 || ***413*** εὔθηρον : εὔκηλον v.l. in Γ ||

und schnell gelangt er hinzu und springt hinein (in die Falle); doch da reißt den Hund eine verborgene List nach oben, (393) der Panther hingegen rollt kopfüber in die Grube, und er denkt nicht mehr an Fressen, sondern an Flucht; aber kein Entkommen ist für ihn gerichtet – dergleichen erleiden auch die armen Ádmoës, und anstatt auf Nahrung stürzen sie sich auf ihr Schicksal und die unentrinnbare Umschließung des Todes. – (398) Gegen Alsen und Sardinen hat man die gleiche Jagd im Herbst ersonnen, und den Lárimos fängt man (so) und die Scharen der Stöcker: Der Fischer verfertigt aus Spartgras eine Reuse, festgefügt, und tut einen Teig aus gerösteten Kichererbsen hinein, (402) mit wohlriechendem Wein befeuchtet, und mischt die Träne der assyrischen Tochter des Theias darunter, die einstmals, wie erzählt wird, in Liebe entbrannt zu ihrem Vater, die schwer ausdenkbare Tat vollbracht und zum Zorn Aphrodites des Vaters Lager geteilt habe. (406) Aber sobald das Geschick der Götter sie wirklich als Baum, der ihren Namen trägt, verwurzelt hat, jammert sie und beklagt ihre Verblendung, benetzt mit Tränen um ihres Lagers willen. Ihren göttlichen Saft mischt der Fischer darein und legt die Reuse in den Wellen vor Anker; (410) und der Lilienduft verbreitet sich rasch über das Meer und ruft Scharen von mancherlei Art herbei. Und die Fische lassen sich fortreißen, vom süßen Hauch getrieben, und rasch füllt sich die Reuse und entschädigt den Fänger mit glücklichem Fang. – (414) Die Ulvenfresser (Goldstriemen) aber finden stets an feuchtem Tang am meisten Freude,

τέρπονται, κείνῃ δὲ καὶ ἀγρώσσονται ἐδωδῇ.
πλώει μὲν προτέροισιν ἐν ἤμασιν εἰς ἕνα χῶρον
ἀσπαλιεύς, αἰεὶ δὲ μετ᾽ οἴδμασι λᾶας ἵησι
χερμάδας ἀψάμενος περὶ φύκια τηλεθόωντα.
ἀλλ᾽ ὅτε δὴ πέμπτη μὲν ἴδῃ πόνον ἠριγένεια,
σάλπαι δ᾽ ἀγρόμεναι κεῖνον πόρον ἀμφινέμωνται,
τῆμος ἐπεντύνει κύρτου δόλον, ἐν δέ οἱ εἴσω
φύκεσιν εἰλυμένους λᾶας βάλεν, ἀμφὶ δὲ ποίας
εἰναλίας στομίοισιν ἐδήσατο, τῇσι γάνυνται
σάλπαι τ᾽ ἠδ᾽ ὅσσοι βοτανηφάγοι ἰχθύες ἄλλοι·
οἱ τότ᾽ ἀγειρόμενοι ποίας φάγον, αὐτὰρ ἔπειτα
ἐς μυχὸν ἠίχθησαν. ὁ δ᾽ αὐτίκα κύρτον ἀνέλκει
ῥίμφα μεταπλώσας· σιγῇ δέ οἱ ἄνυται ἔργον
ἀνδράσι τ᾽ ἀφθόγγοισι καὶ ἀσμαράγοις ἐλάτῃσι·
σιγὴ γὰρ πάσῃς μὲν ὀφέλλιμος ἔπλετο θήρῃς,
ἔξοχα δ᾽ ἐν σάλπῃσιν, ἐπεὶ μάλα τῇσι νόημα

416 ἐν : ἐπ᾽ P_1 || ***417*** λᾶαν (λάαν) m_2, θ, gl. in ν, gl. in L, gl. in U || ***418*** χερμάδος m_2, θ (gl. -μάδας), v.l. in μ, v.l. in ν | -θόωντα v.l. in Γ, v.l. in γ, ε, y, θ, W, v.l. in κ, v.l. in λ, ν, a[1], v, F, P_1, z_2 : -θόοντα v.l. in Γ, v.l. in λ, v.l. in μ. -θάοντα exhibent m_2, L (?), M, m_1, R_2, U, v.l. est in λ, in μ, -θόωντας exhibet β, v.l. est in Γ, in γ, in κ || ***419*** δὴ : οἱ κ, gl. in λ, v.l. in ν, L (gl. δή). confer vv. 260, 465, 5. 160 | πέμπτον v.l. in Γ (?), m_2, θ, λ, a[1], gl. in ν, F, z_2 (gl. -πτη) | ἴδοι v.l. in Γ, β, γ, ε, y, v.l. in θ, ν, M ante corr., P_1, U, z_2. vide „Tempus und Modus", 217–218 | πόνον : πόλον v.l. in Γ, m_2, v.l. in λ, ν, v (v.l. πόνον), F, gl. in L, M, P_1. πλόον v.l. est in Γ, in z_2 (?). vide „Noten", 313–314 || ***420*** δ᾽ : τ᾽ v.l. in θ, ν | πόρον : πόνον v.l. in Γ, v.l. in γ. νομὸν exhibent μ, m_1, τόπον v.l. est in β, χῶρον exhibet ν (v.l. πῶρον, gl. πόνον), v.l. est in Γ. confer „Überlieferung und Euteknios-Paraphr.", 14–15 | -μωνται v.l. in λ, R_2 : -μονται v.l. in λ, ceteri mss. vide „Tempus und Modus", 217–218 || ***421*** ὑπεντύνει v.l. in Γ, β, γ, ε, y. vide „Noten", 314–315 | κύρτων a[1] || ***422*** εἰλημ- v.l. in β, θ, ν. εἰλομ- proponit Schneider. vide „Noten", 236–237 | βάλεν : φέρεν m_2, θ (gl. βάλεν), v.l. in ν || ***424*** τ᾽ omittunt ε, μ, F, M, m_1 || ***426*** εἰς v.l. in Γ (?), v.l. in κ, U. vide „Noten", 33 || ***427*** ἀνύεται γ, P_1. ἄνεται proponit Schneider || ***429*** πάσης ν, L : πάσῃσιν v.l. in Γ, v.l. in γ, W, κ, F, R_2, v.l. in z_2. πάσοισιν exhibet y, πάσαις v.l. est in λ, gl. est in ν, πάσῃ exhibent m_2, ε, θ, ν, M, P_1, z_2, v.l. est in Γ, in λ, in ν, πᾶσι(ν) exhibent β, γ, U, v.l. est in Γ, in θ, in z_2, πάντεσσιν exhibet a[1], πᾶσα exhibent μ, m_1. vide „Noten", 63; 315 | μὲν omittunt y, W, κ, a[1], v (excepta varia lectione), F, L, R_2, U. vide „Noten", 315 | ὀφέλ(λ)ιμος v.l. in Γ, γ, y, v.l. in λ, gl. in F, M, P_1, R_2 : ὠφέλ(λ)ιμος v.l. in Γ, v.l. in β, m_2, gl. in θ, κ, gl. in λ, μ, a[1], v.l. in ν, F, L, m_1, z_2. ὀφείλιμος exhibent ε, W, ν, U, v.l. est in Γ, in λ, ὠφείλιμος exhibet v, v.l. est in β, ὀφείλιος v.l. est in ν, ὀνήσιμος exhibet θ, v.l. est in Γ, in γ, in κ, in ν. ὀφέλσιμος proponit Eustathius. vide „Noten", 315–316 | θήρῃς v.l. in Γ, β, γ, ε, y, W, v.l. in ν, v, L, U, v.l. in z_2 : θήρῃσι a[1]. θήραις exhibent κ, F, R_2 post corr., θήρῃ exhibent m_2, θ, λ, μ, M, m_1, P_1, z_2, v.l. est in Γ, in ν, in v. vide „Noten", 63; 315 ||

und mit jener Nahrung werden sie auch gefangen. Der Fischer fährt an den vorausgehenden Tagen an einen einzigen Platz und wirft stets Steine in die Wellen, Kiesel, nachdem er üppigen Tang ringsum gebunden hat. (419) Aber sobald nun der fünfte Tag auf seine Mühe schaut, und die Ulvenfresser sich sammeln und jene Stelle beweiden, bereitet er seine trügerische Reuse und wirft mit Tang bewickelte Steine in sie hinein; und um die Öffnung bindet er Seegras, das den Ulvenfressern gefällt und all den übrigen Fischen, welche Gras fressen. (425) Die aber sammeln sich dann und fressen das Gras, darauf aber stürzen sie hinein in den Schlupfwinkel. Der Fischer aber fährt rasch hinzu und zieht sogleich die Reuse hoch. Schweigend aber vollzieht sich seine Arbeit, ohne daß die Männer reden und ohne Lärm der Ruder; (429) denn Schweigen ist allen Arten des Fanges nützlich, insbesondere aber dem Fang der Ulvenfresser, da diese sehr schreckhaft sind

πτοιαλέον· πτοίη δὲ πόνον δύσθηρον ἔθηκε.
Τρίγλης δ' οὔτινά φημι χερειοτέρῃσιν ἐδωδαῖς
τέρπεσθαι· πᾶσαν γὰρ ἄσην ἁλός, ἥν κε κίχῃσι,
φέρβεται· ἱμείρει δὲ δυσαέος ἔξοχα δαιτός·
σώμασι δ' ἐκπάγλως ἐπιτέρπεται ἀνδρομέοισι
πυθομένοις, εὖτ' ἄν τιν' ἕλῃ στονόεσσα θάλασσα.
τῷ καί μιν δελέεσσιν ἀποπτύστοισιν ἀυτμὴν
ῥηιδίως ἕλκουσιν, ὅσα πνέει ἐχθρὸν ἄημα.
εἴκελα δὲ τρίγλῃσι σύεσσί τέ φημι τετύχθαι
ἤθεα φυρομένοισιν ἀεὶ περὶ γαστέρος ὁρμήν·
ἄμφω δ' αἱ μὲν ἔασι διάκριτοι ἐν νεπόδεσσιν,
οἱ δ' ἐνὶ χερσαίῃσιν ἀριστεύουσ' ἀγέλῃσιν.
Οὐ μὲν δὴ μελάνουρον ἀποίσεαι οὔτ' ἐνὶ κύρτῳ
ῥηιδίως ἀπαφὼν οὔτ' ἐν λινοεργέι κύκλῳ·
ἔξοχα γὰρ μελάνουρος ἐν ἰχθύσιν ἠμὲν ἄναλκις
ἠδὲ σαοφρονέων, λίχνη δέ οἱ οὔποτ' ἐδωδὴ
θυμήρης· αἰεὶ δὲ γαληναίης μὲν ἐούσης
κέκλιται ἐν ψαμάθοισι καὶ οὐκ ἀναδύεται ἅλμης.
ἀλλ' ὅτε κυμαίνουσα περισπέρχῃσι θάλασσα
λάβρων ἐξ ἀνέμων, τότε δὴ μοῦνοι μελάνουροι
κῦμα διαΐσσουσιν ἀολλέες οὔτε τιν' ἀνδρῶν
οὔτε τιν' εἰναλίων πεφρικότες· οἱ μὲν ἅπαντες
ἐς νεάτην κρηπῖδα φόβῳ δύνουσι θαλάσσης,
οἱ δὲ τότ' ἠιόνας τε πολυφλοίσβους ἐφέπουσι

431 πτοίη : τοῖσι κ, v.l. in ν | ἔθηκαν κ, L (gl. ἔθηκε) || ***432*** ἐδωδῇς v.l. in Γ (?), m_1 || ***433*** πάσην U | ἄσην v.l. in Γ, m_2, y, θ, λ, μ, v, F, L (?), gl. in z_2 : ἄσιν (ἆσιν) v.l. in Γ, β, γ, ε, W, κ, ν, a^1, M, m_1, P_1, R_2, U, z_2. vide „Noten“, 316 || ***437*** δελέασ(σ)ιν (δελεάσιν) v.l. in Γ, γ, v.l. in λ, v.l. in μ, ν, gl. in U, gl. in z_2. vide „Noten“, 316–317 | ἀποπτύστοισι(ν) v.l. in Γ, v.l. in γ, ε, θ, κ, v.l. in λ, ν, L, v.l. in M, P_1, v.l. in R_2, v.l. in U, z_2 : ἀποπνείουσιν (-πνέουσιν) v.l. in Γ, β, γ, m_2, y, W, v.l. in λ, μ, gl. in ν, v, F, M, m_1, R_2, U. ὑπὸ δυσώδεσσιν exhibet a^1. vide „Noten“, 317–318 | ἀυτμῇ θ, L, v.l. in M. ἀυτῇ exhibet κ. vide „Noten“, 317–318 || ***439*** εἴκ- m_2, v.l. in λ, a^1, gl. in v, M, m_1 : ἴκ- (ἴκ-) Γ, β, γ, ε, y, θ, W, κ, v.l. in λ, μ, ν, v, F, P_1 post corr., R_2, U, z_2. vide „Noten“, 53–54 | -σι(ν) σύεσσί v.l. in Γ, ε, y, θ, κ, λ, v.l. in ν, F, M, P_1, z_2 : -σι(ν) ὕεσσί v.l. in Γ, β, γ, m_2, W, μ, v.l. in ν, a^1, v, L, m_1, R_2, U. vide „Noten“, 318 || ***442*** οἱ : ἡ v.l. in Γ (?), v.l. in β, U | ἐνὶ : ἐπὶ m_2, L, P_1, U (gl. ἐνὶ), z_2 (gl. ἐνὶ). ἐν exhibet F || ***443*** οὔτ' ἐπὶ m_2, U (gl. ἐνὶ), z_2 ante corr. οὔτέ τι exhibet P_1, οὐδέ τι exhibet a^1 || ***444*** οὔτ' ἐν : οὔτε ε, m_1 | -ερκέι v.l. in γ, F, gl. in R_2. -ειδέι exhibet U. vide „Noten“, 319 | κύκλῳ v.l. in Γ, gl. in β, y, W, v.l. in λ, μ, v.l. in a^1, v, F, M, m_1, R_2, U, v.l. in z_2 : κόλπῳ v.l. in Γ, β, γ, m_2, ε, θ, κ, ν, a^1, v.l. in v, L, v.l. in M, P_1, v.l. in U, z_2. κύρτῳ v.l. est in λ. vide „Noten“, 319 || ***449*** διασπέρχῃσι U (v.l. περι-) || ***452*** οἱ μὲν : οἵ περ v.l. in γ, v (v.l. οἱ μὲν), v.l. in M. οἳ καὶ v.l. est in m_2 || ***454*** ἠιόνας . . -φλοίσβους : ἠιόνεσσι . . -φλοίσβοις β, λ, ν, v (v.l. ἠιόνας . . -φλοίσβους) | ἐν(ν)έπουσι y, W, v.l. in U ||

und ein Schreck die Fangarbeit vergeblich macht. – (432) Kein Fisch aber, meine ich, freut sich an minderer Speise als die Meerbarbe. Jeden Unrat der See nämlich, den sie antrifft, frißt sie und verlangt vor allem nach übelriechendem Fraß. Ganz besondere Freude aber findet sie an verwesenden menschlichen Leichnamen, wenn das jammerbringende Meer einen Menschen bezwungen hat. (437) Deswegen auch fangen die Fischer sie leicht mit widerwärtig riechenden Lockspeisen, mit allem was einen widrigen Atem hat. Meerbarben und Schweine aber, meine ich, haben ähnliche Gewohnheiten, da beide stets sich im Schmutz wälzen, vom Magen getrieben. Und beide sind (darin) geschieden und ragen (darin) hervor, die Meerbarben unter den Tieren der See, die Schweine aber unter den Herden auf dem Lande. – (443) Doch den Brandbrassen wirst du nicht leicht täuschen und davontragen, weder mit der Reuse noch mit dem Netz aus Flachs; denn vor allem der Brandbrassen ist unter den Fischen einerseits ohne Kraft, zum anderen von klugem Verstande, und ein leckerer Köder ist ihm niemals erwünscht. Und wenn die See ruhig ist, liegt er stets im Sand und taucht nicht auf aus der Salzflut. (449) Aber sooft das Meer heftig hin- und herwogt durch rauhe Winde, da nun durcheilen allein die Brandbrassen in Scharen die Flut, ohne Furcht vor einem Menschen oder einem Tier der See: Die Fische tauchen allesamt aus Furcht zum tiefsten Grunde des Meeres, (454) die Brandbrassen aber streben dann zum umbrausten Ufer

πέτραις τ᾽ ἐμπελάουσιν ἀλήμονες, εἴ τιν᾽ ἐδωδὴν
κοπτομένη δείξειεν ὑπαὶ ῥιπῇσι θάλασσα·
νήπιοι, οὐδ᾽ ἐδάησαν ὅσον πινυτώτεροι ἄνδρες,
οἳ κείνους καὶ πάμπαν ἀλευομένους ἕλον ἄγρῃ.
χειμερίῃ πλημμυρὶς ὅταν ζέσῃ ἀμφιτρίτης,
ἵστατ᾽ ἐπὶ προὔχουσαν ἀνὴρ ἁλιηγέα πέτρην,
ὀξύτατον τόθι κῦμα περὶ σπιλάδεσσι μέμυκεν.
εἴδατα δ᾽ ἀγνυμένοισιν ἐνισπείρει ῥοθίοισι,
τυρὸν ὁμοῦ δήμητρι πεφυρμένον· οἱ δ᾽ ἐπὶ φορβὴν
ἀσπάσιοι θρώσκουσιν ἐπειγόμενοι μελάνουροι.
ἀλλ᾽ ὅτε οἱ παρέωσιν ἀολλέες ἐς βόλον ἄγρης,
αὐτὸς μὲν τρέπεται λοξὸν δέμας, ὄφρα οἱ ὕδωρ
μήτι κατασκιάοιτο καὶ ἰχθύσι τάρβος ἐνείη·
ἐστὶ δέ οἱ λεπτός τε δόναξ μετὰ χερσὶν ἑτοῖμος
λεπτή θ᾽ ὁρμιὴ κούφης τριχός, ἄπλοκος αὔτως·
βαιοῖς δ᾽ ἀγκίστροισιν ἀναπλέκεται θαμέεσσι.

455 τ᾽ : δ᾽ v.l. in ν, z_2 (gl. τ᾽) | εἴ τιν᾽ : ὅπως gl. in ν, v.l. in U | ἐδωδὴν v.l. in Γ, β, γ, m_2, y, W, λ, μ, a^1, v, F, M, m_1, P_1, R_2, U, z_2 : ἐδητὺν v.l. in Γ, ε, θ, κ, ν, v.l. in v. vide „Noten“, 36 (annot. 93) || ***456*** ὑπαὶ v.l. in Γ, v.l. in γ, m_2, θ, W, κ, λ, μ, v, F, M, m_1, z_2 : ὑπὸ v.l. in Γ, β, v.l. in γ, ε, y, ν, a^1, P_1, R_2 post corr., U. vide „Noten“, 42 || ***457*** ἐδάησαν : ἐνόησαν m_2, v (v.l. ἐδάησαν), F, M, R_2. vide „Noten“, 319–320 | ὅσ(σ)ῳ v.l. in Γ, β, y, κ, v.l. in ν, gl. in v, gl. in U, v.l. in z_2 (?) || ***458*** ἀλευαμ- θ. vide „Noten“, 206 || ***459*** χειμερινὴ (-νῇ) v.l. in θ, insuper saepe glossa | ὅταν : ὅτε P_1, U, z_2 ante corr. (?). vide „Tempus und Modus“, 215–216 | ζέσ(σ)ῃ v.l. in Γ, m_2, ε, y, λ, μ, ν, a^1, v, F, M, m_1 : ζέῃ v.l. in Γ, β (?), γ, θ, W, κ, v.l. in ν, R_2, z_2 post corr. ζέσει exhibet U, ζέει exhibet P_1. vide „Tempus und Modus“, 215–216 || ***460*** ἵστατ᾽ ἐπὶ v.l. in Γ, m_2, y, W, λ, μ, v, F, L, M, m_1, R_2, U, z_2 : ἵσταται ἐς v.l. in Γ, β, γ, ε, θ, κ, ν, a^1, gl. in v, P_1. vide „Noten“, 320 | ἁλιηχέα v.l. in Γ || ***462*** ἐνισπείρει (ἐνὶ σπείρει) v.l. in Γ, m_2, W, λ, μ, F, M, m_1, R_2, U, z_2 : ἐπισπείρει v.l. in Γ, β, γ, ε, y, θ, v.l. in ν, a^1, v, P_1, v.l. in z_2. σπείρει exhibet κ, ἐπισπέρχει v.l. est in ν. vide „Noten“, 320–321 || ***463*** πεφυρμένον : μεμιγμένον v.l. in Γ, gl. in γ, gl. in m_2, gl. in θ, W, κ (v.l. πεφυρμένον), gl. in λ, gl. in ν, a^1, gl. in M, P_1, gl. in z_2. vide „Noten“, 321 || ***464*** ἀσπάσιοι v.l. in Γ, β, γ, m_2, v.l. in θ, W, λ, μ, gl. in ν, a^1 (?), v, M post corr., m_1, P_1, R_2 : ἀσπασίην v.l. in Γ, ε, v.l. in θ, κ, ν, L, z_2. ἀσπασίως exhibent y, F, U. vide „Noten“, 321–322 || ***465*** παρέασι(ν) v.l. in κ, μ, v.l. in ν, m_1, P_1. vide „Tempus und Modus“, 218–219 || ***466*** αὐτὸς : αὖτις μ, m_1 || ***468*** τε : τις R_2 || ***469*** θ᾽ v.l. in Γ, y, W, λ, μ, v, F, gl. in L, M, m_1, R_2 (?), U, z_2 : δ᾽ v.l. in Γ, β, γ, m_2, ε, θ, κ, ν, a^1 (proprie δὲ), gl. in v, P_1. τ᾽ exhibet L. vide „Noten“, 322–323 | εὔπλοκος v.l. in Γ, β, γ (gl. ἄπλ-), y, W, F, R_2. confer James, 15–16 | αὔτως Γ, β (?), γ, m_2, θ, v.l. in κ, λ, μ, ν (?), a^1, v, F (?), L, M, P_1, R_2, U, z_2 : αὕτως ε, y, W, v.l. in κ, m_1. vide „Noten“, 70 || ***470*** βαιοῖς v.l. in Γ, v.l. in β, W, gl. in λ, v.l. in μ, v.l. in U, v.l. in z_2 : λεπτοῖς v.l. in Γ, ceteri mss. vide „Noten“, 322 (qua versu 9 „stattdessen“ delendum est) | δ᾽ v.l. in Γ, λ, U, v.l. in z_2 : τ᾽ v.l. in Γ, β, γ, ε, y, θ, κ, μ, ν, v, F, L, M (post corr.?), m_1, z_2. particulam omittunt m_2, W, a^1, P_1, R_2, v.l. in ν. vide „Noten“, 322–323 ||

und nähern sich umherirrend den Felsen, ob das vom Sturm geschlagene Meer irgendwelche Nahrung (ihnen) zeige. (457) Die Törichten, sie wissen nicht, wieviel gewitzter die Menschen sind, welche sie, wie sehr sie auch auszuweichen suchen, trotzdem fangen. Wenn die stürmische Flut der wallenden See aufbraust, stellt sich ein Mann auf einen vorragenden seebrechenden Felsen, wo die Woge am lautesten um die Klippen brüllt. (462) Und er streut Futter in die sich brechenden Wellen, Käse mit Brot vermischt; die eiligen Brandbrassen aber springen froh nach der Nahrung. Aber sobald sie in Schwärmen zur Hand sind für den Wurf der Schnur, wendet er sich selber schräg ab, damit ihm keineswegs ein Schatten auf das Wasser falle und den Fischen Schrecken errege. (468) Ein dünnes Rohr aber liegt in seiner Hand bereit und eine dünne Schnur von leichtem Haar, ganz ungeflochten; daran aber sind zahllose kleine Haken geflochten.

τοῖς ἐπέθηκε δέλετρον, ὃ καὶ πάρος ἧκε καθ' ὕδωρ,
πέμπει δ' ἐς βαθὺ κῦμα κυκώμενον· οἱ δ' ὁρόωντες
αὐτίκ' ἐπιθρώσκουσι καὶ ἁρπάζουσιν ὄλεθρον.
οὐδ' ἁλιεὺς εὔκηλον ἔχει χέρα, πυκνὰ δ' ἀνέλκει
ἐκ δίνης ἄγκιστρα, καὶ εἰ κενὰ πολλάκις εἶεν·
οὐ γὰρ βρασσομένης κεν ἐπιφράσσαιτο θαλάσσης
ἀτρεκέως, εἴτ' οὖν τις ἐνίσχεται εἴτε καὶ αὔτως
κύματ' ἀνακλονέουσιν· ἐπὴν δέ τις ἀμφιχάνῃσι,
ῥίμφα μιν ἐξείρυσσε πάρος δόλον ἐν φρεσὶ θέσθαι,
πρὶν φόβον οὐτιδανοῖσιν ἐνιπλῆξαι μελανούροις.
τοίην χειμερίην πανεπίκλοπον ἤνυσαν ἄγρην.
Ναὶ μὴν καὶ κεστρῆα καὶ οὐ λίχνον περ ἐόντα
ἤπαφον ἀγκίστροισι πέρι στεινοῖσιν ἕσαντες
εἶδαρ ὁμοῦ δήμητρι μεμιγμένον ἠδὲ γάλακτος
πηκτοῖσιν δώροισιν· ἐφυρήσαντο δὲ ποίην
τοῖσιν ὁμοῦ μίνθην εὐώδεα, τήν ποτε κούρην
φασὶν ὑπουδαίην ἔμεναι, Κωκυτίδα νύμφην·
κλίνατο δ' εἰς εὐνὴν 'Αιδωνέος· ἀλλ' ὅτε κούρην
Περσεφόνην ἥρπαξεν ἀπ' Αἰτναίοιο πάγοιο,
δὴ τότε μιν κλάζουσαν ὑπερφιάλοις ἐπέεσσι
ζήλῳ μαργαίνουσαν ἀτάσθαλα μηνίσασα
Δημήτηρ ἀμάθυνεν ἐπεμβαίνουσα πεδίλοις·

471 τοῖς : τοῖς δ' v.l. in Γ (?), β, γ, ε, θ, ν, v, M, U, z_2. vide „Noten", 322–323 (annot. 1453) || ***472*** εἰς m_2, U. vide „Noten", 33 || ***474*** χεῖρα m_2, θ, λ, μ, M | πυκνὰ : πολλὰ v.l. in Γ, κ (v.l. συχνὰ), a^1 || ***475*** εἶεν v.l. in Γ, β, γ, m_2, ε, y, θ, λ, μ, ν, v, F, M, m_1, R_2 : εἴη v.l. in Γ, W (?), κ, v.l. in ν, a^1, v.l. in v, L, U, v.l. in z_2 (?). ἧεν exhibet P_1, εὕρῃ exhibet z_2, v.l. est in ν. vide „Noten", 95 (annot. 374) || ***477*** καὶ : μιν v.l. in Γ, a^1, P_1. vide „Noten", 323–324 | αὔτως Γ, β, γ (?), m_2, v.l. in ε, θ, v.l. in κ, λ, μ, ν, a^1, v, F, L (?), m_1 (?), P_1, R_2, U, z_2 : αὕτως v.l. in ε, y, W, v.l. in κ, M. vide „Noten", 70 || ***480*** ἠπεδανοῖσιν v.l. in Γ, κ, ν (v.l. οὐτιδ-), a^1, v.l. in v, P_1, U, z_2 (gl. οὐτιδ-). vide „Noten", 152–153 | -σιν ἐπιπλῆξαι v.l. in Γ (?). -σι περιπλῆξαι v.l. est in Γ (?). vide „Noten", 208 (annot. 921) | μελανούρων m_1 || ***481*** ἤνυσεν v.l. in Γ, W, v.l. in ν, R_2, gl. in z_2. vide „Noten", 324 || ***482*** ναὶ : καὶ v.l. in Γ. vide „Noten", 413 | μὲν θ, F. vide „Noten", 413 || ***483*** -στεινοῖς ἔσσ- / ἔσ(σ)- v.l. in Γ (?), β, y || ***484*** μεμιγμένον : τετυγμένον W || ***485*** πηκτοῖσιν v.l. in Γ, v.l. in ε, W, v.l. in λ, μ, F : πηκτοῖσι v.l. in Γ, β, γ, m_2, v.l. in ε, y, θ, κ, v.l. in λ, ν, a^1, v, M, m_1, P_1, R_2, U, z_2 || ***486*** κούρην : νύμφην v.l. in θ || ***487*** νύμφην : κούρην v.l. in θ || ***488*** -νέος v.l. in Γ, γ, W (?), λ, μ, F, M, z_2 : -νέως v.l. in Γ, β, m_2, ε, y, θ, κ, ν, a^1 (versus adiunctus), v, L, m_1 (?), P_1, U. -νεὺς exhibet R_2, v.l. est in v. vide „Noten", 324 || ***489*** περσεφόνην v.l. in Γ, gl. in β, v.l. in γ, m_2 (proprie φερσεφ-), W, κ, λ, μ, v.l. in ν, v.l. in a^1, v, F, M, m_1, v.l. in P_1, R_2, gl. in U, v.l. in z_2 : μουνογένην (-γενὴν / -γενῆν / -γόνην) v.l. in Γ (?), v.l. in β, γ, ε, θ, ν, v.l. in F, U. μουνογενῆ exhibent y, a^1 (proprie μονογ-), P_1, z_2, v.l. est in Γ, in β, in v. vide „Noten", 324–325 ||

Darauf steckt er Lockspeise, wie er sie zuvor ins Wasser geworfen, und läßt (die Schnur) in den tiefen Aufruhr der Flut hinab. Die Brandbrassen aber sehen es und springen sogleich danach und packen ihr Verderben. (474) Auch der Fischer hält seine Hand nicht ruhig, sondern zieht in dichter Folge die Haken aus dem Strudel herauf, auch wenn sie oftmals leer sind. Denn in der siedenden See kann er nicht sicher ausmachen, ob nun ein Fisch daranhängt oder die Wellen (die Haken) nur so hin- und herreißen. (478) Wenn aber einer sie verschlungen hat, zieht er ihn leicht herauf, bevor die List aufkommt, ehe er den schwächlichen Brandbrassen Schrecken verursacht. Solch einen in jeder Weise listenreichen Fang machen sie bei stürmischem Wetter. – (482) Doch auch die Meeräsche überlisten die Fischer, wenngleich sie nicht freßlustig ist, indem sie an engen Haken einen Köder anbringen, vermischt mit Brot und den Gaben geronnener Milch. Darein aber mengen sie ein Kraut, die wohlriechende Minze, welche einstmals, wie erzählt wird, ein Mädchen unter der Erde war, eine Nymphe des Kokytos, (488) und sie hatte das Lager des Aïdoneus geteilt. Aber sobald der Gott die Jungfrau Persephone vom Ätna geraubt hatte, da klagte sie sogleich laut mit anmaßenden Worten, rasend vor frevelhafter Eifersucht, und Demeter geriet in Zorn und zertrat sie mit ihren Füßen.

φῆ γὰρ ἀγαυοτέρη τε φυὴν καὶ κάλλος ἀμείνων
Περσεφόνης ἔμεναι κυανώπιδος, ἐς δέ μιν αὐτὴν
εὔξατο νοστήσειν Ἀιδωνέα, τὴν δὲ μελάθρων
ἐξελάσειν· τοίη οἱ ἐπὶ γλώσσης πέλεν ἄτη.
ποίη δ' οὐτιδανὴ καὶ ἐπώνυμος ἔκθορε γαίης,
τὴν ἐνιφυρήσαντες ἐπ' ἀγκίστροισι βάλοντο.
κεστρεὺς δ' οὐ μετὰ δηρόν, ἐπεί ῥά μιν ἷξεν ἀυτμή,
ἀντιάσας πρῶτον μὲν ἀποσταδὸν ἀγκίστροιο
λοξὸν ὑπ' ὀφθαλμοῖς ὁράᾳ δόλον, εἴκελος ἀνδρὶ
ξείνῳ, ὅς ἐν τριόδοισι πολυτρίπτοισι κυρήσας
ἔστη ἐφορμαίνων, κραδίη δέ οἱ ἄλλοτε λαιήν,
ἄλλοτε δεξιτερὴν ἐπιβάλλεται ἀτραπὸν ἐλθεῖν.
παπταίνει δ' ἑκάτερθε, νόος δέ οἱ ἠύτε κῦμα
εἰλεῖται, μάλα δ' ὀψὲ μιῆς ὠρέξατο βουλῆς·
ὣς ἄρα καὶ κεστρῆι παναίολα μερμηρίζει
θυμὸς ὀιομένῳ τε δόλον καὶ ἀπήμονα φορβήν.
ὀψὲ δέ μιν νόος ὦρσε καὶ ἤγαγεν ἐγγύθι πότμου·
αὐτίκα δὲ τρέσσας ἀνεχάσσατο· πολλάκι δ' ἤδη
εἷλε φόβος ψαύοντα καὶ ἔμπαλιν ἔτραπεν ὁρμήν.

493 ἀγαυο- : ἀγλαο- v.l. in Γ, v.l. in γ (?), λ, v.l. in ν, v.l. in M. ἀγλαυο- exhibent P_1, R_2, ἀγανο- exhibent ε, ν (?), a^1 (?), M (ἀγνο-?), z_2 || ***495*** νοστῆσαι v.l. in Γ (?), β, γ, y, gl. in U | μελάθρου U (gl. -θρων). vide „Noten", 304–305 || ***496*** γλώττης v.l. in Γ, W, gl. in z_2 | πέλεν v.l. in Γ, β, γ, ε, y, θ, κ, ν, M, U : θόρεν v.l. in Γ, v.l. in β (proprie ἔθορεν), v.l. in γ, m_2, W, λ, μ, v.l. in ν, a^1, v, F, L, m_1, P_1, R_2, v.l. in U, z_2. vide „Noten", 325–326 || ***498*** τὴν : τῆς m_2 | ἐπιφυρ- gl. in β, W, U (gl. ἐνὶ) | ἀγκίστροιο v.l. in Γ, a^1 || ***499*** ἧξεν (ἦξεν) v.l. in Γ (?), β, γ, v.l. in λ, U || ***500*** πρῶτα v.l. in Γ, β, v.l. in γ, y, v.l. in λ (?), M, U, z_2 | ὑποσταδὸν θ || ***501*** ὑπ' : ἐπ' ν | -μοῖσιν ὁρᾷ v.l. in Γ, a^1, P_1, v.l. in R_2. -μοῖσι(ν) ὁράᾳ exhibent λ, μ, m_1, v.l. est in Γ | εἴκ- v.l. in Γ, m_2, a^1, v (post corr.?), L, M, m_1 : ἴκ- (ἴκ-) v.l. in Γ, β, γ, ε, y, θ, W, κ, λ, μ, ν, F, P_1, R_2, U, z_2. vide „Noten", 53–54 || ***502*** ξείνῳ v.l. in Γ (?), v.l. in γ, gl. in θ, κ, v.l. in λ, v.l. in ν, v, L, z_2 : κείνῳ Γ, β, γ, m_2, ε, y, θ, W, v.l. in λ, μ, ν, a^1, v.l. in v, F, M, m_1, P_1, R_2, U, v.l. in z_2. vide „Noten", 326 | κυρήσας : νοήσας v.l. in Γ, P_1, v.l. in U. vide „Noten", 326–327 || ***503*** δέ : τέ W, μ, gl. in v, F, m_1, R_2. vide „Noten", 32–33 (annot. 74) || ***504*** ἀτραπὸν v.l. in Γ, m_2, θ, W, gl. in λ, μ, v, F, m_1 (proprie ἀταρπὸν), R_2, U, z_2 : εἰς ὁδὸν v.l. in Γ, β, γ, ε, y, κ, λ, ν, a^1, M, P_1, v.l. in R_2, v.l. in U. ὁδὸν saepius est glossa. vide „Noten", 327 || ***506*** εἰλ- : spiritus asper huius verbi cum manuscriptis fere exhibeatur anteponendus est || ***508*** -μένῳ v.l. in Γ, v.l. in β, m_2, ε, κ, v.l. in λ, μ, ν, v, L, M, m_1, P_1, U, z_2 : -μενός v.l. in Γ, v.l. in β, γ, y, θ, W, v.l. in λ, a^1 (?), v.l. in v (?), F, R_2. vide „Noten", 327–328 | ἀπήμονα : ἀπηνέα a^1 || ***510*** αὐτίκα δὲ τρέσ(σ)ας v.l. in Γ, y, W, gl. in λ, v.l. in ν, v.l. in L, P_1, R_2, U : αὐτίκα γὰρ τρέσ(σ)ας v.l. in Γ (?), β (v.l. αὖτις), γ, m_2, F, M, m_1. αὖτι(ς) δ' ἀν(α)τρέσ(σ)ας exhibent ε, θ, κ, λ, μ (proprie αὖθις / αὐτίκα δ' ἂν τρέσας), ν, v, L, v.l. est in Γ, αὔτικα δ' ἀνατρέσας exhibet a^1. vide „Noten", 328 | -χάζετο m_2, F, M, m_1 ||

(493) Denn sie hatte behauptet, von edlerer Gestalt und größerer Schönheit zu sein als die dunkeläugige Persephone, und zu ihr, hatte sie sich gebrüstet, werde Aïdoneus zurückkehren, Persephone aber aus dem Hause treiben: Solche verblendeten Worte kamen ihr auf die Zunge. Und ein nichtsnutziges und nach ihr benanntes Kraut entsprang der Erde, das die Fischer dazutun und auf die Haken schieben. (499) Und die Meeräsche nähert sich nach nicht langer Zeit, da der Geruch zu ihr gelangt ist, zunächst aus der Entfernung dem Haken und betrachtet den Köder scheel mit den Augen, gleich einem Manne, (502) einem Fremden, der auf einen vielbegangenen Dreiweg trifft und überlegend stehen bleibt, und sein Herz möchte einmal den linken Weg gehen, einmal den rechten. Und er blickt nach beiden Seiten, und sein Sinn wird wie eine Woge umgetrieben, und (erst) sehr spät gelangt er zu einem einzigen Entschluß – (507) so erwägt auch die Meeräsche vielerlei in ihrem Sinn und denkt sowohl an einen Köder als auch an unschädliche Nahrung. Zuletzt aber setzt sie ihr Verstand in Bewegung und bringt sie ihrem Verhängnis nahe. Sogleich aber zieht sie sich (wieder) angstvoll zurück, und viele Male packt sie jetzt Furcht, sooft sie (den Köder) berührt, und sie wendet ihren Weg zurück.

ὡς δ' ὅτε νηπίαχος κούρη πάις ἐκτὸς ἐούσης
μητέρος ἢ βρώμης λελιημένη ἠέ τευ ἄλλου
ψαῦσαι μὲν τρομέει μητρὸς χόλον, οὐδ' ἀναδῦναι
ἐλδομένη τέτληκεν· ἐφερπύζουσα δὲ λάθρῃ
αὖτις ἀνατρέπεται, κραδίῃ δέ οἱ ἄλλοτε θάρσος,
ἄλλοτε δ' ἐμπίπτει δειλὸς φόβος· ὄμματα δ' αἰὲν
ὀξέα παπταίνοντα ποτὶ προθύροισι τέτανται·
ὣς τότ' ἐπεμβαίνων ἀνελίσσεται ἤπιος ἰχθύς.
ἀλλ' ὅτε θαρσήσας πελάσῃ σχεδόν, οὐ μάλ' ἑτοίμως
ψαῦσε βορῆς, οὐρῇ δὲ πάρος μάστιξεν ἐγείρων
ἄγκιστρον, μή οἵ τις ἐνὶ χροῒ θέρμετ' ἀυτμή·
ζωοῦ γὰρ κεστρεῦσιν ἀπώμοτόν ἐστι πάσασθαι.
ἔνθεν ἔπειτ' ἄκροισι διακνίζει στομάτεσσι
δαῖτα περιξύων· ἁλιεὺς δέ μιν αὐτίκα χαλκῷ
πεῖρεν ἀνακρούων, ὥστε θρασὺν ἵππον ἐέργων
ἡνίοχος σκληρῇσιν ἀναγκαίῃσι χαλινοῦ,
ἂν δ' ἔρυσε, σπαίροντα δ' ἐπὶ χθονὶ κάββαλεν ἐχθρῇ.
Καὶ ξιφίην ὀλοοῖσι παρήπαφον ἀγκίστροισιν.
ἀλλ' οὐ μὲν ξιφίῃ τοῖος μόρος, οὐδ' ἴσος ἄλλοις·
οὐ γὰρ ἐπ' ἀγκίστροισι κατεντύνουσιν ἐδωδήν,

512 ἰούσης v.l. in Γ, m$_2$, W, v.l. in λ, ν (v.l. ἐούσης), F, m$_1$. vide „Noten“, 201 || ***513*** ἠέ : ἤ τέ v.l. in Γ, β, y (proprie εἴ τὲ), a^1, F, U (proprie εἴ τέ) | τευ : του θ || ***516*** αὖθις v.l. in Γ, m$_2$, v.l. in ε, F, R$_2$. vide „Noten“, 36 | ὑποτρέπεται v.l. in Γ, β, γ, y. vide „Noten“, 328–329 | δέ : τέ L, U || ***517*** δειλὸς Γ, β, γ, m$_2$, y, θ, W, μ, ν, a^1, v, F, gl. in L, m$_1$, P$_1$, R$_2$, U : δεινὸς ε, κ, λ, gl. in v, L, M. vide „Noten“, 209–210 | αἰὲν Schneider : αἰεὶ mss. vide „Noten“, 115–116 || ***518*** τέτανται : πέτανται v.l. in Γ, v.l. in β, γ, W, v.l. in λ, a^1, R$_2$ || ***519*** τότ' ἐπεμβαίνων v.l. in Γ, v.l. in β, γ, W, F, R$_2$, U : τότε παπταίνων m$_2$, μ, a^1 post corr., v, M, m$_1$, P$_1$. ὅ γ' ἐπεμβαίνων exhibent y, θ, κ, ν, L, v.l. est in Γ, in β, ὅ γε παπταίνων v.l. est in Γ, ὅδ' ἐπεμβαίνων exhibent ε, λ, v.l. est in v. vide „Noten“, 329 | ἤπιος : νήπιος v.l. in ν, v.l. in v | ἰχθῦς v.l. in Γ, m$_2$, μ, L, M, m$_1$. R$_2$ incertus || ***520*** θαρσήσας : ταρβήσας y | πελάσ(σ)ῃ v.l. in Γ, y, W, v.l. in λ, μ, v.l. in ν, L, m$_1$, P$_1$, R$_2$: πελάσ(σ)ει v.l. in Γ, β, γ, m$_2$, ε, θ, κ, v.l. in λ, v.l. in ν, a^1, v, F, M, gl. in U. πελάει exhibet U. vide „Tempus und Modus“, 217–218 | ἑτοῖμος proponit Fajen. vide „Noten“, 370–371 (annot. 1674) || ***521*** ψαῦσαι β, γ, y, v.l. in μ || ***522*** οἵ (οἱ) v.l. in Γ, gl. in β (?), ε, κ, λ, ν, gl. in v, L, P$_1$, gl. in R$_2$: που Γ, β, γ, m$_2$, y, θ, W, gl. in λ, μ, a^1, v, F, M, m$_1$, R$_2$, v.l. in U. που οἵ exhibet U. vide „Noten“, 330 | ἐνὶ v.l. in Γ, m$_2$, θ, W, v.l. in μ, gl. in v, F, L, M, m$_1$, R$_2$, U : ἐπὶ v.l. in Γ, β, γ, ε, y, κ, λ, v.l. in μ, ν, a^1, v, P$_1$. vide „Noten“, 330 | θέρμετ' : ἕρπετ' θ || ***525*** παραξύων v.l. in Γ, y. παραψαύων exhibent W, L, v.l. est in Γ, in β, in γ, in μ, in ν, in v, in U, gl. est in κ || ***528*** δ' ἐπὶ : καὶ ἐν F. vide „Noten“, 191 (annot. 833) | ἐχθρῇ v.l. in Γ, v.l. in ε, θ, λ, v, v.l. (?) in M, R$_2$, v.l. in U (proprie ἐχθροῦ) : ἰχθύν (ἰχθὺν) v.l. in Γ, β, γ, v.l. in ε, y, W, κ, v.l. in μ, ν, a^1, v.l. in v, P$_1$, gl. in R$_2$, U. ἰχθῦν exhibent m$_2$, F, L, M, v.l. est in μ. vide „Noten“, 330 || ***529*** παρήπαφεν v.l. in Γ, y, θ, v.l. in ν, a^1, P$_1$ || ***531*** -σιν ἐπεντύνουσιν v.l. in Γ, ε, W, λ (gl. κατεντ-), ν (v.l. κατεντ-), P$_1$. vide „Noten“, 314–315 ||

(512) Wie aber wenn ein kleines Mädchen, während die Mutter außer Haus ist, voll Begier nach etwas Eßbarem oder etwas anderem, (um etwas) anzurühren, den Zorn der Mutter fürchtet, sich aber zurückzuziehen in ihrem Verlangen nicht über sich gewinnt; und heimlich schleicht sie hinzu und (516) wendet sich wieder zurück, und in ihrem Herzen ist mal Mut, mal befällt sie bängliche Furcht; und die Augen sind stets scharf auf die Tür gerichtet – so tritt da der freundliche Fisch hinzu und zieht sich zurück. (520) Aber sobald die Meeräsche Mut faßt und nahe herankommt, berührt sie durchaus nicht entschlossen die Speise, sondern gibt ihr zuvor einen Schlag mit dem Schwanz und setzt den Haken in Bewegung, ob ihm etwa etwas warmer Atem im Körper sei. Denn von Lebendem ist den Meeräschen durch eidliche Verpflichtung verboten zu essen. (524) Hierauf zernagt sie die Speise ringsum mit der Spitze des Mauls; der Fischer aber durchbohrt sie sogleich mit einem ehernen Spieß und stößt sie dabei zurück, (so) wie ein Wagenlenker ein scharfes Pferd zurückhält mit dem harten Zwang des Zügels, und er zieht sie herauf und schleudert die Zappelnde auf die verhaßte Erde. – (529) Auch den Schwertfisch überlisten die Fischer mit verderbenbringenden Haken. Aber den Schwertfisch trifft nicht solch ein Geschick (wie die Meeräsche), auch nicht wie andere Fische. Denn die Fischer befestigen an den Haken keinen Köder,

ἀλλὰ τὸ μὲν γυμνόν τε καὶ ἄκλοπον ᾐώρηται
μηρίνθου, διπλῇσιν ἀκαχμένον ἔμπαλιν αἰχμαῖς·
τοῦ δ᾽ ὅσσον τριπάλαιστον ἀναψάμενοι καθύπερθε
μαλθακὸν ἀργεννῶν νεπόδων ἕνα χείλεος ἄκρου
δῆσαν ἐπισταμένως· ξιφίης δ᾽ ὅτε θοῦρος ἵκηται,
αὐτίκα δαιτρεύει δέμας ἰχθύος ἄορι λάβρῳ,
τοῦ δὲ δαϊζομένοιο καταρρέει ἅψεα δεσμοῦ,
αὐταῖς δ᾽ ἀγκίστροιο περιστέφεται γενύεσσιν.
αὐτὰρ ὅ γ᾽ οὐκ ἐδάη γναμπτὸν δόλον, ἀλλὰ βαρεῖαν
δαῖτα χανὼν ἀγρευτὸς ἀνέλκεται ἀνέρος ἀλκῇ.
πολλὰ δ᾽ ἐπὶ ξιφίῃ θηρήτορες ὁπλίζονται,
ἔξοχα δ᾽ οἳ Τυρσηνὸν ἁλὸς πόρον ἀγρώσσουσιν
ἀμφί τε Μασσαλίην, ἱερὴν πόλιν, ἀμφί τε Κελτούς·
κεῖθι γὰρ ἔκπαγλοί τε καὶ ἰχθύσιν οὐδὲν ὁμοῖοι
ἄπλατοι ξιφίαι μεγακήτεες ἐννεμέθονται.
οἱ δ᾽ ἀκάτους αὐτοῖσιν ἐισκομένας ξιφίῃσι
καὶ δέμας ἰχθυόεν καὶ φάσγανα τεκτήναντες
ἀντίον ἰθύνουσιν· ὁ δ᾽ οὐκ ἀναδύεται ἄγρην
ἐλπόμενος μὴ νῆας ἐυσέλμους ὁράασθαι,
ἀλλ᾽ ἑτάρους ξιφίας, ξυνὸν γένος, ὄφρα μιν ἄνδρες
πάντῃ κυκλώσωνται· ὁ δ᾽ ἐφράσαθ᾽ ὕστερον ἄτην
αἰχμῇ τριγλώχινι πεπαρμένος, οὐδέ οἱ ἀλκὴ
φεύγειν ἱεμένῳ περ, ἀναγκαίη δὲ δαμῆναι.
πολλάκι μὲν καὶ νηὸς ἀμυνόμενος κενεῶνα
φασγάνῳ ἀντετόρησε διαμπερὲς ἄλκιμος ἰχθύς,

534 -περθε v.l. in Γ, β (?), γ, m_2, y, θ, F, P_1, R_2, U : -περθεν v.l. in Γ, ε, W, κ, λ, μ, ν, a^1, v, L, M, m_1. vide „Noten", 147 (qua me afferre fugit hunc locum versu 16 ante „4. 82"; proinde dele „534" versu 15!) || ***535*** ἕνα : ἀνὰ m_2, M ante corr., m_1 | ἄκρον v.l. in Γ (?), m_2, v.l. in θ (?), M || ***536*** ἐπιστημόνως v.l. in Γ || ***539*** περιστέφεται West : περιστρέφεται mss. περιφέρεται v.l. est in Γ. vide „Noten", 330–331 || ***540*** οὐκ ἐδάη γναμπτὸν δόλον : οὐ δεδάηκεν ἑὸν μόρον v.l. in Γ, ε, θ, κ, v.l. in ν, a^1 (proprie οὐ δεδάικεν . . .), v.l. in L, P_1. οὐκ ἐδάη ἑὸν μόρον exhibet λ, v.l. est in γ, οὐκ ἐδάη κενεὸν μόρον v.l. est in v. ἑὸν solum v.l. est in U. vide „Noten", 331 | γναπτ- v.l. in Γ, β, γ, m_2, μ, m_1. confer „Noten", 21–22 || ***541*** χανὼν : λαβὼν v.l. in Γ, v.l. in β, γ (v.l. χανὼν), ε, y, θ (v.l. χανὼν), κ (v.l. χανὼν), v.l. in ν, v.l. in v, M (v.l. χανὼν) || ***543*** τυρ(ρ)ηνὸν v.l. in Γ, m_2, ε, θ, κ, μ, a^1, M, m_1. sed confer v. 628 || ***546*** ἄπλαστοι v.l. in Γ, v.l. in β, y, U || ***548*** τεχνήσαντες κ, v.l. in v || ***550*** -σέλμους : -ξέστους v.l. in Γ, ν (v.l. -σέλμους), a^1, v (v.l. -σέλμους), L, P_1, v.l. in U. vide „Noten", 331 || ***551*** ἑτάρους v.l. in Γ, gl. in γ, θ, v.l. in κ, v.l. in λ, v.l. in ν, v, F, L, gl. in M, m_1, U : ἑτέρους v.l. in Γ, β, γ, m_2, ε, y, W, v.l. in κ, v.l. in λ, μ, v.l. in ν, a^1, gl. in v, gl. in F, M, gl. in m_1, P_1, R_2. vide „Noten", 332 || ***552*** πάντῃ : πάντες v.l. in Γ | -σ(σ)ονται v.l. in Γ, θ, v.l. in κ, λ, μ, a^1, F, P_1. -σωσιν exhibet U. vide „Tempus und Modus", 211–212 || ***553*** αἰχμῇ : ῥιπῇ v.l. in Γ, v.l. in ν, a^1, v.l. in v, L, P_1, U (v.l. αἰχμῇ). vide „Noten", 332 || ***556*** ἰχθῦς v.l. in Γ, m_2, v.l. in μ, L, M, m_1. P_1 incertus ||

sondern der Haken hängt nackt und ohne Täuschung an der Schnur, mit doppelten Widerhaken geschärft. (534) Etwa drei Hände weit vom Haken entfernt aber befestigen sie darüber einen weichen weißen Fisch und binden ihn sachverständig an der Spitze des Mauls an. Sobald der Schwertfisch aber zufahrend herankommt, zerlegt er sogleich den Körper des Fisches mit seinem starken Schwert, (538) und die zerschnittenen Glieder fallen herab aus der Bindung und legen sich gerade um die Schärfe des Hakens. Der Schwertfisch aber erkennt nicht den gekrümmten Trug, sondern schnappt nach dem drückenden Bissen und wird durch die Kraft des Mannes gefangen heraufgeholt. (542) Viele Arten aber der Schwertfischjagd bereiten die Fischer vor, vor allem aber die, welche auf dem tyrrhenischen Seepfad fischen und um Massalia, die heilige Stadt, und das Land der Kelten. Denn dort leben wunderbare und Fischen in keiner Weise ähnliche unnahbare Riesenschwertfische. (547) Die Fischer aber verfertigen Boote, die den Schwertfischen selber ähneln, mit Fischgestalt und Schwertern, und steuern (dem Fisch) entgegen. Der aber weicht nicht zurück vor der Jagd, da er meint, keine wohlgedeckten Schiffe zu sehen, (551) sondern befreundete Schwertfische, das gemeinsame Geschlecht, bis ihn die Männer auf allen Seiten eingeschlossen haben. Und der Schwertfisch erkennt zu spät das Unheil, von der Dreizacklanze durchbohrt, und er hat nicht die Kraft zu fliehen, so sehr er auch möchte, sondern muß sich überwältigt geben. (555) Oftmals verteidigt sich der wehrhafte Fisch auch und durchbohrt den Rumpf des Schiffes vollständig mit seinem Schwert;

οἱ δὲ θοῶς βουπλῆγος ὑπ' εὐχάλκοιο τυπῇσιν
ἐκ γενύων ἤραξαν ἅπαν ξίφος· ἐν δ' ἄρα νηὸς
ἕλκεϊ γόμφος ἄρηρεν· ὁ δ' ἕλκεται ὀρφανὸς ἀλκῆς.
ὡς δ' ὅτε δυσμενέεσσι δόλον τεύχοντες ἄρηος,
ἱέμενοι πύργων τε καὶ ἄστεος ἔνδον ἱκέσθαι,
ἔντεα συλήσαντες ἀρηιφάτων ἀπὸ νεκρῶν
αὐτοὶ θωρήξαντο καὶ ἔδραμον ἄγχι πυλάων·
οἱ δ' ὥστε σφετέροισιν ἐπειγομένοις πολιήταις
ἀγκλίνουσι θύρετρα καὶ οὐ γήθησαν ἑταίροις·
ὣς ἄρα καὶ ξιφίην ἴκελον δέμας ἤπαφε νηῶν.
καὶ μὲν δὴ σκολιῇσιν ἐν ἀγκοίνῃσι λίνοιο
κυκλωθεὶς ξιφίης μέγα νήπιος ἀφροσύνῃσιν
ὄλλυται, ὃς θρώσκει μὲν ὑπεκδῦναι μενεαίνων,
ἐγγύθι δὲ τρομέων πλεκτὸν δόλον αὖτις ὀπίσσω
χάζεται· οὐδέ οἱ ὅπλον ἐνὶ φρεσίν, οἷον ἄρηρεν
ἐκ γενύων, δειλὸς δὲ μένει κεκαφηότι θυμῷ,
ὄφρα μιν ἐξερύσωσιν ἐπ' ᾐόνας· ἔνθα ἑ δούροις
ἄνδρες ἐπασσυτέροισι καταΐγδην ἐλόωντες
κρᾶτα συνηλοίησαν, ὁ δ' ὄλλυται ἄφρονι πότμῳ.
Ἀφροσύνη καὶ σκόμβρον ἕλεν καὶ πίονα θύννον
καὶ ῥαφίδας καὶ φῦλα πολυσπερέων συνοδόντων.
σκόμβροι μὲν λεύσσοντες ἐν ἕρκεϊ πεπτηῶτας
ἄλλους ἠράσσαντο λίνου πολυωπὸν ὄλεθρον

558 ἐν : ἐκ v.l. in Γ, v.l. in λ, μ, a^1, m_1 || ***559*** ἕλκεσι v.l. in Γ (?). ἕρκεϊ proponit Rittershusius | ἄραρεν v.l. in Γ, m_2, θ, a^1, M. vide „Noten", 332–333 || ***564*** -μένοισι πολίταις v.l. in Γ, W, gl. in ν, R_2 || ***565*** ἐγκλίνουσι v.l. in Γ, v.l. in γ, m_1, U (gl. ἀγκλ-). vide „Noten", 166 || ***566*** εἴκ- ε, M. vide „Noten", 53–54 || ***567*** μὴν v.l. in Γ (?), λ. vide „Noten", 52 || ***570*** δὲ : τε (τὲ) m_2, μ, m_1, R_2 | δόλον : λόχον W, a^1 (gl. δόλον), v.l. in M, P_1. βρόχον v.l. est in Γ, gl. est in a^1. vide „Noten", 172–173 | αὖθις v.l. in Γ (?), v.l. in λ, F. vide „Noten", 36 || ***571*** ἄρηρεν Schneider : ἀρήρει Γ, β, γ, ε, y, v.l. in θ, W, κ, λ, ν, v.l. in v, F, L, m_1, P_1, R_2 (?), U. ἀρήρειν exhibet a^1, ἀείρειν exhibent m_2, μ, v, M, ἀεῖραι exhibet θ. vide „Noten", 332–333 || ***573*** -σιν ἐπ' : -σι μετ' γ | ᾐόνας v.l. in Γ, v.l. in λ, F : ἠιόνας v.l. in Γ, β, γ, m_2, ε, y, θ, W, κ, v.l. in λ, ν, a^1, v, L, M, P_1, R_2, U. ἠιόνος exhibent μ, m_1. vide „Noten", 45–46 | ἑ v.l. in Γ, θ, W, v, L, R_2 : δὲ (-δε) v.l. in Γ, β, γ (?), m_2, ε, y, v.l. in θ, κ, λ, μ, ν, a^1 (?), F, v.l. in L, M, m_1, P_1, U. vide „Noten", 333–334 || ***574*** ἐπαΐγδην v.l. in Γ, P_1. μεταΐγδην exhibet m_2. vide „Noten", 334 | ἐλόωντες (ἐλ-) v.l. in Γ, M : ἐλάοντες v.l. in Γ, β, γ, m_2, ε, y, v.l. in θ, W, κ, λ, μ, ν, a^1, v, F, m_1, P_1, R_2, v.l. in U. ἐλάσαντες exhibent L (-σοντες?), U, v.l. est in Γ, ἐλάοντας v.l. est in θ. vide „Noten", 333–334 (annot. 1492) || ***575*** πότμῳ Γ, v.l. in γ, m_2, W, λ, μ, ν, v, F, M, m_1, R_2, U : θυμῷ v.l. in Γ, β, v.l. in γ, ε, y, θ, κ, a^1, v.l. in v, L, P_1, v.l. in R_2, v.l. in U. vide „Noten", 334–335 || ***576*** ἕλεν v.l. in Γ, θ, W, a^1, v, F, M, R_2 : ἕλε v.l. in Γ, β, γ, m_2, ε, y, κ, λ, μ, ν, L, m_1, P_1, U || ***578*** ἕρκεσ(σ)ι Γ, β, γ (?), y, θ (gl. ἕρκεϊ), W, v.l. in μ, a^1, M, U. sed confer v. 367 ||

die Fischer aber schlagen rasch unter Hieben der ehernen Axt das gesamte Schwert aus den Kinnladen, und in der Wunde des Schiffes steckt es fest wie ein Pflock. Der Fisch aber, beraubt seiner Wehr, wird heraufgeholt. (560) Wie aber wenn Männer ihren Feinden eine Kriegslist bereiten, in der Absicht, ins Innere der Festungswerke und der Stadt zu gelangen, und Rüstungen von den Leibern der im Kampf Gefallenen abnehmen, sich selber (damit) wappnen und nahe zu den Toren laufen; (564) die (anderen) aber öffnen wie für ihre eigenen bedrängten Bürger die Torflügel und finden keine Freude an ihren Gefährten – so täuscht auch den Schwertfisch die ähnliche Gestalt der Schiffe. (567) Ist der Schwertfisch jedoch von den gekrümmten Armen des Netzes umschlossen, geht er ganz töricht an seinem Unverstand zugrunde. Er springt in seinem Bestreben zu entkommen, doch in der Nähe fürchtet er die geflochtene Falle und weicht wieder zurück. (571) Und er hat keine Waffe in seinem Verstand, derart wie sie ihm fest in den Kinnladen sitzt, sondern furchtsam harrt er mit mattem Mut, bis sie ihn aufs Ufer gezogen. Dort schlagen die Männer mit zahlreichen Speeren ungestüm auf ihn ein und zerschmettern ihm den Kopf, und er geht zugrunde durch unbedachtes Geschick. – (576) Unbedachtsamkeit bezwingt auch die Makrele und den fetten Thunfisch, die Hornhechte und die Scharen der weitverbreiteten Zahnbrassen. Wenn die Makrelen sehen, wie andere im Netz sich ducken, verlangen sie auch danach, in das vielmaschige Verderben des Netzes einzudringen:

ἐσδῦναι· τοίη τις ἐσέρχεται εἰσορόωντας
τερπωλή, παίδεσσιν ἀπειρήτοισιν ὁμοίη,
οἵ τε πυρὸς λεύσσοντες ἐπαιθομένοιο φαεινὴν
μαρμαρυγὴν ἀκτῖσιν ἰαινόμενοι γελόωσι,
ψαῦσαι δ' ἱμείρουσι καὶ ἐς φλόγα χεῖρ' ὀρέγουσι
νηπιέῃς· τάχα δέ σφιν ἀνάρσιον ἐξεφάνη πῦρ·
ὣς οἵ γ' ἱμείρουσιν ἀνοστήτοιο λόχοιο
ἐσπεσέειν κευθμῶνα, κακοῦ δ' ἤντησαν ἔρωτος.
ἔνθ' οἱ μὲν κέλσαντες ἐν εὐρυτέροισι βρόχοισιν
ἔκθορον, οἱ δ' ἑρχθέντες ἐνὶ στεινοῖσι πόροισι
πικρὸν ἀνέπλησαν σφιγκτὸν μόρον ἐξανύσαντες.
πολλοὺς δ' ἠιόνεσσι καθελκομένοιο λίνοιο
ὄψεαι ἀμφοτέρωθεν ἀρηρότας ἠύτε γόμφοις,
τοὺς μὲν ἔτι φρονέοντας ἐσελθέμεν ἄρκυν ὀλέθρου,
τοὺς δ' ἤδη μεμαῶτας ὑπεκδῦναι κακότητος
ἔνδοθεν ἰκμαλέῃσιν ἐνισχομένους βροχίδεσσι.
Θύννοι δ' αὖ σκόμβροισιν ἴσον πόνον ἀθλεύουσιν
ἀφροσύνῃ· καὶ τοῖς γὰρ ὁμοίιος ἵμερος ἄτης

580 ἐσδῦναι v.l. in Γ, β, γ, y, U : εἰσδῦναι v.l. in Γ, m_2, ε, θ, W, κ, λ, μ, ν, a^1, v, F, L, M, m_1, P_1, R_2. vide „Noten“, 335 | ἐσέρχ- v.l. in Γ, v.l. in θ, κ, a^1, U : εἰσέρχ- v.l. in Γ, β, γ, y, v.l. in θ, μ, ν, v.l. in v, P_1. ἐπέρχ- exhibent m_2, W, λ, v, F, L, M, R_2, ἔρχ- exhibent ε, m_1. vide „Noten“, 335 || ***581*** ὁμοίη v.l. in ε (?), θ, W, ν, a^1, gl. in v, M, m_1 : ὁμοῖοι Γ, β, γ, m_2, ε (?), y, κ, λ, μ, v, F, P_1, R_2 post corr., U. vide „Noten“, 335–336 || ***582*** ἐπαιθομένοιο (ἐπ' αἰθ-) v.l. in Γ, β, γ, y, W, λ, gl. in v, F, M, m_1, R_2, gl. in U : ἀναιθομένοιο κ, ν, v, L, P_1. ἐναιθομένοιο (ἐν αἰθ-) exhibent m_2, ε, θ, μ, v.l. est in Γ (?), ἀπ' αἰθομένοιο exhibent a^1, U, v.l. est in Γ. vide „Noten“, 336 || ***584*** δ' : θ' proponit Schneider. vide „Noten“, 31 (annot. 71) | εἰς v.l. in Γ, a^1, v. vide „Noten“, 33 || ***585*** νηπιέῃς Fajen : νηπιέη m_2, μ, v.l. in ν (proprie νηπίῃ), M post corr., m_1; insuper lectionem proponit West. νηπιέην exhibent Γ, β, γ, ε, y, θ, W, κ, λ, a^1 (proprie νηπίην), v, F, L (?), P_1, R_2, U, v.l. est in ν (proprie νηπίην), gl. est in μ. vide „Noten“, 336–337; 63 || ***586*** οἵδ' v.l. in Γ | ἀνωίστοιο (ἀνο-) v.l. in Γ, v.l. in λ, v.l. in ν, v (v.l. ἀνοστήτοιο), v.l. in M, P_1, U (v.l. ἀνοστήτοιο). sed confer 4. 108 | λόχοιο : δόλοιο λ, v (v.l. λόχοιο) || ***587*** ἐμπεσέειν m_2, a^1, M (ἐνπ-?), P_1. εἰσπεσέειν exhibet m_1. vide „Noten“, 335 (annot. 1499) || ***588*** βρόχοισι(ν) Γ, v.l. in γ, m_2, ε, θ, gl. in κ (proprie βρόχοις), λ, μ, v.l. in ν, a^1, v, L, M, m_1, R_2, U : λόχοισι(ν) v.l. in Γ (?), β, v.l. in γ, y, W, κ, v.l. in ν, v.l. in m_1, v.l. in U. βόλοισιν exhibet F, δόμοισιν exhibet P_1. sed confer v. 118 || ***589*** ἔσθορον P_1. ἔνθορον v.l. est in ν, in v || ***590*** -πλησαν v.l. in γ, y, W, v.l. in μ : -τλησαν Γ, β, v.l. in γ, m_2, ε, θ, κ, λ, v.l. in μ, ν, a^1, v, F, L, M, m_1, P_1, R_2, U. vide „Noten“, 139–140 | μόρον : δόλον a^1 || ***591*** δ' ἠιόνεσσι : δὲ γενύεσσι μ, m_1 | -σι μεθελκομένοιο (μεθ' ἑλκ-) F, M, R_2. -σιν ἐφελκομένοιο exhibet λ. vide „Noten“, 337 || ***592*** γόμφοις Rittershusius : γόμφους mss. vide „Noten“, 338 || ***593*** εἰσελθέμεν v.l. in Γ, θ, ν, M, P_1. ἐπελθέμεν exhibent y, W, μ || ***594*** κακότητα κ, v (gl. -τος), L (?), P_1, U (gl. -τος). confer v. 384 || ***595*** -λέοισιν v.l. in Γ, γ, W, λ, ν, F, P_1 || ***596*** -βροισι(ν) : -βροις μὲν λ, μ, a^1, v, P_1. -βροισι μὲν exhibet M. vide „Noten“, 338 | ἀθλ- θ, W, μ (?), v, F, L, R_2 : ἀεθλ- Γ, β, γ, m_2, ε, y, κ, λ, ν, a^1, M, P_1, U || ***597*** ἀφροσύνης (-νῃς) μ, M, m_1 | τοῖς : τῇς ε (gl. τοῖς), gl. in v. ταῖς exhibent M, P_1, v.l. est in Γ, in θ ||

(580) Solch eine Freude kommt sie an beim Zuschauen, gleich der unerfahrener Kinder, die das leuchtende Geflacker lodernden Feuers sehen und sich an den Strahlen freuen und lachen, und sie möchten es berühren und strecken ihre Hand nach der Flamme aus in ihrer Ahnungslosigkeit (schnell nämlich zeigt sich ihnen das Feuer als feindlich) – (586) so möchten die Makrelen in die Höhle eindringen eines Hinterhalts, aus dem es keine Rückkehr gibt, und geraten an ein schlimmes Verlangen. Da gelangt ein Teil in weitere Maschen und springt heraus, die übrigen aber, umschlossen von engen Löchern, erfüllen reichlich das bittere Maß ihres Schicksals durch Erdrosseln. (591) Und in Mengen wirst du sie auf dem Ufer beim Einholen des Netzes auf beiden Seiten befestigt sehen wie angepflockt, die einen, wie sie noch im Sinn haben, in das Netz des Verderbens hineinzugelangen, die anderen, wie sie schon danach streben, dem Übel zu entkommen, von innen in den feuchten Maschen verfangen. – (596) Die Thunfische wiederum erleiden die gleiche Not wie die Makrelen durch ihre Unverständigkeit. Denn auch sie befällt das gleiche Verlangen nach Verderben,

ἐμπίπτει δολίοιο λίνου λαγόνεσσι μιγῆναι.
ἀλλ' οὐ μὲν κείνοισιν ὑπόβρυχα ὑγρὰ θέουσιν
ἐνδύνειν, σκολιοῖσι δ' ἐπαΐσσουσιν ὀδοῦσι
σώματι μηδόμενοι πόρον ἄρκιον· ἐν δ' ἄρ' ὀδοῦσιν
ὑγρὸν ἐρειδομένοις τέταται λίνον· οὐδέ τι μῆχος
ἐκφυγέειν, δεσμῷ δὲ περιστομίῳ μογέοντες
ἕλκονται ποτὶ χέρσον ὑπ' ἀφραδίῃσιν ἁλόντες.
Καὶ μὲν δὴ ῥαφίδων τοῖος νόος· αἱ δ' ὅτε κόλπον
δικτύου ἐκπροφύγωσι, πόνου δ' ἔκτοσθε γένωνται,
αὖτις ὑποστρωφῶσι, λίνῳ δ' ἐπιμηνίουσαι
δάγματ' ἐπιπρίουσι· τὸ δέ σφισι δύεται εἴσω
ἴσχει τ' ἐμμενέως πυκινοὺς ἔντοσθεν ὀδόντας.
Αὐτὰρ τοὶ συνόδοντες ἴσοι στείχουσι λόχοισι
κεκριμένοι· τοῖς δ' εὖτ' ἂν ἀνὴρ ἄγκιστρον ἐφείῃ,
οἱ μὲν ἀποτροπάδην λοξὸν φάος ἀλλήλοισι
πάντες ἐνικλίνουσι καὶ οὐκ ἐθέλουσι πελάσσαι.

598 μιγεῖσαι v.l. in Γ, a^1 || ***599*** κείνοισιν Γ, β, γ, v.l. in ε, y, v.l. in θ, κ, v.l. in λ, v.l. in μ, ν, v, F, L, P_1, U : κείνῃσιν v.l. in Γ (?), m_2, v.l. in ε, v.l. in θ, W, v.l. in λ, v.l. in μ, gl. in ν, a^1, M post corr., m_1, R_2 | ὑγρὰ θέουσιν Fajen : εἰκαθέουσιν (ἧκα θέ- / ῆκα θέ-) v.l. in Γ, m_2, W, v.l. in L, M, m_1, v.l. in U. γαστέρος εἴσω exhibent β, γ, ε, y, θ, κ, λ, μ (proprie εἴσω γ-), ν, a^1, v, F, L, P_1, R_2, U, v.l. est in Γ. vide „Noten", 339 || ***600*** εἰσδύνειν v.l. in Γ. ἐσδύνειν proponit Schneider. vide „Noten", 339 || ***601*** σώμασι v.l. in Γ, v.l. in ν (in manuscripto x^1, quo versus 601 positus est post 616). σώματος exhibet P_1. confer v. 141 | μηδόμεναι v.l. in Γ, m_2, v.l. in ε, θ, W, μ, a^1, M, R_2 || ***602*** ἐρειδομέναις ε (gl. -μένοις), μ, M, P_1 || ***603*** μογέοντες κ, gl. in ν, L : μογέουσαι ceteri mss || ***604*** ποτὶ : πρὸς v.l. in Γ, a^1, P_1, insuper saepe glossa | ἁλόντες κ, L (?) : ἁλοῦσαι (ἀλ-) Γ, β, γ, m_2, v.l. in ε, y, θ, W, λ, ν, a^1, v, F, P_1, R_2, U. ἑλοῦσαι exhibent μ, M post corr. (?), m_1, ἀχοῦσαι v.l. est in ε || ***605*** μὴν v.l. in Γ. vide „Noten", 52 | νόος : νόμος v.l. in Γ, μ || ***606*** δικτύων v.l. in λ, F, M | ἐκπροφύγωσι : ἔκ τε φύγωσι θ, U | γένονται v.l. in β, ε, M ante corr., P_1. vide „Tempus und Modus", 217 || ***607*** αὖθις v.l. in Γ, β, γ, ε, y, v.l. in θ, ν, P_1. vide „Noten", 36 | ὑποστρωφῶσι v.l. in Γ, θ, μ, F, U : ἐπιστρωφῶσι v.l. in Γ, β, γ, m_2, ε, y, W, κ (proprie ἐπιστροφ-), λ, ν, a^1, v, M (proprie ἐπιστραφ-), m_1, P_1, R_2. vide „Noten", 339 | δ' : τ' v.l. in Γ (?) || ***608*** δάγματ' v.l. in Γ, θ, W, κ, v.l. in λ, μ, v, L, M, P_1, R_2 : δήγματ' v.l. in Γ, β, γ, ε, y, gl. in θ, gl. in κ, gl. in λ, ν, gl. in a^1, v.l. (gl.?) in v, F, m_1, v.l. in R_2 (?), v.l. in U. δάχματ' exhibent m_2, a^1, U, v.l. est in Γ, in λ, gl. est in M. vide „Noten", 188 | ἐπιπρίουσι(ν) Γ, m_2, ε, λ, v.l. in μ, v.l. in ν, v.l. in a^1, v (proprie ἐπὶ πρ-), F, M, m_1, R_2 : ἐπιπρίζουσι θ, W, κ, U. ἐμπρίουσι exhibet y, v.l. est in Γ (?), in ν, ἐπιπρίουσαι exhibet β, v.l. est in γ, ἐνιπείρουσι exhibent a^1, P_1 (proprie ἐνὶ πέρουσι), v.l. est in M, in R_2, ἐπιτρίζουσι v.l. est in γ, in μ. ἐνιπρίουσι proponit Brunck. vide „Noten", 340 || ***609*** τ' : δ' v.l. in Γ, θ, κ, v.l. in μ, a^1, P_1 | πυκινῶν . . ὀδόντων v.l. in Γ, ε, a^1, P_1 || ***610*** ἴσοι . . λόχοισι : ἔσω . . λόχοιο m_2, μ, M. vide „Überlieferung und Euteknios-Paraphr.", 4 || ***611*** ἀφείῃ P_1. ἐφίῃ exhibet M, ἐφίοι exhibet κ. vide „Tempus und Modus", 221, „Noten", 356–357 (annot. 1612) || ***612*** ὑποτροπάδην v.l. in Γ. vide „Überlieferung und Euteknios-Paraphr.", 4–5 || ***613*** ἐπικλίνουσι v.l. in Γ (?), θ, κ, ν, v (gl. ἐνικλ-) ||

einzudringen in die Wölbung des trügerischen Netzes. Aber sie sind nicht darauf aus, unter Wasser das Naß durcheilend (ins Netz) einzutauchen, sondern greifen es mit ihren krummen Zähnen an, in der Absicht, einen für den Körper ausreichenden Durchschlupf zu schaffen. Und in ihren (in die Maschen) geschlagenen Zähnen (verfängt und) spannt sich das nasse Netz, (602) und keine Möglichkeit gibt es zu entfliehen, sondern, während sie sich abmühen mit der Fessel an ihrem Maule, werden sie an Land gezogen, gefangen durch ihren Unverstand. – (605) Auch die Hornhechte jedoch sind derart beraten. Und sooft sie der Wölbung des Netzes entfliehen und von der Not befreit sind, kehren sie wieder zurück und schlagen voll Zorn ihre Zähne in das Netz. Dieses aber dringt (tief) in ihr (Gebiß) und hält die dichtgedrängten Zähne innen ohne abzulassen fest. – (610) Die Zahnbrassen aber schwimmen gleich militärischen Abteilungen gesondert. Wenn zu ihnen aber ein Mann einen Haken hinablassen sollte, werfen sie alle abgewandt einander einen scheelen Blick zu und sind nicht bereit näherzukommen.

ἀλλ᾽ ὅτε τις προθορὼν ἑτέρης στιχὸς αἶψα δέλετρον
ἁρπάξῃ, τότε καί τις ἐνὶ φρεσὶ θάρσος ἔδεκτο,
ἀγκίστρῳ δ᾽ ἐπέλασσε καὶ ἕλκεται· οἱ δ᾽ ὁρόωντες
ἀλλήλους, περὶ δαιτὶ γεγηθότες ἰαίνονται
ἑλκόμενοι, σπεύδουσι δ᾽ ὑποφθαδόν, ὅς κε θάνῃσι
πρῶτος ἁλούς, ἅτε παῖδες ἀθύρμασι καγχαλόωντες.
Θύννων αὖ γενεὴ μὲν ἀπ᾽ εὐρυπόροιο τέτυκται
ὠκεανοῦ· στείχουσι δ᾽ ἐς ἡμετέρης ἁλὸς ἔργα,
εἰαρινοῦ μετὰ λύσσαν ὅτ᾽ οἰστρήσωσι γάμοιο.
τοὺς δ᾽ ἤτοι πρῶτον μὲν Ἰβηρίδος ἔνδοθεν ἅλμης
ἀνέρες ἀγρώσσουσι βίῃ κομόωντες Ἴβηρες,
δεύτερα δ᾽ Ἠριδανοῖο παρὰ στόμα θηρητῆρες
Κελτοὶ Φωκαίης τε παλαίφατοι ἐνναετῆρες·
τὸ τρίτον ἀγρώσσουσιν ὅσοι Τρινακρίδι νήσῳ
ἐνναέται πόντου τε παρ᾽ οἴδμασι Τυρσηνοῖο.
ἔνθεν ἀπειρεσίοις ἐνὶ βένθεσιν ἄλλοθεν ἄλλοι
σκίδνανται καὶ πᾶσαν ἐπιπλώουσι θάλασσαν.

615 -πάξει (-πάζει) v.l. in Γ, β, γ, m_2, y, θ, κ, ν, a^1, P_1, U. vide „Tempus und Modus“, 217–218 | καί ε, θ, W, κ, P_1 : κέν v.l. in Γ, β, γ, m_2, y, λ, μ, ν, a^1, v, F, M, m_1, R_2, U. κἄν v.l. est in Γ. vide „Überlieferung und Euteknios-Paraphr.“, 5 || ***616*** ἀγκίστρῳ τ᾽ P_1. vide „Noten“, 32–33 (annot. 74) || ***617*** ἀλλήλοις ε, W (?), v (gl. -λους), F (?), M (?), R_2. vide „Überlieferung und Euteknios-Paraphr.“, 5–6 || ***618*** ὅς κε : μέσφα v.l. in λ || ***619*** ἀθύρματι v.l. in Γ, M, m_1 || ***620*** αὖ Γ, m_2, θ, W, μ, v, F, L, m_1, P_1, R_2, U : δ᾽ αὖ β, γ, ε, y, κ, λ, ν, a^1, M post corr. vide „Noten“, 145 | ἀπ᾽ : ἐπ᾽ v.l. in Γ, v.l. in β, γ | εὐρυτέροιο gl. in v, F, P_1, R_2 || ***621*** ὠκεανοῖο v.l. in Γ, κ, R_2 | εἰς v.l. in Γ. ἐφ᾽ exhibent ε, θ, κ, ν, L, U. confer 4. 332 | -τέρας W, ν || ***622*** -ρινοῦ v.l. in Γ, θ, κ, ν, v, L : -ρινοὶ v.l. in Γ, β, γ, m_2, ε, y, W, λ, μ, gl. in v, F, m_1, P_1, R_2, U. -ρινοῖο exhibet M, v.l. est in Γ, -ρινὴν exhibet a^1. vide „Noten“, 287–288 (annot. 1304) | -σουσι v.l. in Γ (?), m_2, ε, W, M. vide „Tempus und Modus“, 217–218 || ***623*** ἤτοι : ἤδη m_2, v.l. in ν. vide „Überlieferung und Euteknios-Paraphr.“, 4 || ***625*** δεύτερον v.l. in Γ (?), ε, θ, κ, λ, a^1 (gl. -τερα), v, R_2. δεύτεροι v.l. est in Γ | δ᾽ ἠριδανοῖο : δὴ Ροδανοῖο (sic!) proponit Turnebus ad manuscriptum p_2^2 provocans ubi δὴ ῥο(δανοῖο) glossa est. δὲ Ῥοδανοῖο proponit Schneider. vide „Überlieferung und Euteknios-Paraphr.“, 6–7, „Überlieferungsgeschichtl. Untersuchungen“, 17, 45–46 | παρὰ v.l. in Γ, m_2, θ, v.l. in κ, v.l. in λ, μ, ν, a^1, v, L, M, m_1, P_1, U : περὶ v.l. in Γ, β, γ, ε, y, W, v.l. in κ, v.l. in λ, gl. in v, R_2. ποτὶ exhibet F. vide „Noten“, 340–341 | θηρητῆρες : ἀγρευτῆρες v.l. in θ || ***627*** δ᾽ ἀγρώσσ- v.l. in Γ (?), β, γ, y, λ, m_1 | -κρίδι v.l. in Γ, L (?), P_1 : -κρίῃ v.l. in Γ, β, gl. in γ, ε, y, v.l. in θ (?), W (proprie -κρίᾳ), κ, v.l. in λ, μ, ν, m_1, R_2, U. -κίῃ exhibent v, F, v.l. est in θ, in λ, -κίδι exhibent m_2, M, v.l. est in θ, in ν (?), -κρίνῃ exhibet γ, -κρι exhibet a^1 || ***628*** τε : δὲ γ, F || ***629*** ἀπειρέσιοι ν (gl. -σίοις) | ἄλλος v.l. in θ, κ, ν, F, L (?). vide „Noten“, 48 || ***630*** κίδνανται v.l. in β. vide „Noten“, 132 | ἐπιπλώουσι v.l. in Γ, v.l. in γ, m_2, W, λ, μ, v.l. in ν (proprie -πλόωσι), v, F, M, m_1, R_2 : ἐνιπλώουσι v.l. in θ. ἐνιπλήθουσι (ἐνὶ πλ-) exhibent β, γ, ε, y, θ, κ, ν, a^1, L (?), P_1, U, v.l. est in Γ. vide „Überlieferung und Euteknios-Paraphr.“, 7 ||

(614) Aber sooft einer aus einer anderen Reihe vorschießt und rasch die Lockspeise verschlingt, da faßt auch einer (von ihnen) sich ein Herz und nähert sich dem Haken, und er wird eingeholt. Die Zahnbrassen aber sehen einander an, froh über den Schmaus, und sie freuen sich eingeholt zu werden und beeilen sich, (einander) zuvorzukommen, wer als erster gefangen und getötet wird, so wie Kinder über ihr Spielzeug jauchzen. – (620) Das Geschlecht der Thunfische wiederum kommt aus dem weiten Ozean, und sie schwimmen in unsere See hinein, sooft die Begierde sie überkommt nach leidenschaftlicher Paarung im Frühling. Und sie werden zunächst in der iberischen Salzflut von den Iberern gefangen, die stolz sind auf ihre Stärke, (625) darauf aber an der Mündung des Eridanos (Rhone) von keltischen Fischern und den altberühmten Bewohnern Phokaias. Drittens fangen sie all die, welche auf der trinakrischen Insel wohnen und an den Wogen der Tyrrhenischen See. Von dort aber zerstreuen sie sich in den unendlichen Tiefen jeder anderswohin und durchschwimmen das gesamte Meer.

631 πολλὴ δ' ἔκπαγλός τε παρίσταται ἰχθυβόλοισιν
ἄγρη, ὅτ' εἰαρινῶν θύννων στρατὸς ὁρμήσωσι.
χῶρον μὲν πάμπρωτον ἐπεφράσσαντο θαλάσσης
634 οὔτε λίην στεινωπὸν ἐπηρεφέεσσιν ὑπ' ὄχθαις
οὔτε λίην ἀνέμοισιν ἐπίδρομον, ἀλλὰ καὶ αἴθρῃ
καὶ σκεπανοῖς κευθμῶσιν ἐναίσιμα μέτρα φέροντα.
637 ἔνθ' ἤτοι πρῶτον μὲν ἐπ' ὄρθιον ὕψι κολωνὸν
ἴδρις ἐπεμβαίνει θυννοσκόπος, ὅστε κιούσας
παντοίας ἀγέλας τεκμαίρεται, αἵ τε καὶ ὅσσαι,
640 πιφάσκει δ' ἑτάροισι· τὰ δ' αὐτίκα δίκτυα πάντῃ
ὥστε πόλις προβέβηκεν ἐν οἴδμασιν· ἐν δὲ πυλωροὶ
δικτύῳ, ἐν δὲ πύλαι, μύχατοί τ' αὐλῶνες ἔασιν.
643 οἱ δὲ θοῶς σεύονται ἐπὶ στίχας, ὥστε φάλαγγες
ἀνδρῶν ἐρχομένων καταφυλαδόν· οἱ μὲν ἔασιν
ὁπλότεροι, τοὶ δ' εἰσὶ γεραίτεροι, οἱ δ' ἐνὶ μέσσῃ
646 ὥρῃ· ἀπειρέσιοι δὲ λίνων ἔντοσθε ῥέουσιν,
εἰσόκεν ἱμείρουσι καὶ ἀχθομένους ἀνέληται
δίκτυον. ἀφνειὴ δὲ καὶ ἔξοχος ἵσταται ἄγρη.

631 μεθίσταται v.l. in Γ, β, v.l. in γ, y, v, a^1, P_1. vide „Überlieferung und Euteknios-Paraphr.", 4 || ***632*** -ρινῶν Γ, β, m_2, ε, y, θ, W, κ, μ, v.l. in ν, a^1, gl. in v, F, M, m_1, P_1, gl. in U : -ρινὸν λ, ν, R_2, U. -ρινὸς v.l. est in ν, -ρινῷ exhibet γ. vide „Noten", 287–288 (annot. 1304) | -σωσι v.l. in Γ, v.l. in β, v.l. in γ, ε, y, λ, a^1, gl. in v, F, L (?), M, P_1, R_2, U : -σουσι(ν) m_2, W, v.l. in ν. -σωνται exhibet κ, v.l. est in θ, -σονται exhibet μ, v.l. est in θ, -σηται exhibent ν, v, m_1, v.l. est in Γ, in β, in γ. vide „Tempus und Modus", 217–218, „Noten", 341 || ***634*** -σιν ὑπ' gl. in v, F, U : -σιν ἐπ' Γ, β, γ, ε, y, θ, W, κ, λ, μ, ν, v, M, m_1, R_2. -σι παρ' exhibent m_2, a^1, P_1. vide „Noten", 341 || ***635*** περίδρομον m_2. sed confer paraphr. 1. 21–24 || ***637*** ἐπ' : ὑπ' (ὑπ-) m_2, v.l. in λ, μ, a^1, v, F, M, m_1, R_2. sed confer paraphr. 1. 25 || ***638*** ἐπαμβαίνει μ. ἐπιβαίνει exhibent F ante corr., R_2. vide „Noten", 341–342 | ὅστε : ὅς κε λ, F, M, R_2. vide „Noten", 158 (annot. 672) || ***640*** πιφαύ- v.l. in Γ, m_2, ε, W, κ, μ, F, M. vide „Noten", 194–195 | ἑτάροισι : ἑτέροισι v.l. in Γ, v.l. in γ, v (gl. ἑτάρ-). vide „Noten", 332 | πάντῃ v.l. in Γ, β, γ, m_2, y, W, μ, v.l. in ν, a^1, v, L, M post corr., P_1, gl. in R_2, U : πάντα v.l. in Γ, gl. in β, ε, θ, κ, λ, v.l. in ν, gl. in v, F, gl. in L, m_1, R_2. vide „Überlieferung und Euteknios-Paraphr.", 7–8 || ***642*** δικτύῳ m_2, W, v.l. in λ, a^1, gl. in v, L (?), R_2 : δικτύων Γ, β, γ, ε, y, θ, κ, v.l. in λ, μ, v.l. in ν, v, F, M, m_1, P_1, gl. in R_2, U. δικτύοις v.l. est in ν. vide „Überlieferung und Euteknios-Paraphr.", 8–9 || ***646*** -τοσθεν L, M || ***647*** ἱμείρουσι gl. in Γ, y, W, v.l. in λ, v.l. in μ (?), v.l. in ν (?), F, M, P_1, R_2, U : ἱμείρωσι Γ, β, γ, m_2, ε, θ, κ, v.l. in λ, μ, ν, a^1, v, L, m_1, gl. in U. vide „Tempus und Modus", 210 | ἀχθομένους m_2, v.l. in θ, λ, μ, M, m_1 : ἀγρομένους v.l. in Γ, v.l. in θ, κ, ν, v, F, L, P_1. ἀγρομένοις exhibent β, γ, ε, y, W, a^1, R_2, U, v.l. est in Γ, gl. est in v. vide „Noten", 342–343 | ἀνέχηται v.l. in Γ, v.l. in θ, gl. in W, v.l. in λ, v (v.l. ἀνέληται), v.l. in L, P_1, U (v.l. ἀνέληται). vide „Noten", 342–343, „Tempus und Modus", 210

(631) Und gewaltige und erstaunliche Beute wird den Fischern zuteil, sobald im Frühling das Heer der Thunfische sich aufmacht. Einen Platz machen sie zu allererst aus im Meer, weder zu eng unter überhängendem Ufer noch zu sehr den Winden zugänglich, sondern (dem Bedürfnis nach) klarem Himmel und geschützten Winkeln angemessen Rechnung tragend. (637) Darauf besteigt zunächst einen hochragenden Hügel ein kundiger Thunfisch-Beobachter, der die vielerlei Schwärme ausmacht, wie sie dahinziehen, welche es sind und wie viele, und seinen Gefährten es zuruft. Die Netze aber sind sogleich von allen Seiten, wie eine Stadt, in den Wellen vorgerückt, und es gibt Torwächter im Netz, Tore und Höfe ganz im Inneren. (643) Und die Thunfische eilen in Reihen rasch dahin, wie Phalangen von Männern, die nach Phylen geordnet einherziehen, die einen jünger, die anderen älter, dritte mittleren Alters. Und zu unzähligen strömen sie ins Netz, solange sie danach verlangen und bis das Netz sie ihrer Unwilligkeit zum Trotz fortträgt. Und reich und hervorragend stellt sich die Beute.

ΑΛΙΕΥΤΙΚΩΝ ΤΟ Δ

Ἄλλους δ' ἀγρευτῆρσιν ὑπήγαγε ληίδα θήρης
ὑγρὸς ἔρως· ὀλοῶν δὲ γάμων, ὀλοῆς δ' ἀφροδίτης
ἠντίασαν σπεύδοντες ἑὴν φιλοτήσιον ἄτην.
ἀλλὰ σύ μοι, κάρτιστε πολισσούχων βασιλήων,
αὐτός τ', Ἀντωνῖνε, καὶ υἱέος ἠγάθεον κῆρ,
πρόφρονες εἰσαΐοιτε καὶ εἰναλίῃσι γάνυσθε
τερπωλῇς, οἵῃσιν ἐμὸν νόον ἠπιόδωροι
Μοῦσαι κοσμήσαντο· καὶ ἐξέστεψαν ἀοιδῆς
δώρῳ θεσπεσίῳ καί μοι πόρον ὑμετέροισι
κίρνασθαι γλυκὺ νᾶμα καὶ οὔασι καὶ πραπίδεσσι.
Σχέτλι' Ἔρως, δολομῆτα, θεῶν κάλλιστε μὲν ὄσσοις
εἰσιδέειν, ἄλγιστε δ' ὅτε κραδίην ὀροθύνεις
ἐμπίπτων ἀδόκητος, ὑπὸ φρένα δ' ὥστε θύελλα
μίσγεαι, ἀσθμαίνεις δὲ πυρὸς δριμεῖαν ὁμοκλὴν
παφλάζων ὀδύνῃσι καὶ ἀκρήτοισιν ἀνίαις.
δάκρυ δέ τοι προβαλεῖν λαρὸν γάνος ἠδ' ἐσακοῦσαι
βυσσόθεν οἰμωγὴν σπλάγχνοις θ' ὕπο θερμὸν ἔρευθος
φοινίξαι χρωτός τε παράτροπον ἄνθος ἀμέρσαι
ὄσσε τε κοιλῆναι παρά τε φρένα πᾶσαν ἀεῖραι
μαινομένην. πολλοὺς δὲ καὶ ἐς μόρον ἐξεκύλισας,

1 θῆρας proponit Rittershusius || ***2*** δὲ v.l. in Γ, v.l. in γ, m_2, W, μ, a^1, m_1, R_2, U : τε v.l. in Γ, β, v.l. in γ, ε, θ, κ, λ, ν, F, L, M, P_1 | δ' Fajen : τ' mss. vide „Noten“, 14–15 (annot. 3) || ***4*** πολιούχων v.l. in Γ, γ, m_2, W, μ, v.l. in ν, M post corr. (?), m_1, P_1, R_2, U (v.l. πολυσούχων) || ***5*** ἀγάθεον v.l. in Γ, β, gl. in U || ***7*** τερπωλῇς (-λῆς) m_2, λ, μ, ν, M, m_1, U : τερπωλαῖς Γ, β, γ, ε, θ, W, κ, gl. in ν, F, L, P_1, R_2, gl. in U. τερπωλῇσι exhibet a^1. vide „Noten“, 343; 63 || ***8*** ἀοιδῆς v.l. in Γ, κ, v.l. in λ : ἀοιδῇ Γ, γ, m_2, ε, θ, W, v.l. in λ, μ, a^1, ν, F, L, M, m_1, R_2, U. ἀοιδὴν exhibet β, v.l. est in Γ (?), gl. est in U, ᾠδαῖς exhibet P_1. vide „Noten“, 343–344 (qua testes proferendi sunt lectionis ἀοιδῆς etiam manuscripti Γ atque λ) || ***12*** ὀροθύνῃς W, v.l. in λ, L. ὀροθύνοις exhibent a^1, ν (gl. -θύνεις). vide „Tempus und Modus“, 218 || ***15*** ἀκρήτοισι(ν) v.l. in Γ (?), θ, a^1, L, M post corr., P_1 : ἀκρίτοισι(ν) Γ, v.l. in γ, ε, W, κ, λ, μ, ν, F, m_1, R_2, U. ἀκρίτῃσι(ν) exhibent β, m_2, v.l. est in γ. vide „Überlieferung und Euteknios-Paraphr.“, 9 | ἀνίαις v.l. in Γ (?), v.l. in γ, θ, W, κ, μ, v.l. in ν, F, m_1, R_2 : μανίαις Γ, β, v.l. in γ, m_2, ε, gl. in κ, λ, a^1, ν, L, M post corr., P_1, U. vide „Überlieferung und Euteknios-Paraphr.“, 9 || ***16*** τοι m_2, μ, L ante corr., U : σοι Γ, β, γ, ε, θ, W, κ, λ, v.l. in ν, F (?), L post corr., M (?), m_1, P_1, R_2, gl. in U. τι exhibent a^1, ν. vide „Noten“, 344 | ἐπακοῦσαι μ, gl. in ν, F, R_2 (gl. ἐσακ-) || ***17*** θ' v.l. in Γ : δ' mss. vide „Noten“, 311 || ***18*** τε : δὲ v.l. in Γ, β, v.l. in γ, m_2, U. vide „Noten“, 311 || ***20*** εἰς P_1. vide „Noten“, 33 | μόρον : πόντον U (v.l. μόρον). sed confer paraphr. 3. 18 ||

BUCH IV

(1) Andere Fische aber macht den Fängern zur Jagdbeute ihr nasses Liebesverlangen, und auf verderbenbringende Paarung und verderbenbringendes Verlangen treffen sie, indem sie ihr eigenes Liebesunheil beeilen. Du aber, mächtigster der stadtbeschirmenden Könige, (5) du selber, Antoninos, und dein hochheiliger Sohn, hört geneigt mir zu und erfreut euch an solchen Vergnügungen der See, mit denen die freundlichen Musen meinen Sinn geschmückt haben: Sie haben mich bekränzt mit der göttlichen Gabe des Gesangs und mir gewährt, euren Ohren und Sinnen süßen Quell zu mischen.

(11) Schrecklicher Eros, Listensinnender, schönster der Götter mit den Augen anzuschauen, schmerzlichster aber dann, wenn du das Herz quälst in unverhofftem Zugriff und in den Sinn fährst wie ein Sturmwind und die brennende Drohung des Feuers atmest, aufbrausend vor Schmerzen und maßlosen Leiden. (16) Und Tränen hervorströmen zu lassen ist für dich süße Labsal und die Klage zu hören aus tiefstem Innern, im Herzen eine heiße Röte zu wecken und die Blüte der Haut abscheulich zu entstellen, die Augen hohl zu machen und den Sinn vollends zur Raserei zu leiten. (20) Und viele hast du gar in den Tod getrieben,

ὅσσοις χειμέριός τε καὶ ἄγριος ἀντεβόλησας
λύσσαν ἄγων· τοίαις γὰρ ἀγάλλεαι εἰλαπίνησιν.
εἴτ᾽ οὖν ἐν μακάρεσσι παλαίτατός ἐσσι γενέθλῃ,
ἐκ Χάεος δ᾽ ἀνέτειλας ἀμειδέος ὀξέι πυρσῷ
λαμπόμενος, πρῶτος δὲ γάμων ἐζεύξαο θεσμούς,
πρῶτος δ᾽ εὐναίοις ἀρότοις ἐπεθήκαο τέκμωρ,
εἴτε σε καὶ πτερύγεσσιν ἀειρόμενον θεὸν ὄρνιν
τίκτε Πάφου μεδέουσα πολυφράδμων Ἀφροδίτη·
εὐμενέοις, πρηὺς δὲ καὶ εὔδιος ἄμμιν ἱκάνοις
μέτρον ἄγων· οὐ γάρ τις ἀναίνεται ἔργον ἔρωτος.
πάντῃ μὲν κρατέεις, πάντῃ δέ σε καὶ ποθέουσι
καὶ μέγα πεφρίκασιν· ὁ δ᾽ ὄλβιος, ὅστις ἔρωτα
εὐκραῆ κομέει τε καὶ ἐν στέρνοισι φυλάσσει.
σοὶ δ᾽ οὔτ᾽ οὐρανίης γενεῆς ἅλις οὔτε τι φύτλης
ἀνδρομέης· οὐ θῆρας ἀναίνεαι οὐδ᾽ ὅσα βόσκει
ἀὴρ ἀτρυγέτη, νεάτης δ᾽ ὑπὸ κεύθεσι λίμνης
δύνεις, ὁπλίζεις δὲ καὶ ἐν νεπόδεσσι κελαινοὺς
ἀτράκτους, ὡς μή τι τεῆς ἀδίδακτον ἀνάγκης
λείπηται, μηδ᾽ ὅστις ὑπόβρυχα νήχεται ἰχθύς.
Οἵην μὲν φιλότητα μετ᾽ ἀλλήλοισι ῥύονται
καὶ πόθον ὀξυβελῆ στικτοὶ σκάροι, οὐδ᾽ ἐνὶ μόχθοις
ἀλλήλους λείπουσιν, ἀλεξητῆρι δὲ θυμῷ
πολλάκι μὲν πληγέντος ὑπ᾽ ἀγκίστροιο δαφοινοῦ
ἄλλος ἐπαΐξας πρόμαχος σκάρος ἰθὺς ὀδοῦσιν

25 δεσμοὺς v.l. in Γ, β || ***26*** ἀρότοις v.l. in Γ, v.l. in γ, m_2, ε, λ, a^1, v, L, M, P_1, U : ἀρότροις v.l. in Γ, β, v.l. in γ, θ, W, κ, μ, F, R_2 || ***27*** θεὸν : θοὸν proponit Rittershusius || ***29*** δὲ : τε θ. vide „Noten", 32–33 (annot. 74) || ***32*** ὅστις v.l. in Γ, θ, κ, gl. in v, P_1, R_2, gl. in U : ὅς κεν Γ, β, γ, m_2, ε, W, λ, μ, a^1, v, F, L, M, m_1, U. vide „Noten", 158 (annot. 672) || ***33*** κομέει : φορέει v.l. in Γ, P_1, v.l. in R_2, v.l. in U | στέρνοισι : στήθεσ(σ)ι a^1, v (v.l. στέρνοισι) | φυλάσσῃ v.l. in Γ (?), v.l. in γ || ***35*** βόσκει : φέρβει a^1, v (v.l. βόσκει) || ***36*** ἀτρυγέτη v.l. in Γ, β, v.l. in γ, m_2, W, μ, L (?), R_2, U (proprie ὀτρυγ-) : ἀτρυγέτης v.l. in Γ, v.l. in γ, ε, θ, κ, λ, a^1, v, F, M, m_1, P_1, v.l. in U. ἀτρύγετος proponit Schneider. vide „Noten", 344–345 | νεάτοις v.l. in Γ, ε, a^1, P_1, R_2 post corr. vide „Noten", 345 | δ᾽ : θ᾽ β, v | κεύθεσι : βένθεσ(σ)ι v.l. in Γ, v.l. in θ, v.l. in v, gl. in R_2. κευθμῶσι exhibet λ | λίμνης : γαίης v.l. in θ. vide „Noten", 190 || ***37*** ὁπλίζεις Γ, β, γ, ε, W, λ, gl. in v, U : ὁπλίζῃ v.l. in Γ (?), m_2, θ, κ, μ, a^1, v, F, L, M, m_1, P_1, R_2. vide „Noten", 345 || ***39*** ἰχθὺς v.l. in Γ, v.l. in γ, m_2, v.l. in μ (?), L, M, m_1. R_2 incertus || ***40*** ῥύονται v.l. in Γ, m_2, v.l. in κ, v.l. in v, L, M, P_1, U : τίθενται v.l. in Γ, β, γ, ε, θ, W, κ, λ, μ, a^1, v, F, v.l. in L, v.l. in M, m_1, R_2. vide „Noten", 345–346 || ***43*** πληγέντας v.l. in Γ, m_2, ε, P_1. vide „Überlieferung und Euteknios-Paraphr.", 9 || ***44*** ἰθὺς v.l. in Γ, m_2 post corr., ε, θ, W, v.l. in κ, μ, F, L, M post corr., m_1, P_1 : ἰχθὺς v.l. in Γ (?), β, γ, κ, λ, a^1, v, R_2, U. ἰχθῦς exhibet m_2 ante corr., v.l. est in Γ. vide „Überlieferung und Euteknios-Paraphr.", 9 ||

all die, welchen du stürmisch und wild mit Raserei begegnet. Denn über solche Feste empfindest du Stolz. (23) Ob du nun unter den Göttern der älteste bist an Geburt und aus dem freudlosen Chaos aufgestiegen, strahlend mit blendender Fackel, und als erster den Brauch der Hochzeit gefügt, als erster das Merkmal ehelicher Erzeugung festgelegt hast (27) oder ob dich gar als geflügelten sich emporschwingenden Gott Aphrodite von Paphos geboren, die verständige Herrscherin – sei uns gnädig, komme zu uns milde und heiter, mit Maßen: Denn niemand verweigert (dir) das Werk der Liebe. (31) Überall herrschst du, überall sehnen sie sich nach dir und fürchten dich zugleich über die Maßen. Der aber ist glücklich, der sein Verlangen maßvoll pflegt und in seiner Brust behütet. Dir aber ist weder genug am Geschlecht des Himmels noch etwa an der menschlichen Art: (35) Die wilden Tiere weist du nicht zurück, auch nicht all das Getier, das die unfruchtbare Luft ernährt, und du tauchst in die Höhlen der tiefsten See und rüstest auch gegen die Tiere des Meeres deine gräßlichen Pfeile, damit nichts deiner Gewalt unkundig bleibe, auch nicht der Fisch, der im Wasser schwimmt.

(40) Solche Liebe und solch heftiges Begehren bewahren untereinander die gefleckten Seepapageien. Auch im Leid verlassen sie einander nicht; vielmehr springt im Drange, (einander) beizustehen, oftmals, wenn ein Seepapagei vom mörderischen Angelhaken getroffen, (44) ein anderer stracks hinzu in die erste Reihe, zerbeißt mit seinen Zähnen die Schnur

ὁρμιὴν ἀπέκερσε καὶ ἐξεσάωσεν ἑταῖρον
καὶ δόλον ἠμάλδυνε καὶ ἀσπαλιῇ ἀκάχησεν.
ἤδη δ' ἐν κύρτοισι παλιμπλεκέεσσιν ἁλόντα
ἄλλος ὑπεξέκλεψε καὶ ἐξείρυσσεν ὀλέθρου.
εὖτε γὰρ ἐς κύρτοιο πέσῃ λόχον αἰόλος ἰχθύς,
αὐτίκ' ἐπεφράσθη τε καὶ ἐκδῦναι κακότητος
πειρᾶται, στρέψας δὲ κάτω κεφαλήν τε καὶ ὄσσε
ἔμπαλιν εἰς οὐρὴν ἀνανήχεται ἕρκος ἀμείβων·
ταρβεῖ γὰρ σχοίνους ταναήκεας, αἵ πυλεῶνι
ἀμφιπεριφρίσσουσι καὶ οὐτάζουσιν ὀπωπὰς
ἀντίον ἐρχομένοιο, φυλακτήρεσσιν ὁμοῖαι.
οἱ δέ μιν εἰσορόωντες ἀμήχανα δινεύοντα
ἔκτοθεν ἀντιόωσιν ἀρηγόνες, οὐδ' ἐλίποντο
τειρόμενον· καί πού τις ἑὴν ὤρεξε διασχὼν
οὐρὴν ἠύτε χεῖρα λαβεῖν ἔντοσθεν ἑταίρῳ.
αὐτὰρ ὀδὰξ μὲν ἔρεισεν, ὁ δ' ἔσπασεν ἄιδος ἔξω
οὐρὴν ἡγήτειραν ὑπὸ στόμα δεσμὸν ἔχοντα.
πολλάκι δὲ προβαλόντος ἑὴν ἔντοσθεν ἁλόντος
οὐρὴν ἄλλος ἔμαρψε καὶ ἐξείρυσσε θύραζε
ἑσπόμενον· τοιοῖσδε νοήμασι πότμον ἄλυξαν.
ὡς δ' ὅτε παιπαλόεσσαν ἀναστείχωσι κολώνην
φῶτες ὑπὸ σκιερῆς νυκτὸς κνέφας, ἡνίκα μήνη
κέκρυπται, νεφέων δὲ κελαινιόωσι καλύπτραι,
οἱ δ' ὄρφνῃ μογέουσι καὶ ἀτρίπτοισι κελεύθοις

46 ἀκάχησεν : ἀπάφησεν proponit Köchly. sed confer paraphr. 4. 11 || ***47*** παλιμπλακ- v.l. in Γ, γ, κ, F, L, M ante corr., P_1, R_2. confer James, 153 || ***49*** πέσοι M. vide „Tempus und Modus", 221 | λόχον : δόλον v.l. in Γ (?), v.l. in v, v.l. in U | ἰχθῦς v.l. in Γ, v.l. in γ (?), m_2, v.l. in μ, L (?), M, m_1. R_2 incertus || ***51*** τρέψας ε, μ. vide „Noten", 346–347 || ***53*** τανυήκεας (-ηκέας) v.l. in Γ (?), m_2, v.l. in θ, κ, a^1. τανυήχεας v.l. est in θ, ταχυηκέας exhibet v (α[κέας] superscriptum). vide „Noten", 212–213 || ***55*** ἐρχομένοισι v.l. in Γ, θ, κ | ὁμοῖοι m_2, θ, κ, F, P_1 || ***57*** ἔκτοθεν v.l. in Γ (?), m_2, θ, F, L, M : ἔκτοσθ' v.l. in Γ, W. ἔκτοσθεν exhibent β, r_6, ε, κ, λ, μ, a^1, v, m_1, P_1, R_2, U, v.l. est in Γ | οὐδ' R_2 (?); insuper lectionem proponit Schneider : οὐδὲ ceteri mss. vide „Noten", 347; 66–67 | ἐλίποντο R_2 (?); insuper lectionem proponit Schneider : λίποντο gl. in v, W. λ(ε)ίπονται (-πωνται) exhibent β, r_6, m_2, θ, κ, λ, μ, a^1, v, F, L, M, m_1, P_1, U, v.l. est in Γ, in ε, λ(ε)ίπουσι v.l. est in Γ, in ε, gl. est in β, in r_6, in v. vide „Noten", 347; 66–67 || ***58*** τειρομένου proponit Brunck. vide „Noten", 374 (annot. 1692) | -ξε διασχὼν v.l. in θ, λ, μ, a^1, v, M, P_1 : -ξε(ν) ἀνασχὼν Γ, β, r_6, m_2, ε, θ, W, κ, v.l. in v, F, L, m_1, R_2, U. vide „Noten", 347–348 || ***60*** μιν v.l. in Γ | ἔρειδεν v.l. in Γ || ***62*** ἁλόντος v.l. in Γ, κ, a^1, v, F, R_2 : ἐόντος v.l. in Γ, β, r_6 (?), gl. in m_2, θ, W, λ, v.l. in v, L, M, m_1, P_1, U. ἐόντα exhibent m_2, μ, ἐόντων exhibet ε. vide „Überlieferung und Euteknios-Paraphr.", 9–10 || ***64*** ἑσπόμενος v.l. in Γ, β, r_6, gl. in U || ***65*** -στείχουσι v.l. in Γ, W, gl. in v, R_2. vide „Tempus und Modus", 218 || ***66*** σκιερῆς : σκοτερῆς M. vide „Überlieferung und Euteknios-Paraphr.", 10 ||

und rettet den Gefährten, macht die Köderlist zunichte und erbittert den Fischer. Und ist einer schon in der geflochtenen Reuse gefangen, bringt ihn ein anderer heimlich heraus und entreißt ihn dem Verderben. (48) Denn wenn der bunte Fisch in den Hinterhalt einer Reuse gefallen ist, erkennt er (seine Lage) sogleich und versucht dem Übel zu entrinnen, und, indem er Kopf und Augen nach unten richtet, schwimmt er rückwärts in Schwanzrichtung, um (so) aus der Falle herauszugelangen. (53) Denn er scheut die langragenden Binsen, die den Eingang rings umstarren und die Augen verletzen, wenn er gegen sie stößt, gleich Wächtern. Die anderen aber schwimmen, da sie sehen, wie er sich ratlos im Kreise bewegt, von außen als Helfer hinzu, und sie verlassen ihn nicht in seiner Qual. (58) Und einer reicht ihm wohl seinen Schwanz hindurch wie eine Hand, damit der Gefährte ihn innen packe. Der aber hält sich mit den Zähnen fest, und der andere zieht ihn aus dem Grab, während der Gezogene den Schwanz im Maul hält als Führer und Riemenzeug. (62) Oft aber streckt der Fisch, der innen gefangen ist, seinen Schwanz hinaus, und ein anderer packt ihn und zieht den nachfolgenden Gefährten aus der Reuse: Mit solchen Anschlägen entgehen sie dem Tode. (65) Wie aber wenn Männer einen zerklüfteten Hügel besteigen im Dunkel einer schattigen Nacht, wenn der Mond verborgen und die Wolkendecke schwarz ist; die Männer aber irren mühevoll umher in der Finsternis und auf unbetretenen Wegen

69 πλαζόμενοι, χεῖρας δὲ μετ᾽ ἀλλήλοισιν ἔχουσιν,
ἑλκόμενοι δ᾽ ἕλκουσι, πόνων ἐπίκουρον ἀμοιβήν·
ὣς οἵ γ᾽ ἀλλήλοισιν ἀμοιβαίῃ φιλότητι
72 ἀλκτῆρες γεγάασι· τὸ δέ σφισι μήσατ᾽ ὄλεθρον
δειλαίοις, ὀλοοῦ δὲ καὶ ἀλγινόεντος ἔρωτος
ἠντίασαν βλαφθέντες ἐπιφροσύναις ἁλιήων.
75 τέσσαρες ἐμβεβάασι θοὸν σκάφος ἀγρευτῆρες,
τῶν ἤτοι δοιοὶ μὲν ἐπηρέτμοισι πόνοισι
μέμβλονται, τρίτατος δὲ δολόφρονα μῆτιν ὑφαίνων
78 θῆλυν ἀναψάμενος σύρει σκάρον ἀκροτάτοιο
χείλεος ἐν δίνῃσι λινοζεύκτῳ ὑπὸ δεσμῷ.
ζωὴν μὲν κέρδιστον ἀνελκέμεν· ἢν δὲ θάνῃσι,
81 δελφῖνος μολίβοιο μετὰ στόμα δέξατο τέχνην.
μηρίνθου δ᾽ ἑτέρωθεν ἐλήλαται ἄλλος ὄπισθε
δινωτὸς μολίβοιο βαρὺς κύβος ἅμματος ἄκρου·
84 καί ῥ᾽ ἡ μὲν ζωῇσιν ἀλίγκιος ἐν ῥοθίοισιν
ἑλκομένη θήλεια τιταίνεται ἐξ ἁλιῆος.
τέτρατος αὖ κύρτοιο βαθὺν δόλον ἀντίον ἕλκει
87 ἐγγύθεν. οἱ δ᾽ ὁρόωντες ἀολλέες εὐθὺς ἵενται
κραιπνὸν ἐπειγόμενοι βαλιοὶ σκάροι, ὄφρ᾽ ἐρύσωνται
ἑλκομένην, ἄκατον δὲ περιπροθέουσιν ἁπάντῃ
90 οἴστρῳ θηλυμανεῖ βεβιημένοι· οἱ δ᾽ ἐλάτῃσι
νῆα κατασπέρχουσιν ὅσον σθένος· οἱ δ᾽ ἐφέπονται
ἐσσυμένως· τάχα δέ σφι πανύστατος ἔπλετ᾽ ἀρωγή.

69 χεῖράς τε v.l. in Γ (?). vide „Noten“, 32–33 (annot. 74) | ἔχονται U. ἔχοντες exhibent a^1, P_1, v.l. est in Γ, in θ, gl. est in R_2 || ***70*** δ᾽ : θ᾽ proponit Schneider. vide „Noten“, 32–33 (annot. 74) || ***72*** σφι v || ***74*** -φροσύνης θ, v.l. in μ, F. vide „Noten“, 277 || ***76*** ἤτοι W, κ, λ, v.l. in μ, a^1, L, M post corr., m_1, P_1, U : δ᾽ ἤτοι Γ, β, r_6, m_2, ε, θ, v.l. in μ, v, F, R_2. vide „Noten“, 348 | μὲν δοιοὶ λ, M. vide „Noten“, 61–62 || ***77*** ὑφαίνων v.l. in Γ, v.l. in θ, κ, v.l. in λ, v.l. in μ, a^1, v, L, m_1, P_1 : ὑφαίνει v.l. in Γ, Z (in manuscripto r_7, qui una cum Z constituit β, verbum deest), r_6, m_2, ε, v.l. in θ, W, v.l. in μ, F, R_2, U. ὑφήνας exhibet M, v.l. est in λ. vide „Noten“, 310–311 (annot. 1400) || ***81*** μολύβοιο v.l. in Γ, v.l. in λ, v, L, P_1 || ***82*** ὄπισθε v.l. in Γ, m_2, κ : ὄπισθεν v.l. in Γ, β, r_6, ε, θ, W, λ, μ, a^1, v, F, L, M, m_1, P_1, R_2 (?), U. vide „Noten“, 147 || ***83*** μολύβοιο v.l. in Γ, v.l. in λ, v, L, P_1 | κύβος : σκάρος θ (v.l. κύβος) || ***84*** ἀλιγκίη v.l. in μ, F. πανείκελος exhibet κ (v.l. ἄγκιστρος), v.l. est in θ. vide „Noten“, 227 || ***87*** ἰθὺς κ, M. ἐγγὺς exhibet m_2. vide „Noten“, 154 || ***88*** ὄφρα ῥύσωνται (-ονται) a^1, F, R_2 (teste Schneidero). ὄφρα ῥύωνται proponit Schneider. vide „Noten“, 348 || ***89*** ἄκατον : ἀπάτην proponit Schneider. vide „Überlieferung und Euteknios-Paraphr.“, 10 || ***92*** ἔπλετ᾽ : ἔσσετ᾽ a^1, v, v.l. in R_2. ἔσσεται exhibet P_1, gl. est in L, ἤλυθ᾽ exhibent κ, L, v.l. est in θ, in v ||

und halten einander die Hände, werden gezogen und ziehen, ein hilfreicher Austausch der Mühen – (71) so werden die Seepapageien einander in wechselseitiger Liebe zu Helfern; doch (eben) dieses bewirkt den Armen Verderben, und verderbenbringendem und schmerzlichem Liebesverlangen verfallen sie und werden vernichtet durch die Aufmerksamkeit der Fischer. (75) Vier Fänger besteigen ein schnelles Boot; zwei von ihnen nehmen sich der Ruderarbeit an, ein dritter aber, einen listigen Plan entwickelnd, befestigt ein Seepapageienweibchen an der Spitze seines Mauls und zieht es durch die Strudel mit einer leinenen Fessel. (80) Einen lebenden Fisch zu ziehen ist am besten; wenn er aber tot ist, erhält er ins Maul als Kunstgriff einen Bleidelphin. Auf der anderen Seite der Schnur aber ist hinten ein anderer runder schwerer Bleiwürfel am Ende der Schlinge aufgezogen. Und das (tote) Weibchen wird gleich lebenden vom Fischer durch die Wellen gezogen und gezerrt. (86) Der vierte Fischer wiederum zieht nahebei eine tiefe trügerische Reuse entgegen. Die gefleckten Seepapageien aber sehen es und eilen geradeswegs in rascher Eile dichtgedrängt herbei, um die gezogene Gefährtin fortzureißen, und sie umschwimmen das Boot von allen Seiten, von Leidenschaft nach dem Weibchen bedrängt. (90) Die Fischer aber jagen das Schiff mit ihren Rudern nach Kräften dahin, während die Fische unablässig folgen. Und bald waren sie zum allerletzten Mal hilfreich.

εὖτε γὰρ ἀγρομένους τε καὶ ἄσχετα μαιμώωντας
θηλείης ἐπὶ λύσσαν ἴδῃ νόος ἀσπαλιῆος,
ἐν κύρτῳ κατέθηκεν ὁμοῦ λίνον ἠδὲ μόλιβδον,
ὃς σκάρον ἐμβαρύθων εἴσω σπάσεν· οἱ δ' ἄρ' ὁμαρτῇ,
ὡς ἴδον, ὧς ἐκέχυντο παραφθαδὸν ἄιδος ἕρκος
πλεκτὸν ἐπισπεύδοντες, ἐπειγομένοις δὲ λόχοισι
στείνονται προβολαί τε λύγων καὶ χάσμα πυλάων
ἀργαλέον· τοῖοι γὰρ ἐπισπέρχουσι μύωπες.
ὡς δὲ ποδωκείης μεμελημένοι ἄνδρες ἀέθλων
στάθμης ὁρμηθέντες ἀπόσσυτοι ὠκέα γοῦνα
προπροτιταινόμενοι δολιχὸν τέλος ἐγκονέουσιν
ἐξανύσαι· πᾶσιν δὲ πόνος νύσσῃ τε πελάσσαι
νίκης τε γλυκύδωρον ἑλεῖν κράτος ἕς τε θύρετρα
ἀίξαι καὶ κάρτος ἀέθλιον ἀμφιβαλέσθαι·
τόσσος ἔρως καὶ τοῖσιν ἐς ἄιδος ἡγεμονεύει
ἐσθορέειν κευθμῶνας ἀνοστήτοιο λόχοιο.
κύντατα δ' ἐς φιλότητα καὶ ὕστατον οἶστρον ἑλῶντες
αὐτόμολοι πιμπλᾶσιν ἐφίμερον ἀνδράσιν ἄγρην.
ἄλλοι δ' αὖ θήλειαν ἔσω κύρτοιο κελαινοῦ
ζωὴν ἐγκαθέσαντες ὑπὸ σπιλάδεσσι τίθενται

93 -μώωντας v.l. in Γ, W, v.l. in λ, a^1, v : -μώοντας v.l. in Γ, ε, θ, F, M. -μόωντας exhibent β, r_6, m_2, κ, μ, L (?), m_1, P_1, U, v.l. est in Γ, -μάοντας exhibet R_2, v.l. est in λ (proprie -μάωντας). vide „Noten", 123–124 || ***94*** θηλείας λ (gl. -λείης), a^1, M, P_1 | ἐπὶ : ὑπὸ v.l. in v, L (v.l. ἐπὶ), R_2 | ἴδοι P_1. vide „Tempus und Modus", 221 || ***95*** ἐς κύρτον v.l. in Γ, κ, λ, M. vide „Noten", 348–349 | μόλυβδον v.l. in λ, F || ***97*** ὧς ἐκέχ- v.l. in Γ, v.l. in m_2, W (proprie ὧς ἐσέχ-), κ, a^1 (?), v (?), F, L, m_1 : ὡς ἐκέχ- v.l. in Γ, θ, μ, P_1, R_2. εἰσεκέχ- exhibent β, r_6, m_2, ε, λ, M, U, v.l. est in Γ. vide „Tempus und Modus", 224–225 || ***99*** λύγων : λίνων v.l. in Γ (?), ε, v.l. in λ, v (gl. λύγων) | χάσματα Γ, v.l. in β, r_6, m_2, θ, a^1, v, L, P_1. χασμάτων exhibet U || ***100*** ἀργαλέον θ, κ, m_1, gl. in R_2 : ἀργαλέων Γ, β, r_6, m_2, ε, W, λ, μ, a^1, v, F, L, M, P_1, R_2, U. vide „Noten", 243–244 (annot. 1091) | -σπέρχουσι : -σπεύδουσι κ || ***102*** γοῦνα : γυῖα proponit Schneider. vide „Noten", 349 || ***104*** πᾶσιν W, v, F : πᾶσι ceteri mss | δὲ : τε λ | πόνος v.l. in Γ, m_2, θ, W, v.l. in λ, v, F, L, M, m_1, P_1, R_2, U : πόθος v.l. in Γ, β, r_6, ε, v.l. in θ, κ, v.l. in λ, μ, a^1. vide „Noten", 349 || ***105*** εἴς R_2. vide „Noten", 33 | ἐς δὲ v.l. in Γ, r_6 post corr. || ***108*** ἐσφορέειν v.l. in Γ, m_2, v.l. in λ (proprie -φορέει τὲ), μ, v.l. in v, F, M || ***109*** εἰς m_1. vide „Noten", 33 | καὶ ὕστατον : πανύστατον proponit Köchly. vide „Noten", 350 | ἑλῶντες Fajen : ἑλόντες v.l. in Γ, r_6 ante corr. (?), m_2, μ, a^1, v, F, L, R_2. ἔχοντες exhibent Γ, β, r_6 post corr., ε, θ, W, κ, λ, M, m_1, P_1, U, v.l. est in v, in L, in R_2, λαβόντες v.l. est in Γ, in v. ἰόντες proponit Brunck. vide „Noten", 350 || ***110*** αὐτόματοι v.l. in Γ, β, gl. in r_6, v.l. in λ, gl. in v. vide „Noten", 305 | πιμπλῶσιν v.l. in Γ, v.l. in λ || ***111*** κελαινοῦ : φαεινοῦ v.l. in Γ, β (v.l. κελαινοῦ), m_2, v.l. in v, v.l. in U || ***112*** -καθέσαντες v.l. in Γ, β, v.l. in λ, M, v.l. in U : -καταθέντες v.l. in Γ, r_6, m_2, ε, θ, W, κ, μ, a^1, v, F, L, m_1, P_1, R_2, U. καθέντες v.l. est in κ, in λ, in v. -καθιέντες proponit Schneider. vide „Noten", 351 ||

Denn wenn der Fischerwitz sieht, wie sie sich gesammelt haben und unablässig stürmen in ihrer Raserei nach dem Weibchen, (95) tut der Fischer in die Reuse Schnur und Blei zugleich, das den Seepapagei durch sein Gewicht hereinzieht. Die Männchen aber alle zusammen ergießen sich, so wie sie es erblicken, so wetteifernd (hinein) und eilen in das geflochtene Netz des Todes; und von ihren eiligen Abteilungen ist der weidene Vorraum umdrängt und der schreckliche Torschlund – solch leidenschaftlicher Stachel nämlich treibt sie. (101) Wie aber Männer, die sich dem Wettlauf widmen, von der Linie starten und fortstürzen und vorwärts, ständig vorwärts ihre schnellen Knie strecken, die lange Strecke eilig zu vollenden; alle aber strengen sich an, die Wendemarke zu erreichen und die süße Macht des Sieges zu erringen, ins Zieltor zu stürzen und den Kampfpreis umzulegen – (107) so großes Verlangen führt auch die Seepapageien in das Haus des Todes, in die Schlupfwinkel zu stürzen eines Hinterhaltes ohne Wiederkehr. Und auf schreckliche Weise steigern sie sich in Liebe und äußerste Leidenschaft und verschaffen von sich aus den Fischern erwünschten Fang. (111) Andere wiederum setzen ein lebendes Weibchen in die dunkle Reuse und tun es unter jene Klippen,

κείναις, ᾗσι μέλει γλαγόεις σκάρος· οἱ δ' ὑπ' ἔρωτος
αὔρῃ θελγόμενοι φιλοτησίῃ ἀμφαγέρονται
ἀμφί τε λιχμάζουσι καὶ ἐξερέουσιν ἁπάντῃ
μαιόμενοι κύρτοιο κατήλυσιν· αἶψα δ' ἵκοντο
εἰσίθμην εὐρεῖαν ἀνέκβατον ἕρκος ἔχουσαν.
ἐς δ' ἔπεσον μάλα πάντες ἀολλέες, οὐδέ τι μῆχος
ἐκδῦναι, στυγερὴν δὲ πόθων εὕραντο τελευτήν.
ὡς δέ τις οἰωνοῖσι μόρον δολόεντα φυτεύων
θήλειαν θάμνοισι κατακρύπτει λασίοισιν
ὄρνιν, ὁμογλώσσοιο συνέμπορον ἠθάδα θήρης·
ἡ δὲ λίγα κλάζει ξουθὸν μέλος, οἱ δ' ἀίοντες
πάντες ἐπισπέρχουσι, καὶ ἐς βρόχον αὐτοὶ ἵενται
θηλυτέρης ἐνοπῇσι παραπλαγχθέντες ἰωῆς·
ὣς κεῖνοι κύρτοιο πέσον λαγόνεσσι βαθείαις.
Τοίην αὖ κεφάλοισιν ἔρως περιβάλλεται ἄτην·
καὶ γὰρ τοὺς θήλεια παρήπαφεν ἐν ῥοθίοισιν
ἑλκομένη· θαλερὴ δὲ πέλοι λιπόωσά τε γυῖα·
ὧδε γὰρ εἰσορόωντες ἀπείρονες ἀμφαγέρονται.
κάλλεϊ δ' ἐκπάγλως βεβιημένοι οὐκ ἐθέλουσι

113 κείναις v.l. in Γ, β, gl. in r_6, ε, λ, a^1, v, M, R_2 : κείνῃς v.l. in Γ, r_6, m_2, θ, W, κ, μ, F, L, m_1, P_1, U. vide „Noten", 63 (annot. 210) | αἷσι R_2 | μένει proponit Rittershusius | ἔρωτι m_2, θ, μ, M ante corr., m_1 || ***114*** αὔρῃ : ἄγρῃ v.l. in Γ, ε (v.l. αὔρῃ), θ, v.l. in κ, a^1 post (?) corr., v (v.l. αὔρῃ), L (v.l. αὔρῃ), M post corr., gl. in U | θελγόμενοι : φληγόμενοι m_2 | φιλοτησίῳ λ, L, M || ***116*** κατείλυσιν v.l. in Γ, v.l. in β, P_1. κατάλυσιν exhibet ε, v.l. est in β, gl. est in v | ἵκοντο : ἰδόντες M (v.l. ἵκοντο) || ***117*** ἕρκος : ἴχνος (ἶχνος) κ, L | ἔχουσαν : ἄγουσαν a^1 (gl. ἔχουσαν), v (v.l. ἔχουσαν) || ***118*** ἐς : ἐν v.l. in Γ (?), W, R_2. sed confer 3. 587 | μάλα : ἅμα m_2, λ, M, U. vide „Noten", 351 | ἀολλέες : ὁμιλαδὸν v.l. in Γ, β, ε, v.l. in θ, κ, λ, v.l. in v, gl. (v.l.?) in F, M, U. vide „Noten", 351 || ***119*** στυγνὴν μ, a^1, v (v.l. στυγερὴν) | πόθου m_2, λ, M, U. πόνων exhibet P_1 | εὕροντο m_2 (proprie εὗρον), v.l. in μ. vide „Noten", 83–84 || ***120*** δέ τις : δ' ὅτε v.l. in Γ | δόλον μορόεντα W || ***121*** -νοισιν ὑπο- v.l. in Γ || ***124*** -σπέρχουσι : -σπεύδουσι v.l. in Γ, β, v.l. in U. vide „Noten", 125–126 | εἰς κ. vide „Noten", 33 | αὐτοὶ Pierson : αὐτὸν mss. vide „Noten", 351 || ***125*** περιπλ- M || ***126*** ὣς : τοῖς proponit Brunck. vide „Noten", 352 | -σι βαθείαις r_6, a^1, v : -σι βαθείῃς m_1. -σιν ὁμοῖοι (ὅμοιοι) exhibent Γ, β, m_2, ε, θ, W, κ, λ, μ, F, L, M, P_1, R_2, U, v.l. est in v. -σιν ὁμοίως proponit Köchly, -σιν ὀλοιοῦ proponit Hermann. vide „Noten", 352 || ***127*** αὖ m_2, W, v.l. in μ, a^1, v, L, P_1 : δ' αὖ Γ, β, r_6, ε, θ, κ, λ, v.l. in μ, F, M (post corr.?), m_1, R_2, U. vide „Noten", 145 | περιβ- v.l. in Γ, β, ε, θ, κ, gl. in U : ἐπιβ- v.l. in Γ, gl. in β, r_6, m_2, W, λ, μ, a^1, v, F, L, M, m_1, P_1, R_2, U. vide „Noten", 352–353 || ***129*** δὲ : τε v.l. in Γ (?), v.l. in θ, W, a^1, P_1, U | πέλοι v.l. in Γ, r_6, v.l. in θ, v.l. in λ, v.l. in μ, v, gl. in F, L, M, P_1, gl. in R_2 : πέλει v.l. in Γ, β, m_2, ε, v.l. in θ, W, κ, v.l. in λ, v.l. in μ, a^1, F, m_1, R_2, U. confer Ael. NA 1. 12 || ***130*** ὧδε : οἵδε κ, v.l. in v, U post corr. | γὰρ : μὲν m_1 ||

die der milchige Seepapagei schätzt. Die Seepapageien aber, vom Hauch verlangender Liebe betört, sammeln sich ringsum, umlecken die Reuse und spähen nach allen Seiten hin auf der Suche nach einem Zugang. (116) Rasch aber gelangen sie an den weiten Eingang mit einem Zaun, der kein Herauskommen gestattet. Und sie stürzen allesamt scharenweise hinein, und es gibt keinerlei Mittel zu entkommen, sondern sie finden ein unseliges Ende ihrer Sehnsüchte. (120) Wie aber einer, der den Vögeln listigen Tod ersinnt, ein Weibchen im dichten Gebüsch verbirgt, seine vertraute Gefährtin bei der Jagd auf Vögel mit dem gleichen Ruf; (123) das Weibchen aber zwitschert laut sein helles Lied, die übrigen aber hören es alle und eilen herbei, und sie stürzen von sich aus ins Netz, verwirrt durch den Gesang der Stimme des Weibchens – so stürzen sich jene Seepapageien in die tiefe Höhlung der Reuse. – (127) Solch ein Unheil wiederum fügt das Liebesverlangen den Großköpfen zu: Denn auch sie täuscht ein Weibchen, das durch die Wellen gezogen wird, doch sei es blühend und sein Leib wohlgenährt; so nämlich sammeln sie sich bei seinem Anblick zu unzähligen. (131) Und von seiner Schönheit über die Maßen bedrängt, wollen sie es nicht

λείπεσθαι, πάντῃ δὲ πόθων ἴυγγες ἄγουσι
θαλπομένους, εἰ καί σφιν ἀνάρσιον ἡγεμονεύοις
χέρσον ὑπεξερύων θῆλυν δόλον· οἱ δ' ἐφέπονται
ἀθρόοι οὔτε δόλων μεμνημένοι οὔθ' ἁλιήων·
ἀλλ' ὥστ' ἠίθεοι περικαλλέος ὄμμα γυναικὸς
φρασσάμενοι πρῶτον μὲν ἀποσταδὸν αὐγάζονται
εἶδος ἀγαιόμενοι πολυήρατον, ἄγχι δ' ἔπειτα
ἤλυθον, ἐκ δ' ἐλάθοντο καὶ οὐκέτι κεῖνα κέλευθα
ἔρχονται τὰ πάροιθεν, ἐφεσπόμενοι δὲ γάνυνται
θελγόμενοι λιαρῇσιν ὑπαὶ ῥιπῇς ἀφροδίτης·
ὣς κείνων οἰστρηδὸν ἐπόψεαι ὑγρὸν ὅμιλον
εἰλομένων· τάχα δέ σφιν ἀπεχθέες ἦλθον ἔρωτες·
αἶψα γὰρ ἀμφίβληστρον ἀνὴρ εὐεργὲς ἀείρας
κόλπον ἐπιπροέηκε καὶ ἄσπετον ἔσπασε θήρην
ῥηιδίως ἀψῖσι περίσχετον ἀμφικαλύψας.
Σηπίαι αὖ δυσέρωτες ἐπὶ πλέον ἔδραμον ἄτης·
οὐ γὰρ ταῖς οὐ κύρτον ὀλέθριον οὐδὲ λίνοιο
ἀμφιβολὰς ἐφέηκαν ἁλίστονοι ἀγρευτῆρες,
ἀλλ' αὔτως ἐρύουσιν ἀναψάμενοι μίαν οἴην
ἐν ῥοθίοις. αἱ δ' εὖτ' ἂν ἀπόπροθεν ἀθρήσωσιν,
αἶψα μάλ' ἀντιόωσι, περιπλέγδην δ' ἐνέχονται

132 πάντας κ, λ (gl. πάντῃ), μ, a^1, v (v.l. πάντῃ), L, M (?), m$_1$ (proprie πάντα). vide „Noten“, 119–120 | ἄγουσι : ἔχουσι λ, M, U || ***133*** ἡγεμονεύεις v.l. in Γ, v.l. in θ, v.l. in λ, μ, gl. in v. ἡγεμονεύει exhibent W, F, R$_2$ (teste Schneidero) || ***135*** δόλου U. δόλῳ exhibet R$_2$. sed confer paraphr. 5. 28–29 || ***137*** πρῶτον v.l. in Γ, β, F, L : πρῶτα v.l. in Γ, r$_6$, m$_2$, ε, θ, W, κ, λ, μ, a^1, v, M, m$_1$, P$_1$, R$_2$, U. confer 1. 290, 2. 263, 3. 623 etc. | ὑποσταδὸν λ || ***138*** ἀγαυόμ- v.l. in Γ, β, ε, λ, a^1, F, R$_2$ (?), U. ἀγαζόμ- v.l. est in Γ, ἀγασάμ- v.l. est in Γ. vide „Noten“, 353 || ***140*** ἐφεπόμενοι v.l. in Γ, β, m$_2$, θ, λ, μ, a^1, M, R$_2$, U || ***141*** θελγόμενοι v.l. in Γ, r$_6$, m$_2$, ε, W, λ, μ, a^1, v, F, L, M, m$_1$, P$_1$, R$_2$, U : θαλπόμενοι v.l. in Γ, β, v.l. in ε, θ, κ, gl. in λ, v.l. in U. vide „Noten“, 353 | ὑπαὶ Γ, r$_6$, m$_2$, v.l. in ε, W, v, F, P$_1$: ὑπὸ v.l. in Γ (?), β, v.l. in ε, θ, κ, λ, μ, a^1, gl. in v, L, M, m$_1$, R$_2$, U. vide „Noten“, 42 | ῥιπαῖς β, ε, κ. ῥιπῇσιν exhibent m$_2$, M ante corr. vide „Noten“, 63 || ***142*** κείνων : ξείνων θ (v.l. κείνων) | ἐσόψεαι θ, κ, L post corr., m$_1$. vide „Noten“, 245–246 || ***143*** εἰλ- : spiritus asper huius verbi cum manuscriptis fere exhibeatur anteponendus est. ceterum εἰλυμ- exhibent r$_6$ ante corr. (?), θ, P$_1$ (proprie εἰλιμ-), ἑλκομ- exhibet m$_2$. vide „Noten“, 236–237 | ἐπαχθέες β (?). vide „Noten“, 225 || ***144*** ἀείρων r$_6$ (gl. ἀείρας) || ***146*** περισχεδὸν θ (v.l. περίσχετον), κ. περίδρομον exhibet m$_2$, gl. est in v. confer James, 164 || ***147*** αὖ W, v.l. in μ, F, L, R$_2$: δ' αὖ Γ, β, r$_6$, m$_2$, ε, θ, κ, λ, v.l. in μ, a^1, v, M, m$_1$, P$_1$, U. vide „Noten“, 145 || ***149*** ἀφέηκαν v.l. in Γ (?), λ, M. vide „Noten“, 356–357 (annot. 1612) | ἁλίστολοι gl. in θ, μ, m$_1$. vide „Noten“, 64–65 || ***150*** αὔτως Γ, v.l. in β, m$_2$, θ, κ, λ, μ, a^1, v, F (?), L, m$_1$, P$_1$, R$_2$ (?), U : αὕτως v.l. in Γ (?), v.l. in β, r$_6$, ε, W, M. vide „Noten“, 70 ||

lassen, und überallhin lenkt sie, die Entflammten, der Zauber der Sehnsucht, wenn du ihnen auch heimlich den weiblichen Köder entziehen solltest und sie aufs feindliche Land führen. Und sie folgen dichtgedrängt und denken weder an trügerische Listen noch an die Fischer. (136) Vielmehr wie Jünglinge der Erscheinung einer herrlichen Frau gewahr werden und sie zuerst aus der Ferne anschauen, voll Bewunderung für ihre liebreizende Gestalt, dann aber näherkommen und (alles) vergessen und nicht mehr ihre früheren Wege gehen, sondern ihr freudig folgen, betört von den süßen Trieben der Liebe – (142) so wirst du die nasse Schar der Großköpfe sehen, wie sie sich leidenschaftlich drängen, doch rasch kommt verhaßtes Verlangen zu ihnen. Denn schnell hebt ein Mann das sorgfältig gearbeitete Wurfnetz, schleudert seine Wölbung (ins Meer) und zieht unzählbare Beute herauf, indem er sie mühelos mit den Maschen umfaßt. – (147) Die Tintenfische (Sepien) wiederum eilen in unglückseliger Liebe in (noch) größeres Unheil: Denn nach ihnen lassen die mühertragenden Fänger der See keine verderbenbringende Reuse hinab und kein Wurfnetz aus Leinen, sondern binden allein ein einziges Weibchen an (eine Schnur) und ziehen es so durch die Wellen. (151) Sooft die Tintenfische es aber von fern erblicken, finden sie sich rasch ein und klammern sich

ἐμφῦσαι σπείρῃσιν, ἅτε ξείνηθεν ἰδοῦσαι
παρθενικαὶ δηναιὸν ἀδελφεὸν ἢ γενετῆρα
ἤπιον ἐν μεγάροισιν ἀπήμονα νοστήσαντα,
ἠὲ νέον ζεύγλῃσιν ὑπ᾽ εὐναίης ἀφροδίτης
κούρη ληισθεῖσα γάμων εὐαγρέι δεσμῷ
νυμφίον ἀμφέπλεξεν ἐπ᾽ αὐχένι πάννυχα δεσμὰ
ἀργεννοῖς ἑκάτερθε βραχίοσι γυρώσασα·
ὣς τότε κερδαλέαι περὶ σηπίαι εἱλίσσονται
ἀλλήλαις, οὐδέ σφι μεθίεται ἔργον ἔρωτος,
εἰσόκεν ἐξερύσωσιν ἐπὶ σκάφος ἀσπαλιῆες·
αἱ δ᾽ ἔτι συμπεφύασι, πόθῳ δ᾽ ἅμα πότμον ἕλοντο.
τὰς μὲν καὶ κύρτοισι παρήπαφον εἴαρος ὥρῃ·
κύρτους γὰρ σκιάσαντες ὑπὸ πτόρθοισι μυρίκης
ἢ κομάρου πετάλοισι τεθηλόσιν ἠὲ καὶ ἄλλῃ
λάχνῃ ἐπ᾽ ἠιόνεσσι πολυψαμάθοισιν ἔθηκαν.
αἱ δ᾽ ἅμα μὲν γενεῆς κεχρημέναι ἠδὲ καὶ εὐνῆς
κύρτον ἔσω σπεύδουσι καὶ ἥμεναι ἐν πετάλοισιν
αὐτοῦ μὲν παύσαντο πόθου, παύσαντο δὲ δειλῆς
ζωῆς ἀγρευτῆρσιν ἀνελκόμεναι πινυτοῖσιν.
Ἔξοχα δ᾽ ἐκ πάντων νεπόδων ἀλεγεινὸν ἔρωτα
κόσσυφος ἀθλεύει· κίχλῃς δ᾽ ἐπιδαίεται ἦτορ
Οἴστρῳ τε Ζήλῳ τε, βαρύφρονι δαίμονι, θύων.
κοσσύφῳ οὔτ᾽ εὐνὴ μία σύννομος, οὐ δάμαρ οἴη,
οὐ θάλαμος, πολλαὶ δ᾽ ἄλοχοι, πολλαὶ δὲ χαράδραι
κεκριμέναι κεύθουσιν ἐφέστια λέκτρα γυναικῶν·

153 ἐμφῦσαι Brunck : ἐμφύμεναι mss. ἐμπεφυμέναι v.l. est in λ. vide „Noten“, 354 || ***157*** θεσμῷ θ (v.l. δεσμῷ), κ, a^1, v (gl. δεσμῷ), gl. in L, U. vide „Noten“, 354–355 || ***158*** ἐπ᾽ : ὑπ᾽ v.l. in Γ, β, r_6, ε, θ, m_1. vide „Noten“, 191 (annot. 833) | αὐχένα v.l. in Γ, m_2, W, λ, R_2. αὐχένια exhibet U. vide „Noten“, 191 (annot. 833) || ***159*** γυρώσασα : κυκλώσασα gl. in Γ, β, gl. in a^1, gl. in L. κυρτώσασα exhibet R_2, v.l. est in Γ, in v, γυρωθεῖσα exhibet μ. vide „Überlieferung und Euteknios-Paraphr.“, 10 || ***161*** οὐδέ : οὐ γάρ v.l. in Γ, β, r_6 ante corr., θ. οὐδὲ γάρ exhibet κ. vide „Überlieferung und Euteknios-Paraphr.“, 10 || ***164*** παρήπαφεν μ, L (?), m_1, R_2 || ***165*** μυρίνης v.l. in Γ, r_6 post corr., v.l. in κ, v.l. in v, F, M post corr., R_2. sed confer paraphr. 6. 16 || ***166*** ἠὲ : εἴτε v.l. in Γ, β, gl. in U. sed confer paraphr. 6. 16 || ***169*** κύρτου v.l. in Γ (?), gl. in κ, λ, P_1 || ***170*** δεινῆς a^1, F. vide „Noten“, 209–210 || ***171*** πινυτοῖσιν : πυκινοῖσιν m_2 || ***172*** ἀλεγ- v.l. in Γ, β, r_6, ε, θ, κ, μ, F, m_1 : ἀλγ- v.l. in Γ, m_2, W, λ, a^1, v, L, M, P_1, R_2, U || ***173*** ἀθλεύει v.l. in Γ, r_6, θ, W, μ, v, F, L, m_1, R_2 : ἀεθλεύει v.l. in Γ, β, m_2, ε, κ, λ, a^1, M, P_1, U | κίχλη v.l. in Γ, β (v.l. κίχλῃς?), m_2, v.l. in λ (?), v, F, M ante corr. (?). sed confer paraphr. 6. 21–22 | ὑποδαίεται v.l. in θ. sed confer paraphr. 6. 21–22, vide „Noten“, 179 (annot. 771) || ***175*** οὔτ᾽ : δ᾽ οὔτ᾽ v.l. in Γ, β, r_6, λ, a^1, v, R_2, U ||

in enger Umschlingung mit ihren Armen an das Weibchen, wie junge Mädchen, wenn sie sehen, wie nach langer Zeit der liebe Bruder oder Vater aus der Fremde unversehrt ins Haus zurückgekehrt ist, (156) oder ein Mädchen, das unlängst unter das Joch der ehelichen Liebe gezwungen durch das glückliche Band der Hochzeit, den Bräutigam umarmt und seinen Nacken die ganze Nacht hindurch mit weißen Armen rings gebunden und umschlungen hält – (160) so winden sich da die listigen Tintenfische umeinander, und ihr Liebeswerk läßt nicht nach, bis die Fischer sie ins Boot gezogen haben; sie aber hängen noch aneinander und erfüllen mit ihrer Begierde zugleich ihr Geschick. (164) Die Tintenfische werden jedoch im Frühjahr auch mit Reusen überlistet: Denn die Fischer bedecken die Reusen mit Tamariskenzweigen oder grünen Erdbeerbaumblättern oder auch anderem Laub und legen sie an sandiger Küste aus. (168) Die Tintenfische aber in ihrer Begierde nach Geburt und Paarung zugleich eilen in die Reuse hinein, setzen sich im Laub nieder und lassen dort von ihrer Sehnsucht und ihrem unglückseligen Leben, indem sie von den gewitzten Fängern heraufgeholt werden. – (172) Unter allen Tieren der See aber leidet der Coricus (Langschnauzen-Lippfisch) an besonders schmerzlichem Liebesverlangen: Für die Langschnauzen brennt sein Herz, für sie rast er vor Oistros (Leidenschaft) und Zelos (Eifersucht), der grausamen Gottheit. Der Coricus hat keineswegs ein einziges gemeinsames Ehelager, nicht eine Gattin allein, ein Ehegemach, sondern zahlreiche Ehefrauen, und zahlreiche gesonderte Spalten verbergen Heim und Lager der Frauen:

τῇσιν ἀεὶ πᾶν ἦμαρ ὑπὸ γλαφυροῖσι μυχοῖσι
κίχλαι ναιετάουσιν, ἀλίγκιαι ἀρτιγάμοισι
180 νύμφαις, ἅς οὔπω τις ἴδεν θαλάμοιο πάροιθεν
ἐρχομένας· ἐν δέ σφι γαμήλιος αἴθεται αἰδώς·
ὣς αἵ γ' ἐνδόμυχοι θαλάμων ἔντοσθεν ἑκάστη
183 αἰεὶ δηθύνουσιν, ὅπῃ πόσις αὐτὸς ἀνώγει.
κόσσυφος αὖ πέτρῃσι παρήμενος οὔποτε λείπει
αἰὲν ἔχων φυλακὴν λεχέων ὕπερ, οὐδέ ποτ' ἄλλῃ
186 τέτραπται, πᾶν δ' ἦμαρ ἑλίσσεται ἄλλοτε ἄλλους
παπταίνων θαλάμους, καί οἱ νόος οὔτ' ἐπὶ φορβὴν
στέλλεται οὔτε τιν' ἄλλον ἔχει πόνον, ἀλλ' ἐπὶ νύμφαις
189 μοχθίζει δύσζηλος ἀειφρούροισι πόνοισι.
νυκτὶ δέ οἱ βρώμης τε μέλει καὶ παύεται ἔργων
τυτθὸν ὅσον φυλακῆς ἀζηχέος. ἀλλ' ὅτε κίχλαι
192 ὃν τόκον ὠδίνωσιν, ὁ δ' ἄσχετα τῆμος ἀίσσει
ἀμφιπεριτρομέων, ἐπὶ δ' ἔρχεται ἄλλοτε ἄλλην
εἰς ἄλοχον, μέγα δή τι περιτρομέοντι ἐοικὼς
195 ὠδίνων. οἷον δὲ μετὰ φρεσὶν ἄχθος ἀλύει
μήτηρ τηλυγέτοιο θοὴν ὠδῖνα θυγατρὸς
πρωτολόχου φρίσσουσα (τὸ γὰρ μέγα δεῖμα γυναικῶν)·
198 αὐτὴν δ' οὔτι χέρειον ἱκάνεται εἰλειθυίης
κῦμα πόνων· πάντῃ δὲ δι' ἐκ θαλάμων δεδόνηται
εὐχομένη, στενάχουσα, μετήορον ἦτορ ἔχουσα,

178 πᾶν ἦμαρ m_2 : παννῆμαρ a^1, F, M, P_1. πανῆμαρ exhibent Γ, β, r_6, ε, θ, W, κ, λ, μ, ν, L, m_1, R_2, U. vide „Noten", 303–304 (qua me afferre fugit πᾶν ἦμαρ etiam hoc loco in controversia versari. nihilominus πᾶν ἦμαρ et versu 3. 356 et hoc loco anteponendum est) | ὑπὸ : ἐπὶ κ. vide „Noten", 186 (annot. 805) || ***180*** οὔπω : οὐκ ἄν proponit Schneider. vide „Überlieferung und Euteknios-Paraphr.", 10–11 | ἴδε(ν) gl. in r_6, m_2, ε, μ, gl. in a^1, L : εἶδε θ, κ, λ, gl. (v.l.?) in ν, M, U. οἶδε exhibet P_1, ἴδοι exhibent Γ, β, r_6, W, a^1, ν, F, m_1, R_2, v.l. est in U, gl. est in L. vide „Überlieferung und Euteknios-Paraphr.", 10–11 || ***182*** γ' : δ' v.l. in Γ (?), κ, L || ***183*** ὅποι v.l. in Γ, β, gl. in ν. vide „Noten", 133; 289–290 | ἀνώγοι v.l. in Γ, v.l. in β, ε, θ, gl. in ν, U. vide „Noten", 133; 289–290 || ***184*** καθήμενος κ (v.l. παρήμενος) || ***185*** ποτ' : κεν v.l. in Γ, β. πῃ exhibent κ, ν (v.l. ποτ'), L, v.l. est in Γ (?) || ***186*** ἄλλοτε v.l. in Γ, W, a^1, v.l. in ν, R_2 : ἄλλοτε δ' v.l. in Γ, β, m_2, ε, θ, μ, F, m_1, P_1. ἄλλοτ' ἐπ' exhibent κ, λ, ν, L, M, U, ἄλλοτ' ἔτ' exhibet r_6. vide „Noten", 57–58 || ***187*** παπταίνει proponit Schneider (?). vide „Noten", 57–58 || ***188*** νύμφῃς v.l. in λ || ***192*** ὠδίνουσιν v.l. in Γ, r_6, m_2, W. vide „Tempus und Modus", 217–218 | ἄσπετα F (gl. ἄσχετα) || ***193*** ἄλλοτε δ' r_6, μ, a^1. ἄλλοτε τ' exhibent ε, θ, M post corr. vide „Noten", 57–58 || ***195*** οἷον : ὅσσον μ, m_1. τοῖον exhibet R_2 || ***197*** -λόχου v.l. in Γ, β, r_6, m_2, v.l. in θ, W, gl. in κ, λ, μ, a^1, ν, M, m_1, P_1, gl. (v.l.?) in R_2 : -τόκου Γ, v.l. in θ (proprie -τόκον), gl. in W, κ, v.l. in ν, F (proprie -τόκον), v.l. in M, R_2, U. -λόχοιο exhibet ε. -λεχοῦς proponit Schneider. vide „Noten", 355–356 | δεῖμα : πῆμα β, v.l. in r_6 | γυναικὸς κ ||

(178) Darin wohnen stets den ganzen Tag über in hohlen Winkeln die Langschnauzen, gleich jung vermählten Frauen, die noch niemand vor ihre Kammer hat kommen sehen, vielmehr brennt hochzeitliche Scham in ihren Herzen – (182) so bleiben die Langschnauzen im Innern ihrer Kammern stets jede einzelne verborgen, wohin der Gatte selber sie befahl. Der Coricus dagegen hält sich bei den Klippen auf und verläßt sie niemals, stets auf Wache für seine Beilager, und niemals wendet er sich woandershin, (186) sondern schwimmt den ganzen Tag über im Kreise herum, mal in diese, mal in jene Ehegemächer blickend, und sein Sinn geht weder nach Nahrung noch kennt er eine andere Mühe; vielmehr quält er sich um seiner jungen Frauen willen voll böser Eifersucht in ständigem mühevollem Wachen. (190) Nachts aber kümmert er sich ums Fressen und ruht ein klein wenig von der Arbeit seiner ununterbrochenen Wache. Aber sobald die Langschnauzen mit Schmerzen ihre Nachkommen gebären, da gerät er, ringsum zitternd, in unablässige Bewegung, schwimmt er mal zu dieser, mal zu jener Gattin, gleich als sorgte er sich über die Maßen wegen der Wehen. (195) Wie aber eine Mutter außer sich ist durch die Last ihres Herzens, wenn sie zittert vor der scharfen Wehe der einzigen spätgeborenen Tochter, die ihr erstes Kind gebiert – denn das ist die große Furcht der Frauen –; (198) und sie selber kommt eine keineswegs geringere Woge der Wehen an; überallhin irrt sie durch die Kammern, betend, klagend, aufgeregten Herzens,

εἰσόκε λυσιπόνοιο βοῆς ἔντοσθεν ἀκούσῃ·
ὣς ὁ περιτρομέων ἀλόχοις μέγα δαίεται ἦτορ.
τοῖόν που λεχέων αἰω νόμον ἐντύνεσθαι
Ἀσσυρίους, οἳ Τίγριν ὑπὲρ πόρον ἄστε' ἔχουσι,
Βάκτρων τ' ἐνναετῆρας, ἑκηβόλον ἔθνος ὀιστῶν.
καὶ γὰρ τοῖς πλεόνές τε γαμήλια λέκτρα γυναῖκες
κεκριμέναι μεθέπουσι καὶ εὐνάζονται ἅπασαι
νύκτας ἀμειβόμεναι· μετὰ δὲ σφίσι κέντρον ὀπηδεῖ
ζήλου ἀνιηροῖο, περὶ ζήλῳ δ' ὀλέκονται
αἰὲν ἐπ' ἀλλήλοισι βαρὺν θήγοντες ἄρηα.
ὣς οὐδὲν ζήλοιο κακώτερον ἀνδράσιν ἄλγος
ἐντρέφεται, πολλοὺς δὲ γόους, πολλὰς δὲ τίθησιν
οἰμωγάς· λύσσης γὰρ ἀναιδέος ἐστὶν ἑταῖρος,
λύσσῃ δ' ἀσπασίως ἐπιμίσγεται, ἐς δὲ βαρεῖαν
ἄτην ἐξεχόρευσε, τέλος δέ οἱ ἔπλετ' ὄλεθρος.
ὃς καὶ τὸν δύστηνον ὑπήγαγε κόσσυφον ἄτῃ
δμηθῆναι, χαλεπῆς δὲ γάμων ἤντησεν ἀμοιβῆς.
εὖτε γὰρ ἀθρήσῃ σπιλάδων ἔπι δινεύοντα
ἰχθὺν ἀσπαλιεύς, ἀλόχοις πέρι μόχθον ἔχοντα,
ἀγκίστρῳ κρατερῷ περιβάλλεται ὅττι τάχιστα
καρῖδα ζώουσαν, ἐπ' ἀγκίστροιο δ' ὕπερθε
βριθὺς ἀνήρτηται μολίβου κύβος· αὐτὰρ ὁ λάθρῃ

202 μέγα δαίεται : περιδαίεται θ (proprie -δαίρεται; v.l. μέγα δαίεται), κ, a^1, ν (v.l. μέγα φλέγεται). vide „Noten", 179 (annot. 771); 142–143 (annot. 601) || ***203*** -νεσθαι v.l. in Γ, μ, a^1, ν, m_1, R_2, U : -νασθαι v.l. in Γ, β, r_6, m_2, ε, θ, W, κ, λ, F, L, M, P_1. vide „Überlieferung und Euteknios-Paraphr.", 11, „Noten", 266 || ***205*** ἐνναετῆρας Turnebus : ἐνναετῆρες mss. vide „Überlieferung und Euteknios-Paraphr.", 11 | ἑκηβόλων v.l. in Γ (?), θ, κ, μ, m_1 || ***208*** μετὰ : μέγα v.l. in Γ, W, a^1, m_1. vide „Noten", 129–131 (annot. 541) | σφι λ, U || ***209*** ἀνιηροῖο θ, v.l. in κ, F, L : ἀνιαροῖο Γ, β, r_6, m_2, ε, W, v.l. in κ, λ, μ, a^1, ν, M (proprie ἀνιαρίοιο), m_1, P_1, R_2, U. confer 2. 448 || ***210*** βαθὺν v.l. in λ, v.l. in ν, L (gl. βαρὺν) || ***211*** ἄλγος : ἕλκος v.l. in θ, v.l. in ν, v.l. in L. sed confer paraphr. 7. 14–15 || ***215*** ἐξεχόρευσε : ἐπεκύλισε(ν) v.l. in Γ, gl. in λ, v.l. in R_2 || ***216*** ὃς : ὣς v.l. in Γ, m_2, θ (v.l. ὃς), W, μ, v.l. in ν, m_1, R_2 (?), U (gl. ὃς). sed confer paraphr. 7. 17–18 || ***218*** ἀθρήσει v.l. in θ, a^1, F, U. vide „Tempus und Modus", 221 || ***219*** ἰχθῦν v.l. in Γ, m_2, μ, F, L (?), m_1 | ἀλόχου v.l. in Γ (?), W, a^1, ν (gl. ἀλόχοις), R_2. ἀλόχων v.l. est in Γ, in ν, ἀλόχοιο exhibent μ, m_1 (?), P_1 || ***220*** ἐπιβάλλεται v.l. in Γ. vide „Noten", 352–353 (annot. 1586) || ***221*** ἐπ' : ἀπ' v.l. in Γ, β, r_6. vide „Noten", 356 (pagina 191 annotatione 833 versu 7 „221 (siehe die entsprechende Note)" delendum est) | -θε Schneider : -θεν mss. vide „Noten", 147 (qua me afferre fugit hunc locum versu 16; adiunge idcirco „sowie in 4. 221" post „2. 397", dele „221" versu 15!) || ***222*** μολύβου v.l. in Γ, v.l. in θ, v.l. in λ, μ, ν (gl. μολίβου), P_1 ||

bis sie den schmerzlösenden Schrei innen vernimmt – (202) so ist dem Coricus in seiner Sorge gänzlich das Herz zerrissen für seine Gattinnen. Solch einen Ehebrauch, habe ich gehört, üben wohl die Assyrer, die jenseits des Tigrisstroms ihre Städte haben, und die Einwohner Baktras, das Volk, das mit dem Pfeil sicher trifft. (206) Denn auch bei ihnen teilen mehrere Frauen (voneinander) getrennt das Ehelager und liegen alle (dem Manne) bei im Wechsel der Nächte. Und (auch) unter ihnen ist der Stachel kränkender Eifersucht gegenwärtig, und durch Eifersucht gehen sie zugrunde, indem sie stets drückenden Krieg gegeneinander schüren. (211) So nährt sich kein Schmerz in den Menschen, der schlimmer wäre als die Eifersucht, und viele Klagen und viel Jammern verursacht sie. Denn sie ist die Begleiterin schändlicher Raserei, und mit Raserei vereinigt sie sich gern und tanzt heraus in drückendes Unheil mit verderblichem Ende. (216) Eifersucht bringt es dahin, daß auch der unglückselige Coricus von unheilvollem Verderben überwältigt wird, und auf schlimme Vergeltung trifft er für seine (zahllosen) Frauen. Denn sooft der Fischer bemerkt, wie der Fisch sich über den Klippen windet, voller Qual um seine Frauen, steckt er auf den starken Haken so schnell wie möglich eine lebende Garnele, während über dem Haken ein gewichtiger Bleiwürfel befestigt ist. (222) Unvermerkt aber

πρὸς πέτραις ἀφέηκε βαρὺν δόλον, ἐγγύθι δ' αὐτῶν
δινεύει θαλάμων. ὁ δ' ἐσέδρακεν, αἶψα δ' ὀρινθεὶς
ὡρμήθη, καρῖδα δόμων ἔντοσθεν ἱκάνειν
ἐλπόμενος λεχέεσσιν ἀνάρσιον ἠδ' ἀλόχοισιν·
αἶψα δ' ἐπιθύσας ὁ μὲν ἔλπεται ἐν γενύεσσι
τίνυσθαι καρῖδος ἐπήλυσιν, οὐδ' ἐνόησεν
ὃν μόρον ἀμφιχανών. ἁλιεὺς δέ μιν αἶψα δοκεύσας
χαλκείαις ξυνέπειρεν ἀνακρούων γενύεσσιν·
εἴρυσέ τ' ἀσχαλόωντα καὶ ὕστατον ἀσπαίροντα
καί πού μιν τοίῃσιν ἐνίπαπε κερτομίῃσι·
νῦν δή, νῦν ἀλόχους τε περιφρούρευρε φυλάσσων,
ὦ τάλαν, ἐν θαλάμοις τε μένων ἐπιτέρπεο νύμφαις·
οὐ γάρ τοι μία κύπρις ἐφήνδανεν οὐδὲ μί' εὐνή,
ἀλλὰ μάλ' ἐν τόσσῃσιν ἀγάλλεο μοῦνος ἀκοίτης
εὐναῖς· ἀλλ' ἴθι δεῦρο, γάμος δέ τοί ἐστιν ἑτοῖμος,
νυμφίε, χερσαίοιο πυρὸς λευκάμπυκος αὐγή.
τοιάδε που νείκεσσε καὶ οὐκ ἀίοντι πιφάσκων.
κίχλαι δ', εὖτε θάνῃ φρουρὸς πόσις, ἐκτὸς ἰοῦσαι
πλάζονται θαλάμων, ξυνὸν δ' ἕλον ἀνέρι πότμον.
Καὶ μὲν δὴ φιλότητι καὶ ἀλλήλων ἐπαρωγῇ
ὄλλυνται γαλεοί τε κύνες καὶ φῦλα κελαινῶν
κεντροφόρων· λευκὸς μὲν ἐπ' ἀγκίστρῳ πεπέδηται
ἰχθύς, ἀσπαλιεὺς δὲ κιών, ὅθι πηλὸς ἀιδνὴς
ἐμβύθιος δολιχῇσιν ἐφίζεται ὁρμιῇσιν,

223 πέτρας m_2, a^1, v (gl. πέτραις). πέτρην exhibent λ, M, U | ἀφέηκε v.l. in Γ, β, r_6, m_2, W, λ, μ, a^1, v, F, M, m_1, P_1, R_2, U : ἐφέηκε v.l. in Γ, ε, θ, κ, gl. in v, L. vide „Noten", 356–357 || ***225*** ὁρμήθη (ὁρμ-) v.l. in θ, v.l. in μ, m_1 || ***228*** τίσασθαι v.l. in λ, μ, M, m_1 (gl. τίννυ-), U (gl. τίννυ-) || ***230*** χαλκείῃς M | ξυν- v.l. in Γ, θ, κ, λ, F, M (?), R_2, U : συν- v.l. in Γ, β, r_6, m_2, ε, W, μ, a^1, v, L, m_1, P_1. vide „Noten", 31–32 || ***231*** ὕστερον θ, v.l. in λ, v.l. in v, F (gl. ὕστατον), M, R_2 || ***232*** τοίοισιν . . -μίοισι(ν) m_2, ε, v.l. in λ, μ, M, U. vide „Noten", 357 || ***233*** -φρούρειε β, R_2, U. -φρούρει v.l. est in Γ, in μ, -φρούρεε exhibet κ, -φρούρεο exhibet m_2 || ***234*** θαλάμαις v.l. in Γ, W | ἐπι- : περὶ F || ***235*** τοι Γ, β (?), r_6 (?), m_2, ε, W, v, L, P_1, R_2 : σοι v.l. in Γ, gl. in ε, θ, κ, λ, μ, a^1, gl. in v, F, M, m_1, U. vide „Noten", 344 (annot. 1546) || ***237*** εὐνῇς r_6, m_2, m_1 | τοί : τι v.l. in β, W, v.l. in μ || ***238*** -πυκος v.l. in Γ, ε, W, κ, μ, v, L, R_2 : -πυγος v.l. in Γ, β, r_6, m_2, θ, λ, a^1, F, M, m_1, P_1, U. confer James, 125–126 || ***239*** πιφά- Γ, β, r_6, ε, θ, λ, v.l. in μ, a^1, v, M ante corr., P_1, R_2, U : πιφαύ- m_2, W, κ, v.l. in μ, F (?), L, M post corr., m_1. vide „Noten", 194–195 || ***240*** ἐοῦσαι β, r_6. vide „Noten", 201 || ***245*** ἰχθῦς v.l. in Γ, m_2, μ, L, M ante corr., m_1 || ***246*** ἐφίζεται Γ, β, ε, θ, κ, v.l. in λ, μ, a^1, F, m_1 : ὑφίζεται v.l. in Γ (?), r_6 post corr., W, v.l. in λ, v, L (?), M, P_1, R_2. ἐφέζεται exhibet m_2, ὑφέζεται exhibet U, ἀφέζεται v.l. est in Γ (?). vide „Noten", 206–207 (annot. 911) | ὁρμιῇσιν v.l. in Γ, m_2, κ, v.l. in λ, v.l. in a^1, v.l. in v, v.l. in L : ὀργυ(ι)ῇσιν Γ, β, r_6, ε, θ, W, λ, μ, a^1, v, F, L, M, m_1, P_1, R_2, U. vide „Noten", 357–358 ||

läßt er den schweren Köder bei den Klippen hinunter und bewegt ihn ganz nahe bei den Kammern im Kreise. Der Coricus aber erblickt ihn und schießt sogleich erregt los, da er erwartet, die Garnele komme in seine Wohnungen in feindlicher Absicht gegen Beilager und Frauen. (227) Und sogleich fährt er zu und vermeint mit dem Rachen den Einfall der Garnele zu rächen und bemerkt nicht, daß er sein eigenes Verderben verschlungen hat. Und der Fischer beobachtet ihn und durchbohrt ihn sogleich treffsicher zusammen mit den ehernen Haken. Und er zieht den Coricus herauf, wie er zornig ist und ein letztes Mal zappelt, und er fährt ihn wohl an mit solchen höhnenden Worten: (233) „Jetzt also, jetzt sorg dich und kümmere dich um deine Weiber, du Elender, bleib in den Kammern und freue dich an deinen jungen Frauen! Denn dir gefiel nicht eine einzige Liebe und nicht ein einziges Bett, sondern mit so vielen Frauen brüstetest du dich als einziger Ehemann. Nun komm hierher: Die Hochzeit ist für dich bereitet, Bräutigam, der Schein der weißbändigen Fackel auf dem Lande.“ (239) Mit solchen Worten wohl schmäht er ihn, wenngleich er zu einem redet, der nicht hört. Die Langschnauzen aber irren, sobald der wachende Eheherr getötet ist, aus ihren Kammern hervor, und sie teilen das Geschick ihres Mannes. – (242) Durch Liebe und gegenseitige Hilfe jedoch gehen auch die Galeoí (Kleinhaie) zugrunde, die Hundshaie und die Scharen der schwarzen Kentrínai (Schweinshaie). Ein weißer Fisch ist auf dem Haken befestigt, und der Fischer geht dorthin, wo dunkler Schlamm in der Tiefe (um) eine lange Schnur hinabsinkt,

ἄγκιστρον καθέηκε· θοῶς δέ τις ἔσπασεν ἄτην
ἀντιάσας. ὁ μὲν αὐτίκ᾽ ἀνέλκεται, οἱ δέ μιν ἄλλοι
φρασσάμενοι μάλα πάντες ἀολλέες ἐγγὺς ἕπονται,
ὄφρ᾽ αὐτὴν ἐπὶ νῆα καὶ ἀγρευτῆρας ἵκωνται.
δὴ τότε τοὺς μὲν ἕλοις ὑποχῆς περιηγέι κύκλῳ,
τοὺς δὲ σιδηρείῃσι καταΐγδην στυφελίζων
αἰχμαῖς τριγλώχισι καὶ ἀλλοίοισι δόλοισιν·
οὐ γὰρ πρὶν φεύγουσιν ἀπότροποι, εἰσόχ᾽ ἑταῖρον
ἑλκόμενον λεύσσουσιν, ὁμοῦ δ᾽ ἐθέλουσιν ὀλέσθαι.
οἷον δ᾽ ἀρτιφάτου παιδὸς νέκυν ἐκ μεγάροιο
τύμβον ἐς ἀμφίκλαυστον ἑοὶ στέλλουσι τοκῆες
τηλυγέτου, τῷ πολλὰ μάτην περιμοχθήσωσι·
δρυπτόμενοι δ᾽ ὀδύνῃσι τέκος περικωκύοντες
ἠρίῳ ἐμπεφύασι καὶ οὐκ ἐθέλουσι μέλαθρα
νοστῆσαι, ξυνῇ δὲ θανεῖν δυσπενθέι νεκρῷ·
ὣς οἵ γ᾽ οὐκ ἐθέλουσιν ἀνελκομένοιο λιπέσθαι,
εἰσόκεν αὐτὸν ὄλεθρον ὑπ᾽ ἀγρευτῆρσιν ὄλωνται.
Ἄλλους δὲ ξεῖνός τε καὶ οὐκ ἐνδήμιος ἅλμης
εἷλεν ἔρως χερσαῖον ἐπ᾽ ἰχθύσιν οἶστρον ἐγείρων
ἔξαλον· ἀλλοδαπῆς φιλίης βέλος οἷον ἱκάνει
πουλύποδας σαργῶν τε γένος πέτρῃσιν ἑταῖρον.
ἤτοι πουλύποδες μὲν Ἀθηναίης φιλέουσιν
ἔρνεα καὶ θαλλοῖσιν ἔπι γλαυκοῖσιν ἔρωτα
ἔσπασαν· ἦ μέγα θαῦμα πόθῳ φρένα δενδρήεντι
ἕλκεσθαι λιπαροῦ τε φυτοῦ πτόρθοισι γάνυσθαι.
ἔνθα γὰρ ἀγλαόκαρπος ἁλὸς σχεδόν ἐστιν ἐλαίη
γείτοσιν ἐν γουνοῖσιν ἐπακταίῃ τεθαλυῖα,

247 καθέηκε Γ, β, r_6, m_2, ε, θ, W, v.l. in κ, μ, v.l. in v, F, L, m_1, P_1 : κατέθηκε v.l. in Γ (?), λ, a^1, v, gl. in M, R_2, U. καθῆκε exhibet M, v.l. est in κ, ἀντέθηκε v.l. est in Γ. confer Ael. NA 1. 55 || ***248*** ἐνέλκεται β (gl. ἀνέλκ-). ἀνέρχεται exhibet θ, v.l. est in Γ. sed confer paraphr. 8. 10–11 || ***249*** ἐγγὺς : αἰὲν v.l. in Γ, β, m_2, ε, θ, W. confer v. 333, vide „Noten", 201 (annot. 882) || ***252*** σιδηρείοισι v.l. in Γ (?), β, P_1. vide „Noten", 358 || ***254*** εἰσόχ᾽ : πρίν κεν θ (v.l. εἰσόχ᾽). ἔς κεν exhibet β || ***255*** λεύσ(σ)ουσι(ν) r_6, θ, κ, μ, a^1, F, M, m_1, P_1 : λεύσ(σ)ωσι(ν) Γ, β, m_2, ε, W, λ, v, L, R_2, U. vide „Tempus und Modus", 210 | δὲ θέλ- v.l. in Γ, r_6, v.l. in θ, λ, a^1, v, L, M, P_1, U. vide „Noten", 22–23 | ὀλέσθαι : ἱκέσθαι v.l. in Γ, λ (v.l. ἐλέσθαι [sic!]), M, U. confer v. 261 || ***257*** -κλαυτον μ. vide „Noten", 255–256 | στέλλωσι v.l. in λ, μ, a^1, M, m_1 || ***258*** -γέτου gl. in v, m_1 : -γετον ceteri mss. vide „Noten", 358–359 | -θήσωσι v.l. in Γ, κ, v.l. in λ, μ, a^1, F, M, m_1, P_1, U : -θήσουσι(ν) v.l. in Γ, β, r_6 post corr., m_2, ε, θ, W, v.l. in λ, v. L, R_2 incerti. vide „Noten", 359 || ***260*** μέλαθρον W. μελάθρῳ exhibent r_6, R_2. vide „Noten", 304–305 || ***269*** ἔρωτος κ (gl. ἔρωτα) || ***271*** τε Γ, m_2, θ, W, κ, gl. in v, F, L : δὲ β, r_6, ε, λ, μ, a^1, v, M, m_1, P_1, R_2, U. vide „Noten", 311 ||

und läßt den Haken hinunter. (247) Rasch aber trifft einer auf sein Verderben und packt es. Der Fischer zieht ihn sogleich herauf, die übrigen Fische aber bemerken ihn und folgen allesamt dichtgedrängt nach, bis sie zum Boot selber und den Fängern gelangen. (251) Da nun magst du die einen mit der gewölbten Rundung des Sacknetzes fangen, die anderen, indem du mit eisernen Dreizacklanzen gewaltsam zustößt, und mit anderen Fanggeräten. Denn nicht vorher wenden sie sich ab zur Flucht, solange sie sehen, wie der Gefährte eingeholt wird, und zusammen (mit ihm) wollen sie zugrunde gehen. (256) Wie aber den Leichnam des kürzlich gestorbenen Kindes seine Eltern aus dem Hause zum umweinten Grab bringen, des einzigen spätgeborenen, um das sie sich vergebens über die Maßen härmen; (259) und sich vor Schmerz (die Wangen) aufkratzend, beklagen sie das Kind und umarmen den Grabhügel und wollen nicht heimkehren, sondern zusammen sterben mit dem umjammerten Toten – so wollen sie nicht lassen von ihrem Gefährten, da er heraufgezogen wird, bis sie dasselbe Verderben durch die Fänger erleiden. – (264) Andere aber bezwingt ein fremdes und nicht in der Salzflut heimisches Verlangen, indem es bei den Fischen eine Leidenschaft auf dem Land außerhalb der See erweckt: einen Pfeil fremdartiger Liebe, wie er die Kraken trifft und das Geschlecht der Großen Geißbrassen, das den Felsen zugetan ist. (268) Die Kraken in der Tat lieben die Sprößlinge des Baums der Athene und empfinden Verlangen nach seinem hellen Laub. Wahrhaftig, ein großes Wunder ist es, daß seinen Sinn Begierde nach einem Baum treibt und er an den Blättern einer öligen Pflanze Freude findet. Denn wo in der Nähe der See ein Olivenbaum steht mit prangenden Früchten, gedeihend an der Küste im angrenzenden Hügelland,

κεῖθι δὲ πουλύποδος νόος ἕλκεται, ἠύτ᾽ ἐς ἴχνος
Κνωσίου εὐρίνοιο κυνὸς μένος, ὅστ᾽ ἐν ὄρεσσι
θηρὸς ἀνιχνεύει σκολιὴν βάσιν ἐξερεείνων
ῥινὸς ὑπ᾽ ἀγγελίῃ νημερτέι καί τέ μιν ὦκα
μάρψε καὶ οὐκ ἐμάτησεν, ἑὸν δ᾽ ἐπέλασσεν ἄνακτα·
ὣς καὶ τηλεθόωσαν ἄφαρ μάθεν ἐγγὺς ἐλαίην
πούλυπος, ἐκδύνει δὲ βυθῶν καὶ γαῖαν ἀνέρπει
καγχαλόων, πρέμνοισι δ᾽ Ἀθηναίης ἐπέλασσεν·
ἔνθ᾽ ἤτοι πρῶτον μὲν ἀγαλλόμενος περὶ ῥίζης
πυθμένας εἱλεῖται στρωφώμενος, ἠύτε κοῦρος,
ὅστε νέον προμολοῦσαν ἑὴν τροφὸν ἀμφαγαπάζει,
ἀμφὶ δέ οἱ πλέκεται, κόλποις δ᾽ ἐπὶ χεῖρας ἀείρει
ἱμείρων δειρήν τε καὶ αὐχένα πηχύνασθαι·
ὣς ὁ περὶ πρέμνοισιν ἑλίσσεται ἔρνεϊ χαίρων.
ἔνθεν ἔπειτ᾽ ἄκρῃσιν ἐρειδόμενος κοτύλῃσιν
ὑψόσ᾽ ἀνερπύζει λελιημένος, ἀμφὶ δὲ χαίτας
πτύσσεται ἄλλοτε ἄλλον ἔχων κλάδον, οἷά τις ἀνὴρ
νοστήσας ξείνηθεν ἑοὺς ἀσπάζεθ᾽ ἑταίρους
ἀθρόον ἀντιόωντας ἑλισσόμενος περὶ δειρήν·
ἢ ὥστε βλωθρῇσιν ἑλίσσεται ἀμφ᾽ ἐλάτῃσιν
ὑγρὸς ἕλιξ κισσοῖο, τιταινόμενος δ᾽ ἀπὸ ῥίζης
ἑρπύζει, πάντῃ δὲ περιρρέει ἀκρεμόνεσσιν·
ὣς ὅ γε γηθόσυνος λιπαροὺς περιβάλλετ᾽ ἐλαίης
ὄρπηκας, κυνέοντι πανείκελος. ἀλλ᾽ ὅτ᾽ ἔρωτος

274 δὲ : τε (τὲ) κ, F, L. vide „Noten“, 359 | ἐς Γ, β, r_6 (?), m_2, ε, W, κ, μ, a[1], v, F, L, m_1, P_1, R_2, U : ἐπ᾽ v.l. in Γ (?), θ, λ, v.l. in v, M. vide „Noten“, 359 || ***275*** κνωσσοῖο v.l. in Γ, ε, θ, κ, v.l. in λ, v, F | ὄρεσφι F || ***277*** ὑπ᾽ : ἐπ- v.l. in Γ, a[1], v (gl. ὑπ-), L. confer Hom. Od. 7. 263 || ***279*** ἄφαρ : ὁμῶς m_2. ὅπως exhibet m_1 (v.l. ἄφαρ) || ***280*** καὶ γαῖαν : γαῖαν τ᾽ ἐσ- F || ***282*** ῥίζῃ gl. in W, μ, m_1 || ***283*** εἱλ- : spiritus asper huius verbi cum manuscriptis fere exhibeatur anteponendus est || ***284*** ὅστε : ὅς γε gl. in v, λ, M || ***285*** κόλπους m_2, v.l. in λ, M, U. κόλπου exhibet v (gl. κόλποις). vide „Noten“, 359–360 | δ᾽ : τ᾽ κ, F || ***289*** χαίταις v.l. in Γ, ε, λ, μ, a[1], v (gl. -τας), M, P_1. χαίτῃς v.l. est in Γ. vide „Noten“, 360 || ***290*** ἄλλοτε m_2, v.l. in L : ἄλλοτε δ᾽ ceteri mss. vide „Noten“, 57–58 || ***291*** ἀσπάζεθ᾽ : ἀγαπάζεθ᾽ v.l. in Γ, κ, v.l. in λ, μ, v.l. in v, F, L, M (proprie -ζετ᾽), m_1. ἀγαπάζει θ᾽ v.l. est in Γ, in λ. vide „Überlieferung und Euteknios-Paraphr.“, 11 || ***292*** -όμενος r_6 post corr., W, M (?), U : -ομένους Γ, β, m_2, ε, θ, κ, λ, μ, a[1], v, F, L, m_1, P_1, R_2. vide „Noten“, 360–361 || ***293*** ὥστε : ὥσπερ v.l. in Γ, θ, v.l. in λ || ***296*** -συνος : -σύνῃ κ, gl. in v, F, L. -μενος v.l. est in Γ. vide „Noten“, 200–201 | ἐπιβάλλετ᾽ L | -τ᾽ ἐλαίης : -ται ὄζους μ, m_1 (v.l. -τ᾽ ἐλαίης) || ***297*** κυνέοντι : φιλέοντι v.l. in Γ, θ, κ, a[1], v.l. in v, F, v.l. in L, P_1, R_2, v.l. in z_2, insuper saepius glossa ||

(274) dorthin zieht es den Sinn des Kraken, wie auf die Spur das Ungestüm des scharfspürenden Knossoshundes, der im Gebirge den gewundenen Weg des wilden Tieres sucht und aufspürt, untrüglich geführt von seiner Nase, und er packt es rasch und verfehlt es nicht, und er bringt seinen Herrn herbei – (279) so auch bemerkt der Krake sogleich, daß ein üppiger Olivenbaum in der Nähe ist, taucht aus der Tiefe hervor und kriecht freudig aufs Land und nähert sich dem Stamm des Baums der Athene. Da dreht und windet er sich zunächst voll Freude um die Wurzelenden, wie ein Knabe, (284) der seine Amme liebevoll empfängt, nachdem sie kürzlich fortgegangen; und er umschlingt sie und hebt seine Hände zu ihrem Busen, Hals und Nacken zu umarmen – so umwindet er den Stamm, voll Vergnügen an dem Baum. (288) Hierauf hält er sich mit den Enden seiner Saugnäpfe und kriecht voller Verlangen hinauf, und er umarmt das Laub, mal diesen, mal jenen Zweig haltend, wie ein Mann, der aus der Fremde zurückgekehrt ist und seine Freunde begrüßt, die ihm gedrängt entgegenkommen, und ihnen um den Hals fällt. (293) Oder wie um ragende Tannen biegsames Efeugerank sich windet und von der Wurzel an sich spannt und (empor-)kriecht, und überall umschließt es die Äste – (296) so umschlingt der Krake freudig die öligen Zweige des Olivenbaums, ganz wie ein Küssender. Aber sobald er von seinem Verlangen abgelassen,

λωφήσῃ, πάλιν αὖτις ἁλὸς μετὰ κόλπον ἀφέρπει
πλησάμενος φιλότητος ἐλαιηροῦ τε πόθοιο.
τοῦ δή μιν καὶ ἔρωτος ἕλεν δόλος, ὡς ἐδάησαν
ἰχθυβόλοι· θαλλοὺς γὰρ ὁμοῦ δήσαντες ἐλαίης
ὅττι μάλ' εὐφυέας μόλιβον μέσον ἐγκατέθηκαν,
ἐκ δ' ἀκάτου σύρουσιν. ὁ δ' οὐκ ἀμέλησε νοήσας
πούλυπος, ἀλλ' ἤιξε καὶ ἀμφέπλεξεν ἑταίρους
πτόρθους· οὐδ' ἔτ' ἔπειτα καὶ ἑλκόμενός περ ἐς ἄγρην
δεσμὰ πόθων ἀνίησιν, ἕως ἔντοσθε γένηται
νηός. ὁ δ' οὐκ ἤχθηρε καὶ ὀλλύμενός περ ἐλαίην.
Σαργοὶ δ' αἰγείοισι πόθοις ἐπὶ θυμὸν ἔχουσιν,
αἰγῶν δ' ἱμείρουσιν, ὀρειαύλοις δὲ βοτοῖσιν
ἐκπάγλως χαίρουσι καὶ εἰνάλιοί περ ἐόντες.
ἦ σέβας οὐκ ἐπίελπτον ὁμόφρονα φῦλα τεκέσθαι
ἀλλήλοις ὀρέων τε πάγους χαροπήν τε θάλασσαν.
εὖτε γὰρ αἰγονομῆες ἐπὶ ῥηγμῖνας ἄγωσι
μηκάδας ἐν δίνῃσι λοεσσομένας ἁλίῃσιν
ἐνδίους, ὅτε θερμὸς Ὀλύμπιος ἵσταται ἀστήρ,
οἱ δὲ τότε βληχήν τε παρακταίην ἀίοντες
ὀδμήν τ' αἰπολίων βαρυαέα πάντες ὁμαρτῇ

298 λωφήσῃ v.l. in Γ, β, ε, W, v.l. in λ, μ (proprie φήσῃ), L, R_2 : λωφήσ(σ)ει v.l. in Γ, r_6, m_2, θ, κ, v.l. in λ, a^1, v, F, M, m_1, P_1, U, z_2. vide „Tempus und Modus", 217–218 | πάλιν : τότε δ' κ, F | αὖθις v.l. in ε, λ, a^1, v (gl. αὖτις), L, U. vide „Noten", 36 | ἐφέρπει v.l. in Γ, m_2, v.l. in ε, θ, W, R_2, U, z_2 || ***300*** ἕλεν (ἔλεν) v.l. in Γ, r_6, W, μ, v, F, z_2 : ἕλε v.l. in Γ, β, m_2, ε, θ, κ, a^1, L, m_1, P_1, R_2 ante corr., U. εἷλε exhibent λ, M, R_2 post corr. (?) || ***302*** μόλυβον v.l. in Γ, v.l. in λ, v (gl. μόλιβον), P_1 || ***303*** -σε νοήσας v.l. in Γ, m_2, θ, κ, λ, M, U, z_2 : -σεν ἐλαίης v.l. in Γ, β, r_6, ε, W, μ, a^1, v, F, L, m_1, P_1, R_2, v.l. in U, v.l. in z_2. vide „Überlieferung und Euteknios-Paraphr.", 11 || ***304*** ἀλλ' : ἂν δ' F || ***305*** ἔτ' : ὅ γ' F | ἐς : ἐπ' λ, v.l. in v, U. confer 2. 662, 3. 126 || ***306*** -τοσθεν v.l. in Γ, V (in manuscripto m, qui una cum V constituit ε, versus deest), v.l. in θ, v.l. in λ, P_1, U, z_2. L incertus | γένοιτο v.l. in Γ (?), κ, z_2. vide „Tempus und Modus", 212 || ***308*** πόθοις : πόνοις m_2 || ***309*** βοτῆρσιν m_2, λ, v.l. in μ, a^1, M, m_1, U (proprie βοτῆσιν). sed confer paraphr. 9. 22–25 || ***312*** χαροπήν : χαλεπήν v.l. in λ. vide „Noten", 44 || ***313*** -μῖνας v.l. in Γ, r_6, m_2, ε, θ, κ, λ, μ, a^1, v, F, L, m_1, P_1, U, z_2 : -μῖνος v.l. in Γ, β, W, M, R_2, gl. in U, gl. in z_2. vide „Noten", 119–120 | ἄγουσι v.l. in Γ, θ, v.l. in λ, M, U. vide „Tempus und Modus", 221 || ***314*** λοεσσομ- v.l. in Γ, ε, λ, F, U : λοεσσαμ- v.l. in Γ, β, r_6, m_2, θ, W, κ, μ, a^1, v, L, M, m_1, P_1, R_2, z_2. vide „Überlieferung und Euteknios-Paraphr.", 12 || ***315*** ἐνδίους v.l. in Γ, r_6, ε, κ, λ, v.l. in μ, a^1, L, M post corr., P_1, U, v.l. in z_2 : ἐνδείους v.l. in Γ, β, m_2, W, v.l. in μ, F, m_1, R_2. ἐνδείλους exhibet v, v.l. est in Γ, εὐδίους exhibent θ, z_2. sed confer paraphr. 9. 25–26 || ***317*** ὀδμήν Gualandri (in Incerti auctoris in Oppiani Halieutica paraphrasis, ed. I. Gualandri, Mailand – Varese 1968, S. 29) : αὐδήν mss. vide „Überlieferung und Euteknios-Paraphr.", 12 | -αέα v.l. in Γ, ε, θ, W, κ, λ, μ, a^1, v, F, L, M (proprie -έα), P_1 : -ηχέα v.l. in Γ, β, r_6 (proprie -αχέα), m_2, m_1 (proprie -αχέα), R_2 post corr., U, z_2. vide „Überlieferung und Euteknios-Paraphr.", 12 ||

kriecht er wieder zurück zum Golf der See, befriedigt in seiner Liebe und in seiner Begierde nach dem Olivenbaum. (300) Eine List nun, (ersonnen) nach diesem Verlangen, bezwingt den Kraken, wie die Fischer wissen: Zweige des Olivenbaums nämlich, möglichst gut gewachsen, binden sie zusammen, tun das Blei mitten hinein und ziehen sie vom Boot aus. (303) Der Krake aber bemerkt sie und bleibt nicht gleichgültig, sondern stürzt hinzu und umschlingt die befreundeten Schößlinge. Und da läßt er nicht mehr, auch wenn er als Beute eingeholt wird, die Fesseln seiner Sehnsucht, bis er ins Boot gelangt ist. Und er haßt den Olivenbaum nicht, wenngleich er zugrunde geht. – (308) Die Großen Geißbrassen aber haben ein Herz, das sich nach Ziegen sehnt, Ziegen begehren sie und an Herden der Berge finden sie ihre besondere Freude, wenngleich sie Tiere der See sind. Wahrhaftig, es ist ein unerwartetes Wunder, daß Geschlechter, die einander gleichen Sinn beweisen, hervorgebracht werden von den Gipfeln der Berge und dem hellstrahlenden Meer. (313) Denn sooft die Hirten ihre meckernden Ziegen in die Brandung treiben, damit sie in den Strudeln der See mittags sich baden, dann, wenn der heiße Stern am Himmel erscheint, (316) da kommen die Großen Geißbrassen, wie sie das Gemecker am Ufer vernehmen und den starken Geruch der Herden, und eilen alle scharenweise

καὶ νωθεῖς περ ἐόντες ἐπειγόμενοι φορέονται
σαργοὶ καὶ θρώσκουσιν ἐπ᾽ ἀνδήροισι θαλάσσης,
γηθόσυνοι, κεραὸν δὲ περισσαίνουσιν ὅμιλον
ἀμφί τε λιχμάζουσι καὶ ἀθρόοι ἀμφιχέονται
πυκνὰ κατασκαίροντες· ἔχει δέ τε θαῦμα νομῆας
πρωτοδαεῖς. αἶγες δὲ φίλον χορὸν οὐκ ἀέκουσαι
δέχνυνται· τοὺς δ᾽ οὔτις ἔχει κόρος εὐφροσυνάων.
οὐ τόσον ἐν σταθμοῖσι κατηρεφέεσσι νομήων
μητέρας ἐκ βοτάνης ἔριφοι περικαγχαλόωντες
πολλῇ γηθοσύνῃ τε φιλοφροσύνῃ τε δέχονται,
ἦμος ἅπας περὶ χῶρος ἀγαλλομένῃσιν ἰωῇς
νηπιάχων κέκληγε, νόος δ᾽ ἐγέλασσε βοτήρων,
ὡς κεῖνοι κεραῇσι περισπέρχουσ᾽ ἀγέλῃσιν.
εὖτ᾽ ἂν δ᾽ εἰναλίων ἅδην ἴσχωσι λοετρῶν,
ἂψ δὲ πάλιν στείχωσιν ἐς αὔλια, δὴ τότε σαργοὶ
ἀχνύμενοι μάλα πάντες ἀολλέες ἐγγὺς ἕπονται,
κύματος ἀκροτάτοιο γέλως ὅθι χέρσον ἀμείβει.
ὡς δ᾽ ὅτε τηλύγετον μήτηρ γόνον ἢ καὶ ἀκοίτην
εὐνέτις ἀλλοδαπὴν τηλέχθονα γαῖαν ἰόντα
ἀχνυμένη στέλλῃσι, νόος δέ οἱ ἔνδον ἀλύει,
ὅσση οἱ μεσσηγὺς ἁλὸς χύσις, ὅσσα δὲ κύκλα
μηνῶν· ἀκροτάτοισι δ᾽ ἐπεμβαίνουσα θαλάσσης
κύμασι δακρυόεσσαν ὑπὸ στόμα γῆρυν ἵησι
σπεύδειν λισσομένη, καί μιν πόδες οὐκέτ᾽ ὀπίσσω
ἱεμένην φορέουσιν, ἔχει δ᾽ ἐπὶ πόντον ὀπωπάς·
ὣς κείνους καί κέν τις ὑπ᾽ ὄμμασι δάκρυα φαίη
στάζειν οἰωθέντας ἐλαυνομένων πάλιν αἰγῶν.

320 -συνοι : -μενοι v.l. in Γ, μ. vide „Noten", 200–201 | περισσ- F : περισ- (περὶ σ-) ceteri mss || ***322*** δέ τε v.l. in Γ, β, ε, θ, W, κ, μ, a[1], v, F, L (?), P_1, R_2 : δέ τι v.l. in Γ, r_6, m_1, z_2. δ᾽ ἄρα exhibent m_2, λ, M, U. vide „Noten", 361 || ***328*** ἰωῇ κ, μ. vide „Noten", 63 || ***330*** ὡς v.l. in Γ (?), m_2, ε, v.l. in λ, F, L, U, z_2 : ὣς Γ, β, γ (?), θ, W, κ, v.l. in λ, μ, a[1], v, M (?), m_1, P_1, R_2, v.l. in z_2 | -σπέρχουσ᾽ : -σκαίρουσ᾽ κ, gl. in v, L. -σπαίρουσ᾽ exhibent m_2, θ, μ, F (gl. -σπέρχουσ᾽), m_1. vide „Noten", 361–362 || ***331*** -αλίων v.l. in Γ, λ, μ, a[1], v, L, M, m_1, P_1, R_2, U, z_2 : -αλίων μὲν v.l. in Γ, β, r_6, m_2, ε, θ, W, κ, F, v.l. in z_2. vide „Noten", 362 | ἅδην Γ, r_6, m_2, ε, θ, W, κ, λ, μ, a[1], v, F, M, P_1, R_2, v.l. in z_2 : ἄδδην v.l. in Γ (?), β, L, m_1, gl. in P_1, U, z_2. vide „Noten", 362 || ***332*** ἂψ δὲ Köchly : αἱ δὲ mss. ἠδὲ v.l. est in Γ. vide „Noten", 362 | -χουσιν v.l. in Γ (?), m_2, v.l. in θ (?). vide „Tempus und Modus", 221 | ἐς : ἐπ᾽ v.l. in θ (?), κ. confer 3. 621 || ***334*** γέλως : τέλος μ || ***338*** δὲ Fajen : τε mss. vide „Noten", 14–15, annotationem 3 (qua me fugit afferre hunc locum) || ***340*** ὑπὸ a[1], v, P_1 : ἐπὶ Γ, β, r_6, ε, θ, W, κ, λ, μ, gl. in v, F, L, M, m_1, R_2, U, z_2. ἀνὰ exhibet m_2, gl. est in θ. vide „Noten", 169–170 (annot. 716) || ***341*** λισσομένη : ἀισσομένη ε. sed confer paraphr. 10. 5–7 || ***343*** ὑπ᾽ : ἐπ᾽ θ. vide „Noten", 19 ||

trotz ihrer Trägheit und springen voll Freude am hohen Ufer des Meeres, und sie umschwänzeln die gehörnte Schar (321) und umlecken und umdrängen sie mit vielen Sprüngen. Und Staunen hält auch die Hirten (gefangen), die es zum ersten Mal erfahren. Und die Ziegen nehmen die freundliche Schar nicht unwillig auf, und die Geißbrassen werden nicht satt am Vergnügen. (325) So sehr frohlocken nicht in den gedeckten Hürden der Hirten die jungen Böcke über die Mütter, die von der Weide (heimkehren), so (überschwenglich) werden diese nicht mit großer Freude und mancher Liebesbezeugung empfangen, zur Zeit da ringsum der ganze Platz vom glücklichen Gemecker der Kleinen erfüllt ist und das Herz der Hirten lacht – (330) wie die Geißbrassen die gehörnten Herden umdrängen. Wenn die Ziegen aber genug haben am Bad in der See und wieder zurück in ihre Ställe ziehen, da folgen die Geißbrassen bekümmert allesamt dichtgedrängt nach, (bis dahin,) wo das Geplätscher der letzten Welle das Land bespült. (335) Wie aber wenn eine Mutter ihren einzigen spätgeborenen Sohn oder auch eine Ehefrau ihren Mann, der in ein ferngelegenes fremdes Land zieht, traurig fortschickt; und das Herz in ihrem Inneren ist in ängstlicher Aufregung (bei dem Gedanken), wieviel salzige Flut ihr dazwischen sein werde, wie viele umlaufende Monate; (339) und sie tritt in die letzten Wellen des Meeres und stößt tränenvolle Bitten aus, daß er eilen möge, und die Füße tragen die Sehnende nicht mehr zurück, sondern auf die See hält sie die Blicke (gerichtet) – so, könnte einer meinen, vergießen auch die Geißbrassen, da sie allein gelassen, Tränen mit den Augen, während die Ziegen zurückgetrieben werden.

σαργὲ τάλαν· τάχα γάρ σε κακὸν πόθον αἰπολίοισι
φημὶ συνοίσεσθαι· τοῖος νόος ἀσπαλιήων
εἰς ἀπάτην καὶ κῆρα τεοὺς ἔτρεψεν ἔρωτας.
πέτρας μὲν κείνας τεκμαίρεται ἐγγύθι γαίης
πρῶτον ἀνὴρ διδύμοισιν ἀνισταμένας κροτάφοισιν
ἐγγύθεν, αἳ στεινωπὸν ἁλὸς διὰ χῶρον ἔχουσιν,
αἰθέρος ἀκτίνεσσι διαυγέας· αἷς ἔνι σαργοὶ
πολλοὶ ναιετάουσιν ὁμόκτιτον αὖλιν ἔχοντες·
ἔξοχα γὰρ πυρσοῖσιν ἐπ' ἠελίοιο γάνυνται.
ἐνθάδ' ἀνὴρ μελέεσσιν ἐφεσσάμενος δέρος αἰγὸς
δοιὰ κέρα κροτάφοισι πέρι σφετέροισιν ἀνάψας
στέλλεται ὁρμαίνων νόμιον δόλον· ἐς δ' ἅλα βάλλει
κρείασιν αἰγείοισιν ὁμοῦ κνίσσῃ τε λιπήνας
ἄλφιτα· τοὺς δ' ὀδμή τε φίλη δολόεσσά τ' ἐσωπὴ
φορβή τ' εὐδώρητος ἐφέλκεται, οὐδέ τιν' ἄτην
ἐν φρεσὶν ὁρμαίνουσιν, ἀγαλλόμενοι δὲ μένουσιν
αἰγὶ περισσαίνοντες ἐοικότα δήιον ἄνδρα·
δύσμοροι, ὡς ὀλοοῖο τάχ' ἀντιόωσιν ἑταίρου
οὐ φρεσὶν αἰγείῃσιν ἀρηρότος· αὐτίκα γάρ σφι
ῥάβδον τε κραναὴν ὁπλίζεται ἠδὲ λίνοιο
ὁρμιὴν πολιοῖο, βάλεν δ' ὑπὲρ ἀγκίστροιο
χηλῆς αἰγείης κρέας ἔμφυτον. οἱ μὲν ἐδωδὴν
ἐσσυμένως ἥρπαξαν, ὁ δ' ἔσπασε χειρὶ παχείῃ

347 ἔτρεψεν v.l. in Γ (?), θ, κ, λ, v.l. in μ, v, F, L, M, R_2 post corr., U : ἔτρεψαν v.l. in Γ, β, m_2, ε, W, a^1, m_1, P_1, z_2. ἔστρεψεν v.l. est in μ, ἔστρεψαν exhibet r_6, v.l. est in Γ || ***350*** διὰ : κατὰ θ, v.l. in v | χῶρον : πόντον m_2 || ***351*** αἷς : ταῖς β, ε, W, gl. in F || ***352*** -κλιτον ε, v.l. in θ, gl. in v, F (gl. -κτιτον), v.l. in M, P_1, R_2. confer James, 140–141 || ***353*** ἐπ' : ὑπ' v.l. in Γ, r_6, ε, θ, W, v.l. in μ, F, v.l. in z_2. vide „Noten", 191 (annot. 833) || ***354*** δέρας v.l. in Γ, v.l. in β, m_2, z_2 (gl. δέρος). vide „Noten", 363 || ***355*** -σι συνάψας v.l. in Γ, v.l. in β, r_6, m_2, W, R_2. vide „Noten", 363 || ***356*** εἰς v.l. in μ, F. vide „Noten", 33 || ***358*** τοὺς : τὰς θ. sed confer paraphr. 10. 19–21 | ἐπωπὴ v.l. in Γ, β (?), r_6. ὀπωπὴ exhibent κ, μ, P_1. confer James, 201–202 || ***361*** περισσ- v.l. in Γ, F : περισ- (περὶ σ-) v.l. in Γ, ceteri mss || ***362*** ὡς : οἳ v.l. in Γ (?), v.l. in z_2 || ***363*** -σὶν αἰγείῃσιν v.l. in Γ, β, ε, W, μ, gl. in v, L, m_1, v.l. in z_2 : -σὶν αἰγείοισιν v.l. in Γ, r_6, m_2, κ, λ, a^1, v, M, P_1, R_2, U. -σὶ μηλείῃσι(ν) exhibet z_2, v.l. est in β, in μ, in U, -σὶ μηλείοισι(ν) exhibent θ, F, v.l. est in Γ, in r_6, in v. confer v. 366 | γάρ : δέ z_2 (gl. γάρ) | σφι v.l. in β, κ, F : σφιν Γ, v.l. in β, r_6, m_2, ε, θ, W, λ, μ, a^1, v, M, m_1, P_1, R_2, U, z_2. L incertus || ***364*** κρανέην proponit Keydell (in Oppians Gedicht von der Fischerei . . ., Hermes 72, 1937, 428) || ***365*** βάλεν v.l. in Γ, m_2, ε, W, v.l. in λ, v, F, P_1, z_2 : βάλε v.l. in Γ, v.l. in β, θ, κ, b (in manuscripto y_2, qui una cum b constituit μ, versus deest), a^1, L, R_2 (?), U. βάλλε exhibent r_6, M, v.l. est in β, in λ || ***366*** ἔμφυτον : συμφύτου μ, m_1 || ***367*** ταχείῃ v.l. in Γ, F, P_1. vide „Überlieferung und Euteknios-Paraphr.", 12–13 ||

(345) Armer Geißbrassen! Bald nämlich, glaube ich, wirst du dir durch die Ziegenherden verhängnisvolle Sehnsucht einhandeln: Solch Witz der Fischer wendet deine Leidenschaften in Trug und Tod. (348) Jene Felsen macht zunächst ein Mann nahe dem Land aus, die mit zwei nahen Spitzen emporragen und einen engen Wasserlauf dazwischen aufweisen, (Felsen,) die offen den Strahlen des Lichts sind und in denen zahlreiche Geißbrassen in zusammenhängender Wohnung leben. Denn besonders an den Strahlen der Sonne finden sie ihre Freude. (354) Dort wirft der Mann sich ein Ziegenfell über die Glieder, befestigt zwei Hörner an seinen Schläfen und macht sich an die Arbeit, eine Hirtenlist im Sinn; und in die See schleudert er Gerstenmehl(köder) mit Ziegenfleisch zugleich und Fettnetz vermischt. (358) Die Geißbrassen aber lockt der geschätzte Duft und der täuschende Anblick und die reichliche Nahrung, und keinerlei Unheil haben sie im Sinn, sondern voll Freude bleiben sie und umschwänzeln den feindlichen Mann, der einer Ziege gleicht. (362) Die Unglückseligen, wie verderblich finden sie bald den Freund, der nicht den Sinn von Ziegen hat. Denn sogleich bereitet er für sie eine Rute vor aus Hartholz und eine Schnur aus grauem Flachs, und er steckt auf den Haken gewachsenes Fleisch aus einem Ziegenhuf. Die Geißbrassen packen gierig den Köder, (367) der Fischer aber zieht mit starker Hand

αὖ ἐρύων· εἰ γάρ τις ὀίσσεται ἔργα δόλοιο,
οὐκ ἂν ἔτ' ἐμπελάσειε καὶ εἰ λασιότριχας αὐτὰς
αἶγας ἄγοι, φεύγουσι δ' ἀποστύξαντες ὁμαρτῇ
καὶ μορφὴν καὶ δαῖτα καὶ αὐτῆς ἔνδια πέτρης.
εἰ δὲ λάθοι καὶ κραιπνὸν ἔχοι πόνον, οὔ κέ τις ἄγρης
λειφθείη, πάντας δὲ δαμάσσεται αἰγὸς ὀπωπή.
ἄλλος δ' αὖ σαργοῖσι μέλει πόθος εἴαρος ὥρῃ
ἀλλήλων, εὐνῆς δὲ γάμων πέρι δηριόωνται.
πολλαῖς δ' εἷς ἀλόχοις πέρι μάρναται· ὃς δέ κεν ἀλκῇ
νικήσῃ, πάσῃσιν ἐπάρκιος ἔπλετ' ἀκοίτης,
πέτρας δ' εἰσελάει θῆλυν στόλον. ἔνθ' ἁλιῆες
κύρτον ἐτεχνήσαντο βαθύν, περιηγέα πάντῃ·
τὸν δὲ φυτῶν λάχνῃσι περὶ στόμα πάντα πύκασσαν,
μύρτων ἢ δάφνης εὐώδεος ἠέ τευ ἄλλου
πτόρθοισιν θαλεροῖσιν ἐπισταμένως σκιάσαντες.
τοὺς δ' οἶστρος ποτὶ μῶλον ἐπώρορεν εὐνητῆρας
μάρνασθαι, πολλὴ δὲ γαμήλιος ἵστατ' ἐνυώ.
ἀλλ' ὅτ' ἀριστεύσας τις ἕλῃ κράτος, αὐτίκα πέτρην
παπταίνει γλαφυρὴν ἀλόχοις δόμον, ἐς δ' ἴδε κύρτον
κείμενον, εὐφύλλοισιν ἐπηρεφέ' ἀκρεμόνεσσιν·

368 ὀίσσεται v.l. in Γ (?), v.l. in β, r_6, m_2, ε, θ, W, κ, v.l. in λ, v.l. in μ, v, F, m_1, U : ὀίσεται Γ, v.l. in β, v.l. in λ, v.l. in μ, a^1, L, M, P_1, R_2, z_2. vide „Noten", 170–171; 77 || ***370*** ἀποστύξαντες v.l. in Γ, κ, μ, L (?), m_1, R_2, U, z_2 : ἀποπτήξαντες ε, v.l. in θ, v.l. in κ, v.l. in λ, F, M. ὑποπτήξαντες exhibent β, r_6, W, v.l. est in Γ, in λ, ἀποπτύσ(σ)αντες exhibent a^1, v, P_1, v.l. est in Γ, ἀποστήξαντες v.l. est in Γ (?), in θ, ἀποπτύξαντες exhibet m_2, ὑποπτύξαντες v.l. est in Γ (?). vide „Noten", 364 || ***371*** δαῖτα : πέτραν λ | ἔνδια : εὔδια v.l. in λ. ἤθεα exhibet R_2. vide „Überlieferung und Euteknios-Paraphr.", 13, „Noten", 82 || ***372*** ἔχοι v.l. in Γ, m_2 (proprie ἔχοις), ε, θ, v.l. in κ, v.l. in λ, gl. in v, F, L, M, m_1, R_2, z_2 : ἔχει v.l. in Γ, β, r_6, W, v.l. in κ, v.l. in λ, μ, a^1, v, P_1, U | οὔ κέ : οὐδέ v.l. in Γ, v.l. in β, ε, v.l. in λ, R_2. οὐκ ἄν exhibet κ || ***373*** ἐσωπῇ (sic!) v.l. in Γ, r_6, v.l. in v, F. ἐπωπή exhibet z_2 (gl. ὀπ-), ἐπωπῇ v.l. est in β. confer James, 201–202 || ***376*** πέρι : ἐπι- z_2 (v.l. πέρι) | (-)μαίνεται v.l. in Γ, v.l. in v, F (gl. -μάρναται). -γάνυται exhibet m_2. vide „Noten", 211–212 || ***377*** νικήσει ε, θ, λ, M, U. νικήσοι exhibet κ, gl. est in λ | ἐπάρκιος : ἐπαίσιος v.l. in λ, M post corr. (v.l. ἐπάρκιος). confer James, 90–91 || ***378*** πέτρας v.l. in Γ : πέτραις mss. vide „Noten", 364–365 || ***380*** πάντ' ἐπύκ- v.l. in Γ. vide „Noten", 66–67 || ***381*** εὐώδεος : κνώδεος v.l. in Γ, v.l. in v, F || ***382*** -θοισιν v.l. in Γ, v.l. in ε (?), W, F, z_2 post corr. : -θοισι v.l. in Γ, β, r_6, m_2, ε, θ, κ, λ, μ, a^1, v, L, M, m_1, P_1, R_2, U, z_2 ante corr. || ***384*** ἵστατ' : ἔπλετ' v.l. in Γ, v.l. in β, v.l. in r_6, m_2, ε, W, v.l. in v, L, R_2. vide „Noten", 365 || ***385*** ἕλοι gl. in v, L. vide „Tempus und Modus", 217–218 || ***386*** ἀλόχων F | εἰς v.l. in Γ. ἐπ' v.l. est in β. vide „Noten", 33 || ***387*** εὐφύ- v.l. in Γ, r_6, R_2, U : ἐνφύ- (ἐν φύ-) v.l. in Γ, β (?), m_2, ε, θ, W, κ, λ, μ, a^1, v, F, L, M, m_1, P_1, z_2. vide „Noten", 365 ||

und holt ihn öfter ein. Denn wenn einer das listige Werk argwöhnt, würde er sich nicht mehr nähern, und wenn der Angler die wollhaarigen Ziegen selber bringen sollte, sondern zusammen fliehen sie voll Abscheu vor der Gestalt und dem Bissen und selbst den besonnten Felsen. (372) Wenn der Fischer aber heimlich und schnell seine Arbeit tun sollte, würde keiner der Beute entgehen, sondern alle wird der Anblick der Ziege bezwingen. Eine andere Sehnsucht wiederum liegt den Geißbrassen im Frühling am Herzen, ihre Sehnsucht nacheinander, und um das Hochzeitslager streiten sie. Um viele Frauen aber kämpft ein einziger: Wer aber durch seine Stärke siegt, genügt als Gatte für alle, (378) und er treibt die weibliche Schar in die Klippen. Dort haben die Fischer eine tiefe Reuse schlau aufgestellt, auf allen Seiten rund. Ihre Öffnung aber haben sie ganz mit Laub bedeckt, indem sie sie mit frischen Zweigen von Myrte oder wohlriechendem Lorbeer oder etwas anderem sachverständig beschatteten. (383) Die Männchen aber reizt die Leidenschaft zur Mühe des Kampfes, und gewaltig entbrennt der Krieg um die Frauen. Aber sooft einer sich als der beste erweist und den Sieg erringt, schaut er sogleich aus nach einem hohlen Felsen, einer Wohnung für die Frauen, und er erblickt die Reuse, wie sie daliegt, gedeckt mit blätterreichen Zweigen;

ἔνθ᾽ ἐλάει νυμφεῖον ἑὸν χορόν. αἱ μὲν ἔπειτα
κύρτον ἔσω δύνουσιν, ὁ δ᾽ ἔκτοθι πάντας ἐρύκει
ἄρσενας οὐδέ τιν᾽ ἄλλον ἐᾷ νύμφῃσι πελάσσαι.
ἀλλ᾽ ὅταν ἐμπλήσῃ πλεκτὸν δόλον, ὕστατος αὐτὸς
ἐς θάλαμον προὔτυψεν, ἀνέκβατον ἄιδος εὐνήν.
ὡς δ᾽ ὅτε μηλονόμος τις ἀνὴρ βοτάνηθεν ἐλαύνων
εἰροπόκους ἀγέλας ἀνάγει πάλιν, ἐν δὲ θυρέτροις
ἱστάμενος σταθμοῖο νόῳ πεμπάζεται οἰῶν
πληθὺν εὖ διέπων, εἴ οἱ σόα πάντα πέλονται·
πώεσι δ᾽ εἰλομένοισι περιπλήθουσα μὲν αὐλὴ
στείνεται, ὑστάτιος δὲ μετὰ σφίσιν ἔσσυτο ποιμήν·
ὣς αἱ μὲν προπάροιθεν ἔσω κοίλοιο μυχοῖο
θηλύτεραι κατέδυσαν, ὁ δ᾽ ὕστατος ἔνθορε κύρτῳ
δειλαίαις ἅμα δειλὸς ἐπισπεύδων ἀλόχοισι.
τοῖα μὲν ἐν νεπόδεσσιν ἔρως ἐστήσατ᾽ ἄεθλα,
τοίαις δ᾽ ἐξαπάτῃσιν ἐρωμανέοντες ὄλοντο.
Ἵππουροι δ᾽ ὅτε κέν τι μετ᾽ οἴδμασιν ἀθρήσωσι
πλαζόμενον, τῷ πάντες ἀολλέες ἐγγὺς ἕπονται·
ἔξοχα δ᾽, ὁππότε νῆα διαρραισθεῖσαν ἀέλλαις
αἰνὰ Ποσειδάωνος ἀμειλίκτοιο τυχοῦσαν
δασσάμενον μέγα κῦμα διακριδὸν ἄλλοθεν ἄλλα
δοῦρα φέρῃ λώβῃσι πολυσχιδέεσσι λυθέντα.

388 -φεῖον v.l. in β, W, L, P_1, U : -φίον μ, v, m_1. -φεῖος exhibent r_6 post corr., ε, gl. est in m_2, -φίος exhibent Γ, m_2, θ, κ, λ, a^1, F, M, R_2, z_2, v.l. est in β. vide „Noten“, 365–366 || ***390*** ἄρρενας v.l. in Γ, θ || ***391*** ὅταν ἐμπλήσῃ : ὁπότ᾽ ἐμπλήσει F post corr. ὅτ᾽ ἐνιπλήσει (-σῃ) exhibent θ, z_2 (v.l. ὅταν ἐμπλήσῃ). vide „Tempus und Modus“, 216 || ***392*** εἰς m_2. vide „Noten“, 33 | -τυψεν μ, v.l. in M, P_1 : -κυψεν Γ, β, r_6, m_2, ε, θ, W, κ, λ, a^1, v, F, M, m_1, R_2, U, z_2. L incertus. vide „Noten“, 366 || ***394*** -πόκας θ | ἀνάγῃ W, μ, L, m_1. vide „Tempus und Modus“, 218 || ***397*** εἰλ- : spiritus asper huius verbi cum manuscriptis aliis locis fere exhibeatur anteponendus est || ***400*** ὕστατος θ, F, z_2 : ὕστερος ceteri mss. vide „Noten“, 366–367 | ἔνθορε κύρτῳ Γ, β, r_6 (proprie . . κύρτου), m_2, ε, W, λ, μ, v.l. in v, M, m_1, R_2, U, v.l. in z_2 (?) : ἔνθορ᾽ ἀκοίτης a^1, v. ἔσθορ᾽ ἀκοίτης exhibent L, P_1, ἔσσυτ᾽ ἀκοίτης exhibent θ, κ, F, z_2, ἔθορ᾽ ἀκοίτης v.l. est in Γ. vide „Noten“, 309–310 (annot. 1397) || ***401*** δειλαίῃς proponit Schneider | ἅμα : μέγα v.l. in Γ, θ || ***402*** τοῖος r_6, θ, W || ***403*** -απάταισιν v.l. in β, μ, a^1, P_1 | ἐρωμανέοντες Brunck : ἐρωμανίῃσιν Γ, β, r_6, ε, θ, W, κ (proprie ἐρψμ-), λ, μ, a^1, v, L, M, m_1, P_1, R_2, U, z_2. ἐρωμανέεσσιν exhibet F, ἐρωμανίαισί τ᾽ exhibet m_2. (ἐξαπάτῃς) ἐν ἐρωμανίῃσιν proponit Köchly. vide „Noten“, 367–368 (qua lectio ἐρωμανίαισι τ᾽ altero accentu videtur esse instruenda) | ὄλοντο : ἕλοντο μ, U || ***405*** ἐγγὺς : αἰὲν m_2. vide „Noten“, 201 (annot. 882) || ***406*** διαραισ- λ, U || ***408*** δαισ(σ)άμενον v.l. in Γ (?), μ, P_1, gl. in R_2. vide „Noten“, 368 || ***409*** φέρῃ W, μ : φέρει v.l. in Γ, β, r_6, m_2, v.l. in ε, θ, κ, λ, a^1, v, F, L, M, m_1, P_1, R_2, U. φέρῃσι v.l. est in Γ, φέροι v.l. est in ε, φορέει exhibet z_2. vide „Tempus und Modus“, 219–220 (Corrigenda Glotta 60, 1982, 136) | -σχιδ- : -σχεδ- v.l. in Γ, β, m_2, ε, v.l. in θ, λ, μ, M (?) ||

dorthin treibt er seine bräutliche Schar. (388) Da tauchen die Weibchen in die Reuse hinein; der Sieger aber hält alle Männchen draußen zurück und läßt niemand anders den jungen Frauen sich nähern. Aber wenn er die geflochtene Falle gefüllt hat, dringt er als letzter selber in die Kammer ein, zum Lager des Todes, von dem es kein Entrinnen gibt. (393) Wie aber wenn ein Schafhirte die wolligen Herden von der Weide treibt und zurückbringt; und er stellt sich in die Tore der Hürde und zählt im Geiste, die Menge der Schafe genau durchgehend, ob ihm alles unversehrt sei; und der Stall, zum Überquellen voll, wird eng von den sich drängenden Schafen, und als letzter eilt der Hirte unter sie – (399) so tauchen die Weibchen zuerst in den hohlen Winkel, das Männchen aber springt zuletzt in die Reuse, das unglückselige, das zugleich mit seinen unglücklichen Frauen sich drängt. Solche Mühsal erzeugt das Liebesverlangen unter den Fischen, und durch solche Täuschungen gehen sie in ihrer Liebestollheit zugrunde. – (404) Die Großen Goldmakrelen aber folgen, sooft sie etwas in den Wellen erblicken und sehen, wie es umhertreibt, ihm allesamt dichtauf, zumal aber (dann), wenn ein Schiff in Sturmwinden gescheitert ist, da es auf einen ganz und gar gnadenlosen Poseidon traf, und eine große Woge es zerschmettert hat und die Balken einzeln hin- und herträgt, die sich gelöst haben unter den zertrümmernden Angriffen (der See).

τῆμος δ' ἱππούρων ἀγέλαι πινάκεσσι θεούσαις
ἑσπόμεναι μεθέπουσιν· ὁ δ' ἐγκύρσας ἁλιήων
πολλὴν ῥηιδίως ἄγρην ἕλεν ἠδ' ἀμέγαρτον.
ἀλλὰ τὸ μὲν ναύτῃσιν ἀλεξήσειε Κρονίων
ἐμβύθιος, νῆες δὲ διὰ πλατὺ κῦμα θέοιεν
αὔραις εὐκήλοισιν ἀπήμονες ἠδ' ἀτίνακτοι
φόρτον ἀμοιβαίοισι μετερχόμεναι καμάτοισιν·
ἱππούροις δ' ἀλλοῖα νοήματα τεχνήσασθαι
ἔστιν, ἀπημοσύνῃ δὲ νεῶν μεταβαινέμεν ἄγρην.
συμφερτοὺς δονάκων φακέλους ἅμα γυρώσαντες
δίναις ἐγκατέθηκαν· ἔνερθε δὲ λᾶαν ἔδησαν
βριθὺν ὑφορμιστῆρα. τὰ μὲν μάλα πάντα καθ' ὕδωρ
ἀτρέμα δινεύουσι· φιλόσκια δ' αὐτίκα φῦλα
ἱππούρων ἀγεληδὸν ἀγείρεται, ἀμφὶ δὲ νῶτα
τερπόμενοι δονάκεσσιν ἀνατρίβουσι μένοντες.
τοῖς δὲ τότ' ἀσπαλιῆες ἐπιπλώουσιν ἑτοίμην
εἰς ἄγρην, ἄγκιστρα δ' ὑπ' εἴδασιν ὁπλίσσαντες
πέμπουσ', οἱ δ' ἐρύουσι μάλα σπεύδοντες ὄλεθρον.
ὡς δὲ κύνας βρώμῃσιν ἀνὴρ ἐπὶ μῶλον ὀρίνει
δινεύων μέσσοισιν ἑλώρια, τοὶ δ' ἐπὶ γαστρὶ
ἔξοχα μαργαίνοντες ὑποφθαδὸν ἅρπαγι λύσσῃ

410 θέουσαι v.l. in Γ (?), μ, m_1 || ***411*** ἑπόμεναι (ἐπ-) v.l. in β, v.l. in θ, v.l. in μ, M (?), m_1, R_2 (?). ἐσσύμεναι proponit Köchly. vide „Noten", 136–137; 368–369 || ***412*** ἄγραν a^1, v. ἄτην exhibet m_1. sed confer paraphr. 11. 15–16 | ἕλεν : φέρεν v.l. in Γ, λ, v.l. in v, L, M, R_2, z_2 (v.l. ἕλεν). φέρει exhibet m_2. sed confer paraphr. 11. 15–16 || ***416*** διερχόμεναι m_2, R_2. μεθερπόμεναι v.l. est in Γ. sed confer paraphr. 11. 17–19 || ***417*** τεχνήσεσθαι v.l. in Γ, v.l. in β, ε. τεκτήνασθαι exhibet F || ***418*** μεταβήμεναι θ || ***419*** συμφερτοὺς v.l. in Γ, gl. in r_6, v.l. in λ, a^1, F, gl. in L : συμφόρτους (-τοὺς) v.l. in Γ, v.l. in β, r_6, m_2, θ, W, v.l. in λ, μ, v, L, M post corr., m_1, R_2, U, v.l. in z_2. συμφύρτους (-τοὺς) exhibent ε, P_1, v.l. est in Γ, in L (proprie -τὸν), gl. est in m_2, in R_2, συμφερτῶν (-φέρτων) exhibent κ, z_2, v.l. est in M, gl. est in L, συμφόρτοις v.l. est in β. vide „Noten", 369 | φακέλους v.l. in Γ, θ, μ, L, M, m_1 : σφακέλ(λ)ους v.l. in Γ, β, r_6, m_2, ε, W, κ, λ, a^1, v, F, P_1, R_2, U, z_2. vide „Überlieferung und Euteknios-Paraphr.", 13 || ***420*** δίνῃς v.l. in Γ, v.l. in β, W | ἔδησαν : ἔθηκαν F (gl. [v.l.?] ἔδησαν). vide „Überlieferung und Euteknios-Paraphr.", 13, „Noten", 280–281 || ***425*** ἑτοίμην v.l. in Γ, κ, a^1, v, F, L, v.l. in M, R_2 : ἑτοῖμοι (ἕτοιμοι) v.l. in Γ, β, r_6 post corr., m_2, ε, θ, W, λ, M, gl. in U, z_2. ἑτοῖμον (ἕτοιμον) exhibent μ, m_1, P_1, U, ἑτοίμως v.l. est in Γ. vide „Noten", 369–370 || ***427*** -σι μάλα : -σιν ἅμα R_2. vide „Noten", 370 || ***428*** ἐπὶ : ποτὶ v.l. in v, L | ὀρίνει v.l. in Γ, v.l. in β, v.l. in r_6, m_2, v.l. in ε, θ, κ, v.l. in μ, gl. in v, F, L (exitus incertus), v.l. in m_1 (proprie ὀρίνῃ), R_2, v.l. in U : ἐγείρει v.l. in Γ (?), ε, v.l. in λ, v, v.l. (?) in L, U. ἀγείρει exhibent β, r_6, W, a^1, M, z_2, v.l. est in Γ, in λ, ἐγείρῃ exhibent m_1, P_1, v.l. est in μ. vide „Noten", 108–109 || ***429*** τοὶ (τοί) v.l. in Γ, m_2, θ, κ, λ, v.l. in v, F, L, M, z_2 : οἱ (οἵ, οἵ-) Γ, β, r_6, ε, W, μ, a^1, v, m_1, P_1, R_2, U. vide „Noten", 72–73 | ἐπὶ : ὑπὸ proponit Köchly. vide „Noten", 191 (annot. 833) ||

(410) Dann aber folgen die Scharen der Goldmakrelen den treibenden Planken und lassen sie sich angelegen sein, und der Fischer, der zufällig ihnen begegnet, macht leicht einen gewaltigen und reichlichen Fang. (413) Doch das wehre den Seeleuten der Sohn des Kronos, der in der Tiefe wohnt, und die Schiffe mögen durch eine flache Flut bei ruhigen Winden dahineilen, unbehelligt und ungefährdet, während sie auf Hin- und Rückweg Fracht besorgen; und für die Goldmakrelen ist es tunlich, andersartige Listen zu ersinnen und ohne Schiffe zu versehren der Jagd nachzugehen. (419) Die Fischer sammeln Rohr, schnüren es zu Bündeln zusammen und lassen es hinab in die strudelnde See; unten aber binden sie einen schweren Stein als Ballast an. Das alles bewegen sie in ruhigem Kreisen im Wasser. Die schattenliebenden Scharen der Großen Goldmakrelen aber sammeln sich sogleich zu Schwärmen, und sie verweilen und freuen sich daran, mit ihrem Rücken am Rohr zu reiben. (425) Da aber fahren die Fischer ihnen entgegen zu gelingendem Fang, und sie stecken Köder auf die Haken und lassen sie hinab; die Fische aber reißen sie hinweg und beeilen eifrig ihr eigenes Verderben. (428) Wie aber ein Mann Hunde mit Bissen zur Kampfesmühe reizt, indem er Beutestücke mitten unter sie hält und im Kreise herumbewegt; die Hunde aber, maßlos rasend vor Freßbegierde, stürzen in reißender Wut vor und suchen einander zuvorzukommen,

ἀλλήλους προθέουσι καὶ ἐς χέρα παπταίνουσιν
ἀνδρός, ὅπῃ ῥίψειεν, ἔρις δ' ἀναφαίνετ' ὀδόντων·
ὣς οἵ γ' ἀγκίστροισιν ἐπαΐσσουσιν ἑτοίμοις.
ῥηιδίως δ' ἀγρευτὸν ἐρύσσεαι ἄλλον ἐπ' ἄλλῳ
κραιπνὸς ἐών· αὐτοὶ γὰρ ἐπισπεύδουσ' ἁλιήων
μᾶλλον ὑπ' ἀφραδίῃσιν ἑὸν μόρον ἐγκονέοντες.
τοίῃ ἐπιφροσύνῃ καὶ πομπίλοι ἀγρώσσονται·
καὶ γὰρ τοῖς ἴσον ἦτορ ἐπὶ σκιεροῖσι πόθοισι.
Τευθίσι δ' ἄτρακτόν τις ἀνὴρ ἐπιμηχανόῳτο
ἐντύνων κλωστῆρι πανείκελον· ἀμφὶ δ' ἄρ' αὐτῷ
πυκνὰ καταζεύξειεν ἀνακλίνων γενύεσσιν
ἄγκιστρ' ἀλλήλοισι παρασχεδόν, οἷς ἔπι σῶμα
ποικίλον ἐμπείρειεν ἰουλίδος ὕπτια χαλκοῦ
δάγματ' ἐπικρύπτων, γλαυκῆς δ' ἐνὶ βένθεσι λίμνης
τοῖον ἀναψάμενος σύροι δόλον. ἡ δ' ἐσιδοῦσα
τευθὶς ἐφωρμήθη τε καὶ ἀμφιπεσοῦσα πιέζει
ἰκμαλέοις θυσάνοις, ἐπάγῃ δ' ἐνὶ χείλεσι χαλκοῦ.
οὐδ' ἔτι καὶ μεμαυῖα λιπεῖν δύνατ', ἀλλ' ἀέκουσα
ἕλκεται αὐτόπλεκτον ἑὸν δέμας ἀμφιβαλοῦσα.
Καὶ μέν τις λιμένεσσι παρ' ἀκλύστοισι θαλάσσης
ἄγρην ἐγχελύων τεχνήσατο κοῦρος ἀθύρων.
ἔντερον οἰὸς ἑλὼν περιμήκετον ἧκε καθ' ὕδωρ
ἐκτάδιον, δολιχῇσιν ἀλίγκιον ὁρμιῇσιν.
ἡ δ' ἐσιδοῦσ' ἐπόρουσε καὶ ἔσπασε. τὴν δὲ χανοῦσαν

432 ὅποι v.l. in Γ, v.l. in λ | ἔριν θ. vide „Überlieferung und Euteknios-Paraphr.“, 13–14 || ***433*** γ' : τ' μ, a^1, v (gl. γ') | ἑτοίμοις gl. in λ, gl. in M : ἑτοῖμοι θ, F. ἑτοίμως exhibent ceteri mss. vide „Noten“, 370–371 || ***436*** -κονέονται v.l. in β || ***437*** πομπίλον proponit Schneider (?) || ***438*** ἐπὶ : ὑπὸ F. vide „Noten“, 191 (annot. 833) | -ροῖσι πόθοισι : -ροῖς (-ροῖσι) πτόρθοισι κ, a^1, F, v.l. in L, v.l. in z_2. sed confer paraphr. 11. 32–33 || ***442*** -σιν ἐπισχεδὸν F || ***443*** ποικίλον : αἰόλον v.l. in Γ || ***444*** δάγματ' v.l. in Γ, κ, λ, v.l. in μ, a^1, v, L, M, m_1, P_1, U : δάχματ' v.l. in Γ, β, r_6, m_2, ε, θ, W, v.l. in μ, F, R_2, gl. in U, z_2. vide „Noten“, 188 | γλαυκῆς v.l. in Γ, r_6, θ, κ, λ, μ, v, F, L, m_1, P_1, R_2, U, z_2 post corr. : γλαυκοῖς v.l. in Γ, β, m_2, ε, W, a^1, M, gl. in U, z_2 ante corr. vide „Noten“, 371 | ἐνὶ Schneider : ἐπὶ mss excepto manuscripto U, qui ὑπὸ exhibet. vide „Noten“, 371–372 (qua locus testimoni 1. 145 delendus est) | -σι λίμνης : -σι(ν) ἅλμης v.l. in Γ, λ, μ, v.l. in v, L, M. vide „Noten“, 190 (annot. 826) || ***445*** σύροι v.l. in Γ, ε, gl. in λ, L, R_2 : σύρει v.l. in Γ, ceteri mss | ἐπιδοῦσα R_2 || ***446*** ἐφορμ- v.l. in Γ (?), μ, a^1, P_1 | -πεσοῦσα : -έπουσα R_2. vide „Überlieferung und Euteknios-Paraphr.“, 14 || ***447*** -νοις ἐπάγῃ Schneider : -νοισι πάγῃ mss. vide „Noten“, 66–67 (qua me fugit afferre hunc locum [confer annotationem 224]) | χείλεϊ v.l. in Γ, z_2 (gl. χείλεσι) | χαλκοῖς κ || ***450*** -σι παρ' ἀκλύστοισι : -σι περικλύστοισι v.l. in Γ. -σι πολυκλύστοισι exhibet m_2, -σιν ἁλικλύστοισι exhibet W, v.l. est in Γ, in β || ***454*** ἐπιδοῦσ' v.l. in β, r_6, θ, R_2, v.l. in U (proprie ἐπιδοῦσα). vide „Noten“, 245–246 (annot. 1101) ||

und sie blicken auf die Hand des Mannes, wohin er (die Stücke) werfen werde, und Streit der Zähne kommt auf – (433) so stürzen die Goldmakrelen los auf die (mit Ködern) vorbereiteten Haken. Und leicht wirst du eine nach der anderen fangen und emporziehen, wenn du schnell bist. Denn sie selber beeilen sich mehr als die Fischer und betreiben durch ihren Unverstand eifrig ihr eigenes Verderben. Mit solcher List werden auch die Pilotfische gefangen, denn auch deren Herz ist gleichermaßen voller Sehnsucht nach Schatten. – (439) Gegen die Kalmare aber verfertige ein Mann einen pfeilartigen Stab und mache ihn zurecht ganz ähnlich einer Spindel. Um ihn herum aber befestige er aufeinander folgend und nahe beieinander zahlreich Haken mit Widerhaken, auf die er den bunten Leib eines Meerjunkers spieße und (somit) die zurückgebogenen Zähne des Hakens verberge, und in den Tiefen der azurblauen See ziehe er solch einen Köder an einer Schnur. (445) Der Kalmar aber erblickt ihn, stürzt los und umschlingt ihn mit seinen feuchten Saugarmen, und er bleibt fest hängen an den Rändern des Hakens. Und er vermag (den Haken) nicht mehr zu lassen, trotz allen Bemühens, sondern gegen seinen Willen wird er eingeholt, während er mit seinem selbstverfangenen Körper (den Haken) umfaßt. – (450) In Häfen des Meeres, welche von Wellen verschont sind, ersinnt ein Junge im Spiel schlaue Jagd auf Aale. Er nimmt ein sehr langes Stück Schafdarm und läßt es ausgespannt ins Wasser hinab, ähnlich einer langen Schnur. (454) Der Aal aber erblickt es, schießt hinzu und packt es. Und der Junge bemerkt, daß der Aal nach dem Schafdarm geschnappt hat,

ἔγνω καὶ μήλειον ἄφαρ κύρτωσεν ἀυτμῇ
ἔγκατον ἐμπνείων· τὸ δ᾽ ἀνίσταται ἄσθματι λάβρῳ
οἰδαλέον, πλῆσεν δὲ τιταινόμενον στόμα δειλῆς
ἐγχέλυος. πνοιῇ δὲ περιστένεται μογέουσα
ἀνδρομέῃ, δέδεται δὲ καὶ ἱεμένη περ ἀλύξαι,
εἰσόκεν οἰδαίνουσα καὶ ἄσχετον ἀσθμαίνουσα
ὑψόσ᾽ ἀναπλώσῃ καὶ ὑπ᾽ ἀγρευτῆρι γένηται.
ὡς δ᾽ ὅτε τις πλείου πειρώμενος ἀμφιφορῆος
αὐλὸν ἔχων ἤρεισεν ὑπὸ στόμα φυσητῆρα,
ἄσθματι δ᾽ αὖ ἐρύει μέθυος ποτὸν ἔμπαλιν ἕλκων
χείλεσιν ἀκροτάτοις, τὸ δ᾽ ἀνατρέχει ἀνδρὸς ἀυτμῇ·
ὣς αἵ γ᾽ ἐγχέλυες πνοιῆς ὕπο κυμαίνουσαι
ἕλκονται δολίοιο ποτὶ στόμα φυσητῆρος.
Ἔστι δέ τις νεπόδων δειλὸς καὶ ἄκικυς ὅμιλος,
ἀβληχρῆς ἀφύης ἀδινὸν γένος, αἳ καλέονται
ἐγγραύλεις· ἀγαθὴ δὲ βόσις πάντεσσιν ἔασιν
ἰχθύσιν. αἰεὶ δέ σφιν ἐνὶ φρεσὶ φύζα δέδηε,
πάντα δ᾽ ὑποτρομέουσι, σὺν ἀλλήλαις δὲ χυθεῖσαι
σωρηδὸν μίμνουσι καὶ ἀθρόαι ἐμφεφύασιν,
ἠύτ᾽ ἀναγκαίοιο βίην δεσμοῖο φέρουσαι·
οὐδέ κε μητίσαιο διάκρισιν εὑρέος ἑσμοῦ
οὐδὲ λύσιν· τοῖον γὰρ ἐν ἀλλήλῃσιν ἔχονται.
πολλάκι μὲν καὶ νῆες ἐν ἕρμασιν ἠύτ᾽ ἔκελσαν
κείναις, πολλάκι δέ σφιν ἐνιπλήσσουσιν ἐρετμοῖς
κληίδων ἐλατῆρες, ἐνέσχετο δ᾽ ἱεμένη περ
κώπη πετραίης ἅτε χοιράδος ἀντιτυχοῦσα.
καί πού τις βουπλῆγα βαρύστομον ἰθὺς ἀείρας
ἐγγραύλεις ἐτίναξε καὶ οὐ διέκερσε σιδήρῳ

457 πλῆσεν v.l. in Γ, W post corr., μ, F post corr., M : πλῆσε v.l. in Γ, r_6, m_2, ε, θ, W ante corr., κ, λ, F ante corr., L, P_1, R_2, U, z_2. πλῆσαι exhibent β, a^1, v, m_1, v.l. est in Γ (?) || ***461*** ὑπ᾽ : ἐπ᾽ v.l. in Γ (?), m_2, λ, μ, M. vide „Noten“, 186, confer 1. 717, 4. 263 || ***463*** ἔχων : ἑλὼν v.l. in Γ, β, r_6 ante corr. (?), W, v.l. in U. vide „Noten“, 372 || ***464*** ἐρύῃ v.l. in Γ (?), v.l. in β, v.l. in ε, W. vide „Tempus und Modus“, 218 (qua me afferre fugit hos modi coniunctivi locos) || ***465*** τὸ δ᾽ : τόδε δ᾽ αὖ β, r_6, U | ἀνατρέχει : τρέχει r_6 || ***471*** δέδηε (-δῃε) m_2, ε, W, κ, v.l. in λ, F, P_1 : δέδηεν (-δῃεν) Γ, v.l. in β, r_6 post corr., θ, v.l. in λ, μ, v, M post corr., R_2, z_2. δέδυε exhibet m_1, δέδυεν gl. est in v, in z_2, δέδοιεν v.l. est in Γ (?), in β, δέδιεν exhibent a^1, U || ***477*** ἕρμασιν (ἕρ-) v.l. in Γ, κ, v.l. in L : ἔργμασιν (ἔργ-) Γ, β, r_6, m_2, ε, θ, W, λ, μ (proprie ἐρίγμασιν), a^1, v, F, L, M, m_1, P_1, R_2, U, z_2. vide „Noten“, 372–373 || ***478*** σφισιν λ, M, z_2 | ἐπιπλήσσ- m_1. vide „Noten“, 208 (annot. 921) || ***480*** χοιράδος : δειράδος z_2 || ***481*** -στονον m_2, m_1. confer James, 66–68, insuper 5. 152 | ἰθὺν M post corr. (gl. ἰθὺς). εὐθὺς exhibent r_6 post corr., m_2, z_2, v.l. est in Γ. vide „Noten“, 154 ||

und läßt diesen sogleich vom Atem sich wölben, indem er hineinbläst. Der Darm aber schwillt unter dem heftigen Blasen und füllt und spannt das Maul des armen Aals. (458) Und durch den menschlichen Atem rings beengt und gequält, ist er gefangen, und wollt' er auch entkommen, bis er anschwellend und unablässig schwer atmend emporschwimmt und Beute seines Jägers wird. (462) Wie aber wenn einer, der eine volle Amphore versucht, ein Blas-Rohr (in der Hand) hält und es in den Mund steckt; und er zieht mit Hilfe des Atems den Wein herauf, indem er ihn mit spitzen Lippen zurückzieht, und durch den menschlichen Atem strömt er empor – so werden die Aale, heftig bewegt vom Blasen (des Jungen), heraufgezogen zum Munde des listigen Bläsers. – (468) Da gibt es eine furchtsame und schwache Schar unter den Tieren der See, das zahlreiche Geschlecht der kraftlosen Heringsfische, die Engraúleis (Sardellen) heißen; ein guter Bissen aber sind sie für alle Fische. Doch stets brennt in ihnen der Drang zu fliehen, (472) vor jedem Ding zittern sie und zueinandergerückt bleiben sie im Haufen und drängen sich eng aneinander, als wären sie unter der zwingenden Gewalt einer Fessel. Und dir käme nicht in den Sinn, den weiten Schwarm zu trennen und aufzulösen: Solcherart nämlich hängen sie aneinander. (477) Oftmals stranden sogar Schiffe auf ihnen wie auf Klippen, und oftmals geraten Ruderer auf ihren Bänken mit den Rudern in sie hinein, und das Ruder bleibt hängen, so sehr es auch heraus will, als wäre es auf steinigen Fels gestoßen. (481) Und einer hebt wohl geradeswegs die scharfschneidige Axt und fügt den Engraúleis (Sardellen) einen Hieb zu, ohne indes die ganze Masse mit dem Eisen zu durchschneiden,

στῖφος ἅπαν, βαιὴν δ᾽ ἀγέλης ἀπεδάσσατο μοῖραν·
καὶ τῆς μὲν κεφαλὴν πέλεκυς τάμε, τὴν δ᾽ ἐκόλουσεν
οὐρῆς, τὴν δ᾽ ἤμησε μέσην, τὴν δ᾽ εἶλεν ἅπασαν.
οἰκτρὸν ἰδεῖν μογεροῖσιν ἐοικότα σώματα νεκροῖς.
αἱ δ᾽ οὐδ᾽ ὣς ἐλάθοντο καὶ οὐκ ἀνέηκαν ἔχουσαι
δεσμὸν ἑόν· τοῖός τις ἐπὶ σφίσι γόμφος ἄρηρε.
καὶ μέν τις παλάμῃσιν ἅτε ψαμάθοιο βαθείης
ἀντιάσας κείνοισιν ἐπ᾽ ἰχθύσιν ἀμήσαιτο.
τὰς δ᾽ ὁπόταν φράσσωνται ἐπὶ σφίσι πεπτηυίας
ἰχθυβόλοι, κοίλῃσι περιπτύσσουσι σαγήναις
ἀσπασίως, πολλὴν δὲ ποτὶ ῥηγμῖνας ἄγουσιν
ἄγρην νόσφι πόνοιο καὶ ἄγγεα πάντ᾽ ἀφύῃσιν
ἠδ᾽ ἀκάτους ἔπλησαν, ἐπ᾽ ἠιόσιν δὲ βαθείαις
θημῶνας νήησαν, ἀπειρεσίης χύσιν ἄγρης.
οἷον δ᾽ ἐργατίναι Δηοῦς πόνον ἐκτελέσαντες,
πνοιῇς χερσαίοις τε διακρίναντες ἐρετμοῖς
καρπόν, ἐυτροχάλοιο μέσον κατὰ χῶρον ἀλωῆς
πολλὸν ἐνηήσαντο, περιπλήθουσα δὲ πάντῃ
πυροδόκος στεφάνη λευκαίνεται ἔνδον ἀλωῆς·
ὣς τότ᾽ ἀπειρεσίῃσι περιπληθὴς ἀφύῃσιν

484 τάμεν v.l. in Γ (?), m_2, ε, v.l. in θ, v.l. in λ, μ, L (?), M, m_1, U | τὴν : τῆς κ, v, L (gl. τὴν). vide „Noten“, 373 || ***485*** οὐρὴν (-ήν) κ, gl. in v, L (gl. οὐρῆς), gl. in M. vide „Noten“, 373 || ***486*** versum totum transfert Brunck atque prima editione Schneider post versum 554. vide „Noten“, 373–374 | μογεροῖσιν : μάζῃσιν (-ζεσιν) κ, v.l. in v, L, v.l. in z_2 | -ματα νεκροῖς Schneider (aut Brunck) : -μασι νεκρῶν mss excepto manuscripto v, qui -ματα νεκρῶν (v.l. -μασι) exhibet. vide „Noten“, 373–374 || ***487*** ἐλάθοντο : ἐλίποντο proponit Köchly. vide „Noten“, 374 || ***488*** ἐπὶ : ἐνὶ v.l. in β, r_6, θ, W, κ, F, L, U, gl. in z_2. vide „Noten“, 191 (annot. 833) || ***489*** μέν : κέν v.l. in R_2. vide „Noten“, 375 || ***490*** κείνοισιν Γ, v.l. in β, gl. in r_6, v.l. in θ, κ, λ, μ, a^1, v, F, L, M, m_1, P_1, R_2, z_2 : κείνῃσι(ν) v.l. in β, r_6, m_2, ε, v.l. in θ, W, U. κείνας v.l. est in Γ (?). κεινῇσιν proponit Köchly. vide „Noten“, 375–376 | -σιν ἐπ᾽ : -σι(ν) μετ᾽ v.l. in Γ (?), v.l. in β, r_6, W, U. vide „Noten“, 191 (annot. 833) || ***491*** ὁπότε v.l. in Γ, v.l. in β, r_6, W, κ, λ. vide „Tempus und Modus“, 219–220 (Corrigenda Glotta 60, 1982, 136) | φράσσονται v.l. in Γ, λ. vide „Tempus und Modus“, 219–220 (Corrigenda Glotta 60, 1982, 136) || ***492*** -πτύουσι a^1. -πτήσσουσι exhibent ε, F, M, -πίπτουσι exhibet P_1. sed confer paraphr. 12. 27–28 || ***493*** ῥηγμῖνος θ, μ, m_1, P_1 (proprie ῥιγ-). vide „Noten“, 119–120 | ἄγουσιν : ἔχουσιν P_1 || ***495*** ἠδ᾽ : ἐν δ᾽ M, P_1, R_2, U. ἔνθ᾽ exhibet μ. ἔν τ᾽ proponit Schneider. vide „Noten“, 376 | ἄκατον v.l. in Γ, λ, μ, M, P_1, R_2. ἄκατόν τ᾽ exhibet ε, v.l. est in Γ, in β. vide „Überlieferung und Euteknios-Paraphr.“, 14 || ***496*** -σίης v.l. in Γ, β, r_6, W, v.l. in λ, μ, a^1, v, M, m_1, P_1, R_2, U, z_2 : -σίην v.l. in Γ, ε, θ, κ, v.l. in λ, gl. in v, F, L. -σίῃσι exhibet m_2. vide „Noten“, 376–377 || ***498*** χερσαίης (-ῃς?) v.l. in β, r_6, θ, κ | τε : δὲ v.l. in β, r_6, W, U ante corr. | -κρίνοντες v.l. in Γ (?), m_2, v.l. in λ, μ, a^1, M, P_1, z_2 (gl. -κρίναντες) || ***502*** -πληθὺς v.l. in β, m_2 ante corr., μ. -πλήθουσ᾽ exhibent r_6, W, v.l. est in Γ, in z_2. confer 1. 796 ||

sondern ein winziges Stücke vom Schwarm teilt er ab. Und der einen Èngraulis schneidet das Beil den Kopf ab, eine andere verstümmelt es am Schwanz, eine dritte mäht es mitten hindurch, eine vierte zerschmettert es gänzlich. (486) Jammervoll sind die Leiber anzuschauen, die armen Toten ähneln. Aber auch so versäumen die Engraúleis (Sardellen) nicht (auszuharren) und lassen nicht ab von ihrer Fessel: Solch ein Pflock hält sie zusammen. Und gewiß könnte einer mit den Händen wie vom tiefen Sand, wenn er auf jene Fische trifft, von ihnen für sich einsammeln. (491) Wenn aber die Fischer bemerken, wie sie sich aufeinanderducken, schließen sie sie erfreut mit hohlen Ziehgarnen ein und bringen ohne Mühe gewaltigen Fang ans umbrandete Ufer, und sie füllen alle Gefäße mit Heringsfischen und die Boote, und häufen auf dem breit sich erstreckenden Ufer Berge an, die Menge eines unendlichen Fangs. (497) Wie aber Erntearbeiter, die die Mühe Deós beendet und mit Hilfe des Windes und der Landruder das Korn gesondert haben, es mitten auf dem Platz der wohlgerundeten Tenne in Menge aufhäufen; und der Ring, der das Getreide aufnimmt, überall zum Überquellen voll, leuchtet weiß innerhalb der Tenne – (502) so leuchtet dann der erhöhte Rand des Strandes am Meer weiß von der unendlichen Fülle der Heringsfische. –

ὀφρὺς ἀγχιάλου λευκαίνεται αἰγιαλοῖο.
Φῦλα δὲ πηλαμύδων ἐκ μὲν γένος εἰσὶ θαλάσσης
Εὐξείνου, θύννης δὲ βαρύφρονος εἰλείθυιαι·
κεῖναι γάρ, Μαιῶτις ὅπῃ ξυμβάλλεται ἅλμῃ,
ἀγρόμεναι λιμναῖον ὑπὸ στόμα καὶ δονακῆας
ὑδρηλοὺς ὠδῖνος ἐπαλγέος ἐμνήσαντο.
καὶ τὰ μὲν ὅσσα κίχωσι μετατροπάδην κατέδουσιν
ᾠά, τὰ δ᾽ ἐν δονάκεσσι καὶ ἐν σχοίνοισι μένοντα
πηλαμύδων ἀγέλας ὥρῃ τέκεν· αἱ δ᾽ ὅτε κῦμα
πρῶτον ἐπιψαύσωσι πόροιό τε πειρήσωνται,
ξεῖνον ἁλὸς σπεύδουσι μετὰ πλόον, οὐδ᾽ ἐθέλουσι
μίμνειν ἔνθα γένοντο καὶ ἡβαιαί περ ἐοῦσαι.
Θρηίκιος δέ τίς ἐστιν ἁλὸς πόρος, ὅν τε βάθιστον
φασὶ Ποσειδάωνος ἐνὶ κλήροισι τετύχθαι·
ἐκ τοῦ καί τε Μέλας κικλήσκεται, οὐδέ ἑ λάβροι
λίην οὐδ᾽ ὑπέροπλοι ἐπιθρώσκουσιν ἀῆται.
ἐν δ᾽ ἄρα οἱ κευθμῶνες ὑποβρύχιοι πεφύασι
κοῖλοι, πηλώεντες, ἀθέσφατοι, οἷς ἔνι πολλὰ
τίκτεται, ἠβαιοῖσιν ὅσ᾽ ἰχθύσι δαῖτας ὀφέλλει.
ἔνθα καὶ ἀρτιγόνοισι πέλει πρώτιστα κέλευθα
πηλαμύδων ἑσμοῖσιν, ἐπεὶ περιώσιον ἄλλων
εἰναλίων φρίσσουσι δυσαέα χείματος ὁρμήν·
χεῖμα δὲ πηλαμύδεσσιν ἀπαμβλύνει φάος ὄσσων.
ἔνθα δ᾽ ἐν εὐρωποῖσιν ἁλὸς λαγόνεσσι πεσοῦσαι
αὔτως δηθύνουσιν, ἀεξόμεναι δὲ μένουσι

506 ὅποι v.l. in Γ (?), v.l. in λ, gl. in z_2 || ***508*** ὑδρηλῆς F | ὑπ᾽ ἀλγέος ε. ὑπ᾽ ἄλγεσιν exhibet θ, v.l. est in Γ || ***509*** κίχουσι v.l. in Γ (?), λ, a^1, v, M, R_2. κίχησι exhibet μ. vide „Noten", 359 (annot. 1622) | -τροπάδην v.l. in Γ, W, κ, v.l. in λ, F, L, m_1 : -δρομάδην v.l. in Γ, v.l. in β, m_2, ε, θ, v.l. in λ, μ, a^1, v, M, P_1, R_2, U, z_2. (-)δροπάδην exhibet r_6, v.l. est in Γ (?), in β, gl. est in U. vide „Noten", 377–378 | -έδονται κ. -έχουσιν exhibet r_6 (v.l. -έδουσιν), v.l. est in Γ, in β || ***510*** σχοίνησι v.l. in β, r_6, v.l. in ε || ***511*** τέκον β, gl. in F || ***512*** -ψαίρωσι P_1. -ψαίρουσι exhibent m_2, μ. vide „Noten", 378, „Tempus und Modus", 217–218 | -σωνται v.l. in Γ, ε, v.l. in λ, R_2, U : -σονται v.l. in Γ, β, r_6, m_2, θ, W, κ, v.l. in λ, μ, a^1, v, F, L, M, m_1, P_1, z_2. vide „Tempus und Modus", 217–218 || ***513*** ξεῖνον : ξυνὸν F | σπεύδουσαι m_2 | οὐδὲ θέλ- W, μ, L. vide „Noten", 22–23 || ***514*** ἔνθ᾽ ἐγέν- v.l. in β, ε, θ, κ, F. vide „Noten", 66–67 || ***515*** πόρος m_2 : μυχὸς v.l. in Γ, v.l. in β, v.l. in m_2, ε, θ, κ, λ, μ, a^1, v, L, M, P_1, R_2, U, z_2. βυθὸς exhibent r_6, ι, F, m_1, v.l. est in Γ, in β. vide „Überlieferung und Euteknios-Paraphr.", 14–15 || ***520*** τηλώεντες ι || ***521*** δαῖτα v.l. in Γ, r_6 ante corr. (?), m_2, θ, μ, v (gl. δαῖτας), L ante corr., z_2. δέμας exhibent λ, a^1, v.l. est in M, in R_2, δέμασι v.l. est in v. sed confer paraphr. 13. 8–9 || ***524*** χείματος : κύματος F, m_1. sed confer paraphr. 13. 10–12 || ***527*** αὔτως Γ, v.l. in β, r_6 (?), m_2, θ, κ, λ, μ, a^1, v, F (?), L, M, P_1, R_2, U, z_2 : αὕτως v.l. in Γ (?), v.l. in β, ε, ι, m_1. vide „Noten", 70 ||

(504) Die Scharen der Einjährigen (Thunfische) stammen aus dem Schwarzen Meer und sind die Nachkommen des grausamen Thunfisches. Denn dort, wo das Maiotische Meer mit der Salzflut zusammentrifft, sammeln sich die Thunfische an der Mündung des Binnenmeeres und den nassen Schilffeldern und erinnern sich der schmerzlichen Geburt. (509) Und einen Teil der Eier, so viele sie sich rückwärts wendend antreffen, verschlingen sie, der andere Teil aber bleibt im Rohr und in den Binsen und läßt zu seiner Zeit die Scharen der Einjährigen hervorkommen. Sobald diese aber zuerst die Flut erreicht und den Weg erprobt haben, beeilen sie sich, fremde See zu erreichen, und sie wollen nicht bleiben, wo sie geboren, wenngleich sie (noch) klein sind. (515) Es gibt aber einen thrakischen Golf, der, wie gesagt wird, unter den Losen Poseidons am tiefsten ist. Deswegen heißt er auch Melas („Schwarzer"), und gar zu reißende und gewaltige Winde fallen dort nicht ein. (519) Und in ihm sind unter Wasser natürliche Schlupfwinkel, kavernenartig, schlammig, zahllos, in denen vieles wächst, was kleinen Fischen die Nahrung vermehrt. Dorthin gehen auch die ersten Wege der gerade geborenen Einjährigenschwärme, denn mehr als andere Tiere der See fürchten sie den widrigen Angriff des Wintersturms; (525) denn der Wintersturm trübt das Licht ihrer Augen. Dort aber im weiten Leib der See lassen sie sich nieder und verharren so, und während sie wachsen, erwarten sie

λαρὸν ἔαρ· τῇ δέ σφι καὶ ἵμερος ἄνεται εὐνῆς.
πλησάμεναι δὲ τόκοιο παλίμποροι αὖτις ἵενται
πατρῷον μετὰ κῦμα, μόγον δ' ἀπὸ γαστρὸς ἔθεντο.
τὰς δ' ἤτοι Μέλανος μὲν ὑπὲρ βαθὺ λαῖτμα πόροιο
Θρήικες ἀγρώσσουσιν ἀπηνέι χείματος ὥρῃ,
θήρην ἀργαλέην καὶ ἀτερπέα, δηιοτῆτος
θεσμὸν ὑφ' αἱματόεντα καὶ ἄγριον αἶσαν ὀλέθρου.
ἔστι τις οὐ δολιχὴ μὲν ἀτὰρ πάχετός γε μεγίστη,
μῆκος ὅσον πῆχυς, στιβαρὴ δοκίς· ἐν δέ οἱ ἄκρῃ
πολλὴ μὲν μολίβοιο χύσις, πολλαὶ δὲ σιδήρου
αἰχμαὶ τριγλώχινες ἐπασσύτεραι πεφύασι·
πεῖσμα δέ μιν περίμηκες ἐύπλοκον ἀμφιβέβηκε.
δουρὶ δ' ἀναπλώσαντες, ἁλὸς πόρος ἔνθα βάθιστος,
ἐς βυθὸν ἠερόεντα περικρατὲς ἧκαν ἔνερθε
πυθμένος εἰλατίνου κρατερὸν σθένος· αἶψα δὲ ῥιπῇ
σπερχόμενον μολίβῳ τε καταρρεπὲς ἠδὲ σιδήρῳ
σεύεται ἐς νεάτας ῥίζας ἁλός, ἔνθ' ἀμενηναῖς
πηλαμύσι προὔτυψεν ἐν ἰλύι πεπτηυίαις·
σὺν δ' ἕλε, σὺν δ' ἐτόρησεν ὅσον κίχε δειλὸν ὅμιλον.
οἱ δὲ θοῶς ἀνέρυσσαν ἐληλαμένας περὶ χαλκῷ
παλλομένας ἐλεεινὰ σιδηρείῃς ὀδύνῃσι.
τὰς δέ τις εἰσορόων καί κε θρασυκάρδιος ἀνὴρ

528 ἀνύεται λ. ἀνύετ' exhibet F, ἀναίνεται exhibet a^1 | εὐναῖς P_1 || ***529*** αὖθις v.l. in β, v.l. in θ (?), μ, a^1, v, F, m_1, R_2. vide „Noten", 36 || ***531*** ὑπὲρ : ὑπὸ λ, M || ***535*** πάχετός γε v.l. in Γ, m_2, U, z_2 : πάχετός τε v.l. in Γ, β (?), r_6, ε, $θ_1$, ι, κ, λ, a^1, v, F, L (?), M, m_1, P_1, R_2. πάχος ὅττι proponit Brunck. vide „Noten", 378–379 || ***537*** μολύβοιο v.l. in Γ, v.l. in λ, a^1, v || ***540*** πόρος v.l. in Γ, β, ι, F, R_2, U : πόρον v.l. in Γ, r_6 post corr., m_2, ε, $θ_1$, κ, λ, μ, a^1, v, L, M, m_1, P_1, z_2. vide „Noten", 379 || ***541*** εἰς m_2. vide „Noten", 33 | περικρεμὲς proponit Brunck. vide „Noten", 379 | ἧκον β, r_6, ι | ἔνερθε v.l. in β, ε, $θ_1$, ι, μ, a^1, v, F, P_1 : ἔνερθεν Γ, v.l. in β, r_6, m_2, κ, λ, M, m_1, R_2, U, z_2. ὕπερθε exhibet L. vide „Noten", 147 (qua me afferre fugit hunc locum versu 16 post „4. 82"; proinde dele „541" versu 15!) || ***542*** εἰλάτινον Γ, z_2 (gl. -τίνου) | δὲ ῥιπῇ : δ' ἔπειτα F || ***543*** σπερχομένη $θ_1$ | μολύβῳ v.l. in Γ, v.l. in λ, a^1, v. P_1 incertus || ***544*** ἐς -τας ῥίζας v.l. in Γ, β, r_6, ε, ι, κ, v.l. in λ, F, L, m_1, v.l. in z_2 : ἐν -ταις ῥίζαις v.l. in Γ, m_2, $θ_1$, v.l. in λ, μ, a^1, v, M, P_1, R_2, U, z_2. vide „Noten", 380 | ἔνθ' : ἐν δ' κ, a^1, F, P_1, U || ***545*** ἰλύι v.l. in β, r_6, ι, F, m_1 : ἰλύσι Γ, v.l. in β, m_2 (proprie ἰλλύσι), ε, $θ_1$, κ, λ, μ, a^1, v, L, M, P_1, R_2, U, z_2. vide „Noten", 380 | -υίας λ, a^1, v, M, P_1 || ***546*** δ' ἐτόρ- : τ' ἐτόρ- proponit Schneider (?). vide „Noten", 380; 66–67 | δεινὸν ε, a^1, P_1. vide „Noten", 209–210 || ***548*** -ρείαις a^1, v. -ρείοις exhibet R_2. vide „Noten", 63 (annot. 210); 358 || ***549*** κε v.l. in Γ (?), v.l. in β, ι, L, U : κεν Γ, v.l. in β, r_6, m_2, ε, $θ_1$, κ, λ, μ, a^1, v, F, M, m_1, P_1, R_2, z_2. vide „Noten", 109–110 (annot. 449) ||

den süßen Frühling; dann aber erfüllt sich auch ihnen das Verlangen nach Paarung. Wenn sie aber trächtig sind, eilen sie wieder zurück zur heimatlichen Flut und befreien sich von dem Schmerz ihres Leibes. (531) Diese Einjährigen aber fangen die Thraker oberhalb der tiefen Flut des Schwarzen Golfs während der unfreundlichen Jahreszeit des Winters in einer grausamen und jammervollen Jagd, die unter dem blutigen Gesetz der Feindschaft steht und dem bösen Schicksal des Verderbens. (535) Sie haben einen gedrungenen Balken (zur Verfügung), nicht lang, doch von gewaltiger Stärke, etwa eine Elle lang. An seinem Ende aber ist eine große Masse Blei befestigt und zahlreiche dichtaufeinanderfolgende Dreizacklanzen aus Eisen. Ein sehr langes wohlgeflochtenes Tau aber umgibt den Block. (540) Mit einem Boot aber fahren sie hinaus, dorthin, wo der Golf am tiefsten ist, und in die dunkle Tiefe unten lassen sie den machtvoll zupackenden, den mächtigen Fichtenstamm hinunter. Rasch aber, vom Wurf beschleunigt und durch das Blei niedersinkend und durch das Eisen, stürzt er in die tiefsten Gründe der See, wo er auf die schwachen Einjährigen eindringt, die sich im Schlamm ducken. (546) Und er tötet und durchbohrt, so viele er antrifft von der armen Schar. Die Fischer aber ziehen sie schnell empor, aufgespießt auf dem Erz und erbarmungswürdig zappelnd unter den Schmerzen des Eisens. (549) Bei ihrem Anblick würde auch einen hartherzigen Mann

οἰκτείραι θήρης τε δυσαγρέος ἠδὲ μόροιο·
τῆς μὲν γὰρ λαγόνεσσιν ἐλήλατο δουρὸς ἀκωκή,
τῆς δὲ κάρη ξυνέπειρε θοὸν βέλος, ἡ δ' ὑπὲρ οὐρὴν
οὔτασται, νηδὺν δ' ἑτέρης, ἄλλης δ' ἕλε νῶτα
δριμὺς ἄρης, ἄλλη δὲ μέσον κενεῶνα πέπαρται.
ὡς δ' ὁπότε κρινθέντος ἐνυαλίοιο κυδοιμοῦ
δουριφάτους κονίης τε καὶ αἵματος ἐξανελόντες
εὐνὴν ἐς πυρόεσσαν ἑοὶ στέλλουσιν ἑταῖροι
μυρόμενοι· τὰ δὲ πολλὰ καὶ αἰόλα σώμασι νεκρῶν
ἕλκεα παντοῖαί τε βολαὶ τελέθουσιν ἄρηος·
ὣς καὶ πηλαμύδεσσιν ἐπιπρέπει ἕλκεα πάντῃ,
εἴδωλον πολέμοιο, φίλον γε μὲν ἀσπαλιεῦσιν.
ἄλλοι δ' αὖ κούφοισι λίνοις ἕλον ἔθνε' ἀφαυρῶν
πηλαμύδων· αἰεὶ γὰρ ἀνὰ κνέφας, ὅττι κεν ἅλμῃ
ἐμπίπτῃ, τρομέουσι, φόβον δ' ὀρφναῖον ἔχουσιν·
ὄρφνῃ δ' ἀγρώσσονται ἀτυζόμεναι κατὰ βένθος.
δίκτυα γὰρ μάλα κοῦφα λίνων στήσαντες ἐλαφρῶν
κυκλόσε δινεύουσι βίῃ θείνοντες ἐρετμοῖς
νῶτον ἁλὸς κοντοῖς τε καταΐγδην κτυπέοντες.

550 οἰκτείραι (-τεῖραι) m_2, μ, a[1], v, L, m_1, P_1, R_2, U : οἰκτείροι κ, F, gl. in L. οἰκτείρει exhibent r_6, ι, v.l. est in Γ, in β, gl. est in U, οἰκτείρῃ exhibent ε, $θ_1$, v.l. est in Γ (?), in β, ᾤκτειρε(ν) exhibent λ, M, z_2, v.l. est in Γ, in $θ_1$. vide „Noten", 381 | τε : δὲ r_6, U || ***552*** κάρην v.l. in λ. vide „Noten", 119 | συνέπειρε λ (gl. ξυν-). vide „Noten", 31–32 | δ' ὑπὲρ οὐρὴν : (-)δὲ παρ' οὐρῇ κ, L. δὲ παρ' οὐρὴν exhibet F || ***553*** ἕλε νῶτα : ἕλεν ὦπα v.l. in Γ, β, ι, v.l. in λ, U. sed confer paraphr. 13. 27–28 || ***554*** μέσην λ. μέσ(σ)η exhibent μ, M, m_1, R_2 (gl. μέσον), U || ***555*** κρινθ- Brunck : κλι(ν)θ- mss. vide „Noten", 381 || ***556*** κόνιός m_2, v.l. in λ, M. confer 5. 276 || ***557*** εἰς P_1. vide „Noten", 33 | στέλλωσιν v.l. in β, ε, ι, v.l. in λ. vide „Noten", 381 || ***558*** σώματα v.l. in Γ (?), m_2, μ || ***559*** τε : δὲ κ | τελέθουσιν v.l. in Γ : πλήθουσιν mss. vide „Noten", 381–382 || ***560*** -πρέπει v.l. in Γ, r_6, m_2, v.l. in $θ_1$, v.l. in ι, v.l. in κ, v.l. in λ, μ, v, L, m_1, P_1, z_2 : -τρέπει v.l. in Γ, β, ε, v.l. in $θ_1$, v.l. in ι, v.l. in κ, v.l. in λ, a[1], F, M post corr., gl. in R_2, U. -τρέχει exhibet R_2. vide „Noten", 381–382 (annot. 1732) | ἕλκεα v.l. in Γ, F (v.l. ἄλγεα) : ἄλγεα v.l. in Γ, ceteri mss. vide „Noten", 382 | πάντα v.l. in Γ, ε, λ (v.l. πάντῃ), M. vide „Überlieferung und Euteknios-Paraphr.", 8 (annot. 18) || ***561*** μὴν m_2 (?), P_1, U. μιν exhibent $θ_1$, M, v.l. est in Γ || ***562*** ἔθνε' : γένε' μ, m_1 || ***563*** γὰρ : δ' ἄρ' m_2 || ***564*** -πίπτῃ v.l. in β, r_6, m (in manuscripto V, qui una cum m constituit ε, versus deest), gl. in v : -πίπτει Γ, v.l. in β, m_2, $θ_1$, ι, κ, v.l. in λ, μ, a[1], v, F, L, M, m_1, P_1, R_2, U, z_2. -πίπτοι v.l. est in Γ (?), in λ || ***565*** ἀτυζόμεναι : ἀλιζόμεναι (ἀλ-) v.l. in λ, R_2 (gl. ἀτυζ-) || ***567*** ἐρετμῶν v.l. in Γ, ε, v.l. in $θ_1$, z_2 || ***568*** νῶτον : δοῦπον m_2, μ, M ante corr., m_1, R_2 (v.l. νῶτον) | τε v.l. in Γ, β, r_6, ι : δὲ v.l. in Γ, m_2, ε, $θ_1$, κ, λ, μ, a[1], v, F, L, M post corr., m_1, P_1, R_2, U, z_2. vide „Noten", 383 (quo loco per errorem lectio δὲ dicitur praeponenda esse. rationes quae afferuntur in „Noten", 311, lectionem τε iubent praeoptari) | κτυπέοντες Fajen : κτυπέουσι(ν) mss. vide „Noten", 382–383 ||

Mitleid ankommen wegen ihres unglücklichen Fangs und Geschicks. Denn dem einen war die Schärfe des Balkens in den Leib gedrungen, dem anderen hatte das schnelle Geschoß den Kopf durchbohrt, ein dritter ist über dem Schwanz verletzt, einem hatte den Unterleib der bittere Krieg zerschmettert, einem anderen den Rücken, ein anderer (wieder) ist inmitten der Weichen durchbohrt. (555) Wie aber wenn nach der Entscheidung in mörderischer Schlacht die Gefährten ihre von Speeren getöteten Kameraden aus Staub und Blut aufnehmen und zur feurigen Lagerstatt bringen, voller Klagen; und zahlreich und verschieden sind die Verletzungen an den Leibern der Toten, und jede Art von Kriegsverwundung zeigt sich – (560) so weisen auch die Einjährigen überall Verletzungen auf, das Bild des Krieges, doch gern gesehen von den Fischern. Andere wiederum fangen mit leichten Netzen die Scharen der schwachen Einjährigen: Denn stets fürchten diese im Dunkeln, was immer in die Salzflut fällt, und Furcht empfinden sie vor der Finsternis. (565) In finsterer Nacht aber werden sie gefangen, wenn sie verwirrt durch die Tiefen irren. Ganz leichte Netze nämlich aus dünnem Flachs spannen und werfen die Fischer ringsum aus, während sie mit ihren Rudern kräftig den Rücken der See schlagen und mit Stangen (auf das Meer) niederfahrend lauten Lärm erzeugen.

αἱ δ' ὑπὸ μαρμαρυγῆς ταχυήρεος ἠδ' ὁμάδοιο
φυζαλέαι θρώσκουσι, λίνου δ' ἐς κόλπον ἵενται
ἀτρέμας ἑστηῶτος ὀιόμεναι σκέπας εἶναι,
νήπιαι, αἳ δούποιο φόβῳ μόρον εἰσεπέρησαν.
ἔνθ' οἱ μὲν σχοίνοισιν ἐπισπέρχουσ' ἑκάτερθε
δίκτυον ἐξερύοντες ἐπ' ᾐόνας· αἱ δ' ὁρόωσαι
σχοίνους κινυμένας ἀνεμώλια δείματ' ἔχουσαι,
εἱλόμεναι πτήσσουσι καὶ ἀθρόαι ἐσπείρηνται.
πολλά κεν ἀγραίοισι τότ' ἀρήσαιτο θεοῖσι
δικτυβόλος μήτ' οὖν τι θορεῖν ἔκτοσθε λίνοιο
μηδέ τι κινύμενον δεῖξαι πόρον· ἢν γὰρ ἴδωνται
πηλαμύδες, τάχα πᾶσαι ὑπὲρ κούφοιο λίνοιο
ἐς βυθὸν ἀίσσουσι καὶ ἄπρηκτον λίπον ἄγρην.
εἰ δ' οὔ σφιν μακάρων τις ἁλιπλάγκτων νεμεσήσῃ,
πολλάκι καὶ τραφερῆς ὑπὲρ ᾐόνος ἑλκυσθεῖσαι
ἔξαλοι οὐκ ἐθέλουσι λιπεῖν λίνον, ἀλλ' ἐνέχονται
αὐτὴν μήρινθον πολυδινέα πεφρικυῖαι.
ὧδε καὶ ἐν ξυλόχοισιν ὀρέστεροι ἀγρευτῆρες

569 δ' : δ' ἄρ' F | μαρμαρυγῆς : σμαραγῆς Γ, θ_1, F, R_2 (v.l. μαρμαρυγῆς), z_2 | ταχυηρέος (sic!) v.l. in Γ, β, r_6, v.l. in F : βαρυηχέος v.l. in Γ, m_2, θ_1, κ (proprie -αχέος), μ, a^1, v, m_1, P_1, U. πολυηχέος exhibent λ, L, M, R_2, z_2, v.l. est in Γ, δυσηχέος exhibent ε, F, πολυαρέος exhibet ι. vide „Noten", 383 || ***570*** εἰς v.l. in μ (?). vide „Noten", 33 || ***571*** ἑστηῶτες r_6, μ (proprie ἑστῶτες), m_1 || ***572*** νήπιοι θ_1, P_1 || ***573*** -τερθε v, F, U : -τερθεν Γ, β, r_6, m_2, ε, θ_1, ι, κ, λ, μ, a^1, m_1, P_1, R_2, z_2. -στοτε exhibet M (gl. -τερθεν). L incertus. vide „Noten", 147 (qua me afferre fugit hunc locum versu 16 post „4. 82"; proinde dele „573" versu 15!) || ***574*** ᾐόνας v.l. in λ, F : ἠιόνας v.l. in λ, ceteri mss. vide „Noten", 45–46 (annot. 135) || ***575*** κινυμένους v.l. in λ (proprie κινου-), F, m_1. confer v. 53 (55) || ***576*** εἱλ- : spiritus asper huius verbi cum manuscriptis fere exhibeatur anteponendus est. ceterum εἰλύμ- (εἱλύμ-) exhibent μ, m_1, R_2. vide „Noten", 236–237 | πτώσσ- v.l. in Γ, z_2. vide „Noten", 235–236 || ***578*** ἰχθυβόλος m_2, λ, P_1. διχθυβόλος (δ' ἰχθυβ-) v.l. est in Γ, in β. confer AP 6. 4, 4; 105, 2 || ***579*** μηδέ τι (μὴ δέ τι) v.l. in Γ, m_2, ε, κ, a^1, v, F, L, z_2 : μήτε τι (μή τέ τι) Γ, β, r_6, θ_1, ι, λ, μ, gl. in L, gl. in M, m_1, U. μηκέτι (μήκέτι, μὴκετι) exhibent M, P_1, R_2. vide „Noten", 383–384 | ἢν : εἰ β (?), ι. vide „Tempus und Modus", 226 || ***581*** εἰς v.l. in Γ (?), m_2. vide „Noten", 33 || ***582*** σφιν v.l. in Γ, ε, ι, κ, μ, F, m_1 : σφι v.l. in Γ, β, m_2, θ_1, λ, a^1, v, L, M, P_1, R_2, U, z_2. r_6 incertus | -σήσῃ v.l. in Γ, β, ι, gl. in λ, μ, a^1, m_1, U : -σήσει v.l. in Γ, r_6 (?), m_2, ε, θ_1, κ, λ, v, F (?), L, M, P_1, R_2, z_2. vide „Noten", 77 || ***583*** ὑπὲρ : ὑπ' m_2, U | ᾐόνος v.l. in Γ, v.l. in θ_1, ι, v.l. in λ, F : ἠιόνος v.l. in Γ, β, r_6, m_2, ε, v.l. in θ_1, κ, v.l. in λ, μ, a^1, v, L, M, m_1, P_1, R_2, U, z_2. vide „Noten", 45–46 (annot. 135) || ***584*** ἀνέχονται v.l. in Γ, r_6 (?), ι, m_1. confer 1. 481, 4. 152, 479, 5. 362 || ***585*** αὐτὴν -θον -δινέα v.l. in Γ, β, ε, κ, v.l. in λ, F, v.l. in L, M, gl. in R_2 : αὐτῇ -θῳ -δινέι v.l. in Γ, m_2, θ_1, v.l. in λ, μ, a^1, v, L, m_1, P_1, R_2, U, z_2. αὐτὴν -θῳ -δινέα exhibet ι (gl. αὐτῇ -θον -δινέι). r_6 incertus. vide „Noten", 384 | πεφρικυῖαι v.l. in Γ, β, ε, ι, κ, gl. in λ, F, v.l. in L, M, v.l. in U : πεπτηυῖαι v.l. in Γ, r_6, m_2, θ_1, λ, μ, a^1, v, L, m_1, P_1, R_2, U, z_2. vide „Noten", 384 ||

(569) Die Einjährigen aber springen unter den raschen (im Dunkel schimmernden) Bewegungen und dem Lärm fluchtartig davon, und sie stürzen sich in die Wölbung des Netzes, das ruhig daliegt, im Glauben, es sei ein schützender Ort, die Toren, die aus Furcht vor dem Lärm in ihr Verderben eindringen. (573) Da eilen die Fischer mit ihren Tauen auf beiden Seiten hinzu und ziehen das Netz herauf aufs Ufer. Die Einjährigen aber ängstigen sich vergebens beim Anblick der sich bewegenden Taue; sie drängen und ducken sich und haben sich zu einer geschlossenen Masse gewunden. (577) Da mag der Fischer inständig zu den Jagdgöttern beten, daß nichts aus dem Netz springe noch auch irgend etwas sich bewege und einen Ausweg zeige. Denn sooft die Einjährigen dieses sehen, springen sie rasch alle über das leichte Netz in die Tiefe und lassen die Jagd ergebnislos zurück. (582) Wenn aber keiner der meerdurchstreifenden Götter ihnen übel will, dann sind die Fische oftmals, wenngleich sie auf das feste Ufer gezogen worden sind, nicht (einmal) außerhalb der See bereit, das Netz zu verlassen, sondern klammern sich fest daran, voll Furcht gerade vor dem wirbelnden Tau. (586) So töten auch im dichten Gehölz die Jäger des Gebirges

εἷλον ἀναλκείην ἐλάφων εὐαγρέι τέχνῃ
μηρίνθῳ στέψαντες ἅπαν δρίος· ἀμφὶ δὲ κούφων
ὀρνίθων δήσαντο θοὰ πτερά· ταὶ δ᾽ ὁρόωσαι
ἠλέμαται πτώσσουσι κενὸν φόβον, οὐδὲ πελάσσαι
μαψιδίαις πτερύγεσσιν ἀτυζόμεναι μεμάασιν,
εἰσόκε θηρητῆρες ἐπαΐξαντες ἕλωσι.
Καὶ μέν τις δύπτης ἁλίων εὐμήχανος ἔργων
νόσφι δόλου παλάμῃσιν ἐπαΐξας ἕλεν αὐταῖς
ἰχθῦς, ἠύτε χέρσον ἀμειβόμενος πόρον ἅλμης,
σαργόν τε τρέσσαντα φόβῳ δειλήν τε σκίαιναν.
σαργοὶ μὲν δείσαντες ἀολλέες ἐς μυχὸν ἅλμης
εἱλόμενοι πτώσσουσιν, ἐπ᾽ ἀλλήλοις δὲ χέονται
δόχμιοι ἀμφιπεσόντες, ἀναφρίσσουσι δ᾽ ἀκάνθαις
νῶτα μετακλίναντες, ἅτε σκολόπεσσιν ἁπάντῃ
φραξάμενοι πυκινοῖσι περίδρομον ἕρκος ἀλωῆς
ἀγρονόμοι, σίντῃσι μέγαν πόνον· οὐδέ κεν ἄν τις
ἐσβαίῃ· σκῶλοι γὰρ ἐρητύουσι κέλευθα·
ὣς κείνοις οὐκ ἄν τις ἐνιχρίμψειεν ἑτοίμοις
οὐδ᾽ ἐπὶ χεῖρα βάλοι· περὶ γὰρ φρίσσουσι κελαιναὶ
πρόκροσσαι πυκινοῖσιν ὑπὸ σταλίκεσσιν ἄκανθαι.
ἀλλά τις ἰδμοσύνῃσιν ἀνὴρ ὑπὸ κεύθεα πόντου
ἐσσυμένως δύοιτο, περιφράζοιτο δὲ πάντῃ

587 ἐλάφων gl. in m_2, μ, F, m_1 : ἔλαφον ceteri mss || ***589*** ταὶ : αἵ a^1, v. τά exhibet λ, v.l. est in Γ. vide „Noten", 72–73 | ὁρόωσαι : ἐσορῶσαι R_2. vide „Noten", 384–385 || ***590*** ἠλέματον Γ, $θ_1$, v.l. in λ, μ, z_2. ἠλέματα exhibet P_1, v.l. est in Γ (?). vide „Noten", 385 || ***591*** -δίαις v.l. in Γ, m_2, $θ_1$, κ, μ, L, M, m_1, P_1 : -δίως v.l. in Γ, β, r_6, ε, ι, λ, a^1, v, F, R_2, U, z_2. vide „Noten", 385–386 || ***594*** αὐτούς U. αὐτὰς exhibet m_2 || ***595*** ἰχθῦν m_1 || ***597*** μυχὸν : βυθὸν v.l. in β. vide „Überlieferung und Euteknios-Paraphr.", 14–15 || ***598*** εἱλ- : spiritus asper huius verbi cum manuscriptis fere exhibeatur anteponendus est | πτήσσουσιν m_2. vide „Noten", 235–236 | ἀλλήλους M, m_1. vide „Noten", 111; 191 (annot. 833) | χέονται v.l. in Γ, v.l. in β, m_2, ε, κ, λ, v, F, L, m_1, P_1, R_2, U, z_2 : κέχυνται v.l. in Γ, v.l. in β, ι, M. χώονται exhibet $θ_1$. r_6 incertus. vide „Noten", 386 || ***599*** ἀκάνθας Γ, v.l. in β, v.l. in $θ_1$, v.l. in λ, gl. in v, M ante corr., U, z_2 (gl. -θαις) || ***600*** (-)κλίναντες Γ, β, r_6, ε, ι, κ, μ, v, F, L, M, m_1 : -κλίνοντες m_2, $θ_1$, λ, P_1, R_2, U, z_2 || ***601*** πυκινοῖσι Γ, v.l. in β, r_6, $θ_1$, ι, λ, F, z_2 post corr. : πυκνοῖσι(ν) v.l. in β, ε, κ, μ, v, L, M, m_1, P_1, U, z_2 ante corr. πυκινῇσι exhibet m_2, πυκνῇσι exhibet R_2. vide „Noten", 45 (annot. 134) || ***602*** -νόμοις F || ***604*** ἐνιχρίψειεν β. ἐνεγχρίψειεν exhibet U. vide „Noten", 33–34 | ἑτοίμοις β, r_6, m_2, ε, v.l. in $θ_1$, ι, κ, F, M, m_1, R_2, U : ἑτοίμως Γ, $θ_1$, λ, μ, v, L, gl. in m_1, P_1, z_2. vide „Noten", 370–371 || ***606*** πυκινοῖσιν Γ, v.l. in β, r_6, $θ_1$, ι, κ, λ, μ, v, F, L, P_1, U, z_2 : πυκινῇσιν v.l. in β, m_2, ε, M, m_1, R_2. vide „Noten", 386–387; 45 || ***607*** κεύθεα : βένθεα v.l. in Γ, v.l. in β, ι, v.l. in F. κέλευθα v.l. est in $θ_1$ (proprie κέλευθεα), in λ, κεύθεσσι exhibet U, βένθεσι exhibet r_6 || ***608*** -φράζοιτο Γ, v.l. in β, v.l. in $θ_1$, ι, gl. in F, z_2 : -φράσ(σ)οιτο v.l. in Γ, v.l. in β, r_6, m_2, ε, v.l. in $θ_1$, κ, λ, μ, v, F, L, M, m_1, P_1, R_2, U. vide „Noten", 387 ||

den furchtsamen Hirsch durch glückliche Jagdlist, indem sie das gesamte Dickicht mit einem Seil umspannen. Ringsum aber binden sie die behenden Flügel leichter Vögel. (589) Und die Hirsche ducken sich umsonst bei ihrem Anblick, in leerer Furcht, und, durch die nichtigen Flügel verwirrt, wollen sie sich nicht nähern, bis die Jäger zuspringen und sie töten. – (593) Ja, sogar ein Taucher, geschickt in den Arbeiten der See, springt zu und tötet ohne List allein mit den Händen Fische, indem er eine Strecke der Salzflut durchquert wie festes Land, den vor Furcht zitternden Großen Geißbrassen und den ängstlichen Schattenfisch. (597) Die Großen Geißbrassen drängen sich voll Furcht in einem Winkel der Salzflut zusammen und ducken sich, ganz eng sich schräg übereinander schüttend, während ihre weggewandten Rücken starren von aufgerichteten Stacheln, so wie Landleute einen umlaufenden Zaun des Fruchtlandes überall mit dicht beieinander stehenden spitzen Pfählen schützen, ein mühevolles Hindernis für Räuber; (602) und niemand kann eintreten, denn die Pfähle hindern den Weg – so würde sich den Geißbrassen niemand als leichter Beute nähern und Hand an sie legen, denn ringsum starren gräßliche emporragende Stacheln unter dicht beieinanderstehenden Spitzen. (607) Aber ein Mann mit Geschick tauche eilig in die verborgenen Tiefen der See hinab und beobachte überall die Geißbrassen,

σαργούς, ἔνθα κάρη τε καὶ οὐραίη κλίσις αὐτῶν.
χεῖρα δ' ὑπὲρ κεφαλῆσι βαλὼν καθύπερθεν ἀκάνθας
ἦκα καταρρέξειεν ἐπικλίνοι τε πιέζων·
οἱ δ' αὔτως μίμνουσιν ἀρηρότες ἀλλήλοισιν
ἀστεμφεῖς προβολῇσι πεποιθότες ὀξείῃσιν.
ἔνθα δύω παλάμῃσιν ἀνὴρ ἑκάτερθεν ἀείρας
αὖτις ἀναπλώει τελέσας πανεπίκλοπον ἄγρην.
Πετραίην δὲ σκίαιναν ἐπὴν φόβος ἦτορ ἵκηται,
ἐσσυμένως σπιλάδεσσιν ἐπέσσυτο καί τινα κοίλην
χειὴν εἰσεπέρησε περίδρομον ἠὲ χαράδρην,
ἢ ποίαις ἁλίῃσιν ἐπέδραμεν ἠὲ καὶ ὑγροῖς
φύκεσιν· οὐ γάρ οἵ τι μέλει σκέπας, οἷον ἅπασαν
δεξάμενον ῥύσαιτο, κάρη δ' ἄρα δίζεται οἷον
φράξασθαι, κεφαλὴν δὲ κατακρύψασα καὶ ὄσσε
ἔλπεται οὐχ ὁρόωσα λαθεῖν ὁρόωντος ἐφορμήν.
ὡς δέ τις ὠμηστῆρος ἐπεσσυμένοιο λέοντος
βουβαλὶς ἐν λόχμῃσι κάτω στρέψασα κάρηνον
μαψιδίην φυλακὴν προτιβάλλεται, οὐδ' ὁράασθαι
ἔλπεται, εἰσόκε δή μιν ἐπαΐξας ὀλοὸς θὴρ
δαρδάψῃ· τῆς δ' ἦτορ ὁμοίιον, οὐδὲ κάρηνον
ἀγκλίνει, δοκέει δὲ καὶ ὀλλυμένη περ ἀλύξαι·
τοῖα δὲ καὶ Λιβύης πτερόεν βοτὸν ἀγκυλόδειρον
νήπια τεχνάζει· μελέη δέ οἱ ἔπλετο τέχνη·
ὣς ἀταλὴ μελέῃσιν ὑπ' ἐλπωρῇσι σκίαινα

610 βάλοι m_2, gl. in θ_1, κ, v.l. in λ, μ, ν, L, m_1, z_2. sed confer paraphr. 14. 32 | -περθεν v.l. in β, ε, θ_1, F (?), M, P_1, U : -περθε δ' Γ, v.l. in β, r_6, m_2, ι, κ, λ, μ, ν, L, m_1, R_2, z_2 | ἀκάνθων β. ἄκανθαι exhibet ι || ***612*** αὔτως v.l. in Γ, β (?), m_2, θ_1 (?), ι, κ, λ, μ, ν, F (?), L, M (?), m_1 (?), P_1, U, z_2 : αὕτως ε, v.l. in μ (?), R_2. οὕτως v.l. est in Γ, gl. est in κ. r_6 incertus. vide „Noten", 70 || ***613*** ἀστεμφεῖς v.l. in ε : ἀστεμφέες v.l. in Γ, β, r_6, m_2, v.l. in ε, ι, κ, λ, μ, ν post corr., F (proprie -φὲς), L post corr., M (proprie ἀστεφέες), m_1, P_1, R_2, U, v.l. in z_2. ἀστρεφέες exhibent θ_1, z_2, v.l. est in Γ | προβλῆσι κ. πλευρῇσι exhibet m_2 || ***615*** αὖθις λ. vide „Noten", 36 | -πλώοι r_6 (?), F | ἄγρην Γ, β, r_6, ε, v.l. in θ_1, ι, κ, ν, F, L, M, P_1, U : ἔργον m_2, θ_1, λ, μ, m_1, R_2 (?), z_2. vide „Noten", 387 || ***617*** ἐσσυμένως : ὀτραλέως proponit Brunck || ***618*** περίδρομον : περίτρομος β, r_6 (?), v.l. in ν, U || ***619*** ὑπέδραμεν ε, μ, ν, F, L (?), m_1. vide „Noten", 387–388 || ***621*** κάρα v.l. in Γ, v.l. in β, ι, gl. in λ. vide „Noten", 119 || ***622*** -κρύψασα v.l. in Γ, β, r_6, m_2, ε, ι, κ, ν, F, L : -κρύπτουσα v.l. in Γ, θ_1, λ, μ, M, m_1 (proprie -σαι), P_1, R_2, U, z_2. vide „Noten", 388 || ***625*** τρέψασα μ, M, R_2, U. vide „Noten", 346–347 || ***626*** ποτιβ- (ποτὶ β-) v.l. in Γ, v.l. in β, v.l. in γ (?), v.l. in λ, ν, L, R_2, z_2. vide „Noten", 388 | οὐδ' : οὔθ' proponit Schneider (?). vide „Noten", 388 || ***628*** -δάψει κ, P_1. vide „Tempus und Modus", 209–210 || ***629*** ἐγκλίνει v.l. in Γ (?), v.l. in β, θ, m_1, gl. in z_2. vide „Noten", 166 || ***632*** ἁπαλὴ (ἀπ-) v.l. in Γ, β, gl. in m_2, ι, v.l. in λ, μ, v.l. in F, R_2 post corr., U. vide „Noten", 288 | μελέεσσιν v.l. in Γ, v.l. in β, o^1, m_2, λ, v.l. in F, P_1, U. κενεῇσιν proponit Brunck ||

wo der Kopf ist und wo die Lage ihres Schwanzes. Und seine Hand führe er über ihre Köpfe und strecke von oben her ihre Stacheln sanft hernieder und lege sie pressend an (den Körper). (612) Die aber verharren so, fest aneinander gefügt, im Vertrauen auf ihre scharfe Schutzwehr. Da hebt der Mann zwei mit den Händen auf beiden Seiten auf und schwimmt nach Vollendung seines so listigen Fanges wieder zurück. – (616) Wenn aber das Herz des felsbewohnenden Schattenfisches von Furcht befallen wird, stürzt er sich eilig in die Klippen und schwimmt in irgendeine nach innen gewölbte runde Höhle hinein oder einen Spalt, oder er sucht Seegras auf oder auch nassen Seetang. (620) Denn ihm liegt nicht etwa an solchem schützenden Ort, der ihn insgesamt aufnähme und beschützte, sondern den Kopf allein sucht er zu schirmen, und wenn er den Kopf versteckt hat und die Augen, glaubt er, da er selber nicht sieht, verborgen zu sein vor dem Angriff jemandes, der sieht. (624) Wie aber eine Gazelle unter dem Angriff des räuberischen Löwen im Dickicht ihren Kopf nach unten wendet und nichtigen Schutz dagegenhält, und sie glaubt nicht gesehen zu werden, bis das verderbenbringende wilde Tier zuspringt und sie zerreißt; doch ihr Herz bleibt das gleiche, und sie hebt nicht den Kopf, sondern zugrunde gehend glaubt sie zu entkommen; (630) solch eine törichte List aber ersinnt auch in Libyen ein geflügeltes Tier mit krummem Hals, doch ist seine List vergebens – so verbirgt sich der zarte Schattenfisch unter vergeblichen Hoffnungen;

κέκρυπται· τάχα γάρ μιν ἐρυσσάμενος παλάμῃσιν
ἀγρευτὴρ ἀνέδυ τε καὶ ἀφραίνουσαν ἔφηνε.
Τόσσα μὲν ἰχθυβόλων ἐδάην ἁλιεργέα τέχνης
δήνεα καὶ τόσσοισιν ἐπ᾽ ἰχθύσι πικρὸν ὄλεθρον·
τοὺς δ᾽ ἄλλους ξύμπαντας ὁμοίιος αἶσα κιχάνει
κύρτων τ᾽ ἀγκίστρων τε βαθυπλεκέος τε λίνοιο
ῥιπῆς τε τριόδοντος, ὅσ᾽ ἀνδράσιν ἔντεα τέχνης.
τοὺς μὲν ὑπηματίους, τοὺς δ᾽ ἕσπερος εἷλε δαμέντας,
εὖτ᾽ ἂν ὑπὸ πρῶτον νυκτὸς κνέφας ἀσπαλιῆες
πυρσὸν ἀναψάμενοι γλαφυρὸν σκάφος ἰθύνοντες
ἰχθύσιν ἀτρεμέουσιν ἀείδελον αἶσαν ἄγωσιν.
ἔνθ᾽ οἱ μὲν πεύκης λιπαρῇ φλογὶ καγχαλόωντες
ἀμφ᾽ ἀκάτῳ θύνουσι, κακὸν δ᾽ ἴδον ἑσπέριον πῦρ
ῥιπῆς τριγλώχινος ἀμειλίκτοιο τυχόντες.
Ἔστι δέ τις θήρης ἕτερος νόμος ἰχθυβόλοισι
φαρμάκταις, οἳ λυγρὸν ἐπ᾽ ἰχθύσι μητίσαντο
φάρμακον, ὠκύμορον δὲ τέλος νεπόδεσσιν ἔθηκαν.
οἱ δ᾽ ἤτοι πρῶτον μὲν ἐπασσυτέραις βολίδεσσι
κοντῶν τε ῥιπῇσι καὶ αἰκίῃσιν ἐρετμῶν
εἰλεῦσιν νεπόδων δειλὰς στίχας εἰς ἕνα χῶρον
κοιλοφυῆ, κευθμῶσιν ὑπαγνύμενον θαμέεσσιν.
ἔνθ᾽ οἱ μὲν δύνουσιν ὑπὸ γλαφυρῆς σπιλάδεσσι,
τοὶ δὲ περιστήσαντο λίνων εὐερκέα πάντῃ
δίκτυα κυκλώσαντες, ἅτ᾽ ἀνδράσι δυσμενέεσσι
διπλὰ περιπροβαλόντες ἀνάρσια τείχεα πέτρης.
καὶ τότ᾽ ἀνὴρ ἄργιλον ὁμοῦ πίειραν ἀείρας

636 πικρὸν : λυγρὸν v.l. in β, m_2, ε (v.l. πικρὸν), θ, κ, λ (v.l. πικρὸν), F. vide „Noten", 388–389 || ***638*** βαθυπλ- : πολυπλ- v.l. in Γ, ι (gl. βαθυπλ-). confer James, 64–66 || ***640*** δαμέντας : δαμάσας v.l. in Γ, v.l. in β, v.l. in F || ***643*** ἀτρομ- Γ, v.l. in β, m_2, v.l. in θ, v.l. in λ, μ, a^1, v, F. vide „Noten", 168 | ἄγωσιν v.l. in Γ (?), m_2, v.l. in λ : ἄγουσιν v.l. in Γ, β, o^1, ε, θ, ι, κ, v.l. in λ, μ, a^1, v, F, L, M, m_1, P_1, R_2, U, z_2. ἔχουσιν v.l. est in Γ. vide „Tempus und Modus", 221 || ***645*** δύνουσι v.l. in Γ. sed confer paraphr. 15. 19–21 || ***650*** δ᾽ ἤτοι : δή τι v.l. in Γ (?), λ, a^1 (gl. δή τοι), m_1. vide „Noten", 52–53 || ***651*** τε : τ᾽ ἐν v.l. in Γ, ι || ***652*** εἰλεῦσιν β (?), v.l. in ε, v.l. in λ, F : εἰλεῦσι (εἰλ-) Γ, o^1, m_2, v.l. in ε, θ, ι, κ, v.l. in λ, μ, a^1, v, L (?), M, m_1, P_1, R_2, U, z_2 | δειλῶν F. δεινὰς v.l. est in Γ, in v. vide „Noten", 209–210 || ***654*** θύνουσιν ε, θ, λ, μ, F, m_1, P_1 | γλαφυρῆς v.l. in Γ, o^1, ι, λ, a^1, L, m_1, P_1, R_2 : γλαφυραῖς v.l. in Γ, β, m_2, ε, θ, κ, μ, F, M, z_2. γλαφυροῖς exhibent v, U. vide „Noten", 63 (annot. 210) || ***655*** -εργέα F, M. vide „Noten", 50, confer James, 126–128 || ***657*** περιβαλ- v.l. in Γ, m_2, κ, v.l. in λ, z_2 | πέτραις v.l. in β, ε, θ || ***658*** ἄργιλον v.l. in Γ, β, m_2, ε, ι, κ, a^1, m_1, P_1, U, z_2 : ἄργειλον v.l. in Γ, θ, λ, μ, v, F, M, R_2. ἄργιλλον exhibet o^1, v.l. est in Γ. L incertus. sed confer paraphr. 15. 28 | ἀείρας : ἀρούρης a^1 (v.l. ἀείρας). sed confer paraphr. 15. 27–30 („λαβών") ||

denn rasch reißt ihn der Fänger mit den Händen fort, taucht empor und zeigt ihn in seiner Torheit.

(635) So viele Anschläge zur See der geschickten Fischer kenne ich und für so viele Fische bitteres Verderben. Die übrigen aber insgesamt trifft das gleiche Geschick der Reusen und Haken, des engmaschigen Netzes und der Wucht des Dreizacks, all dessen, was Menschen an geschicktem Gerät besitzen. Die einen bezwingt und fängt man bei Tage, andere der Abend, (641) wenn die Fischer mit der ersten Dämmerung der Nacht und bei brennenden Fackeln ihr hohles Boot lenken und den unbeweglichen Fischen dunkles Verderben bringen. Da stürzen die Fische froh über die ölige Flamme des Kienspans ums Boot, und mit dem Anblick des bösen Feuers am Abend treffen sie auf die Wucht des gnadenlosen Dreizacks. – (647) Es gibt aber eine andere Art der Jagd bei Fischern, die Gift mischen und verderbliches Gift den Fischen bereiten, einen raschen Tod für die Tiere der See. (650) Sie drängen aber zunächst mit zahlreichen Wurfgeschossen, durch Schläge mit Stangen und Angriffe mit Rudern die armen Reihen der Tiere der See an einem einzigen Platz zusammen, welcher von Natur hohl ist (und) unterbrochen (nur) durch zahlreiche Schlupfwinkel. (654) Da tauchen die Fische unter die hohlen Klippen, die Fischer aber legen wohlumschließende Netze aus Flachs ringsum überall aus und schließen sie ein, so als ob sie um feindliche Männer doppelte widrige Felsmauern errichteten. (658) Und dann bringt ein Mann ein Stück fetten Ton, zusammen mit einer Wurzel,

ῥίζαν θ', ἣν κυκλάμινον ἐφήμισαν ἰητῆρες,
μίξας ἐν παλάμῃσι δύω φυρήσατο μάζας.
πόντῳ δ' ἐγκατέπαλτο λίνων ὕπερ, ἀμφὶ δ' ἄρ' αὐταῖς
κοιλάσι καὶ θαλάμῃσι δυσαέα φάρμακ' ἄλειψε
χρίσματος ἐχθοδοποῖο καὶ ἐξεμίηνε θάλασσαν.
καὶ τὸν μὲν παλίνορσον ὀλέθρια φαρμάξαντα
δέξατο νηῦς. τοὺς δ' αἶψα κακὴ καὶ ἀνάρσιος ὀδμὴ
πρῶτα μὲν ἐν θαλάμῃσιν ἱκάνεται· ἀχλύι δ' ὄσσε
καὶ κεφαλὴ καὶ γυῖα βαρύνεται, οὐδὲ δύνανται
μίμνειν ἐν κευθμῶσιν, ἀτυζόμενοι δὲ χέονται
ἐκτὸς ὑπὸ σπιλάδων· ἡ δέ σφισι πουλὺ θάλασσα
πικροτέρη· τοῖον γὰρ ἐν ὕδατι πῆμα πέφυρται.
οἱ δ' ὥστ' οἰνοβαρεῖς ὀλοῇ μεθύοντες ἀυτμῇ
πάντῃ δινεύουσι καὶ οὔποθι χῶρον ἔχουσι
λειπόμενον κακότητος, ἐπαΐγδην δὲ λίνοισι
σπερχόμενοι πίπτουσι διεκθορέειν μεμαῶτες·
ἀλλ' οὔ τις χαλεπῆς ἄτης λύσις οὐδ' ἀλεωρή.
πολλῇ δὲ ῥιπῇ τε καὶ ἅλματι κυμαίνονται
τειρόμενοι, τὸ δὲ πολλὸν ἐπιτρέχει ἀμφιτρίτῃ
ὀλλυμένων φύσημα, τό τ' ἰχθύσιν ἔπλετο δειλὴ
οἰμωγή. τοὶ δ' ἐκτὸς ἐπ' ἄλγεσιν ἀσπαλιῆες

659 θ' : τε (τὲ) v.l. in Γ, v.l. in β, λ. particulam omittunt o^1, μ, P_1, R_2, U, z_2, singuli manuscripti r_3, o_1 (Γ). sed confer paraphr. 15. 28–30 || ***661*** αὐταῖς Γ, v.l. in β, o^1, λ, a^1, v, F, L, M, P_1, gl. in U, z_2 : αὐτῆς v.l. in β, m_2, ε, θ, ι, κ, μ (?), m_1, R_2. αὐτός exhibet U. vide „Noten", 63 (annot. 210) || ***665*** νηῦς κ, M : ναῦς ceteri mss. vide „Noten", 176 || ***666*** θαλάμοισιν v.l. in Γ, F. vide „Noten", 37–38 || ***667*** κεφαλὴν v.l. in Γ, v.l. in β (?), θ, ι, L, m_1. vide „Noten", 389 | βαρύνονται v.l. in Γ, v.l. in β. vide „Noten", 389 || ***669*** ὑπὸ : ἀπὸ gl. in R_2. vide „Noten", 389 | σφι v.l. in Γ, v.l. in β, R_2, U | πουλὺ : πολλὴ m_2, μ, m_1 || ***670*** ὕδατι v.l. in Γ, v.l. in β, ε, v.l. in θ, ι, λ, μ, F, m_1, z_2 : ὕδασι v.l. in θ, κ, L, M. οἴδματι exhibent o^1, P_1, R_2, U, οἴδμασι exhibent m_2, a^1, v, v.l. est in Γ, in β. vide „Noten", 390 || ***671*** ἀυτμῇ : ὀδμῇ v.l. in Γ, o^1, P_1 || ***673*** λειπόμενοι θ, F (gl. -μενον), m_1 || ***674*** πίπτουσι : μίμνουσι m_2, F (gl. πίπτουσι). sed confer paraphr. 16. 7–9 || ***675*** λύσις ἄτης v.l. in Γ, o^1, ι, λ, F, P_1 || ***676*** πολλῇ δὲ ῥιπῇ τε v.l. in Γ, o^1, m_2, λ, μ, a^1, v, P_1, U, z_2 : πολλαῖς δὲ ῥιπαῖς τε ε, gl. in λ, F, m_1. πολλῇ δ' ἐν ῥιπῇ τε exhibet R_2, πολλῇ γὰρ ῥιπῇ τε exhibent κ, L, πολλῆς δὲ ῥιπῆς τε exhibet θ, πολλαῖς δὲ ῥιπῆς τε v.l. est in β, gl. est in θ, πολλαῖς δ' αὖ ῥιπῇσι v.l. est in Γ, in β, πολλαῖς δ' ἐν ῥιπῇσι exhibet ι, v.l. est in Γ, πολλαῖς δ' οὖν ῥιπῇσι exhibet M. vide „Noten", 390–391 | ἅλματι v.l. in Γ, o^1, m_2, v.l. in κ, λ, μ, a^1, v, L, P_1, R_2, z_2 : ἅλμασι v.l. in Γ, β, ε, ι, F, M, m_1, U. ἅρματι v.l. est in θ, ἅρμασι v.l. est in θ, ἄσθματι exhibet κ. vide „Noten", 390–391 || ***677*** -τρίτην v.l. in Γ, β, ε, θ, κ, a^1, gl. in v, m_1 (?). vide „Noten", 312 || ***678*** τ' : δ' v.l. in Γ, v.l. in β, o^1, ι, λ, z_2 | δειλοῖς v.l. in Γ, ι, v.l. in λ. vide „Noten", 391 || ***679*** οἴδ' v.l. in Γ, v.l. in β, v.l. in λ. vide „Noten", 72–73 (annot. 254) ||

die die Ärzte Kyklamen nennen, und mischt und knetet mit den Händen zwei Brote. Und er springt in die See über die Netze hinweg und streicht unmittelbar um die Höhlen und Schlupfwinkel das übelriechende Gift der verhaßten Salbe und vergiftet das Meer. (664) Und den Fischer, der das tödliche Gift verstrichen hat, nimmt das Schiff wieder auf. Die Fische aber erreicht rasch der schlimme und widrige Geruch zunächst in ihren Schlupfwinkeln. Ihre Augen werden schwer von Dunkel und ihr Kopf und ihre Glieder, (667) und sie können nicht in ihren Schlupfwinkeln bleiben, sondern strömen betäubt unter den Klippen hervor. Doch das Meer ist noch bitterer für sie: Solch unheilvolles Gift nämlich ist dem Wasser beigemischt. (671) Die Fische aber drehen sich wie weinschwer überallhin, trunken von dem verderbenbringenden Hauch, und nirgendwo haben sie einen Platz, der frei ist von dem Übel, und sie springen und stürzen hastig auf die Netze zu in ihrem Streben auszubrechen. Aber es gibt keine Errettung vom schlimmen Verderben und kein Entkommen. (676) Und in heftigem Drang und Sprunge bewegen sie sich hin und her in ihrer Qual, und das Keuchen der Sterbenden geht laut über die wallende See, das für die Fische die Art ist, jammervoll zu klagen. (679) Die Fischer aber außerhalb (der See) freuen sich an den Schmerzen

τερπόμενοι μίμνουσιν ἀκηδέες, εἰσόκε σιγὴ
πόντον ἕλῃ, φλοίσβου δὲ καὶ ἀργαλέοιο κυδοιμοῦ
παύσωνται στονόεσσαν ἀποπνεύσαντες ἀυτμήν.
καὶ τότ' ἀπειρεσίων νεκύων ἐρύουσιν ὅμιλον
ξυνῷ τεθνειῶτας ὁμοῦ λωβήτορι πότμῳ.
ὡς δ' ὅτε δυσμενέεσσιν ἐπιστήσωνται ἄρηα
φροῦδον ἐελδόμενοι ῥαῖσαι πόλιν, οὐδ' ἀνιεῖσι
πήματα βουλεύοντες ἐπὶ σφίσιν, ἀλλὰ καὶ ὕδωρ
κρηνάων φάρμαξαν ὀλέθριον· οἱ δ' ἐπὶ πύργοις
λιμῷ τ' ἀργαλέῳ καὶ ὀιζύι μοχθίζοντες
ὕδατί τ' ἐχθοδοπῷ στυγερὸν καὶ ἀεικέα πότμον
ὄλλυνται, νεκύων δὲ πόλις πέπληθεν ἅπασα·
ὣς οἱ λευγαλέῳ τε μόρῳ καὶ ἀδευκέι πότμῳ
ἀνδράσι φαρμακτῆρσιν ὑποδμηθέντες ὄλοντο.

681 ἕλοι β, gl. in U. vide „Tempus und Modus", 209–210 | -βου δὲ gl. in ε, κ, ν, L (?), M post corr. : -βοιο δὲ Γ, β, o^1, m_2, ε, θ, ι, λ, μ, a^1, m_1, P_1, R_2, U, z_2. -βοιο exhibet F. -βου τε proponit Schneider. vide „Noten", 392 || ***682*** παύσονται v.l. in Γ, θ, ι, κ, v.l. in λ, M ante corr., R_2, U, z_2. vide „Tempus und Modus", 209–210 | ἀποπν- : ἀναπν- m_2, μ || ***683*** ἀπειρέσιον gl. in Γ, o^1, ι. vide „Noten", 376–377 | νεκύων : νεπόδων m_2 || ***684*** τεθνει- v.l. in Γ, v.l. in β, κ, m_1, R_2, z_2 : τεθνη- v.l. in Γ, v.l. in β, o^1, m_2, ε, θ, ι, λ, μ, ν, F, M post corr., P_1, U. τεθνε- exhibet a^1. L incertus. vide „Noten", 185 | -βητῆρι v.l. in Γ, R_2, U || ***685*** -σωνται v.l. in ι, v.l. in λ (?), m_1 : -σονται v.l. in ι, ceteri mss. vide „Tempus und Modus", 218 || ***688*** ἐπὶ : ἐνὶ κ. vide „Noten", 191 (annot. 833) | πύργων λ || ***689*** λοιμῷ o^1. sed confer paraphr. 16. 17–19 || ***690*** ὕδασί v.l. in Γ. vide „Noten", 226 | τ' : δ' v.l. in β, a^1, ν, M, P_1 | -δοποῖς v.l. in Γ | στυγερῷ . . ἀεικέι πότμῳ v.l. in Γ, a^1, ν. sed confer v. 692 | ἀεικέα : ἀδευκέα v.l. in θ. sed confer v. 692 || ***692*** ἀδευκέι : ἀεικέι v.l. in Γ, v.l. in β, ε, θ, κ, L, v.l. in U. sed confer paraphr. 16. 20–22 || ***693*** φαρμακτῆσιν (sic!) o^1, μ, m_1, R_2. vide „Noten", 392

und warten ruhig, bis Schweigen die See ergreift und die Fische vom Klatschen und schlimmen Kampf ablassen und jämmerlich ihr Leben aushauchen. Und da holen sie unendlich viele Tote ein, die zusammen getötet sind durch ein gemeinsames zerstörerisches Geschick. (685) Wie aber wenn Männer ihre Feinde mit Krieg überziehen in der Absicht, eine Stadt zu schleifen und zu vernichten; und sie hören nicht auf, Unheil gegen ihre Feinde zu planen, sondern vergiften sogar das Wasser der Brunnen mit verderbenbringendem Gift; (689) die Feinde aber auf den Festungswerken quälen sich unter schlimmem Hunger und Elend und unter dem verhaßten Wasser und gehen durch grausiges und schmähliches Geschick zugrunde, und die ganze Stadt ist voll von Toten – so gehen, von den giftbereitenden Männern bezwungen, die Fische durch unseliges Los und bitteres Geschick zugrunde.

ΑΛΙΕΥΤΙΚΩΝ ΤΟ Ε

Ἔνθεν ἔπειτ' ἀίων τεκμαίρεο, κοίρανε γαίης,
ὡς οὐδὲν μερόπεσσιν ἀμήχανον οὔτ' ἐνὶ γαίῃ
μητρὶ καμεῖν, οὐ κόλπον ἀν' εὐρώεντα θαλάσσης·
ἀλλά τις ἀτρεκέως ἰκέλην μακάρεσσι γενέθλην
ἀνθρώπους ἀνέφυσε, χερείονα δ' ὤπασεν ἀλκήν,
εἴτ' οὖν Ἰαπετοῖο γόνος, πολυμῆτα Προμηθεύς,
ἀντωπὸν μακάρεσσι κάμεν γένος ὕδατι γαῖαν
ξυνώσας, κραδίην δὲ θεῶν ἔχρισεν ἀλοιφῇ,
εἴτ' ἄρα καὶ λύθροιο θεορρύτου ἐκγενόμεσθα
Τιτήνων· οὐ γάρ τι πέλει καθυπέρτερον ἀνδρῶν
νόσφι θεῶν· μούνοισι δ' ὑπείξομεν ἀθανάτοισιν.
ὅσσους μὲν κατ' ὄρεσφι βίην ἄτρεστον ἔχοντας
θῆρας ὑπερφιάλους βροτὸς ἔσβεσεν· ὅσσα δὲ φῦλα
οἰωνῶν νεφέλῃσι καὶ ἠέρι δινεύοντα
εἷλε χαμαίζηλόν περ ἔχων δέμας· οὐδὲ λέοντα
ῥύσατ' ἀγηνορίη δμηθήμεναι, οὐδ' ἐσάωσεν
αἰετὸν ἠνεμόεις πτερύγων ῥόθος, ἀλλὰ καὶ Ἰνδὸν
θῆρα κελαινόρρινον, ὑπέρβιον ἄχθος, ἀνάγκῃ
κλῖναν ἐπιβρίσαντες, ὑπὸ ζεύγλῃσι δ' ἔθηκαν
οὐρήων ταλαεργὸν ἔχειν πόνον ἑλκυστῆρα.
Κήτεα δ' ὅσσα πέλωρα Ποσειδάωνος ἐναύλοις
ἐντρέφεται, τὰ μὲν οὔτι χερειόνά φημι θάλασσαν
τίκτειν ὠμοφάγων τεκέων χθονός, ἀλλὰ καὶ ἀλκὴν
καὶ μέγεθος προβέβηκεν ἀναιδέα δείματα πόντου.
ἔστιν ἐν ἠπείρῳ χελύων γένος, οὐδέ τιν' ἀλκὴν
οὐδ' ἄτην ἴσασι· θαλασσαίῃ δὲ χελώνῃ

2 οὔτ' v.l. in Γ, β, ε, θ, ι, κ, μ, a^1, L, M, U, z_2 : οὐδ' v.l. in Γ, o^1, m_2, λ, F, m_1, P_1, R_2. οὐκ proponit Turnebus. vide „Noten", 392 || ***5*** ἐνέφυσε v.l. in Γ (?), F. ἀνέφηνε v.l. est in β, in λ || ***6*** γένος proponit Schneider (?). vide „Noten", 393 | πολυμήταο v.l. in Γ, o^1, λ, P_1, R_2, z_2. πολυμῆτις exhibet ε || ***7*** κάμεν v.l. in β, ε, θ, a^1, F, L, R_2 : κάμε Γ, v.l. in β, o^1, m_2, ι, κ, λ, μ, M, m_1, P_1, U, z_2 || ***9*** -μεσθα : -μεθα v.l. in Γ, β, θ, λ, μ, a^1, R_2 (?), U || ***11*** ὑπείκομεν proponit Köchly, ὑπείξαμεν proponit Hermann || ***12*** ἄτρεπτον v.l. in Γ, κ, F (gl. ἄτρεστον), M (v.l. ἄτρεστον). vide „Noten", 140–141 || ***13*** δὲ : τε F || ***16*** -θήμεναι (-θημέναι) v.l. in Γ, m_2, ε, ι, κ, μ, L, M, R_2 ante corr., U, z_2 : -θῆναι v.l. in Γ, β, o^1, θ, λ, a^1, F, m_1, P_1, R_2 post corr. || ***17*** ἰνδῶν gl. in Γ, ε, ι (gl. ἰνδὸν), v.l. in λ, μ, m_1 (proprie ἰδῶν), U (gl. ἰνδὸν) || ***18*** -ρρινον Γ, o^1, ε, v.l. in θ, ι, κ, μ, F, L, M ante corr., P_1, R_2, z_2 : -ρινον v.l. in Γ (?), β, m_2, v.l. in θ, v.l. in λ, a^1, M post corr., m_1, U. -ριον v.l. est in λ. vide „Noten", 393–394 || ***19*** ἐπιβρ- : ὑποβρ- v.l. in Γ, o^1, κ, μ, L, m_1, P_1, z_2. confer 2. 415, 467, 5. 101 || ***20*** ἑλκη- v.l. in Γ (?), v.l. in β, o^1, m_2, ε (v.l. ἑλκυ-?), θ, v.l. in λ, μ, a^1, L, M, R_2, z_2 || ***22*** -στρέφεται a^1. vide „Noten", 86 || ***25*** ἔστιν : ἔστι δ' m_2, κ, λ, L, M (ν mobilis deleta). ἔστι μὲν exhibet m_1. vide „Noten", 394 ||

BUCH V

(1) Hierauf höre und erkenne, Herrscher der Erde, daß nichts den Sterblichen unmöglich ist zu bewirken, nicht auf der Mutter Erde, nicht auf dem weiten Busen des Meeres. (4) Sondern ganz gewiß hat einer als götterähnliches Geschlecht die Menschen erschaffen, aber geringere Stärke gewährt, sei es nun, daß der Sohn des Iapetos, der erfindungsreiche Prometheus, gleich den Göttern unser Geschlecht durch Vermischung von Erde mit Wasser hervorbrachte, das Herz aber mit göttlichem Öl salbte, (9) sei es daß wir auch aus dem göttlichen Blut der Titanen hervorgegangen sind: Denn nichts ist den Menschen überlegen außer den Göttern, und allein den Unsterblichen werden wir weichen. (12) All die übermächtigen wilden Tiere, die im Gebirge ohne Zittern ihre Kraft zeigen, vernichtet der Sterbliche, und all die Scharen der Vögel, die in den Wolken und in der Luft ihre Kreise ziehen, überwindet er, wenngleich von erdnaher Gestalt. Auch den Löwen bewahrt seine Stärke nicht davor, bezwungen zu werden, (16) und den Adler rettet nicht das windschnelle Rauschen seiner Flügel, sondern sogar das Tier aus Indien mit gräßlichem Rüssel, eine gewaltige (Erden)last, zwingen die Menschen mit Gewalt zu Boden und beugen es unter das Joch, die mühselige Zugarbeit der Maultiere zu tun. – (21) All die riesigen Seeungeheuer aber, die in den Wohnungen Poseidons sich nähren, sie, meine ich, bringt das Meer keineswegs geringer hervor als die räuberischen Kinder der Erde, sondern an Kraft und Größe ragen die grausamen Schrecken der See hervor. (25) Es gibt auf dem Land ein Schildkrötengeschlecht, das keinerlei Kraft und kein Unheil kennt; der Meeresschildkröte aber

οὐ μάλα θαρσαλέος τις ἐν οἴδμασιν ἀντιβολήσει.
εἰσὶ δ' ἐνὶ τραφερῇ λάβροι κύνες, ἀλλὰ κύνεσσιν
εἰναλίοις οὔ κέν τις ἀναιδείην ἐρίσειε.
παρδαλίων γαίης ὀλοὸν δάκος, ἀλλὰ θαλάσσης
αἰνότεραι. χέρσον μὲν ἐπιστείχουσιν ὕαιναι,
πολλὸν δ' ἐν ῥοθίοις κρυερώτεραι. οἱ μὲν ἔασι
κριοὶ μηλονόμων τιθασὸν βοτόν, οὐ δὲ θαλάσσης
κριοῖς μειλιχίοισι συνοίσεται, ὅς κε πελάσσῃ.
τίς δὲ τόσον χλούνης φορέει σθένος, ὅσσον ἄαπτοι
λάμναι; τίς δὲ λέοντος ἐνὶ φρεσὶν αἴθεται ἀλκή,
ὅσση ῥιγεδανῇσιν ἀνισώσαιτο ζυγαίναις;
φώκην δὲ βλοσυρὴν καὶ ἐπὶ χθονὶ χαιτήεσσαι
ἄρκτοι πεφρίκασι καὶ ἐς μόθον ἀντιόωσαι
δάμνανται. τοίοισι μέλει θήρεσσι θάλασσα.
ἀλλ' ἔμπης καὶ τοῖσιν ἐπεφράσσαντο βαρεῖαν
ἄτην ἡμερίων ἄμαχον γένος, ἐκ δ' ἁλιήων
ὄλλυνται, κήτειον ὅτ' ἐς μόθον ὁρμήσωνται.
τῶν ἐρέω θήρης βριθὺν πόνον· ἀλλ' ἀίοιτε,
εὐμενέται βασιλῆες, Ὀλύμπια τείχεα γαίης.
    Κήτεα μεσσοπόροις μὲν ἐνιτρέφεται πελάγεσσι
πλεῖστά τε καὶ περίμετρα· τὰ δ' οὐκ ἀναδύεται ἅλμης
δηθάκις, ἀλλ' ὑπένερθεν ἔχει κρηπῖδα θαλάσσης
βριθοσύνῃ, μαιμᾷ δὲ βορῆς ἀζηχέι λύσσῃ
αἰεὶ πεινάοντα καὶ οὔποτε νηδύος αἰνῆς
μαργοσύνην ἀνιέντα· τί γὰρ τόσον ἔσσεται εἶδαρ,

27 θαρσαλέως gl. in Γ, λ, gl. in a^1, M, gl. in m_1, P_1, gl. in z_2. vide „Überlieferung und Euteknios-Paraphr.", 17 (annot. 50), confer paraphr. 17. 19 ‖ ***28*** εἰσὶ δ' : εἰσὶν m_1 ‖ ***29*** οὔ (οὐ) κέ(ν) v.l. in β, ε, θ, ι, κ, λ, μ, F, M, m_1, U : οὐκ ἄν Γ, v.l. in β, o^1, m_2, gl. in λ, a^1, L, P_1, R_2, z_2 | ἀναιδείῃ (-δέῃ / -δίῃ) β, θ, ι, U. vide „Überlieferung und Euteknios-Paraphr.", 15, „Noten", 179 ‖ ***30*** πορδ- ε, ι, v.l. in μ, L (?), M, m_1. vide „Überlieferung und Euteknios-Paraphr.", 15–16 | γαίης : γένος β, ι, U ‖ ***31*** αἰνότερον Γ, o^1, P_1, z_2. vide „Noten", 394 ‖ ***32*** πολλῷ a^1, R_2. πολλαὶ exhibet m_1, πολύ exhibet U. confer Cyn. 2. 327, 552 etc. | -ταται β ‖ ***34*** συνοίσεται : συνέσσεται v.l. in Γ. συνθήσεται v.l. est in μ | πελάσ(σ)ει v.l. in Γ, F, M, gl. in z_2. πελάσειε exhibet P_1 ‖ ***36*** αἴθεται : ἕλκεται F. sed confer paraphr. 17. 26–27 ‖ ***37*** ζυγαίνῃς Γ, β, o^1, ι, μ, R_2 (gl. -αις), U (gl. -αις). vide „Noten", 63 (annot. 210) ‖ ***38*** φώκην : χαίτην v.l. in Γ | δὲ : τε β, ε, θ, ι, U | ἐπὶ : ἐνὶ o^1, λ. vide „Noten", 191 (annot. 833) ‖ ***41*** τῇσιν θ, R_2 ‖ ***43*** -σωνται v.l. in Γ (?), v.l. in β, ε, v.l. in θ, κ, v.l. in λ, L, R_2 ante corr., U : -σονται Γ, v.l. in β, o^1, m_2, v.l. in θ, ι, v.l. in λ, μ, F, M, m_1, P_1, R_2 post corr. (?), z_2. -σωσι exhibet a^1. vide „Tempus und Modus", 217–218, „Noten", 341 ‖ ***46*** μεσσο- : ναυσι- v.l. in Γ. sed confer paraphr. 18. 6 ‖ ***49*** ἀζηχέι : ἀναιδέι v.l. in Γ, gl. in κ, λ (gl. ἀζηχέι), a^1, M, P_1, z_2. vide „Überlieferung und Euteknios-Paraphr.", 16 ‖ ***50*** πεινώοντα v.l. in ι. πεινάων exhibet μ. vide „Noten", 123–124 ‖

wird niemand mit gar zu leichtem Mut in den Wellen begegnen. Und es gibt auf dem festen Land reißende Hunde, aber mit den Hunden der See (Hundshaien) könnte keiner an Grausamkeit wetteifern. (30) Die Leoparden des Landes zeichnet verderbenbringender Biß aus, aber die des Meeres sind schlimmer. Über das Land gehen die Hyänen hin, um vieles schrecklicher aber sind die in den Wellen. (33) Die Widder der Schafhirten sind zahme Tiere, die Widder des Meeres (Mordwale) aber wird nicht freundlich antreffen, wer sich ihnen nähert. Welcher wilde Eber aber zeigt so viel Kraft wie die unnahbaren Heringshaie? Und welche Stärke brennt im Herzen des Löwen so gewaltig, daß sie den entsetzlichen Hammerhaien gleichkäme? (38) Vor der furchtbaren Mönchsrobbe aber schrecken sogar auf dem Land die zotteligen Bären zurück und werden, wenn es zum Kampfe kommt, bezwungen. Solche wilden Tiere haben ihr Leben im Meer. (41) Aber gleichwohl ersinnt auch gegen sie das furchtlose Geschlecht der Sterblichen schweres Unheil, und durch die Fischer gehen sie zugrunde, sooft diese zum Kampf gegen die Seeungeheuer (Wale[1]) aufbrechen. Von der beschwerlichen und mühevollen Jagd auf sie will ich berichten: Gebt Gehör, ihr gnädigen Könige, olympische Schutzwehr der Erde.

(46) Die Wale nähren sich inmitten der hohen See, über die Maßen zahlreich und von gewaltigen Ausmaßen. Und nicht oft tauchen sie aus der Salzflut empor, sondern haben unter sich den Grund des Meeres durch ihr Gewicht. Und sie sind in unablässigem Rasen auf Nahrung aus, da sie stets Hunger haben und niemals aufhören mit ihrem schlimmen Bauch zu wüten. (51) Denn welch Bissen wird so groß sein,

[1] Hier und im folgenden läßt sich nicht mit Sicherheit erkennen, welches Tier der Dichter meint. Zu denken ist nicht nur an den Pottwal und an den Mordwal, sondern auch an jegliche große Haiart.

ὅσσον ἐνιπλῆσαι γαστρὸς χάος, ὅσσον ἄαπτον
ἐς κόρον ἀμπαῦσαι κείνων γένυν; οἱ δὲ καὶ αὐτοὶ
ἀλλήλους ὀλέκουσι, χερείονα φέρτερος ἀλκῇ
πέφνων, ἀλλήλοις δὲ βορὴ καὶ δαῖτες ἔασι.
πολλάκι καὶ νήεσσιν ἄγει δέος ἀντιόωντα
ἑσπέριον κατὰ πόντον Ἰβηρικόν, ἔνθα μάλιστα
γείτονος ὠκεανοῖο λελοιπότ᾽ ἀθέσφατον ὕδωρ
εἱλεῖται, νήεσσιν ἐεικοσόροισιν ὁμοῖα.
πολλάκι δὲ πλαγχθέντα καὶ ᾐόνος ἐγγὺς ἱκάνει
ἀγχιβαθοῦς· ὅτε κέν τις ἐπὶ σφίσιν ὁπλίζοιτο.
πᾶσι δ᾽ ὑπερφυέεσσι πέλει θήρεσσι θαλάσσης
νόσφι κυνῶν βαρύγυια καὶ οὐκ εὔπρηκτα κέλευθα·
οὔτε γὰρ εἰσορόωσιν ἀπόπροθεν οὔτε θάλασσαν
πᾶσαν ἐπιστείχουσι βαρυνόμενοι μελέεσσιν
ἠλιβάτοις, μάλα δ᾽ ὀψὲ κυλινδόμενοι φορέονται.
τοὔνεκα καὶ πάντεσσιν ὁμόστολος ἔρχεται ἰχθὺς
βαιὸς ἰδεῖν δολιχός τε δέμας, λεπτὴ δέ οἱ οὐρή,
ἔξοχος ὃς προπάροιθεν ἁλὸς πόρον ἡγεμονεύει
σημαίνων· τῷ καί μιν ἐφήμισαν Ἡγητῆρα.
κήτει δ᾽ ἐκπάγλως κεχαρισμένος ἐστὶν ἑταῖρος
πομπός τε φρουρός τε· φέρει δέ μιν ᾗ κ᾽ ἐθέλῃσι
ῥηιδίως· κείνῳ γὰρ ἐφέσπεται ἰχθύι μούνῳ
πιστῷ πιστὸν ἔχων αἰεὶ νόον· ἐγγύθι δ᾽ αὐτοῦ
στρωφᾶται, τανύει δὲ παρασχεδὸν ὀφθαλμοῖσιν
οὐρήν, ᾗ οἱ ἕκαστα πιφάσκεται, εἴτε τιν᾽ ἄγρην

52 ἄατον proponit Schneider || ***53*** κείνην v.l. in ε, λ || ***54*** φέρτατος β, ε, θ, ι, κ, μ, U | ἀλκήν U || ***56*** καὶ : δ᾽ ἐν L || ***59*** εἰλ- : spiritus asper huius verbi cum manuscriptis fere exhibeatur anteponendus est || ***60*** ᾐόνος gl. in Γ (?), F : ᾐόνας v.l. in Γ, v.l. in λ. ἠιόνος exhibent β, θ, ι, μ, a^1, L, M ante corr., U, gl. est in R_2, ἠιόνας exhibent o^1, m_2, ε, κ, M post corr., m_1, P_1, R_2, z_2, v.l. est in Γ, in λ. vide „Noten“, 45–46; 394–395 || ***61*** -βαθοῦς gl. in Γ (?), β, ι, a^1, L, U : -βαθεῖς Γ, o^1, m_2, ε, θ, κ, λ, M, m_1, P_1, R_2, z_2. -βαθέος exhibet F, -βαθέως exhibet μ. vide „Noten“, 394–395 | κέν : κέ θ, a^1. καί exhibent F, m_1, R_2, v.l. est in Γ || ***63*** -πρακτα v.l. in β, o^1 || ***64*** -προθι ε, λ, U. sed confer paraphr. 18. 17 || ***67*** ἰχθῦς v.l. in Γ, o^1, m_2, v.l. in λ, L, M, m_1, z_2. R_2 incertus || ***68*** βαιὸς : φαιὸς proponit Schneider. φαιδρὸς proponit Köchly, φανὸς proponit Hermann. vide „Überlieferung und Euteknios-Paraphr.“, 16 | δολιχός v.l. in Γ, β, ε, κ : δολιχόν v.l. in Γ, o^1, m_2, θ, ι, λ, μ, a^1, F, L, M, m_1, P_1, R_2, U, z_2. vide „Noten“, 395 | τε : δὲ β || ***69*** ἔξοχον β, ι, μ, F. vide „Noten“, 235 || ***70*** καί : κέν λ, U || ***71*** κεχαρη-κ. confer 1. 612; aliter 3. 219, 227 || ***72*** κε θέλ- ε, λ, m_1, U. vide „Noten“, 22–23; 267–268 || ***73*** ἐφέσπ- Γ, v.l. in β (?), o^1, ι, κ, v.l. in μ, F, L, z_2 : ἐφέπ- v.l. in Γ (?), β, m_2, ε, θ, λ, v.l. in μ, a^1, M, m_1, P_1, R_2, U. confer „Noten“, 136–137 (qua disseritur de verbo simplici) || ***74*** αἰὲν Γ, o^1, λ, a^1, R_2, U. confer v. 676, vide „Noten“, 115–116 || ***76*** πιφαύ- m_2, v.l. in θ, κ, F, L, m_1, z_2. vide „Noten“, 194–195 | εἴτε : ἠέ R_2 ||

daß er ihren gähnenden Magen füllen, daß er ihren unnahbaren Schlund sättigen und befriedigen könnte? Sie bringen aber auch selber einander Verderben, indem der Stärkere den Schwächeren tötet, und einander sind sie Nahrung und Fraß. (56) Oftmals erschrecken sie auch Schiffe, wenn sie ihnen abends in der iberischen See begegnen, wo sie sich besonders drängen, nachdem sie das unendliche Wasser des benachbarten Ozeans verlassen haben, gleich zwanzigrudrigen Schiffen. Oftmals aber werden sie verschlagen und kommen sogar nahe ans Ufer, wo das Meer sogleich tief ist: Dann kann man sich (zum Angriff) gegen sie rüsten. (62) Für all die übergroßen Tiere des Meeres aber außer den Hundshaien sind die Wege gliederermüdend und nicht leicht zu bewältigen. Denn weder sehen sie in die Ferne noch beschreiten sie das Meer in seiner ganzen Ausdehnung, beschwert durch ihre gewaltigen Gliedmaßen, und sehr träge wälzen sie sich dahin. (67) Deswegen auch schwimmt mit ihnen allen ein Begleitfisch, klein (anzusehen), von langer Gestalt und mit dünnem Schwanz, der auf vortreffliche Weise vorn den Weg durch die See zeigt und weist; deshalb auch hat man ihn Hegetér (Wegweiser) genannt. (71) Dem Wal aber ist er besonders erwünschter Gefährte, Begleiter und Beschützer, und er bringt ihn leicht (hin), wohin er will. Denn diesem Fisch allein folgt er, stets Vertrauen bewahrend dem Vertrauenswürdigen, und nahe bei ihm dreht sich der Fisch und streckt nahe den Augen des Wals seinen Schwanz, (76) der diesem ein jedes ansagt, ob eine Beute zu packen ist

ἔστιν ἑλεῖν, εἴτ᾽ οὖν τι κορύσσεται ἐγγύθι πῆμα,
εἴτ᾽ ὀλίγη πόντοιο πέλει χύσις, ἣν ἀλεείνειν
βέλτερον· αὐδήεσσα δ᾽ ὅπως ἐνδείκνυται οὐρὴ
πάντα μάλ᾽ ἀτρεκέως· τὸ δὲ πείθεται ὕδατος ἄχθος.
κεῖνος γὰρ πρόμαχός τε καὶ οὔατα καὶ φάος ἰχθὺς
θηρὶ πέλει· κείνῳ δ᾽ ἀίει, κείνῳ δὲ δέδορκεν
ἡνί᾽ ἐπιτρέψας σφετέρου βιότοιο φυλάσσειν.
ὡς δὲ πάις γενετῆρα παλαίτερον ἀμφαγαπάζει
φροντίσι γηροκόμοισιν ἀπὸ θρεπτήρια τίνων,
τὸν δ᾽ ἤδη μελέεσσι καὶ ὄμμασιν ἀδρανέοντα
ἐνδυκέως μεθέπων προσπτύσσεται, ἔν τε κελεύθοις
χεῖρ᾽ ὀρέγων καὶ πᾶσιν ἐν ἔργμασιν αὐτὸς ἀμύνων
(πατρὶ δὲ γηράσκοντι νέον σθένος υἱέες εἰσίν)·
ὣς κεῖνος φιλότητι περιπτύσσει δάκος ἅλμης
ἰχθὺς ἠύτε νῆα νέμων οἴηκι χαλινῷ.
ἦ πού οἱ γενεῆς πρώτης ἄπο σύμφυτον αἷμα
ἔλλαχεν, ἠέ μιν αὐτὸς ἑκὼν ἑταρίσσατο θυμῷ.
ὣς οὔτ᾽ ἠνορέης οὔτ᾽ εἴδεος ἔπλετ᾽ ὄνειαρ
τόσσον, ὅσον πραπίδων· ἀλκὴ δ᾽ ἀνεμώλιος ἄφρων,
καί τε μέγα βριάοντα κατέσβεσεν ἠδ᾽ ἐσάωσε
βαιὸς ἀνὴρ εὔμητις· ἐπεὶ καὶ κῆτος ἄαπτον
ἀπλάτων μελέων ὀλίγον προτιβάλλεται ἰχθύν.
τοὔνεκά τις πάμπρωτον ἕλοι σκοπὸν Ἡγητῆρα
κεῖνον ὑπ᾽ ἀγκίστροιο βίῃ καὶ δαιτὶ δολώσας·
οὐ γάρ κε ζώοντος ἐπιβρίσας δαμάσαιο

78 ἣν : ἥν τ᾽ (ἥντ᾽) β, ε, ι, κ, v.l. in μ, L. vide „Noten“, 395 | ἀλεείνων z_2 || ***80*** τὸ : τῷ λ, U || ***81*** ἰχθῦς v.l. in Γ, o^1, m_2, μ, m_1, z_2 || ***83*** -στρέψας θ, z_2 || ***84*** παλαίτατον v.l. in Γ, L. παλαίφατον exhibent m_2, R_2 || ***85*** -κόμῃσιν o^1, a^1 || ***87*** κελεύθῳ o^1 || ***88*** αὐτὸς : αἰὲν proponit Köchly || ***89*** υἱέες εἰσίν (-σὶν) Γ, β, ε, θ, ι, κ, v.l. in μ, a^1, L, P_1, z_2 : υἷες ἔασιν v.l. in Γ, o^1, m_2, λ, F, m_1, R_2, U. υἷες εἰσὶν (υἵες εἰσίν) exhibet M, v.l. est in μ. vide „Noten“, 395–396 (qua me afferre fugit lectionem υἵες εἰσίν tradi manuscripto μ) || ***91*** ἰχθῦς v.l. in Γ, o^1, m_2, L, M, m_1, z_2. in manuscripto κ verbum deest | νῆα νέμων θ, v.l. in μ, F, L, m_1, P_1 : νῆ᾽ ἀνέμων Γ, β, o^1, m_2, ε, ι, κ, λ, v.l. in μ, a^1, v.l. in L, M (proprie νῆα ἀνέμων), R_2, U (proprie νῆα ἀνέμων), z_2. vide „Überlieferung und Euteknios-Paraphr.“, 17 || ***92*** οἱ ε, θ, κ, λ, μ, F ante corr. (?), L, M ante corr. : τοι v.l. in Γ (?), F post corr., M post corr., R_2. τι exhibent Γ, β, o^1, ι, a^1, m_1, P_1, z_2, ἤ exhibet m_2. particulam omittit U. vide „Noten“, 396 || ***93*** ἑκὼν : ἑλὼν proponit Schneider (?). vide „Noten“, 396–397 | θυμῷ : δεσμῷ λ (gl. θυμῷ). sed confer paraphr. 19. 1 || ***98*** ποτιβ- (ποτὶ β-) v.l. in Γ, β, λ, R_2, U. vide „Noten“, 388 | ἰχθῦν v.l. in Γ, o^1, m_2 (?), μ, F (?), M, m_1, z_2. L incertus || ***99*** ἕλῃ o^1, θ, m_1 || ***101*** κε v.l. in Γ, β, o^1, θ, ι, λ, μ, a^1, L, U : κεν v.l. in Γ, m_2, ε, κ, F, M, m_1, P_1, R_2, z_2. vide „Noten“, 109–110 (annot. 449) ||

oder ein Unheil in der Nähe sich rüstet oder der Wogenschwall der See zu gering ist und besser zu vermeiden. Wie aber mit einer Stimme begabt, zeigt der Schwanz alles ganz genau an, und die Last des Wassers gehorcht. (81) Denn jener Fisch ist Verteidiger, Ohr und Auge für das große Tier, durch ihn hört, durch ihn sieht es, indem es ihm die Zügel seines Lebens zum Schutze anvertraut. (84) Wie aber ein Sohn dem betagten Vater mit Liebe begegnet und mit großer Sorge für das Alter seinen Pflegelohn zahlt; und den Vater, schon an Gliedern und Augen geschwächt, hält und stützt er sorgsam, indem er auf den Straßen seine Hand reicht und bei allem Tun selber zugreift (dem alternden Vater aber sind Söhne frische Kraft) – (90) so umgibt jener Fisch mit Liebe das furchtbare Tier der Salzflut und leitet es wie ein Schiff mit dem lenkenden Ruder. Gewiß wohl hat er von frühester Geburt an verwandtes Blut, oder er selber machte ihn sich im Herzen zum Freunde. So ist weder der Kraft noch der Schönheit Nutzen so groß wie der des Verstandes; törichte Kraft aber ist nichtig, (96) und selbst einen starken und gewaltigen Mann vernichtet und rettet ein kleiner mit gutem Verstande; denn sogar der gewaltige Wal mit seinen unnahbaren Gliedern hält sich einen kleinen Fisch zu seinem Schutze. (99) Deswegen töte einer zuallererst jenen spähenden Hegetér (Wegweiser) und überliste ihn mit starkem Haken und einem Köder. Denn solange er lebt, könntest du das Ungeheuer nicht überwältigen und bezwingen;

κνώδαλον, οἰχομένου δὲ θοώτερος ἔσσετ' ἄεθλος.
οὐ γὰρ ἔτ' οὔθ' ἅλμης ἰοειδέος οἶδε κέλευθα
ἀτρεκέως, οὐ πῆμα παρασχεδὸν ἐξαλέασθαι,
ἀλλ' αὔτως, ἅτε φορτὶς ὀλωλότος ἰθυντῆρος,
πλάζεται ἀπροφύλακτον, ἀμήχανον, ᾗ κεν ἄγῃσι
γλαυκὸν ὕδωρ, σκοτίοις δὲ καὶ ἀφράστοισι πόροισιν
ἐμφέρεται χηρωθὲν ἀρηγόνος ἡνιόχοιο.
πολλάκι καὶ πέτρῃσι καὶ ἠιόνεσσιν ἔκελσε
πλαζόμενον· τοίη οἱ ἐπ' ὄμμασι πέπταται ἀχλύς.
δή ῥα τότ' ὀτρηροῖσι νοήμασιν ἐς πόνον ἄγρης
ἰχθυβόλοι σπεύδουσιν ἐπευξάμενοι μακάρεσσι
κητοφόνοις ἀλεγεινὸν ἑλεῖν τέρας ἀμφιτρίτης.
ὡς δ' ὅτε δυσμενέων βριαρὸς λόχος ἀντιβίοισι
λάθριος ἐμπελάει μεσάτην ἐπὶ νύκτα δοκεύσας,
εὕδοντας δ' ἐκίχησε φυλακτῆρας πρὸ πυλάων
Ἄρεος εὐμενέοντος, ἐνιπλήξας δ' ἐδάμασσεν·
ἔνθεν ἔπειτ' ἄκρην τε πόλιν καὶ τύρσιν ἐπ' αὐτὴν
θαρσαλέοι σπεύδουσι, πυρὸς βέλος, ἄστεος ἄτην,
δαλὸν ἐυδμήτων μεγάρων ῥαιστῆρα φέροντες·
ὣς τότε θαρσαλέως ἁλιεὺς στρατὸς ἐγκονέουσιν
ἄφρακτον μετὰ θῆρα πεφασμένου ἰθυντῆρος.
τοῦ δ' ἤτοι πρῶτον μὲν ἐνὶ φρεσὶ τεκμαίρονται
ἄχθος ὅσον μέγεθός τε· τὰ δ' ἔπλετο σήματα γυίων·
εἰ μὲν γὰρ πόντοιο κυλινδόμενον μετὰ δίναις
βαιὸν ὑπερτέλλοιτο ῥάχιν λοφιήν τε φαεῖνον

102 ἄεθλος : ὄλεθρος proponit Schneider. vide „Noten“, 397 || ***103*** οἶδε : εἶδε λ, a^1, U || ***105*** αὔτως Γ, β, o^1, m_2, ε (?), θ, κ, λ, μ, a^1, F, L, M (?), m_1, P_1, U, z_2 : αὕτως ι, R_2. vide „Noten“, 70 || ***109*** ἠόνεσσιν β. vide „Noten“, 45–46 || ***110*** πέπταται : κέχυται o^1. κέχλυτ' exhibet P_1 || ***112*** -ευχόμενοι v.l. in Γ, v.l. in β (?), κ, F (gl. -ευξάμενοι), L, z_2. sed confer paraphr. 19. 13 || ***113*** κητοφόροις o^1 | ἀλεγ- : ἀλγ- v.l. in m_2, F, L ante corr. | τέρας : πόνον v.l. in m_2, θ, λ (proprie ἀλεγ. πόνον ἑλεῖν τέρας), μ, M (v.l. τέρας), m_1, P_1, U. confer v. 111 || ***115*** -πελάει Γ, o^1, m_2, ε, θ, κ, a^1, F, P_1, R_2, U, z_2 : -πελάῃ μ, L, M, m_1. -πελάσσῃ exhibent β, ι, λ. vide „Tempus und Modus“, 218 (qua me afferre fugit hunc locum versu 19 post „4, 393“; proinde dele „114“ versu 13 ante „403“!) || ***116*** δὲ κίχ- v.l. in Γ, κ, a^1, L, z_2. vide „Noten“, 66–67 || ***117*** δὲ δάμ- ε, ι, L. vide „Noten“, 66–67; 93 || ***119*** θαρσαλέως v.l. in Γ (?), μ, L. vide „Überlieferung und Euteknios-Paraphr.“, 17 || ***121*** θαρσαλέος o^1, v.l. in θ. confer „Überlieferung und Euteknios-Paraphr.“, 17 || ***123*** ἐνὶ : ἐπὶ v.l. in Γ (?), κ, a^1, F. vide „Noten“, 397 || ***124*** δ' : τ' v.l. in μ, F || ***125*** -μενον v.l. in Γ, β, o^1, m_2, ε, λ, F, L, M, R_2 : -μενος v.l. in Γ, v.l. in β (?), θ, ι, κ, μ, a^1, m_1, P_1, z_2. -μέναις v.l. est in Γ. U incertus. vide „Überlieferung und Euteknios-Paraphr.“, 17–18 || ***126*** φαεῖνον L : φαείνων Γ, β, o^1, ε, θ, ι, κ, λ, μ, a^1, M, P_1, R_2, U, z_2. φαείνην exhibent m_2, F, m_1. vide „Überlieferung und Euteknios-Paraphr.“, 17–18 ||

ist er aber tot, wird der Kampf rascher bestanden sein. (103) Denn es weiß nicht mehr genau die Wege der blaufarbenen Salzflut, nicht nahem Unheil auszuweichen, sondern geradeso wie ein Frachtschiff, dessen Steuermann umgekommen, (106) treibt es unbeaufsichtigt umher, ziellos, wohin das azurblaue Wasser es lenkt, und es schwimmt in den dunklen und unbekannten Pfaden (der See), beraubt seines helfenden Lenkers. (109) Oft auch strandet es in Klippen und am Ufer, während es umhertreibt: Solch Dunkel liegt ihm auf den Augen. Da also machen die Fischer mit raschem Sinn sich eilig an die Mühsal des Fanges und beten zu den Göttern der Waljagd, daß sie das bedrohliche Ungeheuer der wallenden See töten mögen. (114) Wie aber wenn eine starke feindliche Abteilung sich ihren Gegnern heimlich nähert, nachdem sie bis Mitternacht (alles) beobachtet hat, und die Wächter treffen sie schlafend vor den Toren durch die Gunst des Ares, und sie greifen sie an und bezwingen sie; (118) hierauf eilen sie zuversichtlich zur oberen Stadt und zur Burg selber hinauf, mit der Waffe des Feuers, dem Unheil der Stadt, dem zerstörerischen Feuerbrand wohlgebauter Häuser in den Händen – (121) so macht sich da eilig und zuversichtlich das Heer der Fischer an das ungeschützte Tier, nachdem der Lenker getötet. Zunächst aber machen sie im Geist sein ungefähres Gewicht und seine Größe aus; dies aber sind die Zeichen (für die Größe) seiner Glieder: (125) Wenn es nämlich, während es in den Strudeln der See sich wälzt, (nur ganz) wenig herausragen sollte, indem es das Rückgrat und die Spitze der Rückenflosse zeigt,

ἄκρην, ἢ μέγα κεῖνο καὶ ἔξοχον· οὐδὲ γὰρ αὐτὴ
ῥηιδίως φορέει μιν ἀνοχλίζουσα θάλασσα.
εἰ δέ τι καὶ νώτοιο φαείνεται, οὐ τόσον ἄχθος
ἀγγέλλει· κοῦφαι γὰρ ἀφαυροτέροισι κέλευθοι.
τοῖσιν δ' ὁρμιὴ μὲν ἐπασσυτέραις ἀραρυῖα
θωμίγγων ξυνοχῇσι πολυστρεφέεσσι τέτυκται,
ὅσσος τε πρότονος νηὸς πέλει οὔτε βαθείης
οὔτ' ὀλίγης· μῆκος δὲ τιταίνεται ἄρκιον ἄγρῃ.
ἄγκιστρον δ' εὐεργὲς ἐπημοιβῇς κεχάρακται
γλωχίνων προβολῇσιν ἀκαχμένον ἀμφοτέρωθεν,
οἷον καὶ πέτρην ἑλέειν καὶ ῥωγάδα πεῖραι,
τόσσον ἴτυν κρυερήν, ὅσσον περὶ χάσμα καλύψαι.
δινωτὴ δ' ἅλυσις περιβάλλεται ἄκρα κελαινοῦ
ἀγκίστρου, στιβαρή, χαλκήλατος, ἥ κεν ὀδόντων
λευγαλέην ἀνέχοιτο βίην καὶ χάσματος αἰχμάς·
δεσμῷ δ' ἐν μεσάτῳ τροχοειδέα κύκλα τέτυκται
πυκνὰ παρ' ἀλλήλοισιν, ἅ κε στροφάλιγγας ἐρύκοι
φοιταλέας, μηδ' ἰθὺς ἀπορρήξειε σίδηρον
αἱμάσσων, ὀλοῇσι περισπερχὴς ὀδύνῃσιν,
ἀλλὰ περιστροφάδην πλαγκτὸν δρόμον εἱλίσσοιτο.
δαῖτα δ' ἐπ' ἀγκίστρῳ δυστερπέα πορσύνουσι
ταύρειον μέλαν ἧπαρ ἀπόκριτον ἠὲ καὶ ὦμον
ταύρειον γενύεσσιν ἐοικότα δαινυμένοιο.
πολλαὶ δ' ἀγρευτῆρσιν ὁμόστολοι ὥστ' ἐς ἄρηα
θήγονται κραταιραί τ' ἀκίδες στιβαραί τε τρίαιναι,
ἅρπαι βουπλῆγές τε βαρύστομοι, ὅσσα τε τοῖα

131 τοῖσιν ι, v.l. in λ, F, m_1 : τοῖσι Γ, β, o^1, m_2, ε, θ, κ, v.l. in λ, μ, a^1, L, M, P_1, R_2, U, z_2 || ***133*** βαρείης m_2. vide „Noten“, 397–398 || ***134*** ἄγρης m_2, μ. ἄγρην exhibet P_1. confer 3. 601 || ***135*** -βῇς o^1, m_2, μ, m_1 (proprie -βῇσι), P_1 : -βαῖς (-βαῖσι) Γ, gl. in β, ε, θ, κ, a^1, L, v.l. in M, R_2, U, z_2. -βὲς exhibent β, ι, λ, F, M post corr. (-κὲς?). vide „Noten“, 63 (annot. 210) || ***136*** προβλῇσιν β || ***138*** ἴτην β, v.l. in ι, v.l. in κ || ***141*** αἰχμήν ι, κ, U. vide „Überlieferung und Euteknios-Paraphr.“, 18 || ***142*** δ' : τ' ε || ***143*** κε v.l. in β, ε, θ, ι, L : κεν Γ, o^1, m_2, λ, μ, a^1, F, M, m_1, P_1, R_2, U, z_2. -τε exhibet κ, v.l. est in β. vide „Noten“, 109–110 (annot. 449) | ἐρύκει v.l. in Γ (?), o^1, κ, λ, v.l. in μ, a^1 (?), M, P_1, U, z_2. ἐρύκῃ exhibet R_2, v.l. est in Γ (?). confer 140–141 || ***144*** ἰθὺς : ἰχθὺς v.l. in Γ, ι, a^1. ἰχθῦς exhibet z_2, v.l. est in Γ. sed confer paraphr. 19. 30–31, vide „Noten“, 154 || ***145*** αἱμάσσων : παιφάσσων proponit Brunck || ***146*** πλαγκτὸν θ, κ, v.l. in M (πλακ-?), m_1 : πλακτὸν ε, ι, gl. in F, L (?). πλεκτὸν exhibent Γ, β (?), o^1, m_2, λ, μ, a^1, F, M, P_1, R_2, U, z_2. vide „Überlieferung und Euteknios-Paraphr.“, 18–19 | δρόμον κ, F, L, v.l. in M : βρόχον Γ, β, o^1, ε, gl. in θ, ι, λ, μ, a^1, gl. in F, M, m_1, P_1, R_2, U, z_2. δόλον exhibet θ, gl. est in λ, λόφον exhibet m_2. vide „Überlieferung und Euteknios-Paraphr.“, 18–19 || ***148*** ἠὲ : ἠδὲ m_2. sed confer paraphr. 19. 32 || ***152*** -στομοι v.l. in Γ, a^1, L, m_1, R_2, z_2 : -στονοι v.l. in Γ, β, o^1, m_2, ε, θ, W, κ, λ, μ, F, gl. in L, M, P_1, U. confer 4. 481, James, 66–68 ||

ist es groß und gewaltig. Denn nicht einmal das Meer selber trägt es leicht und hält es empor. Wenn aber auch ein Stück des Rückens erscheint, vermeldet es nicht so großes Gewicht: Leicht(er) nämlich sind die Wege für schwächere Tiere. (131) Für diese Ungeheuer der See aber ist das Tau aus zahlreichen vielfach gedrehten Schnüren verknüpft und gefertigt (und) so dick wie der Fockstag (Vordertau) eines Schiffes, das weder tiefgehend noch klein ist; an Länge aber streckt es sich ausreichend für die Jagd. (135) Der sorgfältig gearbeitete Haken aber ist geschärft mit vorragenden sich abwechselnden Spitzen und also auf beiden Seiten scharf, derart, daß er Fels bezwingen kann und eine Klippe durchbohren, und so groß in der entsetzlichen Rundung wie das gähnende Maul (des Seeungeheuers) fassen und überdecken kann. (139) Eine gerundete Kette aber umfaßt das äußerste Ende des gräßlichen Hakens, fest, aus Erz getrieben, welche die unselige Gewalt der Zähne auszuhalten vermag und die Lanzen des gähnenden Maules. (142) In der Mitte der Kette aber sind kreisförmige Räder eingesetzt, dicht beieinander, welche die rasenden Windungen (des Tieres) aufhalten können, und das Tier möge nicht geradeswegs das Eisen zerreißen in Strömen des Blutes, wenn es vor verderblichen Schmerzen tobt, sondern im Kreise sich drehend einen irrenden Lauf beschreiben. (147) Als leidbringendes Mahl aber stecken die Fischer auf den Haken eine ausgewählte schwarze Stierleber oder auch eine Stierschulter, passend für den Schlund des schlingenden Seeungeheuers. (150) Zahlreich aber werden zur Unterstützung der Fänger wie für den Krieg starke Lanzen und feste Dreizacke geschärft, Sicheln, scharfschneidige Äxte und was alles derartiges

ἄκμοσι δυσκελάδοις ῥαιστήρια χαλκεύονται.
ἐσσυμένως δ' ἀκάτοισιν ἐυσέλμοις ἐπιβάντες
σιγῇ νευστάζοντες ὅ τι χρέος ἀλλήλοισι
στέλλονται· κώπῃσι δ' ὑπ' εὐκήλοισι θάλασσαν
ἀτρέμα λευκαίνουσι φυλασσόμενοι μάλα δοῦπον,
μή τι μάθοι μέγα κῆτος, ἀλευόμενον δὲ νέοιτο
βύσσαν ὑποβρυχίην, ἄλιον δέ κε μόχθον ἄροιντο.
ἀλλ' ὅτε οἱ πελάσωσιν ὁμαιχμήσωσί τ' ἀέθλῳ,
δὴ τότε θαρσαλέως πρώρης ἄπο θηρὶ πελώρῳ
πῆμα δόλου προὔθηκαν. ὁ δ' ὡς ἴδε δαῖτα βαρεῖαν,
ἆλτο καὶ οὐκ ἀμέλησεν ἀναιδέι γαστρὶ πιθήσας·
μάρψε δ' ἐπιθύσας γναμπτὸν μόρον, αὐτίκα δ' εἴσω
ἄγκιστρον κατέδυ τεθοωμένον εὐρέι λαιμῷ,
ἐν δ' ἐπάγη γλωχῖσιν. ὁ δ' ἕλκεϊ θυμὸν ὀρινθεὶς
πρῶτα μὲν ἀσχαλόων ὀλοὴν γένυν ἀντία πάλλει
χαλκείην θώμιγγα διαρραῖσαι μενεαίνων.
ἀλλ' ἄρα οἱ κενεὸς τέταται πόνος· ἔνθεν ἔπειτα
σπερχόμενος φλογέῃσιν ἐποχθίζων ὀδύνῃσι
δύεται ἐν κόλποισιν ὑποβρυχίοισι θαλάσσης.
τῷ δὲ τάχ' ἀσπαλιῆες ἐπιτρωπῶσιν ἅπασαν
ὁρμιήν· οὐ μὲν γὰρ ἔνι σθένος ἀνθρώποισιν
ὅσσον τ' αὖ ἐρύσαι καὶ ἀναινόμενον δαμάσασθαι
βριθὺ πέλωρ· ῥέα γάρ σφε σὺν αὐτοῖς σέλμασι νηῶν
ἑλκύσει ποτὶ βυσσόν, ὅθ' ὁρμήσειε φέρεσθαι.
οἱ δέ οἱ ὁρμιῇ προσαρηρότας εὐρέας ἀσκοὺς
πνοιῆς ἀνδρομέης πεπληθότας εὐθὺς ἐς ὕδωρ

158 μάθῃ v.l. in Γ (?), m_2, F, R_2 (gl. μάθοι). πάθοι exhibet μ | ἀλευάμενον θ, W, κ, F, M post corr., m_1, R_2 (?). vide „Noten", 206 | δὲ : τε proponit Schneider. vide „Noten", 31 (annot. 71) || ***159*** βυσσὸν proponit Schneider (?). vide „Noten", 180; 272–273 | ὑπὸ βρυχίην proponit Rittershusius | κεν Γ (v.l. κε?), a^1, U || ***160*** -σουσιν m_2, v.l. in λ, U. vide „Tempus und Modus", 217–218 | -σουσί m_2, v.l. in λ. vide „Tempus und Modus", 217–218 | τ' : δ' θ, κ, F, M post corr. || ***162*** δόλῳ θ (gl. δόλου), μ, M. confer Hom. Od. 3. 152, 14. 338 || ***164*** γναπτ- v.l. in Γ, β, o^1, m_2, M, m_1, P_1, R_2. confer „Noten", 21–22 | μόρον : δόλον v.l. in Γ, v.l. in L, v.l. in U || ***165*** εὐρέι λαιμῷ : ὀξέι χαλκῷ β (v.l. λαιμῷ), W, v.l. in F. vide „Noten", 398 || ***166*** ἕλκεϊ : ἔγχεϊ λ, U. vide „Noten", 299–300 || ***170*** -σιν ἐπ- Γ, β, o^1, ε, W, μ (v.l. -σιν ὑπ-?), a^1, F, M, z_2 : -σι καὶ v.l. in Γ (?), m_2, θ, κ, L, m_1, P_1, R_2. -σι καὶ ἐπ- exhibent λ, U. vide „Noten", 398 || ***171*** δύνεται v.l. in Γ, μ, a^1, M, z_2 || ***173*** μὲν γὰρ : γάρ τι v.l. in Γ (?), θ, κ, F (gl. μὲν γὰρ). μὲν exhibet P_1 || ***174*** τ' αὖ : αὖτ' λ, U || ***176*** ἑλκήσει m_2, ε, μ. ἑλκῦσαι exhibet β (?). vide „Tempus und Modus", 216 (Corrigenda Glotta 60, 1982, 136) | βυσσόν (βυσσὸν) v.l. in Γ, o^1, m_2, μ, a^1, P_1, R_2, z_2 : βύσσαν v.l. in Γ, β, ε, θ, W, κ, λ, F, m_1, U. βυθὸν exhibet M. L incertus. vide „Noten", 272–273 || ***178*** ἰθὺς v.l. in Γ, β, m_2, θ, W, κ, μ, gl. in a^1, F, L (?), M, m_1, R_2. vide „Noten", 154 ||

auf lärmenden Ambossen an vernichtenden Waffen geschmiedet wird. (154) Rasch aber besteigen sie die wohlgedeckten Boote, schweigend durch ein Nicken einander bezeichnend, was nötig ist, und brechen auf. Und mit leisen Ruderschlägen lassen sie das Meer sacht weiß aufleuchten, sich vor allem Lärm hütend, damit der riesige Wal nichts bemerke und in die Tiefe des Meeres entkomme, ihnen (selber) aber die Mühe vergeblich bleiben möchte. (160) Aber sobald sie sich ihm nähern und sich gemeinsam zum Kampfe anschicken, da also werfen sie beherzt vom Bug aus dem riesigen Tier den verhängnisvollen Köder vor. Sowie dieses aber den verderblichen Fraß erblickt, tut es einen Sprung und bleibt nicht gleichgültig, sondern gehorcht seinem schamlosen Magen. (164) Und es stößt zu und packt das gebogene Verhängnis; und sogleich tritt der geschärfte Haken in seinen weiten Schlund und bleibt mit seinen Spitzen fest hängen. Der Wal aber, durch die Verwundung gereizt, schüttelt zunächst unwillig den verderbenbringenden Rachen dagegen und sucht das eherne Angeltau zu zerreißen. (169) Aber seine Mühe ist vergebens aufgewendet; hierauf, wild vor brennenden Schmerzen, taucht er hastig hinab in die tieferen Buchten des Meeres. (172) Schnell aber lassen ihm die Fischer alles Tau; denn die Menschen haben nicht soviel Kraft, daß sie das riesige Untier wieder heraufziehen und gegen seinen Willen bezwingen könnten. Leicht nämlich wird es sie mitsamt den Ruderbänken der Schiffe in die Tiefe ziehen, wenn es losstürzen sollte. (177) Die Fischer aber schicken ihm, sobald es geradeswegs ins Wasser (hinab)taucht, weite Schläuche (nach), welche, mit menschlichem Atem gefüllt, am Tau befestigt sind.

δυομένῳ πέμπουσιν. ὁ δ' ὀχθίζων ὀδύνῃσι
ῥινῶν οὐκ ἀλέγει, κατὰ δ' ἔσπασεν οὐκ ἐθέλοντας
ῥηιδίως ἄκροιο λιλαιομένους ἁλὸς ἀφροῦ.
ἀλλ' ὁπότ' ἐς δάπεδον πελάσῃ μεμογηότι θυμῷ,
στῇ ῥα μέγ' ἀφριόων, τετιημένος· ὥστε τις ἵππος
ἱδρῶτ' ἐξανύσας καματώδεα τέρματος ἄκρου
ἀφρῷ ὑφ' αἱματόεντι γένυν σκολιοῖσι χαλινοῖς
ἐμπρίει, θερμὸν δὲ διὰ στόμα κίδναται ἆσθμα,
ὣς ὁ μέγ' ἀσθμαίνων ἀμπαύεται, οὐδέ οἱ ἀσκοὶ
μίμνειν ἱεμένῳ περ ἐπιτρωπῶσιν ἔνερθεν,
αἶψα δ' ἄνω σπεύδουσι καὶ ἔξαλοι ἀίσσουσι
πνοιῇ ἀειρόμενοι· τῷ δ' ἵσταται ἄλλος ἄεθλος.
ἔνθ' ἤτοι πρῶτον μὲν ἐπαΐσσει γενύεσσι
ῥιπὴν μαψιδίην λελιημένος αὖ ἐρύοντα
δέρματ' ἀμύνασθαι· τὰ δ' ἀνίπταται οὐδέ ἑ μίμνει,
φεύγει δὲ ζωοῖσιν ἀλευομένοισιν ὁμοῖα.
αὐτὰρ ὅ γ' ἀσχαλόων μυχίην πάλιν ἵεται ἅλμην,
πολλὰς δὲ στροφάλιγγας ἑλίσσεται, ἄλλοτ' ἀνάγκῃ,
ἄλλοθ' ἑκών, ἕλκων τε καὶ ἑλκόμενος παλίνορσος.
ὡς δ' ὅτε δουροτόμοι ξυνὸν πόνον ἀθλεύουσι
πρίονος ἐγκονέοντες, ὅτε τρόπιν ἠέ τιν' ἄλλην
χρειὼ πλωτήρεσσιν ἐπισπεύδουσι τελέσσαι·
ἄμφω δὲ τρηχεῖαν ἐρειδομένοιο σιδήρου
ἀλκὴν αὖ ἐρύουσι καὶ οὔποτε ταρσὸς ὀδόντων
τέτραπται μίαν οἶμον, ἐπειγόμενος δ' ἑκάτερθε
κλάζει τε πρίει τε καὶ ἔμπαλιν ἕλκεται αἰεί·

182 πελάσει v.l. in Γ, β, ε, W, κ, M, P_1, R_2, U, z_2. πελάσοι v.l. est in λ. vide „Tempus und Modus", 219–220 (Corrigenda Glotta 60, 1982, 136) || ***183*** ὥστε (ὥς τέ) : ὡς δέ v.l. in β; insuper lectionem proponit Schneider. vide „Noten", 398–399 || ***186*** σκίδ- λ. vide „Noten", 132 || ***187*** μέγ' : μὲν θ | ἀμ- : οὐ F (gl. ἀμ-) || ***191*** πρῶτα v.l. in Γ, a^1 | ὑπαΐσσει F. sed confer paraphr. 20. 20–22 || ***193*** ἀμύνεσθαι a^1. vide „Noten", 399 | ἀνίσταται o^1, v.l. in M, P_1. vide „Noten", 129 | οὐδέ τι v.l. in Γ, μ, a^1, R_2 (proprie οὐδέ τε, v.l. οὐδέ ἑ), z_2 || ***195*** μυχίην v.l. in Γ, θ, κ, F, R_2 : βυθίην v.l. in Γ, μ, a^1, M, z_2. μυχάτην exhibent β, o^1, m_2, ε, W, λ, L, m_1, P_1, U, v.l. est in Γ. vide „Noten", 399–400 || ***198*** ἀθλεύουσι Junta : ἀεθλεύουσι(ν) v.l. in Γ, β, o^1, m_2, ε, W, λ, μ, a^1, F (?), v.l. in L (modus incertus), M, m_1, P_1 (?), R_2, U, z_2 (?). ἀνθέλκουσι v.l. est in Γ, ἀνθέλκωσι exhibent θ, κ, L. vide „Tempus und Modus", 218, confer paraphr. 20. 24 || ***200*** -σπεύδουσι : -σπέρχουσι m_2. vide „Noten", 125–126 | τελέσθαι o^1, a^1 || ***202*** ταρσὸς (τάρσος) v.l. in Γ, β, ε, θ, W, κ, gl. in λ, v.l. in μ, F, L, v.l. in M, v.l. in U : ἴχνος (ἶχνος) v.l. in Γ, o^1, m_2, v.l. in θ, λ, μ, a^1, gl. in L, M, m_1, P_1, R_2, U, z_2. vide „Noten", 400 || ***203*** ἐπειγομένοις μ, R_2. sed confer Hom. Il. 5. 622, 13. 511 etc. | -θε v.l. in Γ (?), o^1, θ, F : -θεν Γ, β, ε, W, κ, λ, μ, a^1, L (?), M, m_1, P_1, R_2, U, z_2. m_2 incertus. vide „Noten", 147 || ***204*** ἕλκεται : ἔρχεται (ἔρχετ') v.l. in Γ, o^1, a^1, P_1 ||

Der Wal aber, rasend vor Schmerzen, achtet nicht die Lederbälge, sondern zieht sie leicht herunter, wenngleich sie nicht wollen und zur Oberfläche der schäumenden See streben. (182) Aber wenn er dem (Meeres-) Grund sich nähert mit bekümmertem Herzen, macht er halt und verursacht gewaltigen Schaum in seinen Schmerzen; wie ein Pferd, das in schweißreicher Mühe das äußerste Ziel erreicht hat, unter blutigem Schaum seine Zähne auf den krummen Zaum preßt, und heißer Atem strömt durch sein Maul – (187) so ruht der Wal in gewaltigem Schnaufen, aber die Schläuche gestatten ihm nicht, unten zu bleiben, so sehr er auch möchte, sondern schwimmen eilig empor und springen aus dem Wasser, vom Atem gehoben; für den Wal aber beginnt ein weiterer Kampf. (191) Darauf unternimmt er zunächst einen nichtigen Angriff mit seinem Rachen, in der Absicht, sich gegen die Lederbälge zu wehren, die ihn wieder emporziehen. Aber diese fliegen empor und erwarten ihn nicht, sondern fliehen gleich Lebewesen, die ausweichen. (195) Der Wal aber stürzt sich unwillig wieder in die innerste Salzflut und macht zahlreiche Windungen und Wendungen, mal gezwungen, mal freiwillig, und er zieht und wird zurückgezogen. (198) Wie aber wenn Holzfäller mit der gemeinsamen Arbeit der Säge sich mühen, indem sie sich rasch bewegen, (dann) wenn sie sich beeilen, einen Schiffskiel oder irgend etwas anderes, was Seeleute brauchen, fertigzustellen; (201) beide Männer aber ziehen wiederholt die rauhe Kraft des pressenden Eisens, und niemals wendet die Reihe der Zähne sich eines einzigen Weges, sondern von beiden Seiten gedrängt singt und sägt sie und wird stets wieder gezogen –

τοῖον καὶ ῥινοῖσι πέλει καὶ θηρὶ δαφοινῷ
νεῖκος ἀνελκομένῳ τε βιαζομένοις θ' ἑτέρωθε.
πολλὴν δ' αἱματόεσσαν ὑπεὶρ ἁλὸς ἔπτυσεν ἄχνην
παφλάζων ὀδύνῃσιν, ὑποβρύχιον δὲ μέμυκε
μαινομένου φύσημα, περιστένεται δέ οἱ ὕδωρ
ἀμβολάδην. φαίης κεν ὑπ' οἴδμασι πᾶσαν ἀυτμὴν
κευθομένην Βορέαο δυσαέος αὐλίζεσθαι·
τόσσον ἀνασθμαίνει λάβρον μένος, ἀμφὶ δὲ πυκναὶ
δίναις οἰδαλέῃσιν ἑλισσόμεναι στροφάλιγγες
οἴδματα κοιλαίνουσι διισταμένοιο πόροιο.
οἷον δ' Ἰονίοιο παρὰ στόμα καὶ κελάδοντος
Τυρσηνοῦ πόντοιο μέση πορθμοῖο διαρρὼξ
εἰλεῖται λάβροισιν ὑπ' ἄσθμασι Τυφάωνος
ξαινομένη· δειναὶ δὲ τιταινόμεναι στροφάλιγγες
κῦμα θοὸν γνάμπτουσι, περιστρέφεται δὲ κελαινὴ
ἑλκομένη δίνῃσι παλιρροίβδοισι Χάρυβδις·
ὣς τότε κητείοισιν ὑπ' ἄσθμασι χῶρος ἁπάντῃ
ξαινόμενος βέμβικας ἑλίσσεται ἀμφιτρίτης.
ἔνθα τις ἰχθυβόλων γλαφυρὸν σκάφος ὠκὺς ἐρέσσων
ἐς χέρσον κατάγοιτο καὶ ἀκταίης ἀπὸ πέτρης
ὁρμιὴν ἅψαιτο καὶ αὐτίκα νοστήσειε,
πρυμναίοις ἅτε νῆα κατοχμάσσας ὑπὸ δεσμοῖς.

206 βιαζομένῳ Γ, β, o^1, W, λ, a^1, R_2, U, z_2 | θ' : δ' β | -θε v.l. in Γ (?), θ : -θεν ceteri mss excepto manuscripto M, qui (ἑτέρω)σε exhibet. vide „Noten", 147 || ***207*** δ' : θ' U | ἄχνην : ἅλμην m_2, θ, m_1 || ***212*** ἐπασθμαίνει F. sed confer paraphr. 20. 32–33 | μένος : σθένος m_2, λ, U. γένος v.l. est in θ || ***213*** ὑδαλέῃσιν R_2, U || ***214*** κοιλαίνουσι : κυμαίνουσι κ || ***215*** παρὰ : διὰ v.l. in Γ, μ, a^1, M (gl. παρὰ), P_1, z_2. περὶ exhibet F, ποτὶ exhibet R_2. vide „Noten", 340–341 || ***216*** τυρ(ρ)- Γ (v.l. τυρσ-?), o^1, m_2, κ, v.l. in λ, μ, F, M, m_1, P_1, R_2, z_2. sed confer 3. 628 | πόντοιο : κόλποιο v.l. in Γ, o^1 | πορθμοῖο : κόλποιο v.l. in Γ, β, W, L. πόντοιο exhibet m_2, κόλποις exhibet m_1. sed confer paraphr. 20. 34 – 21. 1 | διαρρὼξ : ἀπορρὼξ ab Eustathio ad Hom. p. 1716 esse lectum videtur || ***217*** εἰλ- : spiritus asper huius verbi cum manuscriptis fere exhibeatur anteponendus est | -φάωνος : -φωνῆος m_2. -φαονῆος exhibet F, -φωῆος exhibet μ, -φῶνος exhibent o^1, m_1. vide „Noten", 400–401 || ***218*** ξαινομένη v.l. in Γ, β, ε, θ, W, κ, v.l. in λ, F, m^1 : μαινομένη v.l. in Γ, o^1, m_2, gl. in θ, v.l. in λ, μ, a^1, L, M, P_1, R_2, U, z_2. vide „Noten", 401 || ***219*** γνάπτουσι v.l. in β, o^1, m_2. κάμπτουσι exhibent θ, a^1, F, M, m_1, P_1, R_2, U, z_2, v.l. est in Γ, in β, in λ, gl. est in L. vide „Noten", 401 | -στρέφεται : -στείνεται (-στέν-) v.l. in Γ, β (gl. -στρέφεται), ε, θ (v.l. -στρέφεται), v.l. in κ, v.l. in λ, gl. in F, v.l. in U. vide „Noten", 401–402 || ***220*** δίνῃσι : πλήμνῃσι v.l. in Γ, θ (v.l. δίνῃσι) | -ρροίβδοισι v.l. in Γ : -ρροίβδῃσι ε, θ, κ, F. -ρροίζοισι exhibent β, L, R_2, v.l. est in Γ, in λ, -ρροίζῃσι exhibent o^1, m_2, W, μ, a^1, M, m_1, P_1, U, z_2, v.l. est in λ, gl. est in θ. confer James, 151–153 || ***223*** ὠκὺς : ἰθὺς v.l. in Γ, θ, κ, F, L. vide „Noten", 402 || ***224*** ἀπὸ : ἐπὶ ε ||

solch ein Streit ist auch zwischen den Lederbälgen und dem mörderischen Tier, indem es heraufgezogen wird und sie von der anderen Seite bedrängt werden. (207) Viel blutigen Schaum aber spęit der Wal über die See, vor Schmerzen sich heftig bewegend, und in der Tiefe brüllt der blasende Atem des Rasenden; ringsum aber um ihn braust und wallt das Wasser. Du möchtest glauben, unter den Wellen sei aller Atem des übelwehenden Boreas verborgen zu Hause – (212) so reißende Gewalt keucht er hervor, und ringsum drehen sich in schwellenden Strudeln zahlreiche enge Wirbel und lassen einen Trichter in den Wogen entstehen, indem die See auseinandertritt. (215) Wie aber an der Mündung der Ionischen und der brausenden Tyrrhenischen See die trennenden Wasser des Durchbruchs in der Mitte sich drängen, gepeitscht von dem ungestümen Keuchen Typhons; und furchtbare Wirbel formen sich und biegen die behende Woge, und gräßlich dreht sich von zurückgeschlürften Strudeln gezogen Charybdis – (221) so wirbelt da in Kreiseln, überall vom Keuchen des Wals gepeitscht, die dortige wallende See. Da rudere einer der Fischer rasch im hohlen Boot an Land, befestige an einem Uferfelsen das Tau und kehre sogleich zurück, (so) wie man ein Schiff festmacht an den Tauen seines Hecks.

τὸν δ᾽ ὅτε παιφάσσοντα λάβῃ κόρος ἔκ τ᾽ ὀδυνάων
θὴρ ὀλοὸς μεθύῃ, καμάτῳ δέ οἱ ἄγριον ἦτορ
κλίνηται, ῥέψῃ δὲ μόρου κρυεροῖο τάλαντα,
ἀσκὸς μὲν πρώτιστος ἀνέδραμε πείρατα νίκης
ἀγγέλλων, μέγα δ᾽ ἦτορ ἐν ἀγρευτῆρσιν ἄειρεν.
οἷον δ᾽ ἀλγινόεντος ἀνερχόμενον πολέμοιο
κήρυκ᾽ ἀργυφέοισιν ἐν εἵμασιν ἠδὲ προσώπῳ
φαιδρῷ καγχαλόωντες ἑοὶ μεθέπουσιν ἑταῖροι
αἴσιον ἀγγελίην ποτιδέγμενοι αὐτίκ᾽ ἀκοῦσαι·
ὣς οἱ καγχαλόωσιν ἐσαθρήσαντες ἔνερθε
ῥινὸν ἀνερχομένην εὐάγγελον· αὐτίκα δ᾽ ἄλλοι
ἀσκοὶ ἐπαντέλλουσι καὶ ἀνδύνουσι θαλάσσης
βριθὺ πέλωρ σύροντες. ὁ δ᾽ ἕλκεται οὐλόμενος θὴρ
οὐκ ἐθέλων, μόχθῳ τε καὶ ἕλκεϊ θυμὸν ἀλύων.
ἔνθα τότ᾽ ἰχθυβόλων θράσος ἔγρεται, ἄγχι δὲ νῆας
εὐκώπους ἐλόωσιν ἐπειγομένοισιν ἐρετμοῖς.
πολλὴ δὲ σμαραγή, πολλὴ δ᾽ ἀνὰ πόντον ἀυτὴ
σπερχομένων τέτρηχε καὶ ἀλλήλους ἐς ἄεθλον
κεκλομένων. φαίης κεν ἐνυάλιον πόνον ἀνδρῶν
δέρκεσθαι· τοίη γὰρ ἐνὶ φρεσὶν ἵσταται ἀλκή,
τόσσος δὲ φλοῖσβός τε καὶ ἵμερος ἰωχμοῖο.
τῶν μέν τις καὶ τῆλε δυσηχέα δοῦπον ἀκούσας
αἰπόλος ἢ βαθύμαλλον ἐν ἄγκεσι πῶυ κομίζων
ἢ δρυτόμος πεύκης ὀλετὴρ ἢ θῆρας ἐναίρων

227 ὅτε παιφάσσοντα : ὅτ᾽ ἐπαΐσσοντα (ὅτε παΐσσ-) v.l. in Γ, θ (v.l. ὅτε παιφάσσοντα), κ, F (v.l. ὅτε παιφάσσοντα). vide „Noten", 205–206 | κόρος : μόρος R_2 | ἐκ δ᾽ v.l. in Γ, o^1, m_2, θ, κ, L, m_1. vide „Noten", 402 || ***228*** μεθύῃ v.l. in Γ, v.l. in β (?), W, v.l. in λ, gl. in F, L, m_1 : μεθύει v.l. in Γ, v.l. in β, o^1, m_2, ε, θ, κ, v.l. in λ, μ, a^1, F, M, P_1, R_2, U, z_2. vide „Tempus und Modus", 217–218 || ***229*** κλίνηται : καίνηται v.l. in Γ, θ (v.l. κλίνηται), F (v.l. κλίνηται) | ῥέψει v.l. in θ, M. ῥέψοι exhibent o^1, κ. vide „Tempus und Modus", 217–218 | κρυεροῖο v.l. in Γ, v.l. in θ, μ, a^1, M, P_1, R_2, z_2 : στυγεροῖο v.l. in Γ, β, o^1, m_2, ε, θ, W, κ, λ, F, L, m_1, U. vide „Noten", 402–403 || ***231*** ἀείρων v.l. in Γ, a^1 || ***235*** προτιδέγ- v.l. in Γ, o^1, θ, μ, L, M, m_1 || ***236*** -θε v.l. in Γ (?), θ, W, v.l. in λ, L (?) : -θεν Γ, β, o^1, m_2, ε, κ, v.l. in λ, μ, a^1, F, M, m_1, P_1, R_2, U, z_2. vide „Noten", 147 || ***240*** θυμὸν ἀλύων : πικρὸν ἀχεύων v.l. in Γ, θ (v.l. θυμὸν ἀλύων), κ. vide „Noten", 268–269 || ***241*** ἔγρεται : ἄγρεται v.l. in Γ, m_2, λ, μ, a^1, R_2 (gl. ἔγρεται) | ἄγχι : ἀμφὶ R_2 || ***243*** ἀυτὴ v.l. in Γ, W, v.l. in λ, F post corr., P_1, z_2 : ἀυτμὴ v.l. in Γ, β, o^1, m_2, ε, θ, κ, v.l. in λ, μ, a^1, L, M, m_1, R_2, U. vide „Überlieferung und Euteknios-Paraphr.", 19 || ***244*** ἀλλήλοις m_2, λ, U. vide „Noten", 403 | ἐς v.l. in Γ, β, ε, W, κ, v.l. in μ, a^1, M, P_1, R_2, z_2 : ἐπ᾽ v.l. in Γ, o^1, m_2, θ, λ, v.l. in μ, F, L, m_1, U. vide „Noten", 403–404 || ***246*** -σὶν ἵσταται : -σὶ φαίνεται o^1, F (v.l. -σὶν ἵσταται) || ***247*** τε omittunt Γ (?), θ, λ, μ, a^1, M, P_1, U, z_2 ||

(227) Sobald den Wal aber in seinem Hin- und Herschlagen Ermüdung ankommt, das verderbliche Tier trunken ist vor Schmerzen, vor Mühe sein wildes Herz sich beugt, und die Waage des entsetzlichen Todes sich neigt, da kommt der erste Schlauch herauf und meldet den siegreichen Ausgang des Kampfes, und er läßt das stolze Herz der Fängersleute schwellen. (232) Wie aber einem Herold, der aus einem Krieg voller Schmerzen zurückkehrt in weißen Kleidern und mit strahlendem Gesicht, seine Gefährten unter Freudenrufen nachfolgen, da sie erwarten, günstige Nachricht sogleich zu vernehmen – (236) so sehen die Fischer unter Freudenrufen einen Lederbalg von unten heraufkommen mit guter Nachricht. Und sogleich erscheinen andere Schläuche und tauchen aus dem Meer auf, das riesige Untier hinter sich herziehend. Und das verderbliche Tier wird heraufgezogen, gegen seinen Willen, außer sich vor Qual und Verwundung. (241) Da nun erwacht der Mut der Fischer und nahe heran lenken sie die schönrudrigen Schiffe mit eiligen Ruderschlägen. Lauter Lärm aber und lautes Rufen schallt hin und her über die See von den Eilenden und einander zum Kampf Anspornenden. (245) Du möchtest meinen, der Männer Mühsal im Krieg zu sehen, solch mutige Kraft nämlich entsteht in ihren Herzen und so großes Getümmel und Begierde nach Kampf. Wenn auch von fern ihren schrecklichen Lärm ein Ziegenhirte hört oder einer, der in den Schluchten die dichtwollige Herde hütet, (250) oder ein Holzfäller, der die Fichte fällt, oder einer, der wilde Tiere tötet,

θαμβήσας πόντου τε καὶ ἠόνος ἐγγὺς ἱκάνει,
στὰς δὲ κατὰ προβλῆτος ὑπερφίαλον πόνον ἀνδρῶν
φυλόπιδος βυθίης θηήσατο καὶ τέλος ἄγρης
ἐκπάγλου· τοὺς δ' ὑγρὸς ἄρης ἄσβεστος ὀρίνει.
ἔνθ' ὁ μὲν ἐν παλάμῃσι βαρυγλώχινα τρίαιναν
πάλλει, ὁ δ' ὀξείης ἀκίδος βέλος, οἱ δὲ φέρουσιν
εὐκαμπῆ δρεπάνην, ὁ δέ τις βουπλῆγα τιταίνει
ἀμφίτομον· πᾶσιν δὲ πόνος, πᾶσιν δὲ σιδήρου
χεῖρας ἐφοπλίζει βριαρὴ γένυς, ἄγχι δὲ θῆρα
βάλλουσ', οὐτάζουσι καταΐγδην ἐλόωντες.
αὐτὰρ ὅ γ' ἠνορέης μὲν ὑπερφιάλοιο λέλησται,
οὐδ' ἔτ' ἔχει γενύεσσι καὶ ἱέμενός περ ἐρύκειν
νῆας ἐπεσσυμένας, πτερύγων δ' ὑπεραχθέι ῥιπῇ
ἄκρῃ τ' ἀλκαίῃ βύθιον διὰ κῦμα λαχαίνων
ἔμπαλιν ἐς πρύμνας ὠθεῖ νέας, ἔργα δ' ἐρετμῶν
ἀνδρῶν τ' ἠνορέην γνάμπτει πάλιν, ἠύτ' ἀήτης
ἀντίβιος πρώρησιν ἐναντία λαῖτμα κυλίνδων.
τῶν δ' ἐνοπὴ κέκληγεν ἐφιεμένων πονέεσθαι,
κῦμα δ' ἅπαν λύθροιο φορύσσεται ἐκχυμένοιο
ὠτειλαῖς ὀλοῇσι· τὸ δὲ ζέει ἄπλετον ὕδωρ
αἵματι κητείῳ, γλαυκὴ δ' ἐρυθαίνεται ἅλμη.
ὡς δ' ὅτε χειμερίοιο κατερχομένου ποταμοῖο

251 ἠόνος v.l. in Γ, β, o^1, m_2, v.l. in ε (?), v.l. in λ, a^1 : ἠιόνος v.l. in Γ, ε, θ, W, κ, v.l. in λ, μ, F, L, M, m_1, P_1, R_2, U, z_2. vide „Noten", 45–46 || ***255*** βαρυγλώ- : τανυγλώ- v.l. in Γ, v.l. in β, m_2. βαθυγλώ- exhibet μ. vide „Noten", 404 || ***258*** πᾶσιν . . . πᾶσιν v.l. in ε, W, v.l. in λ, F : πᾶσι . . . πᾶσι Γ, β, o^1, m_2, v.l. in ε, θ, κ, v.l. in λ, μ, a^1, L, M, m_1, P_1, R_2, U, z_2 | πόνος : φόνος θ || ***259*** ἄγχι v.l. in Γ, β, m_2, ε, v.l. in θ, W, L, m_1, R_2 (proprie ἄγχη) : ἀμφὶ v.l. in Γ, o^1, θ, κ, λ, μ, a^1, F, M, P_1, v.l. in R_2, U, z_2. vide „Überlieferung und Euteknios-Paraphr.", 19–20 || ***260*** -αΐγδην δ' λ, U. -αΐγδην τ' exhibent κ, μ, L (ante corr.?), m_1, v.l. est in θ | ἐλόωσιν m_2, v.l. in θ, κ, λ (gl. ἐλόωντες), μ, L, M (gl. ἐλόωντες), m_1, R_2, U || ***262*** οὐδ' ἔτ' v.l. in Γ, v.l. in λ, m_1, P_1, R_2 : οὐδέ τ' v.l. in Γ, β, o^1, m_2, ε, θ, W, κ, v.l. in λ, μ, a^1, F, L (?), M, U, z_2. sed confer paraphr. 21. 19–21, „Noten", 408 | ἐρύκειν : ἀλύξαι R_2. sed confer paraphr. 21. 19–21 || ***266*** γνάπτει v.l. in Γ, o^1, m_2, W, z_2. κάμπτει exhibent θ (v.l. γνάμπτει), κ, M, v.l. est in Γ. confer „Noten", 21–22, vide „Noten", 401 || ***267*** -βιον ε, W, κ, v.l. in λ, L, U. vide „Überlieferung und Euteknios-Paraphr.", 20 | λαῖτμα v.l. in Γ, β, m_2, ε, θ, W, κ, F, L, M, m_1 : κῦμα v.l. in Γ, o^1, gl. in ε, v.l. in θ, gl. in κ, λ, μ, a^1, P_1, R_2, U, z_2. vide „Noten", 404 || ***269*** φορύσ(σ)εται v.l. in Γ, o^1, m_2, θ, κ, λ, F, L, M, m_1, U : μολύνεται v.l. in Γ, β, gl. in m_2, ε, v.l. in θ, W, gl. in κ, μ, a^1, gl. in L, gl. in M, P_1, R_2, v.l. in U, z_2. sed confer Cyn. 1. 381 || ***270*** ὠτειλῇς v.l. in Γ (?), β, W, a^1 | ὀλοαῖσι v.l. in Γ, v.l. in λ (proprie ὀλαῖσι), m_1 | ἄσπετον β, W, gl. in λ || ***271*** ἐρυθραίνεται v.l. in Γ (?), κ, a^1, L, m_1, P_1, R_2, z_2 ||

so erschrickt er und gelangt in die Nähe der See und des Ufers, stellt sich auf eine vorspringende Klippe und betrachtet staunend die unerhörte Mühsal der Männer in (diesem) Kampf der tiefen See und das Ende des erstaunlichen Fanges; die Fischer aber reizt unstillbare Gier nach Krieg zu Wasser. (255) Da schwingt der eine in den Händen den scharfspitzigen Dreizack, der andere die geschliffene angespitzte Lanze, wieder andere führen die wohlgebogene Sichel, einer erhebt die beidseitig spaltende Axt zum Schlage. Alle aber sind tätig, alle haben die Hände mit mächtigem schneidendem Eisen gerüstet und von nahebei treffen und verwunden sie das Tier mit ungestümen Schlägen. (261) Der Wal aber hat seinen übermächtigen Mut vergessen und vermag nicht mehr mit seinem Rachen – so sehr er auch möchte – sich der andrängenden Schiffe zu erwehren, sondern mit bleiernem Flossenschlag (264) und seinem Schwanzende durchwühlt er die Woge(n) der Tiefe und treibt die Schiffe wieder heckwärts, und die Wirkung der Ruder und den Mut der Männer macht er wieder nichtig wie ein Wind, der feindlich die Flut gegen den Bug wälzt. (268) Die Schreie der Männer aber hallen, da sie sich an die Arbeit machen, und die Flut trübt sich weit und breit durch die verderblichen Wunden, aus denen schmutziges Blut hervorströmt. Und das unermeßliche Wasser siedet vom Blut des Wals, und die azurblaue Salzflut färbt sich rot. (272) Wie aber wenn im Winter ein Fluß herabfließt

κόλπον ἐς οἰδματόεντα λόφων ἄπο μιλτοκαρήνων
ἰλὺς αἱματόεσσα κυλίνδεται ὕδατος ὁρμῇ
κιρναμένη δίνῃσιν· ἑκὰς δ' ἐρυθαίνεται ὕδωρ
ξανθῆς ἐκ κονίης, λύθρος δ' ἔχει ὥστε θάλασσαν·
ὣς τότε κητείοιο πόρος λύθροιο πέφυρται
φοίνιος ἐν προχοῇσι δαϊζομένου βελέεσσιν.
ἐν δέ οἱ ὠτειλῇσιν ἀφυσσόμενοι ῥόον ἄντλου
πευκεδανὸν στάζουσ'· ἡ δ' ἕλκεσι μίσγεται ἅλμη
ἠύτε πῦρ καὶ θηρὶ θοώτερον ἧψεν ὄλεθρον.
ὡς δὲ Διὸς μάστιγι βάλῃ τρόπιν αἰθέριον πῦρ
πόντον ἀμειβομένην, νέμεται δέ μιν αἰθαλόεσσα
ῥιπή, τὴν δ' ἔτι μᾶλλον ἐποτρύνουσα κορύσσει
μισγομένη δίοισιν ὁμοῦ πυρσοῖσι θάλασσα·
ὣς κείνου χαλεπάς τε βολὰς ὀδύνας τε κορύσσει
ἄντλου πυθομένοιο δυσαέος ἄγριον ὕδωρ.

273 κόλπον : πόντον v.l. in Γ, θ (v.l. κόλπον), κ, F. sed confer paraphr. 21. 24–25 | -καρήνων : -παρῄων v.l. in Γ, a^1 (v.l. -καρήνων). confer James, 131–132 || ***274*** ὕδατος : οἴδματος λ (gl. ὕδατος), U. αἵματος exhibet m_1 || ***275*** ἐρυθραίνεται v.l. in Γ (?), a^1, R_2, U, z_2 || ***276*** λύθρον v.l. in Γ, o^1, z_2 | δ' : τ' θ, P_1 || ***278*** φοίνιος v.l. in Γ, o^1, m_2, μ, a^1, L, M (?), m_1, P_1, z_2 : φοινίσσαις v.l. in Γ, β, ε, θ, W, κ (proprie φοινίαις), λ, F, R_2, U. vide „Noten", 405 | ἐν Γ (?), o^1, m_2, λ, μ, a^1, L, M, P_1, U, z_2 : particulam omittunt Γ (?), β, ε, θ, W, κ, F, m_1, R_2. vide „Noten", 405 | προχοαῖσι θ, κ, m_1 || ***279*** ἀφυσ(σ)όμ- θ, W, F, m_1 : ἀφυσ(σ)άμ- Γ, β, o^1, m_2, ε, κ, λ, μ, a^1, L, M, P_1, R_2, U, z_2. vide „Noten", 153–154 (qua paginae 154 versu 1 ante „der Nachfolge" verba „welches in" sunt inserenda); 244 || ***280*** ἡ δ' (ἥ δ' / ἥδ') v.l. in Γ, o^1, a^1, P_1, z_2 : ὁ δ' (ὅ δ' / ὅδ') v.l. in Γ, β, m_2, ε, θ, W, κ, λ, μ, F, L, M, m_1, R_2, U. vide „Überlieferung und Euteknios-Paraphr.", 20 | ἕλκεϊ v.l. in λ, U. vide „Überlieferung und Euteknios-Paraphr.", 20 | μισγομένη proponit Schneider. vide „Überlieferung und Euteknios-Paraphr.", 20 | ἅλμη (ἄλμῃ) v.l. in Γ, β, o^1, m_2, ε, v.l. in θ, W, λ, μ, a^1, L, M, m_1, P_1, R_2, U (proprie ἅλμην), z_2 : ἄτῃ (ἄτη) v.l. in Γ, θ, κ, F, v.l. in L, v.l. in M. ἅλς proponit Schneider, ἄντλος proponit Lehrs. vide „Überlieferung und Euteknios-Paraphr.", 20 || ***281*** πῦρ καὶ θηρὶ v.l. in Γ, v.l. in β, m_2, ε (proprie π. κ. θῆρ'), κ, λ, L, m_1, U : πυρκαϊὴ v.l. in Γ, v.l. in β, o^1, θ, W, μ, a^1, F, M, P_1, R_2, z_2. vide „Überlieferung und Euteknios-Paraphr.", 20 | θοώτερον κ, L : θοώτατον F, m_1. ὀλοώτερον v.l. est in Γ, ὀλοώτατον exhibent β (?), o^1, m_2, ε, θ, W, λ, μ, a^1, M, P_1, R_2, U, z_2, v.l. est in Γ. vide „Überlieferung und Euteknios-Paraphr.", 20 || ***282*** βάλῃ v.l. in Γ, o^1, m_2, θ, v.l. in λ, μ, F, M post corr., P_1, R_2, U, z_2 : βάλλει β, ε, W, κ, v.l. in λ (post corr.), a^1, L (?). βάλλῃ exhibet m_1, v.l. est in Γ (?), βαλεῖ (βάλει) v.l. est in Γ. λάβῃ proponit Köchly. vide „Noten", 138–139 || ***284*** δ' ἔτι : (-)δε P_1 || ***285*** -μένην λ, U | δίοισιν gl. in β (proprie δείοισιν), m_2 (proprie δοιοῖσιν), μ (proprie δ' οἰοῖσιν), v.l. in U (proprie δήοισιν) : δίνοισιν v.l. in λ (?), F (?), U. δίνῃσιν exhibet ε, v.l. est in λ, δεινοῖσιν exhibent Γ, β, o^1, θ, κ, a^1 (?), L, M post corr., m_1, P_1, R_2, z_2. vide „Noten", 154–155 (qua pagina 155 versu 12 „zumeist" delendum est) || ***287*** ὕδωρ : ἦτορ R_2 (v.l. ὕδωρ?) ||

zum wogenden Meerbusen von den Hügeln mit rotfarbenen Gipfeln und der blutige Schlamm sich wälzt unter dem drängenden Strömen des Wassers, sich vermischend mit (den) Strudeln; weithin aber rötet sich das Wasser vom rötlichen Staub als ob Blut wäre im Meer – (277) so trübt sich da der Golf dunkelrot durch den blutigen Ausfluß des Tieres, da es von den Waffen (der Fischer) zerhauen wird. Und sie schöpfen bitteres Bilgewasser und tröpfeln es in seine Verletzungen. Und das salzige Wasser mischt sich mit den Wunden wie Feuer und entzündet dem Tier rascheres Verderben. (282) Wie aber mit der Geißel des Zeus Himmelsfeuer ein Schiff trifft, während es die See durchquert, und der Feuersturm breitet sich (über es) aus, noch mehr geschürt und genährt vom Meer, das sich mit den (himmlischen) Fackeln des Zeus mischt – so verstärkt seine schlimmen Wunden und Schmerzen das grausame Wasser aus der übelriechenden faulenden Bilge.

ἀλλ᾽ ὅτε μιν δμηθέντα πολυτμήτοις ὀδύνῃσιν
ἤδη λευγαλέοιο παρὰ προθύροις θανάτοιο
μοῖρα φέρῃ, τότε δή μιν ἀναψάμενοι ποτὶ χέρσον,
γηθόσυνοι σύρουσιν· ὁ δ᾽ ἕλκεται οὐκ ἐθέλων περ,
πολλῇσι γλωχῖσι πεπαρμένος ἠύτε γόμφοις,
νευστάζων ὀλοοῖο μόρου τέλος οἰνοβαρείων.
οἱ δὲ μέγαν νίκης παιήονα κυδαίνοντες
εἰρεσίῃ σπέρχοντες ἐπικλάζουσι θαλάσσῃ
ὀξὺν ἐπειγομέναις ἐλάταις νόμον ἀείδοντες.
ὡς δ᾽ ὁπότ᾽ εἰναλίοιο διακρινθέντος ἄρηος
νῆας ἀναψάμενοι νηῶν ἐπιβήτορας ἄνδρας
δυσμενέας ποτὶ χέρσον ἐπειγόμενοι κατάγωσι
γηθόσυνοι· νίκης δὲ διαπρύσιον βοόωσι
ναύμαχον εἰρεσίῃς παιήονα, τοὶ δ᾽ ἀέκοντες
ἀχνύμενοι δήοισιν ἀναγκαίῃ ξυνέπονται·
ὣς οἵ γ᾽ αἰνοπέλωρον ἀναψάμενοι δάκος ἅλμης
γηθόσυνοι κατάγουσιν ἐπ᾽ ᾐόνας. ἀλλ᾽ ὅτε χέρσῳ
ἐμπελάσῃ, τότε δή μιν ἐτήτυμος ὦρσεν ὄλεθρος
λοίσθιος, ἀσπαίρει δὲ διαξαίνει τε θάλασσαν
σμερδαλέαις πτερύγεσσιν, ἅτ᾽ εὐτύκτῳ περὶ βωμῷ

288 -τμήτοις v.l. in Γ, β, ε, W, v.l. in λ, a^1, gl. in F, U : -τρήτοις v.l. in Γ, m_2, v.l. in λ, μ, F, v.l. in L, M, m_1, P_1 (proprie -τρήτοισ᾽), R_2. -τλήτοις exhibent o^1, θ, z_2, v.l. est in Γ, -τρύπτοις exhibet L, -τρόποις exhibet κ. vide „Noten", 233–234 || ***289*** παρὰ : περὶ v.l. in Γ, a^1, F, M || ***290*** φέρῃ ε, L, m_1 : φέρει ceteri mss. vide „Tempus und Modus", 217–218 || ***291*** γηθοσύνῃ gl. in θ, κ (gl. -συνοι), P_1. vide „Noten", 200–201 | ἕλκεται : ἕσπεται θ (v.l. ἕλκεται), F (v.l. ἕλκεται), v.l. in M || ***295*** εἰρεσίῃς v.l. in Γ, v.l. in β || ***296*** -μένῃς v.l. in Γ, z_2. -μένοις exhibet a^1, v.l. est in Γ (?) | ἐλάτῃς m_2 || ***297*** -κρινθ- W, L : -κριθ- ceteri mss. sed confer 3. 123 || ***298*** νηῶν m_2, μ, a^1, M, m_1, R_2 : νηῶν τ᾽ v.l. in Γ, β, o^1, ε, θ, W, κ, λ, F, L, P_1, U, z_2. νηῶν δ᾽ v.l. est in Γ. vide „Noten", 405 | -τορες ἄνδρες v.l. in ε, μ || ***299*** -γωσι(ν) v.l. in Γ, β, o^1, ε, W, κ, v.l. in λ, μ, M, m_1, P_1, z_2 : -γουσι v.l. in Γ, m_2, θ, v.l. in λ, a^1, F, L, R_2, U. vide „Tempus und Modus", 219–220 (Corrigenda Glotta 60, 1982, 136) || ***301*** -σίῃς (-σίης) Γ, β, o^1, m_2, θ, W, λ, μ, a^1, F, P_1, R_2, gl. in U, z_2 : -σίῃ κ, L, m_1 (?), U. -σίῃσι (sic!) exhibet M, -σίας exhibet ε. vide „Noten", 405–406; 63 || ***302*** δῄοισιν v.l. in θ, F, R_2 ante corr. : δηίοισι(ν) Γ, v.l. in β, o^1, m_2, v.l. in θ, κ, v.l. in λ, μ, a^1, L, M, m_1, P_1, R_2 post corr., U, z_2. δαΐοισιν exhibent ε, W, δ᾽ ἀίσ(σ)ουσιν exhibet β, v.l. est in λ | συν- β, ε, W, M. vide „Noten", 31–32 || ***304*** ᾐόνας v.l. in Γ (?), v.l. in ε, v.l. in λ, F : ἠιόνας v.l. in ε, v.l. in λ, ceteri mss. vide „Noten", 45–46 || ***305*** -πελάσῃ β, W, gl. in λ, F, L, m_1 : -πελάσ(σ)ει Γ, o^1, m_2, ε, θ, κ, λ, μ, a^1, M, P_1, R_2, U, z_2. vide „Tempus und Modus", 217–218 || ***306*** ἀσπαί-ρειν τε -ξαίνειν v.l. in β (?), θ, κ, v.l. in λ, M post corr., m_1, U. vide „Noten", 406–407 | δὲ δια- F : τε δια- ceteri mss. vide „Noten", 406–407 || ***307*** περὶ v.l. in Γ, κ, a^1, F, L, M, R_2 : παρὰ v.l. in Γ, β (?), o^1, m_2, ε, θ, W, λ, μ, m_1, P_1, U, z_2. vide „Überlieferung und Euteknios-Paraphr.", 24–25 ||

(288) Aber wenn das Geschick den Wal, da er bezwungen ist von schneidenden („tief eingeschnittenen") Schmerzen, nunmehr an die Tore eines elenden Todes bringt, dann also nehmen sie ihn in Schlepp und ziehen ihn voll Freude an Land, (291) und er wird gegen seinen Willen gezogen, von zahllosen Spitzen durchbohrt wie mit Pflöcken, und er nickt über sein verderbliches Ende, als wäre er von Wein schwer. (294) Die Fischer aber intonieren den großen Siegespäan und lassen bei raschem Ruderschlag ihre Stimme auf dem Meer erschallen, indem sie zu den eilenden Ruderblättern ihr lärmendes Lied singen. (297) Wie aber wenn nach der Entscheidung in der Seeschlacht (die Sieger) voll Freude die Schiffe in Schlepp nehmen und die feindliche Schiffsmannschaft eilig an Land bringen; und weithin vernehmlich schreien sie unter Ruderschlägen den Päan der siegreichen Seeschlacht, während die anderen unfreiwillig (und) niedergeschlagen ihren Feinden notgedrungen nachfolgen – (303) so nehmen die Fischer das furchtbare Tier der Salzflut voll Freude in Schlepp und bringen es ans Ufer. Aber sobald es sich dem Lande nähert, da also treibt es wirkliches und letztes Verderben, und es schlägt hin und her und peitscht das Meer mit seinen schrecklichen Flossen wie auf dem wohlgefügten Altar der Vogel

ὄρνις ἑλισσομένη θανάτου στροφάλιγγι κελαινῇ.
δύσμορος· ἦ μάλα πολλὰ λιλαίεται οἴδμαθ' ἱκέσθαι,
ἀλλά οἱ ἠνορέης λέλυται σθένος, οὐδ' ἔτι γυῖα
πείθεται, ἐς χέρσον δὲ καθέλκεται αἰνὸν ἀίσθων
φορτὶς ὅπως εὐρεῖα, πολύζυγος, ἥν τε θαλάσσης
ἀνέρες ἐξερύουσιν ἐπὶ τραφερὴν ἀνάγοντες
χείματος ἱσταμένοιο μεταπνεῦσαι καμάτοιο
ποντοπόρου· βριθὺς δὲ πόνος ναύτῃσι μέμηλεν·
ὣς οἵ γ' ὀβριμόγυιον ἐπὶ χθονὶ κῆτος ἄγουσι·
πλῆσεν δ' ᾐόνα πᾶσαν ὑπ' ἀπλάτοις μελέεσσι
κεκλιμένοις, τέταται δὲ νέκυς ῥίγιστος ἰδέσθαι.
τοῦ μέν τις φθιμένοιο καὶ ἐν χθονὶ πεπταμένοιο
εἰσέτι δειμαίνει πελάσαι δυσδερκέι νεκρῷ,
ταρβεῖ δ' οὐκέτ' ἐόντα καὶ οἰχομένοιό περ ἔμπης
πεφρικὼς αὐτοῖσιν ἐπὶ γναθμοῖσιν ὀδόντας.
ὀψὲ δὲ θαρσήσαντες ἀολλέες ἀμφαγέρονται
θάμβεϊ παπταίνοντες ἐρείπιον ὠμηστῆρος.
ἔνθ' οἱ μὲν γενύων ὀλοὰς στίχας ἠγάσσαντο,
δεινοὺς χαυλιόδοντας, ἀναιδέας, ἠύτ' ἄκοντας
τριστοιχεὶ πεφυῶτας ἐπασσυτέρῃσιν ἀκωκαῖς·
ἄλλοι δ' ὠτειλὰς πολυδηρίτοιο πελώρου
χαλκοτόρους ἀφόωσιν· ὁ δ' ὀξύπρωρον ἄκανθαν

308 ὄρνις : ταῦρος proponit Brunck. ἀμνὶς proponit Gow. sed confer paraphr. 22. 9, Giangrande, 93–94 | ὄρνις -μένη : ὄρνιν -μένην m_2, θ, κ, M post corr., m_1. vide „Noten", 406–407 || ***309*** δύσμορον v.l. in θ. vide „Noten", 406–407 | πολλὰ : πάντα m_2, λ (v.l. πάντῃ?), m_1, R_2, U. vide „Noten", 407–408 || ***310*** οὐδ' ἔτι μ : οὐδέ τι ceteri mss. vide „Noten", 408 || ***311*** καθέλκεται : κατέρχεται v.l. in Γ, κ. sed confer paraphr. 22. 10–11 | αἰνὸν : δεινὸν P_1 | ἀίσσων v.l. in Γ, m_2, κ, v.l. in λ, μ, a^1, m_1 || ***313*** -ερύουσιν v.l. in Γ, θ, κ, F, L : -ερύσουσιν β, gl. in m_2, ε. -ερύσωσιν exhibent o^1, m_2, W, λ, μ, a^1, M, m_1, P_1, R_2, U, z_2, v.l. est in Γ, in θ. sed confer paraphr. 22. 11–12 || ***314*** διαπνεῦσαι β, ε, W, v.l. in λ. vide „Noten", 184–185 || ***315*** δὲ : τε m_1 || ***316*** ὀμβρι- Γ (v.l. ὀβρι-?), β, ε, a^1, F, M, U. confer 1. 360 | χθόνα β, ε, W, M. vide „Noten", 119–120 (annot. 489) || ***317*** πλῆσε(ν) M (v.l. πλῆσαν) : πλῆσαν ceteri mss excepto manuscripto U, qui πλήσας (gl. πλῆσαν) exhibet. vide „Überlieferung und Euteknios-Paraphr.", 20 (qua versu 30 „ausnahmslos" delendum est) | ᾐόνα v.l. in Γ (?), v.l. in ε, v.l. in λ, F : ἠιόνα v.l. in ε, v.l. in λ, ceteri mss. vide „Noten", 45–46 | ἀπλήτοις W. ἀντλήτοις v.l. est in λ, in U || ***320*** -δερκέι : -κερδέι ε. sed confer paraphr. 22. 15–16 || ***321*** δ' : τ' o^1, μ, P_1, R_2 post corr. vide „Noten", 32–33 (annot. 74) || ***322*** αὐτοῖσιν : αἰνοῖσιν proponit Köchly. αὔοισιν proponit Hermann | ἐπὶ v.l. in Γ, o^1, m_2, κ, λ, μ, a^1, L, P_1, R_2, U, z_2 : ἐνὶ v.l. in Γ, β, ε, θ, W, F, M, m_1, gl. in U. vide „Noten", 408–409 || ***323*** θαρρ- v.l. in Γ, a^1, P_1, z_2 || ***324*** ὠμηστῆρα m_2, ε (proprie ὠμι-). sed confer paraphr. 22. 17–18 || ***327*** τριστοιχῇ R_2 ||

sich dreht im dunklen Wirbel des Todes. (309) Unglückseliges Tier, so heftig verlangt es danach, die Wogen zu erreichen, doch die Kraft seines Muts ist dahin, und die Glieder gehorchen nicht mehr, sondern es wird an Land gezogen unter schrecklichem Keuchen, (312) wie ein breites Lastschiff mit vielen Plätzen, das Männer aus dem Meer ziehen und aufs Trockene bringen, wenn der Winter kommt, sich auszuruhen von der Mühe der Seefahrt; schwer aber ist die Arbeit der Seeleute – (316) so bringen sie den starkgliedrigen Wal an Land, und er füllt das ganze Ufer unter seinen unnahbaren Gliedern, wie sie hingesunken sind, und ausgestreckt liegt der Leichnam da, schrecklich anzuschauen. Und seinem gräßlich anzusehenden Körper, wenngleich das Tier tot ist und auf der Erde ausgebreitet liegt, fürchtet sich einer noch nahezukommen, (321) und er scheut das Tier, das nicht mehr ist und obschon es tot ist, indem er starr steht vor den Zähnen unmittelbar im Kiefer. Später aber gewinnen (die Neugierigen) Mut, sammeln sich dichtgedrängt (um das Tier) herum und schauen voll Staunen auf den Kadaver des wilden Tieres. (325) Da bewundern die einen die verderbenbringenden Reihen der Kinnladen, die furchtbaren, tückischen Fangzähne, wie Speere, in drei Reihen gewachsen mit dichtgesetzten Spitzen. (328) Andere aber betasten die mit Erz geschlagenen Verletzungen des vielumkämpften Untiers. Ein dritter bestaunt das scharfkantige Rückgrat

θηεῖται σμερδνοῖσιν ἀνισταμένην σκολόπεσσιν·
ἄλλοι δ' ἀλκαίην, ἕτεροι πολυχανδέα νηδὺν
καὶ κεφαλὴν ἀπέλεθρον ὁρώμενοι ἠγάσσαντο.
καί τις ἀνὴρ ὁρόων βλοσυρὸν δάκος ἀμφιτρίτης
ἤθεσιν ἐν τραφεροῖσι πολὺ πλέον ἠὲ νέεσσι
δηθύνων ἑτάροισι μετέννεπεν ἐγγὺς ἐοῦσι·
Γαῖα, φίλη θρέπτειρα, σὺ μὲν τέκες ἠδ' ἐκόμισσας
φορβῇ χερσαίῃ, κόλποις δ' ἔνι σεῖο θάνοιμι,
ἦμαρ ὅτ' ἀντήσειε τὸ μόρσιμον. ἔργα δὲ πόντου
εὐμενέοι, χέρσῳ δὲ Ποσειδάωνα σέβοιμι.
μηδέ μ' ἐν ἀργαλέοις ὀλίγον δόρυ κύμασι πέμποι,
μηδ' ἀνέμους νεφέλας τε κατ' ἠέρα παπταίνοιμι·
οὐ γὰρ ἁλὸς ῥοθίων τόσσος πόθος οὐδ' ἀλεγεινῆς
ἀνδράσι ναυτιλίης καὶ ὀιζύος ἣν μογέουσιν,
αἰεὶ δυσκελάδοισι συνιππεύοντες ἀέλλαις,
οὐδ' ἅλις ὀλλυμένοις διερὸς μόρος, ἀλλ' ἔτι τοίους
δαιτυμόνας μίμνουσιν, ἀτυμβεύτου δὲ τάφοιο
θηρείου λαιμοῖο μυχοὺς πλήσαντο τυχόντες.
δειμαίνω τοίων ἀχέων τροφόν· ἀλλά, Θάλασσα,
χαῖρέ μοι ἐκ γαίης, ἕκαθεν δ' ἐμοὶ ἤπιος εἴης.
κήτεα μὲν τοίοισιν ἐδῃώσαντο πόνοισιν,
ὅσσα δέμας προβέβηκεν ὑπερφυές, ἄχθεα πόντου.
 Ὅσσα δὲ βαιοτέρων μελέων λάχε, τοῖσι καὶ ἄγρη
βαιοτέρη, θήρῃσι δ' ἐοικότα τεύχε' ἔασι,
μείονες ὁρμιαί, μείων γένυς ἀγκίστροιο,
φορβὴ παυροτέρη, γενύων δόλος, ἀντὶ δὲ ῥινῶν

330 σκολόπεσσιν : σκοπέλοισιν o^1. sed confer paraphr. 22. 22–23 || ***333*** δάκος : τέρας θ, κ, F. μένος exhibent L, m_1. sed confer paraphr. 22. 24–27 || ***334*** πολλῷ λ, U || ***337*** κόλπῳ κ, L. sed confer 4. 285, Cyn. 1. 538 | ἔνι (ἐνὶ) : ἐπὶ θ, F, m_1. vide „Noten", 409 || ***340*** πέμπει gl. in β, ε, gl. in μ, a^1 (?), L, P_1 (?), R_2 (?). sed confer paraphr. 22. 30–31 || ***342*** ἁλὸς : ἅλις proponit Brunck cum Piersono. vide „Noten", 409–410 (annot. 1864) | πόθος Fajen : φόβος mss excepto manuscripto L, qui πόνος exhibet. vide „Noten", 409–410 || ***344*** ἀέλλαις : ἀήταις v.l. in Γ, v.l. in θ. sed confer paraphr. 22. 32 – 23. 1 || ***345*** ἔτι τοίους Junta : ἐπὶ τοίους ε, v.l. in λ. ἐπὶ τούτοις exhibent β, W, M, m_1, R_2, U, v.l. est in λ, ὅτι τοίους exhibent Γ, o^1, m_2, θ, κ, μ, a^1, F, L (τοίους incertum), P_1, z_2. vide „Überlieferung und Euteknios-Paraphr.", 21 (quo loco me afferre fugit auctorem lectionis ἔτι τοίους esse Juntam) || ***349*** -θε β, v.l. in ε, θ, L, M post corr., U || ***353*** θήρῃσι β, θ, W, κ, v.l. in λ, a^1 (?) : θήρεσσι Γ, o^1, m_2, ε, v.l. in λ, μ, F, L, M, m_1, P_1, R_2, U, z_2. vide „Überlieferung und Euteknios-Paraphr.", 21 | ἔασ(σ)ι v.l. in Γ, β, o^1, m_2, ε, θ, W, F, M, m_1, P_1, R_2 : ἔχουσι v.l. in Γ, κ, λ, μ, a^1, L, U, z_2. vide „Überlieferung und Euteknios-Paraphr.", 21 || ***354*** μείων : μεῖον v.l. in Γ (?), β, o^1, ε, θ, W, v.l. in λ. vide „Noten", 410 | γένος β, o^1, θ, W, v.l. in λ, gl. in U. vide „Noten", 410 ||

mit aufgerichteten schrecklichen Stacheln, wieder andere betrachten und bewundern den Schwanz, andere den vielfassenden Leib und den riesigen Kopf. (333) Und beim Anblick des furchtbaren Tiers der wallenden See sagt ein Mann, der sich viel mehr an festen Orten als auf Schiffen aufhält, inmitten der nahestehenden Gefährten: (336) „Erde, liebe Ernährerin, du hast (mich) geboren und mit Nahrung des festen Landes genährt, und in deinem Schoße möge ich sterben, wenn der Tag meines Schicksals kommen sollte. Aber die Werke der See seien freundlich (gegen mich), und ich möge auf dem Lande Poseidon verehren. Und nicht in schrecklichen Fluten geleite mich ein winziges Schiff, und nicht nach Winden und Wolken möge ich in der Luft Ausschau halten. (342) Denn nach dem Brausen der See haben Menschen kein so großes Verlangen und nach der beschwerlichen Schiffahrt und dem Leid, das sie ertragen, während sie ständig mit bedrohlich tosenden Sturmwinden dahinreiten, und das nasse Schicksal ist nicht genug, wenn sie sterben, sondern auf solche Tischgäste warten sie überdies und finden ein Grab ohne Grabmal, die Winkel füllend im Rachen eines wilden Tieres. (348) Ich fürchte (die See), die solche Leiden nährt; dich, Meer, grüße ich vom Lande aus, und von ferne sei mir gnädig." Die Wale bekriegen sie unter solchen Mühen, welche durch übermäßige Körpergröße hervorragen, die Lasten der See.

(352) Für alle aber, welche mit geringeren Gliedern ausgestattet sind, ist auch der Fang weniger aufwendig, und der jeweiligen Jagd sind die Geräte angepaßt, die Taue kleiner, der scharfe Haken kleiner, die Nahrung knapper, der Köder für den Schlund, und anstelle der Ziegenbälge

αἰγοδόρων ἁψῖδες ἀναπτόμεναι κολοκύνθης
ἀζαλέης θήρειον ἄνω δέμας αὖ ἐρύουσι.
Λάμνης δὲ σκύμνοισιν ὅτ' ἀντήσωσ' ἁλιῆες,
πολλάκι καὶ τροπὸν αὐτόν, ἐπαρτέα δεσμὸν ἐρετμοῦ,
λυσάμενοι προὔτειναν ἐν οἴδμασιν. ἡ δ' ἐσιδοῦσα
ἔσσυτο καὶ γενύων προΐει μένος· αἶψα δὲ σειρῇ
ἐνσχόμενοι μίμνουσιν ἅτ' ἐν δεσμοῖσιν ὀδόντες
ἀγκύλοι. ἔνθεν ἔπειτα πόνος ῥήιστος ὀλέσθαι
λάμνην τριγλώχινος ὑπαὶ ῥιπῇσι σιδήρου.
Ἔξοχα δ' ἐχθοδοποῖς ἐνὶ κήτεσι μαργαίνουσι
λαιμῷ λαβροσύνῃ τε κυνῶν ὑπέροπλα γένεθλα,
ἔξοχα δ' ὑβρισταὶ καὶ ἀγήνορες, οὐδέ κεν ἐχθρὸν
ἀντόμενον τρέσσειαν ἀναιδείην ἀχάλινον
αἰεὶ κυμαίνουσαν ἐπὶ φρεσὶ λύσσαν ἔχοντες.
πολλάκι δ' ἰχθυβόλοισι καὶ ἐς λίνον ἀΐξαντες
κύρτοις τ' ἐμπελάσαντες ἐδηλήσανθ' ἁλιεῦσιν
ἄγρην ἰχθυόεσσαν ἑὴν φρένα πιαίνοντες.
τοὺς δέ τις ἀσπαλιεὺς δεδοκημένος ἰχθύσιν αὐτοῖς
πείρας ἀγκίστρῳ μενοεικέα ληίδα θήρης
ῥηιδίως ἐρύσει περὶ γαστέρι μαιμώωντας.
Φώκῃ δ' οὐκ ἄγκιστρα τετεύχαται οὔτε τις αἰχμὴ

356 -κύνθης v.l. in Γ, β, o^1, ε, W, gl. in λ, m_1 ante corr., P_1, R_2, U : -κύντης v.l. in Γ, m_2, θ, κ, λ, μ, a^1, F, L, M, m_1 post corr., z_2. vide „Noten", 410–411 || ***357*** ἀζαλέης : ἀζηχέης β || ***360*** ἐπιδοῦσα μ || ***361*** αἶψα : ἀμφὶ θ, R_2, gl. in U || ***362*** ἐνισχ- v.l. in Γ, β, θ, κ, v.l. in λ, a^1, R_2, z_2. ἐνεχ- exhibet m_2, ἰσχ- exhibent o^1, F, v.l. est in Γ || ***363*** ὀλέσσαι v.l. in Γ, F. ἐλέσθαι exhibet a^1, v.l. est in Γ. vide „Überlieferung und Euteknios-Paraphr.", 22, „Noten", 349 || ***364*** ὑπαὶ v.l. in Γ, β, o^1, m_2, ε, W, v.l. in λ, F : ὑπὸ v.l. in Γ, θ, κ, v.l. in λ, μ, a^1, L, M, m_1, P_1, R_2, U, z_2. vide „Noten", 42 || ***367*** ἐχθρὸν Fajen : ἄντην v.l. in Γ, o^1, z_2. ἄν τι (τιν') exhibent ceteri mss, v.l. est in Γ. vide „Noten", 411–412 || ***368*** ἀντόμενοι v.l. in Γ, β, M post corr. ἀντῶντες exhibent ε, W, U (proprie ἀντῶν τε), v.l. est in Γ. vide „Noten", 411–412 | -δείην o^1, μ, a^1, P_1, z_2 : -δείην (-δέην / -δίην) δ' Γ, β, m_2, ε, θ, W, κ, λ, F, L, m_1, R_2, U. -δείην τ' exhibet M. vide „Noten", 192–193 | ἀχάλινοι proponit West || ***369*** -νουσαν : -νουσιν v.l. in Γ, β (v.l. -νουσαν?), m_2, ε, κ, F, L (gl. -νουσαν), M ante corr. (?). vide „Noten", 192–193 | ἐπὶ : ἐνὶ m_2, M; insuper lectionem proponit West. vide „Noten", 191 (annot. 833) || ***370*** εἰς λ. vide „Noten", 33 || ***371*** -σανθ' ἁλιεῦσιν : -σαντο θαλάσσης v.l. in Γ, m_2, θ (v.l. -σανθ' ἁλιεῦσιν), M (v.l. ἁλιεῦσιν), m_1. vide „Noten", 412 || ***375*** ἐρύσει Γ, β, θ, a^1, z_2 : ἐρύει o^1, m_2, ε, W, κ, λ, μ, F, L, M, m_1, P_1, R_2, U. vide „Noten", 412 | γαστέρα v.l. in Γ, o^1, ε, v.l. in θ, μ, a^1, z_2. vide „Noten", 412–413 | -μώωντας v.l. in Γ, o^1, m_2, W, κ, F, L, m_1, z_2 : -μώοντας v.l. in Γ, λ, a^1. -μόωντας exhibent θ, μ, M, P_1, R_2, -μάοντας exhibent β, ε, U (-τες?). vide „Noten", 123–124 || ***376*** οὐκ : οὔτ' v.l. in Γ, F | οὔτε (οὔτέ) v.l. in Γ (?), o^1, θ, F, m_1, P_1, R_2 : οὐδέ Γ, β, m_2, ε, W, κ, λ, μ, a^1, L, M, U, z_2. vide „Überlieferung und Euteknios-Paraphr.", 22, „Noten", 251 ||

ziehen getrocknete Kürbiskugeln, (am Tau) befestigt, den Körper des Tieres herauf. – (358) Wenn die Fischer aber auf die Jungen des Heringshais treffen, lösen sie oftmals auch nur den Ruderriemen, das bereite Band des Ruders, und halten es in die Wellen. Der junge Heringshai aber erblickt es, (361) stürzt hinzu und läßt seinen ungestümen Schlund zufahren; und sogleich verfangen sich seine krummen Zähne im Tau und werden festgehalten wie durch Fesseln. Hierauf findet ohne alle Mühe der Heringshai den Tod unter den Schlägen des eisernen Dreizacks. – (365) Vor allen aber rasen unter den verhaßten Seeungeheuern mit gierigem Rachen die übermächtigen Geschlechter der Hundshaie, und vor allen sind sie dreist und mutig, und sie würden sich vor keinem Feind fürchten, der ihnen begegnete, sie, die zügellose Schamlosigkeit in stets schäumendem Rasen in sich tragen. (370) Oft aber stürzen sie den Fischern gar ins Netz und kommen den Reusen nahe und vernichten so fischreichen Fang, während sie selber sich fettmachen. Diese aber wird mit dem Haken ein Ausschau haltender Fischer durchbohren mitsamt den Fischen als reiche Beute der Jagd und leicht sie (herauf)ziehen, während sie vor Gier rasen. – (376) Für die Mönchsrobbe aber sind keine Haken verfertigt, nicht irgendeine dreizackige Lanze,

τρίγλυφος, ἥ κεν ἕλοι κείνης δέμας· ἔξοχα γάρ μιν
ῥινὸς ὑπὲρ μελέων στερεὴ λάχεν, ὄβριμον ἕρκος.
ἀλλ᾽ ὅτ᾽ ἐυπλεκέεσσι λίνοις περικυκλώσωνται
φώκην ἀσπαλιῆες ἐν ἰχθύσιν οὐκ ἐθέλοντες,
δὴ τότε τοῖς κραιπνός τε πόνος σπουδή τε καθέλκειν
δίκτυον ἐς ῥηγμῖνας, ἐπεὶ φώκην μεμαυῖαν
οὐκ ἂν ἐρητύσειε καὶ εἰ μάλα πολλὰ παρείη
δίκτυα, ῥηιδίως δὲ βίῃ τ᾽ ὀνύχων θ᾽ ὑπ᾽ ἀκωκαῖς
ῥήξει τ᾽ ἀίξει τε καὶ ἔσσεται ἰχθύσιν ἄλκαρ
εἱλομένοις, μέγα δ᾽ ἄλγος ἐπὶ φρεσὶν ἀσπαλιήων.
ἀλλ᾽ εἴ μιν καθέλωσιν ὑποφθαδὸν ἐγγύθι γαίης,
ἔνθα ἑ καὶ τριόδοντι καὶ ἰφθίμοις ῥοπάλοισι
δούρασί τε στιβαροῖσι καταΐγδην ἐλόωντες
ἐς κροτάφους πέφνουσιν· ἐπεὶ φώκῃσιν ὄλεθρος
ὀξύτατος κεφαλῆφιν ἱκάνεται οὐταμένῃσι.
Ναὶ μὴν καὶ χέλυες μάλα πολλάκις ἀντιόωσαι
θήρην λωβήσαντο καὶ ἀνδράσι πῆμα γένοντο.
τάων δ᾽ ἔπλετο μόχθος ἑλεῖν ῥήιστος ἁπάντων
ἀνέρι θαρσαλέῳ καὶ ἀταρβέα θυμὸν ἔχοντι.
εἰ γάρ τις καταδὺς κραναὴν χέλυν ἐν ῥοθίοισιν
ὕπτιον ἀνστρέψειεν ἐπ᾽ ὄστρακον, οὐκέτι κείνη
πολλὰ καὶ ἱεμένη δύναται μόρον ἐξαλεεῖναι,
ὕψι δ᾽ ἀναπλώει κοῦφον πλόον ἀσπαίρουσα

377 ἕλῃ gl. in β, W, U. ἕλει exhibet β, v.l. est in ε, ἕλοις exhibet θ | κείνων m_2 | δέμας : μένος v.l. in Γ, θ (v.l. δέμας), F, M || ***378*** ὄμβρι- v.l. in Γ, β, ε, θ, v.l. in κ, λ, v.l. in μ, M, U, z_2. confer 1. 360 || ***379*** -σωνται β, o^1, v.l. in ε, W, κ, v.l. in λ, μ, L, m_1, U : -σονται Γ, m_2, v.l. in ε, θ, v.l. in λ, a^1, F, M, P_1, R_2. z_2 incertus. vide „Tempus und Modus“, 217–218 || ***381*** κραιπνοί τε πόνοι P_1, R_2. vide „Noten“, 349 || ***382*** εἰς λ. vide „Noten“, 33 || ***385*** ἀίσσει τε m_2, v.l. in θ, λ, M, R_2. ἀλύξεται exhibet κ || ***386*** εἱλ- : spiritus asper huius verbi cum manuscriptis fere exhibeatur anteponendus est. ceterum εἱλο*μένη* exhibet F | ἐπὶ v.l. in Γ, β, o^1, W, λ, μ, a^1, M, m_1, P_1, R_2, gl. in U, z_2 : ἐνὶ v.l. in Γ, m_2, θ, F, U. ὑπὸ exhibent ε, κ, L. vide „Noten“, 191 (annot. 833); 397 || ***387*** εἴ : ἤν proponit Schneider. vide „Tempus und Modus“, 226 || ***388*** ἑ v.l. in Γ, β, θ, W, F : δὲ (-δε) v.l. in Γ, m_2, ε, κ, λ, μ, a^1 (proprie δὴ), L, M, m_1, U, z_2. particulam omittunt o^1, P_1, R_2. vide „Noten“, 333–334 || ***392*** ναὶ : καὶ v.l. in Γ, β (v.l. ναὶ?), ε, θ (v.l. ναὶ), W, F, U. vide „Noten“, 413 || ***393*** πῆμ᾽ ἐγέν- F, L. vide „Noten“, 66–67 || ***394*** τάων δ᾽ : τὰς δ᾽ οὖν proponit Köchly || ***397*** -τρέψ- v.l. in Γ (?), v.l. in β, θ (v.l. -στρέψ-), μ, F, L, m_1 (?). sed confer paraphr. 24. 3–5 | ἐπ᾽ : ὑπ᾽ κ, L. ἐυπ᾽ (!) exhibet U || ***398*** πολλὰ καὶ : πολλάκις v.l. in Γ, a^1, z_2. sed confer paraphr. 24. 5–6 | -αλεείνειν v.l. in Γ (?), θ, λ, F. -αλύξαι exhibet κ. L, P_1 incerti. vide „Noten“, 413–414 || ***399*** ἀσκαίρουσα θ, κ, F (gl. ἀσπ-), L. vide „Überlieferung und Euteknios-Paraphr.“, 26–27, „Noten“, 40, confer paraphr. 24. 6–7 ||

die ihren Körper überwinden könnte. Denn über die Maßen hart ist die Haut auf ihren Gliedern, ein mächtiger Schutz. (379) Aber sooft die Fischer mit wohlgeflochtenen Netzen die Robbe unter den Fischen unbeabsichtigt einschließen, da nun mühen sie sich rasch und mit Eifer, das Netz auf das umbrandete Ufer zu ziehen, (382) weil die Netze eine rasende Robbe nicht zurückhalten könnten, wenn auch sehr viele zur Hand sein sollten, sondern sie wird leicht mit Gewalt und ihren spitzen Krallen sie zerreißen, (davon)-stürzen und den dichtgedrängten Fischen Rettung bringen, großen Schmerz aber den Herzen der Fischer. (387) Aber wenn sie ihr zuvorkommen und sie in der Nähe des Landes packen, dann schlagen sie sie ungestüm mit dem Dreizack und starken Keulen und festen Speeren auf die Schläfen und töten sie. Denn Mönchsrobben gehen am raschesten zugrunde, wenn sie am Kopf verwundet worden sind. – (392) Doch auch die Meeresschildkröten treffen sehr oft (auf die Fischer), schaden dem Fang und werden den Menschen zur Plage. Von diesen aber eine zu fangen ist geringste Mühe von allen für einen mutigen Mann mit furchtlosem Herzen. (396) Wenn nämlich einer (ins Wasser) hinabtauchen sollte und die harte Meeresschildkröte in den Wellen rücklings auf ihren Panzer legen, vermag sie ihrem Schicksal nicht mehr zu entgehen, so sehr sie auch möchte, sondern oben an der Oberfläche schwimmt sie leicht entlang und zappelt mit den Füßen

ποσσίν, ἁλὸς μεμαυῖα· γέλως δ' ἔχει ἀγρευτῆρας.
τὴν δ' ὁτὲ μὲν θείνουσι σιδηρείῃσι βολῇσιν,
ἄλλοτε δ' ἐν βροχίδεσσιν ἀναψάμενοι μεθέπουσιν.
ὡς δ' ὅτε νηπίαχα φρονέων πάις οὐρεσίφοιτον
ἀντρέψῃ τρηχεῖαν ἑλὼν χέλυν, ἡ δ' ἐπὶ νῶτα
κεκλιμένη μάλα πολλὰ λιλαίεται οὖδας ἱκέσθαι
ῥικνὰ ποδῶν σείουσα καὶ ἀγκύλα γούνατα, μόχθῳ
πυκνὸν ἐπασπαίρουσα, γέλως δ' ἔχει ὅς κεν ἴδηται·
ὣς κείνης ὁμόφυλον ἁλὸς δάκος ὕπτιον ἅλμῃ
ἐμφέρεται λωβητὸν ὑπ' ἀνδράσιν ἰχθυβόλοισι.
πολλάκι δ' ἐς τραφερὴν ἀνανίσσεται, ἐκ δὲ βολάων
ἠελίου φολίδας περιδαίεται· αὖα δὲ γυῖα
ἐς πόντον φορέει, τὴν δ' οὐκέτι καὶ μεμαυῖαν
κῦμα μέλαν δέχεται, φορέει δέ μιν ἠδὲ κυλίνδει
ὕψι μάλ' ἱεμένην νεάτης ἁλός· οἱ δ' ἐσιδόντες
ἰχθυβόλοι μάλα ῥεῖα καὶ ἀσπασίως ἐδάμασσαν.
Δελφίνων δ' ἄγρη μὲν ἀπότροπος, οὐδὲ θεοῖσι
κεῖνος ἔτ' ἐμπελάσειε θυτὴρ φίλος οὐδέ κε βωμῶν
εὐαγέως ψαύσειεν, ὁμωροφίους δὲ μιαίνει,
ὅς κεν ἑκὼν δελφῖσιν ἐπιφράσσηται ὄλεθρον.
ἶσα γὰρ ἀνδρομέοισιν ἀπεχθαίρουσι φόνοισι
δαίμονες εἰναλίων ὀλοὸν μόρον ἡγητήρων·
ἶσα γὰρ ἀνθρώποισι νοήματα καὶ προπόλοισι
Ζηνὸς ἁλιγδούποιο· τὸ καὶ φιλότητι γενέθλης

401 θείνουσι : φθίνουσι v.l. in Γ. vide „Noten", 414 | -ρείοισι v.l. in Γ, v.l. in θ, a^1, F, U. vide „Noten", 358 || ***403*** -φοιτος v.l. in Γ (?), m_1. -φοίτης exhibet F || ***404*** -τρέψῃ v.l. in Γ, β, v.l. in λ, μ, M, z_2 : -τρέψει v.l. in Γ, m_2, θ, κ, a^1, F, L, m_1, U. -στρέψῃ exhibent o^1 (modus incertus), ε, W, P_1, R_2, v.l. est in λ. vide „Tempus und Modus", 218, „Überlieferung und Euteknios-Paraphr.", 22 || ***407*** ἐπασπαίρουσα Schneider : ἐπασκαίρουσα v.l. in Γ, β, ε, W, λ, F, m_1, P_1, R_2, U. ἐπισκαίρουσα exhibent o^1, m_2, θ, κ, μ, a^1, L, M, z_2, v.l. est in Γ. vide „Überlieferung und Euteknios-Paraphr.", 26–27, „Noten", 40 || ***408*** κείνῃ o^1 | ἅλμης ε, v.l. in λ, U, z_2. sed confer 1. 81, 5. 108 || ***409*** ὑπ' : ἐπ' m_2 || ***410*** εἰς v.l. in Γ, o^1, a^1. ἐπὶ exhibent m_2, μ, M, m_1, P_1, R_2, v.l. est in Γ, ὑπὸ exhibet z_2, v.l. est in Γ (?). vide „Noten", 33; 320 | -νίσσεται v.l. in Γ, o^1, F, P_1, R_2 : -νήχεται v.l. in Γ, β, m_2, ε, θ, W, κ, λ, μ, a^1, L, M, m_1, U, z_2. vide „Überlieferung und Euteknios-Paraphr.", 22 || ***412*** εἰς v.l. in Γ, o^1, m_2, v.l. in ε, θ, F, M, m_1, R_2, U. vide „Noten", 33 || ***414*** δ' ἐσιδόντες v.l. in Γ, β, ε, W, κ, L, U : δὲ ἰδόντες v.l. in Γ, o^1, m_2, θ, λ, μ, a^1, F, M, m_1, P_1, R_2, z_2. vide „Noten", 414–415 || ***417*** βωμοῦ v.l. in Γ, o^1, a^1, P_1 (?), z_2. βωμῷ exhibet κ. vide „Überlieferung und Euteknios-Paraphr.", 23 || ***418*** εὐαγέος v.l. in Γ, o^1. vide „Überlieferung und Euteknios-Paraphr.", 23 || ***420*** ἐπεχθαίρ- β, W. ὑπεχθαίρ- exhibet a^1 || ***422*** γὰρ : δ' ἄρ' v.l. in Γ, F, O (?). vide „Noten", 175–176 (annot. 750) || ***423*** τὸ : τῷ v.l. in Γ (?), v.l. in β, κ, λ, U. vide „Noten", 41 | γενέθλῃ v.l. in Γ, m_2, θ, W, v.l. in λ, v.l. in M, m_1, U ||

in ihrem Streben nach der (tieferen) See, zum Gelächter ihrer Fänger. (401) Zuweilen aber erschlagen sie sie mit eisernen Waffen, ein andermal nehmen sie sie bei ihrer Verfolgung mit dem Tau in Schlepp. Wie aber wenn ein Kind törichten Sinns eine harte Schildkröte des Gebirges packt und umdreht; und diese, auf dem Rücken liegend, trachtet so sehr, den Boden zu erreichen, (406) indem sie ihre runzeligen Füße (rasch) hin- und herbewegt und ihre gerundeten Knie und in ihrer Mühe heftig zappelt, zum Gelächter der Zuschauer – so treibt das damit verwandte Tier der See rücklings in der Salzflut, mißhandelt von den Fischersleuten. (410) Oftmals aber steigt sie aufs trockene Land hinauf und läßt sich unter den Strahlen der Sonne den Panzer ringsum brennen. Und ausgedörrt bringt sie die Glieder zur See (zurück), und die schwarze Flut nimmt sie nicht mehr auf, so sehr die Meeresschildkröte auch möchte, sondern trägt sie und treibt sie an der Oberfläche herum, wenngleich das Tier heftig nach der tiefen See strebt. Die Fischer aber erblicken es und bezwingen es gern und mühelos. – (416) Der Fang von Delphinen aber ist verabscheuungswürdig, und den Göttern könnte sich jener nicht mehr nähern und willkommen Opfer darbieten und ihre Altäre könnte der nicht rein berühren – vielmehr befleckt er diejenigen, die dasselbe Dach mit ihm teilen –, der freiwillig den Delphinen Unheil ersinnt. (420) Denn gleich menschlichem Morden hassen die Götter den elenden Tod der Herren der See. Denn gleich den Menschen haben auch die Diener des meertosenden Zeus Verstand. Deshalb begegnen sie auch mit Liebe ihrer Nachkommenschaft

κέχρηνται, μέγα δ' εἰσὶ συνάρθμιοι ἀλλήλοισιν.
ἤδη γὰρ δελφῖνες ἐνηέες ἀνδράσιν οἵην
ἄγρην εὐθήρητον ἐπ' ἰχθύσιν ὡπλίσσαντο
νήσῳ ἐν Εὐβοίῃ μετὰ κύμασιν Αἰγαίοισιν·
εὖτε γὰρ ἑσπερίης θήρης πόνον ἐγκονέωσιν
ἰχθυβόλοι νεπόδεσσι πυρὸς φορέοντες ὁμοκλήν,
ἰπνοῦ χαλκείοιο θοὸν σέλας, οἱ δ' ἐφέπονται
δελφῖνες σύνθηρον ἐπισπεύδοντες ὄλεθρον.
ἔνθ' οἱ μὲν τρομέοντες ἀποτροπάδην ἀλέονται
ἰχθύες, οἱ δ' ἔκτοσθεν ἐπαΐσσοντες ὁμαρτῇ
δελφῖνες φοβέουσι καὶ ἱεμένους ἐπὶ βύσσαν
τρωπᾶσθαι ποτὶ χέρσον ἀνάρσιον ἐξελόωσι
πυκνὸν ἐπιθρώσκοντες, ἅτ' ἀνδράσι θηρητῆρσι
θῆρα κύνες σεύοντες ἀμοιβαίῃς ὑλακῇσι.
τοὺς δ' ἀγχοῦ ποτὶ χέρσον ἀτυζομένους ἁλιῆες
ῥηιδίως βάλλουσιν εὐγλώχινι τριαίνῃ.
τοῖσι δ' ἄφυκτα κέλευθα, διορχεῦνται δ' ἐνὶ πόντῳ
καὶ πυρὶ καὶ δελφῖσιν ἐλαυνόμενοι βασιλεῦσιν.
ἀλλ' ὁπόταν θήρης εὐαγρέος ἔργον ἄνηται,
δὴ τότ' ἀπαιτίζουσι παρασχεδὸν ἐμπελάσαντες
μισθὸν ὁμοφροσύνης, θήρης ἀποδάσμιον αἶσαν.
οἱ δ' οὐκ ἠνήναντο, πόρον δ' εὐαγρέα μοῖραν
ἀσπασίως· εἰ γάρ τις ὑπερφιάλως ἀλίτηται,

424 μέγα : μετὰ (μέτα) v.l. in Γ (?), o^1, κ, L, P_1, R_2, z_2, O. sed confer e.g. 1. 204, 522, vide „Noten", 129–131 | εἰσὶ συνάρθμιοι Turnebus : εἰσὶ συναρίθμιοι v.l. in Γ, o^1, m_2, θ, gl. in κ, v.l. in λ, μ, a^1 (proprie -μοιοι), M, m_1, P_1, R_2, z_2. εἰσὶν ἀρίθμιοι exhibent ε, W, κ, F, L, U, v.l. est in Γ, in β, in λ, εἰσὶν ἐναρίθμιοι v.l. est in β. confer James, 183 || ***425*** γὰρ. vide „Überlieferung und Euteknios-Paraphr.", 23–24 || ***426*** -ρητον : -ρευτον v.l. in β, o^1, P_1, R_2 || ***427*** μετὰ : πολλὰ m_2. sed confer paraphr. 24. 24–25 || ***428*** -νέωσιν v.l. in Γ, o^1, θ (v.l. -ρέωσιν?), W, κ, v.l. in λ, μ, L, M, m_1, P_1, R_2, z_2 : -νέουσιν v.l. in Γ, β, ε, v.l. in λ, a^1, F, U. -νέσωσιν exhibet m_2. vide „Tempus und Modus", 220–221 (qua me fugit afferre hunc locum) || ***430*** θοὸν : νέον v.l. in Γ, θ (v.l. θοὸν), a^1, F, z_2, O. vide „Noten", 415 || ***431*** ὄλεθρον : ἄεθλον v.l. in Γ, ε, W, κ, v.l. in a^1. vide „Noten", 415 || ***432*** ἀποτρ- : ὑποτρ- L. vide „Überlieferung und Euteknios-Paraphr.", 4–5 || ***434*** βύσσαν : βυσσὸν proponit Brunck. vide „Noten", 272–273 || ***437*** σεύονται λ | ὑλακῇσι : φυλακῇσι v.l. in Γ, θ, W, m_1, U. sed confer paraphr. 24. 29–31 || ***440*** δ' secundum omittunt Γ (?), o^1, θ, κ, μ, a^1, L, M, P_1, R_2, z_2 | πόντῳ : πότμῳ μ, v.l. in L || ***441*** -μενοι v.l. in Γ, β, m_2, ε, W, λ, μ, F, U, z_2 : -μένοις v.l. in Γ, o^1, θ, κ, a^1, L, M post corr., P_1, R_2. -μένους exhibent M ante corr., m_1. vide „Noten", 415–416 || ***442*** ἄνυται Γ, o^1, m_2, ε, κ (v.l. ἄνυσται), λ (gl. ἄνηται?), a^1, F, M ante corr. (?), P_1, z_2. vide „Tempus und Modus", 219–220 (Corrigenda Glotta 60, 1982, 136) || ***443*** παρα- : περι- (περὶ) ε, M, U | -λάσαντες v.l. in Γ : -λάοντες mss. vide „Überlieferung und Euteknios-Paraphr.", 24 || ***445*** ἀνήναντο θ || ***446*** εἰ : ἢν proponit Schneider. vide „Tempus und Modus", 226 ||

und sind einander freundlichst zugetan. (425) Was für eine glückliche Jagd auf Fische haben so schon freundliche Delphine den Menschen bereitet auf der Insel Euböa in den Wogen der Ägäis! (428) Denn wenn die Fischer mit Mühe und Eifer am Abend den Fang betreiben, indem sie den Fischen das drohende Feuer bringen, den behenden Schein der ehernen Laterne, folgen die Delphine und beschleunigen das Verderben, das gemeinsame Beute bringt. (432) Da wenden sich die Fische voll Furcht ab und entfliehen, die Delphine aber schießen von außen zusammen hinzu, scheuchen sie und treiben sie, wenn sie in die Tiefe sich wenden wollen, zum feindlichen Land, indem sie immer wieder auf sie zuspringen, (so) wie Hunde den Jägern das wilde Tier zutreiben mit wechselndem Gebell. (438) Die Fischer aber treffen sie, da sie nahe zum Land hin gedrängt werden, leicht mit dem wohlgespitzten Dreizack. Und keine Wege der Flucht gibt es für sie, sondern sie durchtanzen die See, getrieben vom Feuer und den königlichen Delphinen. (442) Aber wenn das Werk der einträglichen Jagd vollbracht ist, da also kommen die Delphine nahe heran und fordern den Lohn für ihre Gewogenheit, den zukommenden Teil der Beute. (445) Die Fischer aber verwehren ihn ihnen nicht, sondern gewähren gern einen Teil des glücklichen Fanges. Denn wenn einer im Übermut sie durch Frevel beleidigt,

οὐκέτι οἱ δελφῖνες ἀρηγόνες εἰσὶν ἐπ' ἄγρην.
καὶ μέν τις Λέσβοιο παλαίφατον ἔργον ἀοιδοῦ
ἔκλυεν, ὡς δελφῖνος ὀχησάμενος περὶ νώτοις
κῦμα μέλαν περάασκε καθήμενος, ἄτρομος αἰὲν
ἀείδων, καὶ πότμον ὑπέκφυγε ληιστήρων
Ταιναρίῃς τ' ἐπέλασσεν ἐπὶ προβολῇσι Λακώνων.
καί πού τις Λίβυος κούρου πόθον οἶδεν ἀκούων,
τοῦ ποτε ποιμαίνοντος ἐράσσατο θερμὸν ἔρωτα
δελφίς, σὺν δ' ἤθυρε παρ' ᾐόσι, καὶ κελαδεινῇ
τερπόμενος σύριγγι λιλαίετο πώεσιν αὐτοῖς
μίσγεσθαι πόντον τε λιπεῖν ξυλόχους τ' ἀφικέσθαι.
ἀλλ' οὐδ' ἠιθέοιο πόθους ἐπὶ πᾶσα λέληθεν
Αἰολίς (οὔτι παλαιόν, ἐφ' ἡμετέρῃ δὲ γενέθλῃ),
δελφὶς ὥς ποτε παιδὸς ἐράσσατο νησαίοιο.
νήσῳ δ' ἐνναίεσκεν, ἀεὶ δ' ἔχε ναύλοχον ὅρμον,
ἀστὸς ὅπως, ἕταρον δὲ λιπεῖν ἠνήνατο θυμῷ,
ἀλλ' αὐτοῦ μίμναζε παρέστιος ἐξέτι τυτθοῦ
σκύμνος ἀεξηθείς, ὀλίγον βρέφος, ἤθεσι παιδὸς
σύντροφος. ἀλλ' ὅθ' ἵκοντο τέλος γυιαλκέος ἥβης
καί ῥ' ὁ μὲν ἠιθέοισι μετέπρεπεν, αὐτὰρ ὁ πόντῳ

447 ἐπ' : ἐς v.l. in Γ (?), β, ε, W, U, O (?). ἐν exhibet κ. vide „Noten", 416 | ἄγραν β, ε, U. ἄγρῃ exhibent m$_2$, κ, λ, z$_2$, v.l. est in Γ. vide „Noten", 416 || ***448*** λεσβίοιο Γ, β, o^1, ε, W, P$_1$, R$_2$ post corr., U || ***449*** νῶτα β (?), ε, W, κ, v.l. in λ, L, U. νώτῳ exhibent P$_1$, R$_2$, νώτοιο exhibet θ, v.l. est in Γ. vide „Überlieferung und Euteknios-Paraphr.", 24–25 || ***450*** μέλαν : μέγα λ, U | αἰὲν (αἰέν / ἀέν / αἰεί / ἀεί) v.l. in Γ, β, ε, θ, W, κ, λ, F, L, m$_1$, U, O : ἦτορ v.l. in Γ, o^1, m$_2$, v.l. in θ, μ, a^1, M, P$_1$, R$_2$, z$_2$. vide „Noten", 416–417 || ***451*** -στῆρα κ, F, m$_1$ || ***452*** ταιναρίῃς (-ρίῃς) Γ, v.l. in λ, a^1, L, M, z$_2$: ταιναρίαις β, θ, W, κ, v.l. in λ, F post corr., gl. in M. ταιναρίῃ exhibent o^1, m$_2$, μ, m$_1$, P$_1$, R$_2$, ταιναρίαν exhibet ε, ταίναρ' exhibet U. vide „Noten", 417; 63 (annot. 210) | ἐπὶ : ἐν β. vide „Noten", 191 (annot. 833) || ***455*** ᾐόσι v.l. in Γ, β, a^1, U : ἠιόσι(ν) v.l. in Γ, o^1, m$_2$, ε, θ, W, κ, λ, μ, F, L, M, m$_1$, P$_1$, z$_2$, O. ἠιόνεσσι exhibet R$_2$. vide „Noten", 45–46 | καὶ omittunt Γ (?), β, o^1, m$_2$, ε, W, λ, μ, a^1, F, L ante corr., m$_1$, P$_1$, R$_2$, U, z$_2$ || ***458*** πόθους m$_2$, P$_1$, R$_2$: πόθων F. πόθον exhibent θ, μ, U, v.l. est in Γ, in a^1, πόθου exhibent Γ, β, o^1, ε, W, κ, λ, a^1, L, M, m$_1$, z$_2$, O (?), πόθος v.l. est in Γ, in θ. vide „Noten", 417–418 | λέληκεν m$_2$, M. λέλησται proponit Schneider (aut Brunck). vide „Noten", 417–418 || ***461*** ἔχε : ἕλε z$_2$ | ὅρμον : ἔργον W || ***462*** ἕταρον : ἕτερον μ (gl. ἕταρον). vide „Noten", 332 | ἠναίνετο β (v.l. ἠνήνατο), ε, W, v.l. in λ, U. ἀνήνατο v.l. est in λ. vide „Noten", 418–419 || ***463*** ἀλλ' : ὅτ' κ || ***465*** ἵκοιντο v.l. in Γ, β (?), v.l. in λ, U (proprie ἵκοιτο). vide „Tempus und Modus", 218–219 | -αρκέος v.l. in β, W, μ, a^1, M (gl. -αλκέος), m^1, U. vide „Noten", 203–204 || ***466*** -σι μετέπρεπεν v.l. in Γ, m$_2$ (proprie μεθέ-), κ, v.l. in λ, μ, a^1, F, L, m$_1$, P$_1$, z$_2$: -σιν ἐνέπρεπεν β, ε, W. -σι μετέτρεπεν exhibent o^1, θ (proprie -τρεπον), M, R$_2$, v.l. est in β, in λ, -σιν ἐνέτρεπεν exhibet U, -σι μετέστρεπεν v.l. est in Γ (?), -σι μετέπεσεν v.l. est in Γ (?). vide „Noten", 419 ||

helfen ihm die Delphine nicht mehr bei der Jagd. (448) Sicher hat man auch die altberühmte heldische Tat des Sängers von Lesbos gehört, wie er auf dem Rücken des Delphins reitend die schwarze Flut durchquerte, furchtlos beständig singend, dem Tod durch die Räuber entfloh und zum tainarischen Vorgebirge kam der Lakoner. (452) Und es weiß wohl einer vom Hörensagen von der Sehnsucht nach dem libyschen Jüngling, in den sich einst, als er die Schafe hütete, ein Delphin heiß verliebte, und er spielte mit (dem Knaben) am Ufer, und in seiner Freude an der tönenden Syrinx empfand er heftiges Verlangen, sich unmittelbar unter die Herden zu mischen, die See zu verlassen und ins Dickicht (der Wälder) zu gelangen. (458) Aber auch die gesamte Aiolis hat die Sehnsucht nach einem Jüngling nicht vergessen – keineswegs vor alter Zeit, sondern in unseren Tagen –, wie sich ein Delphin einmal in einen Knaben einer Insel verliebte. Und die Insel bewohnte der Delphin und hatte stets seinen sicheren Hafenplatz, wie ein Bewohner der Stadt, und er hat sich geweigert, seinen Gefährten zu verlassen, (463) blieb vielmehr dort als Freund des Hauses von Kindheit an, wuchs heran als kleines Tier, ein Junges, in der Sinnesart ein Milchbruder des Knaben. Aber sobald sie die volle Kraft der gliederstarken Jugend erreichten (466) und der eine sich unter den jungen Männern auszeichnete, der Delphin aber als schnellster in der See

ὠκύτατος δελφὶς ἑτέρων προφερέστερος ἦεν,
δή ῥα τότ' ἔκπαγλόν τε καὶ οὐ φατὸν οὐδ' ἐπίελπτον
θάμβος ἔην ξείνοισι καὶ ἐνναέτῃσιν ἰδέσθαι·
πολλοὺς δ' ὤρορε φῆμις ἰδεῖν σέβας ὁρμηθέντας,
ἠίθεον δελφῖνα συνηβώωντας ἑταίρους,
πολλαὶ δ' ἠιόνων ἀγοραὶ πέλας ἦμαρ ἐπ' ἦμαρ
ἱεμένων ἵσταντο σέβας μέγα θηήσασθαι.
ἔνθ' ὁ μὲν ἐμβεβαὼς ἀκάτου κοίλοιο πάροιθεν
ὅρμου ἀναπλώεσκε, κάλει δέ μιν οὔνομ' ἀύσας
κεῖνο, τό μιν φήμιξεν ἔτι πρώτης ἀπὸ φύτλης.
δελφὶς δ' ἠύτ' ὀιστός, ἐπεὶ κλύε παιδὸς ἰωήν,
κραιπνὰ θέων ἀκάτοιο φίλης ἄγχιστον ἵκανε
σαίνων τ' οὐραίῃ κεφαλήν τ' ἀνὰ γαῦρος ἀείρων,
παιδὸς ἐπιψαῦσαι λελιημένος. αὐτὰρ ὁ χερσὶν
ἦκα καταρρέζεσκε φιλοφροσύνῃσιν ἑταῖρον
ἀμφαγαπαζόμενος, τοῦ δ' ἵετο θυμὸς ἱκέσθαι
αὐτὴν εἰς ἄκατον παιδὸς πέλας. ἀλλ' ὅτ' ἐς ἅλμην
κοῦφα κυβιστήσειεν, ὁ δ' ἐγγύθι νήχετο κούρου
αὐτῇσι πλευρῇσι πάλιν πλευρὰς ἀνεέργων,
αὐτῇσιν γενύεσσι πέλας γένυν, ἠδὲ καρήνῳ
ἐγχρίμπτων κεφαλήν. φαίης κέ μιν ἱμείροντα

467 ἑτέρων : ἑτάρων v.l. in Γ, v.l. in β (?), κ (proprie ἑταίρων), gl. in μ, L. vide „Noten", 332 | -ρέστατος v.l. in Γ, θ, a^1, L, m_1, z_2. vide „Noten", 419 || ***469*** ξείνοισι : ξείνοις τε κ, a^1, L, M, m_1. ξένοις τε exhibet z_2, v.l. est in Γ || ***471*** δελφῖνα v.l. in Γ, β, v.l. in ε, L : δελφῖνι (-φίνι) v.l. in Γ, o^1, m_2, v.l. in ε, θ, W, κ, λ, μ, a^1, F, gl. in L, M, m_1, P_1, R_2, U, z_2. vide „Noten", 419–420 | -βώωντας v.l. in Γ, β, m_2, ε, θ, W, L : -βώοντας v.l. in Γ (?), o^1, λ, F. -βόωντας exhibent κ, μ, a^1, M, P_1, U, z_2, v.l. est in Γ, -βόοντας exhibet R_2, -βοίωντας exhibet m_1 (?). vide „Noten", 123–124 || ***472*** ἐπ' : ἀν' F. παρ' exhibent β (?), U || ***474*** ἄκατον proponit Schneider. vide „Überlieferung und Euteknios-Paraphr.", 25 || ***475*** ὅρμον m_2, v.l. in λ, M | -πλώωσκε ε, v.l. in μ || ***477*** δ' : τ' M, P_1, R_2 || ***478*** ἄγχιστον v.l. in Γ, o^1, v.l. in λ, μ, a^1, L (?), M, P_1, R_2, z_2 : ἄγχιστος v.l. in Γ, β (?), ε, θ, W, κ, v.l. in λ, F, m_1, U. ἄγχιστα exhibet m_2. vide „Noten", 420 || ***479*** οὐραίῃ v.l. in Γ (proprie -ραίᾳ), v.l. in β, m_2, ε, θ, κ, v.l. in μ, L (?), M (?), P_1, U : οὐραίην v.l. in Γ, v.l. in β, o^1, v.l. in θ, W, λ, v.l. in μ, a^1, F (?), m_1, R_2 post corr., z_2. vide „Überlieferung und Euteknios-Paraphr.", 25 || ***484*** -σειεν : -σαιεν z_2. vide „Tempus und Modus", 216 | νήχεται v.l. in Γ, β, λ, μ, U, z_2 || ***485*** -σι πάλιν Fajen : -σι παρὰ (πάρα) Γ, β, o^1, m_2, ε, θ, W, κ, λ, μ, gl. in F, L, m_1, P_1, R_2, z_2. -σι περὶ exhibent F, M, U, ἀνὰ exhibet a^1 (supra versum). vide „Noten", 420–421 | ἀνεέργων Fajen : ἀναέργων (ἀνὰ ἔργων) v.l. in Γ, β, m_2, v.l. in ε, W, v.l. in μ, L, m_1, U. ἀναείρων exhibent o^1, θ, κ, λ, F, M, P_1, R_2, z_2, v.l. est in Γ, in β, in ε, in μ, in U, παρενείρων exhibet a^1. vide „Noten", 420–421 || ***486*** αὐτῇσιν v.l. in Γ, v.l. in ε, W, v.l. in λ, F : αὐτῇσι v.l. in Γ, β, o^1, v.l. in ε, θ, κ, v.l. in λ, μ, a^1, L, M (versus adiunctus), m_1, P_1, R_2, U, z_2 | ἠδὲ : ἐν δὲ κ || ***487*** ἐγχρίμπτων v.l. in Γ, ε, v.l. in θ, v.l. in λ, a^1, F, m_1 : ἐγχρίπτων v.l. in Γ, β, o^1, v.l. in θ, W, κ, v.l. in λ, μ, L, M, P_1, R_2, U, z_2. vide „Noten", 33–34 ||

besser als die anderen war, da gab es also ein erstaunliches, unerhörtes und unerwartetes Wunder für Fremde und Einheimische zu sehen. (470) Und viele machten sich auf, getrieben vom Gerücht, die wunderbare Erscheinung zu sehen, einen Knaben und einen Delphin, die als Gefährten zusammen aufwuchsen, viele versammelten sich Tag für Tag nahe dem Ufer und traten hinzu, welche die einzigartige Erscheinung bestaunen wollten. (474) Da fuhr jedesmal der Jüngling in einem Boot hinaus vor den buchtartigen Hafen, und er rief den Delphin bei seinem Namen, mit dem er ihn rief schon von frühester Geburt an. (477) Der Delphin aber schoß wie ein Pfeil herbei, sobald er die Stimme des Knaben hörte, und kam ganz nahe an das geliebte Boot heran, mit dem Schwanz schlagend und den Kopf stolz in der Höhe, voller Verlangen, den Knaben zu berühren. (480) Der Jüngling aber streichelte ihn sanft mit den Händen und begrüßte liebevoll seinen Gefährten, der voller Begierde war, unmittelbar ins Boot zu kommen in die Nähe des Knaben. (483) Aber sooft der Jüngling gewandt in die Salzflut tauchte, schwamm der Delphin nahe an ihn heran und drängte mit eben seiner Seite dessen Seite zurück, mit eben seinem Mund ganz nahe dessen Mund, und preßte Kopf an Kopf. (487) Du hättest meinen können, daß er in seinem Verlangen

κύσσαι καὶ στέρνοισι περιπτύξαι μενεαίνειν
ἠίθεον· τοίῃ γὰρ ὀπάονι νήχετο ῥιπῇ.
ἀλλ᾽ ὅτε καὶ πελάσειε παρ᾽ ᾐόσιν, αὐτίκα κοῦρος
ἁψάμενος λοφιῆς διερῶν ἐπεβήσετο νώτων.
αὐτὰρ ὅ γ᾽ ἀσπασίως παιδὸς δέμας ἔμφρονι θυμῷ
δεξάμενος φοίτασκεν, ὅπῃ νόος ἠιθέοιο
ἤλαεν, εἴτε τι πόντον ἐπ᾽ εὐρέα τῆλε κελεύοι
στέλλεσθ᾽ εἴθ᾽ αὔτως λιμένος διὰ χῶρον ἀμείβειν
ἢ χέρσῳ πελάειν· ὁ δ᾽ ἐπείθετο πᾶσαν ἐφετμήν.
οὔτε τις ἡνιόχῳ πῶλος τόσον ἐν γενύεσσι
μαλθακὸς εὐγνάμπτοισιν ἐφέσπεται ὧδε χαλινοῖς
οὔτε τις ἀγρευτῆρι κύων ἐθὰς ὀτρύνοντι
τόσσον ὑπεικαθέων ἐπιπείθεται, ᾗ κεν ἄγῃσιν,
οὐδέ τι κεκλομένοιο τόσον θεράποντες ἄνακτος
πειθόμενοι ῥέζουσιν ἑκούσιον ἔργον ἑκόντες,
ὅσσον ὑπ᾽ ἠιθέῳ δελφὶς φίλος ὀτρύνοντι
πείθετ᾽ ἄτερ ζεύγλης τε βιαζομένων τε χαλινῶν.
οὐ μέν μιν μοῦνον φορέειν θέλεν, ἀλλὰ καὶ ἄλλῳ
πείθετο, τῷ μιν ἄνωγεν ἄναξ ἑός, ἂν δ᾽ ἐκόμιζε

489 ἠίθεον Schneider (aut Brunck) : ἠιθέου mss. vide „Noten", 421–422 | νήχεται v.l. in Γ, β, ε, v.l. in λ, m_1, U | ῥιπῇ : ὁρμῇ o^1, gl. in κ, P_1, R_2. vide „Überlieferung und Euteknios-Paraphr.", 25 || ***490*** ᾐόσιν v.l. in Γ, v.l. in ε, v.l. in λ, F : ἠιόσιν v.l. in Γ, β, o^1, m_2, v.l. in ε, θ, W, κ, μ, a^1, L, M, m_1, P_1, R_2, U, z_2. ἠιόνεσσιν v.l. est in Γ, in λ. vide „Noten", 45–46 || ***491*** -βήσετο Fajen : -βήσατο mss. vide „Tempus und Modus", 216–217 | νώτων : λόφων m_2 (v.l. νώτων) || ***492*** εὔφρονι L || ***493*** ὅποι v.l. in Γ (?), v.l. in λ, m_1 || ***494*** ἤλασεν v.l. in Γ, o^1, M, z_2. vide „Überlieferung und Euteknios-Paraphr.", 25–26 | εἴτε τι (εἶτέ τι) ε, W, U : εἴτ᾽ ἐπὶ v.l. in Γ, o^1, θ, μ, a^1, M, m_1, P_1, R_2, z_2. εἴτ᾽ ἄρα exhibent β, m_2 (proprie εἴτ᾽ ἀνὰ cum littera ρ superscripta), κ, λ, F, L, v.l. est in Γ. vide „Noten", 422 | κελεύει λ || ***495*** εἴθ᾽ v.l. in Γ, o^1 post corr., λ, L : εἴτ᾽ v.l. in Γ, β, o^1 ante corr., m_2, ε, θ, W, κ, μ, a^1, F, M, m_1, P_1, R_2, U, z_2 | αὔτως Γ, β, o^1, m_2, λ, v.l. in μ (?), F, L : αὕτως θ, W, v.l. in μ, a^1 (?), M, m_1, U, z_2. αὐτοῦ exhibent ε, P_1, R_2, αὖθις exhibet κ. vide „Noten", 70 || ***496*** πελάζειν β, ε, W, v.l. in λ, U | δὲ πείθετο β, ε, W, U. vide „Noten", 66–67 || ***498*** -γνάπ- v.l. in Γ, v.l. in β, m_2, ε, v.l. in κ, v.l. in λ, m_1, U, z_2. confer „Noten", 21–22 | ἐφέπεται v.l. in Γ, β, o^1, ε, λ, a^1, P_1, R_2, U, z_2. ἐφέλκεται exhibent m_2, F, v.l. est in Γ. sed confer paraphr. 26. 6–7 || ***499*** οὔτε : οὐδέ v.l. in Γ, o^1, μ, M, P_1, R_2, z_2. vide „Noten", 422–423 || ***501*** οὐδέ τι v.l. in Γ, β, o^1, m_2, ε, θ, W, λ, μ, F, L, m_1, P_1, R_2, U, z_2 : οὐδ᾽ ἔτι a^1. οὐδ᾽ ἐπι- (ἐπὶ) exhibent κ, M, v.l. est in Γ, in θ. οὔτ᾽ ἔτι proponit Schneider. vide „Noten", 422–423 || ***502*** ἑκόντες Guietus (Guyet) auctore Schneidero : ἔχοντες mss (manuscriptus W cum κόν alia manu superscripto). vide „Noten", 396–397 || ***503*** ὑπ᾽ m_2; insuper lectionem proponit Schneider : ἐπ᾽ ceteri mss. vide „Noten", 423 || ***504*** ἄτερ : ἄνευ proponit Schneider (?). vide „Noten", 423 || ***505*** ἄλλῳ : ἄλλοις m_2 (gl. ἄλλῳ). ἄλλον exhibet F (gl. ἄλλῳ) || ***506*** ἂν (ἀν) : ἐν P_1, R_2 | δὲ κόμιζε M, m_1. vide „Noten", 66–67 ||

den Jüngling küssen und umfangen wollte; in solch engem Drängen nämlich schwamm er (neben ihm). Aber sooft der Delphin auch nahe ans Ufer herankam, faßte ihn der Jüngling sogleich bei der Rückenfinne und bestieg seinen nassen Rücken. (492) Aber der Delphin nahm den Knaben gern und mit verständigem Sinn auf und schwamm, wohin der Jüngling ihn zu treiben wünschte, sei es daß er ihn etwa hieß, fern auf die weite See hinauszuschwimmen oder nur so die Fläche des Hafens zu durchqueren oder dem Lande sich zu nähern: Er gehorchte jedem Befehl. (497) Weder ist ein Fohlen für seinen Lenker so sanft mit dem Maule und folgt es so dem wohlgebogenen Zaumzeug noch gehorcht ein Hund, gewöhnt an das antreibende Rufen des Jägers, so folgsam, wohin der Jäger ihn lenkt, (501) noch auch verrichten etwa Diener auf Befehl ihres Herrn so gehorsam und willig dessen Willen, wie der geliebte Delphin unter dem Jüngling auf dessen Geheiß hin gehorchte ohne Joch und den Zwang des Zaumzeugs. (505) Nicht nur ihn wollte er tragen, sondern gehorchte auch einem anderen, dem (zu folgen) sein Herr ihm befahl, und nahm ihn auf den Rücken

νώτοις οὔτινα μόχθον ἀναινόμενος φιλότητος.
τοίη μὲν ζωῷ φιλίη πέλεν. ἀλλ᾽ ὅτε παῖδα
πότμος ἕλε, πρῶτον μὲν ὀδυρομένῳ ἀτάλαντος
δελφὶς ἠιόνεσσιν ἐπέτρεχεν ἥλικα κοῦρον
μαστεύων. φαίης κεν ἐτήτυμον ὄσσαν ἀκούειν
μυρομένου· τοῖόν μιν ἀμήχανον ἄμπεχε πένθος.
οὐδ᾽ ἔτι κικλήσκουσιν ἐπείθετο πολλάκις ἀστοῖς
νησαίοις, οὐ βρῶσιν ὀρεγνυμένην ἐθέλεσκε
δέχνυσθαι, μάλα δ᾽ αἶψα καὶ ἐξ ἁλὸς ἔπλετ᾽ ἄιστος
κείνης, οὐδέ τις αὐτὸν ἐπεφράσατ᾽, οὐδ᾽ ἔτι χῶρον
ἵκετο· τὸν μέν που παιδὸς πόθος οἰχομένοιο
ἔσβεσε, σὺν δὲ θανόντι θανεῖν ἔσπευσεν ἑταίρῳ.
ἀλλ᾽ ἔμπης καὶ τόσσον ἐνηείῃ προφέροντας
καὶ τόσον ἀνθρώποισιν ὁμόφρονα θυμὸν ἔχοντας
Θρήικες ὑβρισταὶ καὶ ὅσοι Βύζαντος ἔχουσιν
ἄστυ σιδηρείοισι νοήμασιν ἀγρώσσουσιν,
ἦ μέγ᾽ ἀταρτηροὶ καὶ ἀτάσθαλοι· οὐδέ κε παίδων,
οὐ πατέρων φείσαιντο, κασιγνήτους δ᾽ ὀλέκοιεν
ῥηιδίως· τοῖος δὲ νόμος δυστερπέος ἄγρης.
μητρὶ μὲν αἰνοτόκῳ δίδυμον γένος ἐγγὺς ὀπηδεῖ
δελφίνων, ἀταλοῖσιν ἀλίγκιον ἠιθέοισι·
Θρήικες αὖ καὶ τοῖσιν ἀπηνέες ἐντύνονται
στειλάμενοι δόρυ κοῦφον ἀτάσθαλον ἐς πόνον ἄγρης.
οἱ μὲν δὴ λεύσσοντες ἐπειγόμενον σκάφος ἄντην

507 φιλότητι v.l. in Γ, β, o^1, W, λ, U. φιλότητα exhibent R_2, z_2. vide „Noten", 423–424 || **508** ζώων (ζωῶν) v.l. in Γ (?), θ, v.l. in μ, F. ζώντων exhibet κ. sed confer paraphr. 26. 11–12 | πέλει F || **509** ἕλεν v.l. in θ, W, μ, m_1 | πρῶτος β, ε, U || **510** -τρεχεν v.l. in Γ, v.l. in β, θ, κ, F, L : -δραμεν v.l. in Γ, v.l. in β, o^1, m_2, ε, v.l. in θ, W, λ, μ, a^1, M, m_1, P_1, R_2, U, z_2. vide „Noten", 424 || **513** οὐδ᾽ ἔτι o^1 : οὐδέ τι ceteri mss. vide „Überlieferung und Euteknios-Paraphr.", 26 (qua me afferre fugit lectionem manuscripti o^1), „Noten", 408 | ἀστοῖς v.l. in Γ, β, gl. in m_2, ε, θ, W, κ, v.l. in λ, a^1, F, v.l. (?) in L, m_1, U, z_2 : αὐτοῖς v.l. in Γ, v.l. in β, o^1, m_2, v.l. in λ, μ, L, M, P_1, R_2. sed confer vv. 460, 462 || **514** -μένην : -μένοις m_2, L (gl. -μένην). -μένων exhibet U || **515** δ᾽ αἶψα v.l. in Γ, κ, v.l. in L : δέ σφι v.l. in Γ, ceteri mss. vide „Überlieferung und Euteknios-Paraphr.", 26 || **516** οὐδ᾽ ἔτι v.l. in Γ, m_2, v.l. in κ, L post corr. : οὐδέ τι v.l. in Γ, o^1, ε, θ, v.l. in κ, v.l. in λ, μ, a^1, F, L ante corr., M post corr., m_1, P_1, R_2, z_2. οὐδέ τε exhibent β, W, U, v.l. est in λ. vide „Noten", 408 || **518** ἔσπευδεν W. ἔσπεισεν exhibet M post corr. (gl. ἔσπευσεν), ἔσπασεν exhibent μ, M ante corr., ἔπεισεν exhibet z_2, v.l. est in Γ (?), in λ || **519** ἔμπης : ὅμως v.l. in Γ, β, gl. in κ, a^1, z_2 || **524** φείδοντο θ, m_1, O | δ᾽ : τ᾽ λ. vide „Noten", 32–33 (annot. 74) || **525** νόμος : νόος P_1, O || **527** ἀπαλοῖσιν (ἀπ-) v.l. in Γ (?), o^1, gl. in M. vide „Noten", 288 || **528** καὶ : ἐπὶ v.l. in Γ, β, F. vide „Noten", 106–107 || **529** πόνον : πόρον λ (v.l. πόνον), P_1, R_2 | ἄγρης : ἅλμης v.l. in λ || **530** ἄντην : ἄν τι v.l. in β, v.l. in μ. ἄτην exhibent β, ε, U, v.l. est in λ. sed confer 2. 543 ||

und verweigerte keinerlei Freundschaftsdienst. (508) Solcherart war die Liebe zum Jüngling, solange er lebte. Aber sobald den Knaben das Schicksal hinwegraffte, kam zunächst gleich einem Trauernden der Delphin ans Ufer auf der Suche nach dem Gefährten seiner Jugend. Du hättest meinen können, die wirkliche Stimme eines Weinenden zu hören, solch ausweglose Trauer umgab ihn. (513) Und er gehorchte nicht mehr den Bewohnern der Inselstadt, wenngleich sie ihn oftmals riefen, die dargebotene Nahrung wollte er nicht annehmen, sondern ganz rasch hatte er jene See verlassen, und niemand gewahrte ihn, und er kam nicht mehr an den (gewohnten) Platz; ihn hatte irgendwo die Sehnsucht nach dem dahingegangenen Knaben zugrunde gerichtet, zusammen zu sterben mit seinem gestorbenen Gefährten war er (davon)geeilt. (519) Aber obgleich die Delphine so sehr durch ihre Freundlichkeit sich hervortun und ein Herz haben, das so sehr dem menschlichen gleich ist, fangen sie (gleichwohl) die frevelhaften Thraker und all die, welche die Stadt des Byzas bewohnen, mit Anschlägen, die aus eisernem Herzen kommen, (523) wahrhaftig verblendete und maßlose Menschen. Nicht einmal ihre Kinder, ihre Väter würden sie schonen und ihre Brüder leichthin töten – derart ist ihre freudlose Jagd. (526) Einer Delphinmutter, die zu ihrem Unglück geboren hat, folgen zwei Junge dichtauf, gleich Jünglingen von zartem Alter. Die Thraker dagegen bereiten sich grausam sogar gegen sie vor und rüsten ein leichtes Boot zum frevelhaften Fang. (530) Die Delphine nun verweilen furchtlos beim Anblick des Bootes, wie es eilig auf sie zukommt,

ἀτρεμέες μίμνουσι καὶ ἐς φόβον οὐχ ὁρόωσιν
οὔ τιν' ὀιόμενοι μερόπων δόλον οὐδέ τιν' ἄτην
ἵξεσθαι, σαίνουσι δ' ἐνηέας ἠύθ' ἑταίρους
γηθόσυνοι χρίμπτοντες ἑὸν χαίροντες ὄλεθρον.
οἱ δὲ θοῶς πελάσαντες ἀκοντιστῆρι τριαίνῃ,
τὴν ἀκίδα κλείουσι (βέλος κρυερώτατον ἄγρης),
δελφίνων ἕνα κοῦρον ἀνωίστῳ βάλον ἄτῃ.
αὐτὰρ ὅ γ' ἰδνωθεὶς ὀδύνης ὕπο πικρὸν ἀχεύων
αὐτίχ' ὑποβρυχίης εἴσω καταδύεται ἅλμης
ὀχθίζων σφακέλῳ τε καὶ ἀργαλέῃσιν ἀνίαις.
οἱ δέ μιν οὐκ ἐρύουσι βιώμενοι· ἦ γὰρ ἂν ἄγρης
μαψιδίης ἅλιον καὶ ἐτώσιον ἔργον ἄροιντο·
ἀλλά οἱ ἱεμένῳ δολιχὴν ἐφιᾶσιν ἄγεσθαι
μήρινθον καὶ νῆα κατασπέρχουσιν ἐρετμοῖς
ἑσπόμενοι δελφῖνος ἀτυζομένοιο κελεύθοις.
ἀλλ' ὅτε λευγαλέῃσι κακηπελέων ὀδύνῃσι
κάμνῃ καὶ γλωχῖσι περισπαίρῃσι σιδήρου,
δή ῥα τότ' ἀδρανέων ἀναδύεται ἄλκιμα γυῖα
κεκμηκώς, κούφοισιν ἀειρόμενος ῥοθίοισιν,
ὕστατα φυσιόων. μήτηρ δέ μιν οὔποτε λείπει,
ἀλλ' αἰεὶ μογέοντι συνέσπεται ἔκ τ' ἀνιόντι
βυσσόθεν, ἀχνυμένῃ τε καὶ αἰνότατον στεναχούσῃ
εἰδομένη. φαίης κεν ὀδυρομένην ὁράασθαι
μητέρα περθομένης πόλιος περὶ δυσμενέεσσι

531 ὁράωσι z_2 || ***532*** οὐδέ : οὔτέ λ || ***534*** γηθοσύνῃ v.l. in Γ, β (gl. -συνοι), θ, F, M post corr. vide „Noten", 200–201 | χαίροντες : σπεύδοντες m_2 || ***535*** ἐλάσαντες proponit Schneider. vide „Überlieferung und Euteknios-Paraphr.", 26 || ***536*** τὴν : τήν τ' proponit Schneider. vide „Noten", 424–425 | -τερον β, m_2, ε, θ (gl. -τατον), W, F | ἄγρης : ἅλμης m_2, W, κ, M (v.l. ἄγρης), U || ***538*** πικρὸν : θυμὸν v.l. in Γ, v.l. in θ, M. μικρὸν exhibet λ. vide „Noten", 268–269 | ἀλεύων z_2. vide „Noten", 268–269 || ***542*** -δίης v.l. in Γ, o^1, ε, W, v.l. in λ, a^1, U, z_2 : -δίως v.l. in Γ, β, m_2, θ, κ, v.l. in λ, μ, F, L, M, m_1, P_1, R_2. vide „Noten", 385–386 || ***543*** ἄγεσθαι : ἵεσθαι (ἵε-) v.l. in Γ, o^1, P_1, R_2 (?). vide „Noten", 49 || ***545*** ἑπόμ- v.l. in Γ (?), U || ***546*** -σι κακηπελέων : -ς (-σ') ὀλιγηπελέων v.l. in ε, W, U. vide „Noten", 425 || ***547*** -σπαίρῃσι v.l. in Γ, ε, W, F, U (proprie -σπέρῃσι) : -σκαίρῃσι v.l. in Γ, o^1, m_2, θ, κ, λ, μ, v.l. in a^1, L, M, P_1, R_2, z_2. -σπαίρῃ exhibet β (?), -σκαίρῃ exhibent a^1, m_1, v.l. est in Γ. vide „Überlieferung und Euteknios-Paraphr.", 26–27, „Noten", 40 | σιδήρῳ θ. sed confer paraphr. 26. 30–32 || ***551*** μογέοντι : κατιόντι proponit Brunck | -έπεται v.l. in Γ (?), β, θ, a^1, m_1, P_1, R_2 | ἔκ τ' v.l. in Γ, β, ε, W, κ, v.l. in λ, L, M post corr. (?), U, z_2 : ἔς τ' θ, v.l. in λ, F, M ante corr. (?). εὖτ' exhibent o^1, m_2, μ, a^1, m_1, P_1, R_2, v.l. est in Γ. sed confer A. R. 4. 318, 759 || ***552*** αἰνότατα β, ε, κ, v.l. in λ, L. sed confer Hom. Il. 13. 52 | στοναχούσῃ v.l. in ε, θ, W, U, O (?). στόνον ἐχούσῃ exhibent m_2, m_1. vide „Noten", 144 ||

und sehen nicht auf Flucht, da sie nicht argwöhnen, daß irgendeine List der Menschen, irgendein Unheil kommen werde, sondern schlagen vor Freude mit dem Schwanz wie gegenüber freundlichen Gefährten, froh, ihrem Verderben zu begegnen. (535) Die Thraker aber nähern sich rasch und treffen mit einem Schleuderdreizack, den sie Akís nennen, – eine grausige Fangwaffe – einen der jungen Delphine mit unerwartetem Unheil. (538) Der aber krümmt sich vor Leid und bitterem Schmerz und taucht sogleich in die Tiefe der Salzflut hinab, rasend unter der heftigen Marter und den schlimmen Qualen. (541) Die Fischer aber holen ihn nicht gewaltsam herauf; denn sie würden wahrhaftig einen nichtigen Fang ohne Sinn und Zweck tun. Vielmehr geben sie ihm viel Schnur, als er davonzuschwimmen sucht, und folgen unter schnellen Ruderschlägen mit dem Boot den Wegen des erschreckten Delphins. (546) Aber sobald er erschöpft und müde ist von den unseligen Schmerzen und an den eisernen Spitzen sich hin- und herwirft, da also kommt er kraftlos herauf, die starken Glieder geschwächt, getragen von leichten Wellen, und keucht in seinen letzten Zügen. (550) Die Mutter aber verläßt ihn niemals, sondern folgt ihm stets in seinem Leiden und wie er aus der Tiefe heraufkommt, gleich einer, die in Trauer ist und schreckliche Klage zeigt. Du möchtest meinen, eine jammernde Mutter zu sehen, im Augenblick da die Stadt zerstört wird von den Feinden

παίδων θ' ἑλκομένων ὑπὸ ληίδα δουρὸς ἀνάγκῃ·
ὣς ἥ γ' αἰν' ἀχέουσα δαϊζομένῳ περὶ παιδί,
ὥστ' αὐτὴ μογέουσα καὶ οὐτηθεῖσα σιδήρῳ,
δινεύει· τὸν δ' ἄλλον ἑῆς ἀπὸ παῖδα κελεύθου
στέλλει ἐπεμπίπτουσα καὶ ὀτρύνουσα διώκει·
φεῦγε, τέκος· μέροπες γὰρ ἀνάρσιοι, οὐκέθ' ἑταῖροι
ἡμῖν, ἀλλὰ σίδηρον ἐφοπλίζουσι καὶ ἄγρην·
ἤδη καὶ δελφῖσιν ἐπεντύνουσιν ἄρηα
σπονδάς τ' ἀθανάτων καὶ ὁμοφροσύνην ἀλιτόντες
ἡμετέρην, τὴν πρόσθεν ἐπ' ἀλλήλοις ἐθέμεσθα.
τοῖα καὶ ἄφθογγός περ ὅμως τεκέεσσιν ἑοῖσι
μυθεῖται· καὶ τὸν μὲν ἀπέτραπε τῆλε φέβεσθαι,
τῷ δ' ἑτέρῳ κρυερῶς μεμογηότι συμμογέουσα
αὐτῆς ἄγχ' ἀκάτοιο συνέσπεται οὐδ' ἀπολείπει.
οὐδέ τις ἱέμενός περ ἀποτρέψειε τεκοῦσαν
οὔτε βαλὼν οὔτ' ἄλλο φέρων δέος, ἀλλ' ἅμα παιδὶ
ἑλκομένῳ δύστηνος ἀνέλκεται, ὄφρα πελάσσῃ
δυσμενέων ὑπὸ χεῖρας. ἀνάρσιοι, ἦ μέγ' ἀλιτροὶ
οἵδ'· οὔτ' οἰκτείρουσιν ἀτυζομένην ὁρόωντες
οὔτε νόον γνάμπτουσι σιδήρεον, ἀλλὰ καὶ αὐτὴν
χαλκείαις ἀκίδεσσι καταΐγδην ἐλάσαντες
παῖδά τε καὶ γενέτειραν ὁμῇ συναπέφθισαν ἄτῃ,
ἔφθισαν οὐκ ἀέκουσαν, ἐπεὶ περὶ παιδὶ θανόντι
μήτηρ καὶ φρονέουσα καὶ ἱεμένη δεδάικται.
ὡς δ' ὁπότ' ὀρταλίχοισι χελιδόσι νηπιάχοισι

555 θ' : δ' v.l. in κ, v.l. in λ. particulam omittunt W, λ (?), U, O. vide „Noten", 311 || ***556*** -ζομένῃ v.l. in Γ (?), gl. in β, ε, a^1 (?), M (gl. -ζομένῳ), z_2, O (?) || ***559*** ἐπεμπ- v.l. in Γ, v.l. in κ, a^1, m_1, z_2 : ἐμπ- v.l. in Γ, β, o^1, m_2, ε, θ, W, v.l. in κ, λ, μ, F, L, M, P_1, R_2, U, O (?). vide „Noten", 425–426 | -νουσα v.l. in Γ, β, m_2, ε, κ, λ, F, m_1 : -νέουσα v.l. in Γ, o^1, θ, W, μ, a^1, L, M, P_1, R_2, U. -νύουσι exhibet z_2. vide „Noten", 425–426 | διώκει : κελεύει v.l. in θ, κ, L. sed confer paraphr. 27. 3–4 || ***562*** ἐπεντύνουσιν v.l. in Γ, o^1, W, μ, M, P_1, R_2, v.l. in U, z_2 : ἐποτρύνουσιν v.l. in Γ, β, m_2, ε, θ, κ, λ, a^1, F, L, m_1, U. vide „Noten", 314–315 || ***563*** ἀλιτόντες : ἀλέγοντες v.l. in Γ, β (v.l. ἀλιτόντες), v.l. in λ, F, M || ***564*** ἐπ' : ἐν L. vide „Noten", 191 (annot. 833) | -μεθα Γ (v.l. -μεσθα?), o^1, κ, v.l. in λ, a^1, P_1, R_2, U || ***565*** τεκέοισιν v.l. in Γ (?), o^1, θ, R_2 || ***566*** -τραπε W, κ, F, M : -τρεπε Γ, β, o^1, m_2, ε, θ, λ, μ, a^1, L, m_1, P_1, R_2, U, z_2. vide „Noten", 256–257 || ***567*** κρυερῶς : κρατερῶς M (v.l. κρυερῶς) || ***568*** -έπεται β, v.l. in μ, a^1 || ***571*** ἑλκομένῃ m_2, W, μ, m_1, P_1, R_2, U | ἀνέλκεται : ἐφέσπεται v.l. in Γ, v.l. in β. ἀφέσπεται v.l. est in μ || ***573*** οἵ γ' οὐκ proponit Schneider | οἰκτείροντες ε. οἰκτίζουσιν exhibet a^1 || ***574*** γνάπτουσι v.l. in Γ (?), β, v.l. in μ, z_2. κάμπτουσι exhibent W, U, gl. est in R_2. vide „Noten", 401 || ***575*** χαλκείῃς W || ***577*** ἔφθισαν : ἑκοῦσαν κ ||

und ihre Kinder fortgeschleppt werden als Beute unter dem Zwang des Speers – (556) so heftig trauert sie um das verwundete Kind und windet sich, gleichsam als ob sie selber litte und vom Eisen verletzt wäre. Das andere Kind aber schickt sie fort von ihrem Weg, indem sie sich gegen es wirft und es fortdrängt: (560) „Flieh, mein Kind! Denn die Menschen sind Feinde, nicht mehr unsere Gefährten, rüsten vielmehr Eisen und (tödlichen) Fang. Schon bereiten sie Krieg vor auch gegen uns Delphine, indem sie die Verträge der Unsterblichen durch Frevel beleidigen und die Eintracht zwischen uns, die wir zuvor einander gesetzt haben." (565) Dergleichen sagt sie, obschon sie stumm ist, trotzdem zu ihren Kindern. Und das eine drängt sie, weit weg zu fliehen, dem anderen aber in seinem entsetzlichen Leid wendet sie ihr Mitleid zu und folgt mit bis unmittelbar ans Boot, ohne das Kind zu verlassen. (569) Und niemand, selbst wenn er es wollte, kann die Mutter vertreiben, weder mit einer Waffe noch anderem Schrecken, sondern zusammen mit dem Kind, das eingeholt wird, wird die unglückselige Mutter heraufgeholt, bis sie unter die Hände der übelwollenden Männer gelangt. Feinde, wahrhaft große Frevler sind diese: Sie empfinden weder Mitleid beim Anblick der (vom Schmerz) Betäubten (574) noch beugen sie ihren eisernen Sinn, sondern schlagen ungestüm auch auf sie mit ehernen Akídes ein und töten das Kind und die Mutter in gemeinsamem Verderben, töten nicht gegen den Willen der Mutter, da sie über ihrem toten Kind sich bewußt und willentlich zerteilen läßt. (579) Wie aber wenn sich zarten Schwalbenjungen

νέρθεν ὑπ' ἐξ ὀρόφοιο τυχὼν ὄφις ἄγχι πελάσσῃ,
καὶ τοὺς μὲν κατέπεφνε καὶ ἔσπασεν ἔνδον ὀδόντων,
μήτηρ δὲ πρῶτον μὲν ἀτυζομένη δεδόνηται
λοίγια τετριγυῖα φόνου γόον· ἀλλ' ὅτε παῖδας
ἀθρήσῃ φθιμένους, ἡ δ' οὐκέτι φύξιν ὀλέθρου
δίζεται, ἀλλ' αὐτῇσιν ὑπαὶ γενύεσσι δράκοντος
εἱλεῖται, μέσφ' ὄρνιν ἕλῃ παιδοκτόνος ἄτη·
ὣς ἄρα καὶ δελφῖνι νέῳ συναπέφθιτο μήτηρ
χεῖρας ὑπ' ἰχθυβόλων αὐτάγρετος ἀντήσασα.
Ἔθνεα δ' ὀστρακόρινα, τά θ' ἑρπύζουσι θαλάσσῃ,
πάντα φάτις μήνης μὲν ἀεξομένης κατὰ κύκλον
σαρκὶ περιπλήθειν καὶ πίονα ναιέμεν οἶκον·
φθινούσης δ' ἐξαῦτις ἀφαυροτέροις μελέεσσι
ῥικνοῦσθαι· τοίη τις ἐνὶ σφίσιν ἐστὶν ἀνάγκη.
τῶν δὲ τὰ μὲν δύνοντες ὑπόβρυχα χερσὶ λέγονται
ἀνέρες ἐκ ψαμάθοιο, τὰ δὲ σπιλάδων ἐρύουσι
νωλεμὲς ἐμπεφυῶτα· τὰ δ' ᾐόσιν ἔπτυσαν αὐταῖς
κύματα καὶ βόθροισι λαχαινομένης ψαμάθοιο.
Πορφύραι αὖ πέρι δή τι μετ' ὀστρείοισιν ἔασι
λίχναι· τοίη δέ σφιν ἐτήτυμος ἵσταται ἄγρη.
κυρτίδες ἠβαιαὶ ταλάροις γεγάασιν ὁμοῖαι
πυκνῇσι σχοίνοισι τετυγμέναι· ἐν δ' ἄρα τῇσι

580 πελάσ(σ)ει v.l. in Γ, β, o^1, F, P_1, R_2. vide „Tempus und Modus", 219–220 (Corrigenda Glotta 60, 1982, 136) || ***582*** δεδόνηται v.l. in Γ, v.l. in β, o^1, μ, a^1, M, P_1, R_2, z_2 : πεπότηται v.l. in Γ, β, m_2, ε, θ, W, κ, λ, F, L post corr., m_1, U, O. vide „Noten", 426; 104 || ***583*** λοίσθια v.l. in κ || ***584*** -σῃ v.l. in Γ, gl. in β, θ, W, v.l. in λ, L, U : -σει v.l. in Γ, β, o^1, m_2, ε, κ, v.l. in λ, μ, a^1, F, M, P_1, R_2, z_2. (ἀπεί)ποι exhibet m_1. vide „Tempus und Modus", 217–218 || ***585*** ὑπαὶ Γ, o^1, m_2, ε, κ, v.l. in λ, μ, a^1, L, P_1, R_2, z_2 : ὑπὸ β, v.l. in λ, F, M. ὑπὲρ exhibent θ, W, m_1, U, v.l. est in Γ (?). vide „Noten", 42 || ***586*** εἱλ- : spiritus asper huius verbi cum manuscriptis fere exhibeatur anteponendus est || ***588*** ὑπ' Fajen : ἐπ' v.l. in Γ, o^1, μ, a^1, L ante corr. (?), M, m_1, P_1, R_2, z_2. ἐς exhibent β (?), m_2, ε, θ, W (?), κ, λ, F, L post corr. particulam omittit U. vide „Noten", 426–427 | -άγρευτος v.l. in Γ (?), β, ε, κ, λ, L ante corr., M || ***589*** θ' : γ' W, U. δ' exhibet ε, v.l. est in Γ || ***591*** πίονα : πλείονα v.l. in Γ, a^1 (gl. πίονα) || ***592*** -αῦθις W, U. vide „Noten", 36 || ***595*** δὲ v.l. in Γ, β, θ, W, κ, F, m_1, U, O (?) : δ' ἐκ v.l. in Γ, o^1, m_2, ε, λ, μ, a^1, L, M, P_1, R_2. particulam omittit z_2. vide „Noten", 427 || ***596*** ᾐόσιν v.l. in Γ, β, m_2, v.l. in ε, W, v.l. in λ, a^1, M, m_1 : ἠιόσιν v.l. in Γ (?), o^1, θ, κ, μ, F, L, P_1, R_2, U, z_2, O. ἠιόνεσσιν v.l. est in Γ, in ε, in λ. vide „Noten", 45–46 | αὐτῇς κ. vide „Noten", 63 (annot. 210) || ***598*** αὖ v.l. in Γ, β, o^1, m_2, ε, W, v.l. in λ, μ, L ante corr., U, O (?) : δ' αὖ v.l. in Γ, θ, κ, v.l. in λ, a^1, F, L post corr., M, m_1, P_1, R_2, z_2. vide „Noten", 145 || ***599*** δέ : δή β || ***601*** πυκνῇσι v.l. in Γ, o^1, μ, R_2 : πυκναῖσι v.l. in Γ (?), β, ε, θ, κ, F. πυκνοῖσι exhibent m_2, W, λ, a^1, L, M, m_1, P_1, U, z_2, v.l. est in Γ. sed confer 4. 53 (55, 575) | τοῖσι v.l. in Γ (?), v.l. in β, M, P_1, R_2. sed confer 4. 53 (55, 575) ||

gelegentlich eine Schlange unter dem Dach heraus nähert, und sie tötet die Kleinen und zerrt sie zwischen ihre Zähne, (582) die Mutter aber flattert zuerst erschreckt hin und her und zwitschert schrecklich ihre Wehklage über den Mord; aber sobald sie sieht, wie die Kinder getötet werden, sucht sie nicht mehr die Flucht aus dem Verderben, sondern drängt sich unmittelbar unter den Schlund der Schlange, bis das kindertötende Unheil den Vogel packt – (587) so wird auch zusammen mit dem jungen Delphin die Mutter getötet, da sie sich als freiwillige Beute unter die Hände der Fischer begibt. – (589) Die Scharen der Schalenweichtiere aber, die im Meer umherkriechen, heißt es, sind alle gut im Fleisch, wenn der Mond zunimmt im Kreislauf, und bewohnen ein reiches Haus; nimmt der Mond aber ab, haben sie dagegen schwächere Glieder und schrumpfen zusammen; solch ein Zwang liegt in ihnen. (594) Von ihnen aber sammeln Männer die einen unter Wasser mit den Händen aus dem Sand, indem sie (hinab-) tauchen, während sie die anderen von den Klippen reißen, wenngleich sie sich fest angeklammert haben. Andere wieder werden von den Wellen unmittelbar auf das Ufer gespien oder in Löcher, wo der Sand aufgegraben wird. – (598) Die Leistenschnecken (Purpurschnecken) wiederum sind unter den Schalenweichtieren besonders naschhaft, und darauf stellt die echte Jagd auf sie ab. Kleine Reusen ähnlich Körben werden aus dichtgeflochtenen Binsen gefertigt, und man treibt Spiralschnecken zusammen und tut sie hinein

στρόμβους συγκέλσαντες ὁμοῦ χήμῃσι τίθενται.
αἱ δ' ὅταν ἐμπελάσωσι βορῆς μεθύουσαι ἔρωτι,
γλῶσσαν ὑπ' ἐκ θαλάμης δολιχὴν βάλον. ἡ δὲ τέτυκται
λεπτή τ' ὀξείη τε, διὰ σχοίνων δ' ἐτάνυσσαν
φορβῆς ἱέμεναι, χαλεπῆς δ' ἤντησαν ἐδωδῆς·
γλῶσσα γὰρ ἐν σχοίνοισιν ἐρειδομένη πυκινῇσιν
οἰδάνεται, στείνει δὲ λύγων βρόχος, οὐδ' ἔτ' ὀπίσσω
ἀνδύνει μεμαυῖα, μένει δ' ὀδύνῃσι ταθεῖσα,
εἰσόκεν εἰρύσσωσι περὶ γλώσσῃ μεμαυίας
πορφυρέοις κάλλιστον ὑφάσμασιν ἄνθος ἄγοντες.
Σπογγοτόμων δ' οὔ φημι κακώτερον ἄλλον ἄεθλον
ἔμμεναι οὐδ' ἄνδρεσσιν ὀιζυρώτερον ἔργον.
οἱ δ' ἤτοι πρῶτον μέν, ὅτ' ἐς πόνον ὁπλίζωνται,
βρώμῃ τ' ἠδὲ ποτοῖσιν ἀφαυροτέροισι μέλονται
ὕπνῳ τ' οὐχ ἁλιεῦσιν ἐοικότι μαλθάσσονται.
ὡς δ' ὅτ' ἀνὴρ εὔγηρυν ἐφοπλίζητ' ἐς ἀγῶνα
μολπῆς εὐφόρμιγγος ἔχων Φοιβήιον εὖχος·
πᾶσα δέ οἱ μέλεται κομιδή, πάντῃ δὲ φυλάσσει
πιαίνων ἐς ἄεθλα λιγυφθόγγου μέλος αὐδῆς·

602 -κέλσαντες : -κεάσαντες ε. -κλείσαντες proponit Brunck | χήμα(ι)σι v.l. in Γ, ε, θ, κ (?), z_2 | -σι τίθενται : -σιν ἔθηκαν m_2 || ***603*** αἵ δ' ὁπόταν πελ- W, U. vide „Tempus und Modus", 215–216 (qua me afferre fugit manuscriptum U) | -πελάσουσι v.l. in λ. vide „Tempus und Modus", 215–216 || ***605*** λεπτή : λευκή ε. sed confer paraphr. 27. 29–31 | λεπτὴ δ' v.l. in Γ | σχοίνων : ξύλων β (gl. σχοίνων). sed confer paraphr. 27. 29–31 | τ' ἐτάν- β, ε, θ (proprie τὲ τάν-), κ, F. vide „Noten", 32–33 (annot. 74) || ***607*** πυκινῇσιν m_2, μ, L (post corr.?), R_2 : πυκινοῖσιν Γ, β, o^1, ε, θ, W, v.l. in κ, λ, F, M, P_1, U, O (?). πυκνοῖσιν exhibet z_2, v.l. est in Γ (?), in κ. vide „Noten", 45, confer 4. 53 (55, 575) || ***610*** εἰσόκεν (εἰσόκ') v.l. in Γ, β, κ, L : εἰσότ' (εἰς ὅτ' / εἰς ὅταν) v.l. in Γ, o^1, m_2, ε, θ, W, λ, μ, F, M, m_1, P_1, R_2, U, z_2, O (?). vide „Überlieferung und Euteknios-Paraphr.", 27, „Tempus und Modus", 209 | εἰρύσσωσι Fajen : εἰρύσωσι (ἐρύ-) κ, L. αὖ ἐρύσωσι v.l. est in Γ, ἀνε(ι)ρύσ(σ)ωσι (ἂν εἰρ- / ἂν ἐρ- / -αν εἰρ-) exhibent β (?), o^1, m_2, ε, θ, W, λ, μ, F, M, m_1, P_1, R_2, U, z_2, O (?), v.l. est in Γ. vide „Überlieferung und Euteknios-Paraphr.", 27, „Tempus und Modus", 209 | -υῖαν v.l. in Γ, β, κ, F, M (?) || ***614*** δ' ἤτοι : δή τι v.l. in β, θ, U. vide „Noten", 52–53 | -ζωνται W, v.l. in λ, L post corr., U : -ζονται Γ, β, o^1, m_2, ε, θ, κ, v.l. in λ, μ, F, M, m_1, P_1, R_2, z_2, O. vide „Tempus und Modus", 217–218 || ***616*** τ' : δ' v.l. in Γ, β, ε, θ, κ, F, L. vide „Noten", 32–33 (annot. 74) || ***617*** -ζητ' ἐς θ : -ζηται v.l. in Γ, o^1, m_2, ε, v.l. in θ, W, v.l. in μ, F, L, m_1, P_1, U, z_2. -ζεται exhibent β, κ, λ, M, R_2, v.l. est in μ, -ζοιτο v.l. est in Γ. vide „Noten", 403–404, annotationem 1833 (quo loco per errorem scripsi -ζητ' ἐς esse in θ *variam lectionem*), „Tempus und Modus", 218 || ***618*** εὖχος v.l. in Γ, v.l. in β, ε, κ, v.l. in μ (proprie εὔχως), v.l. in L : ἔργον v.l. in Γ, β, o^1, m_2, θ, W, λ, μ, F, L, M, m_1, P_1, R_2, U, z_2. vide „Noten", 427 || ***620*** πιαίνων : πειραίνων ε, θ, gl. in L, O. vide „Überlieferung und Euteknios-Paraphr.", 27–28 | εἰς v.l. in Γ, β, o^1, ε, θ, μ, M, P_1, R_2, z_2 | ᾠδῆς v.l. in Γ (?), m_2, F. ἀοιδῆς exhibet β, v.l. est in Γ. vide „Überlieferung und Euteknios-Paraphr.", 27–28 ||

gemeinsam mit Venus- und Teppichmuscheln. (603) Sooft aber die Purpurschnecken nahe kommen, trunken vor Verlangen nach Nahrung, stecken sie ihre lange Zunge aus ihrem Haus heraus. Diese aber ist dünn und spitz, und durch die Binsen strecken sie sie in ihrer Begierde nach Nahrung und treffen auf schlimmes Futter. (607) Denn die Zunge, die sich in die dichtgeflochtenen Binsen preßt, schwillt an, wird beengt durch das Netz der Gerten und läßt sich nicht mehr zurückziehen, trotz (aller) Mühen, sondern bleibt vor Schmerzen gespannt, bis die Fischer die Leistenschnecken (Purpurschnecken) einholen, während diese eifrig mit der Zunge beschäftigt sind, und schönsten Schmuck für purpurfarbene Kleider bringen. – (612) Keine andere Mühe aber, behaupte ich, ist schlimmer als die der Schwammtaucher, keine Arbeit der Menschen beklagenswerter. Sooft sie sich aber auf ihre Mühsal vorbereiten, sind sie zunächst auf schwächere Speisen und Getränke bedacht und verwöhnen sich mit Schlaf, der Fischern nicht ansteht. (617) Wie aber wenn ein Mann sich auf einen musischen Wettstreit vorbereitet, einer, dem Phöbus' Ruhm des von der Laute schönbegleiteten Gesanges eigen; und auf jegliche Sorgfalt ist er bedacht, und allenthalben gibt er acht, während er für den Wettkampf das Lied seiner klarklingenden Stimme pflegt –

ὡς οἵ γ' ἐνδυκέως κομιδὴν εὔφρουρον ἔχουσιν,
ὄφρα σφι πνοιή τε μένῃ ποτὶ βυσσὸν ἰοῦσιν
ἀσκηθής, προτέροιο δ' ἀναψύξωσι πόνοιο.
ἀλλ' ὅτ' ἀεθλεύσωσι μέσον πόρον ἐξανύσαντες,
εὐχόμενοι μακάρεσσιν ἁλὸς μεδέουσι βαθείης
ἀρῶνται κήτειον ἀλεξῆσαί σφισι πῆμα
μηδέ τιν' ἀντιάσαι λώβην ἁλός. εἰ δ' ἐσίδωνται
κάλλιχθυν, τότε δή σφι νόον μέγα θάρσος ἱκάνει·
οὐ γάρ πω κείνῃσι νομαῖς ἔνι κῆτος ἄαπτον,
οὐ δάκος οὐδέ τι πῆμα θαλάσσιον ἄλλο φαάνθη,
ἀλλ' αἰεὶ καθαροῖσιν ἀπημάντοις τε πόροισι
τέρπονται· τῷ καί μιν ἐφήμισαν ἱερὸν ἰχθύν.
τῷ δ' ἐπιγηθήσαντες ἐπισπεύδουσι πόνοισι.
πείσματι μηκεδανῷ μεσάτης ὑπὲρ ἰξύος ἀνὴρ
ἔζωσται, παλάμῃσι δ' ἐν ἀμφοτέρῃσιν ἀείρει
τῇ μὲν ἐριβριθῆ μολίβου χύσιν ἀμφιμεμαρπώς,
δεξιτερῇ δ' ἅρπην εὐήκεα χειρὶ τιταίνει·
φρουρεῖ δ' ἐν γενύεσσιν ὑπὸ στόμα λευκὸν ἄλειφαρ.
στὰς δ' ἄρ' ὑπὲρ πρώρης ἐσκέψατο πόντιον οἶδμα
ὁρμαίνων βριθύν τε πόνον καὶ ἀθέσφατον ὕδωρ.
οἱ δέ μιν ὀτρύνουσιν ἐπισπέρχουσί τε μύθοις
θαρσαλέως ἐπὶ μόχθον, ἅτ' ἐν νύσσῃ βεβαῶτα

621 ἔμφρ- v.l. in Γ, β, m_2, ε, W post corr., κ, F, L, M, m_1 | ἔχουσιν : ἄγουσιν W, U || ***622*** σφιν Γ, β, ε, θ, λ, μ, F, M, m_1, z_2 | μένει β, θ, μ, F, P_1, U. μένοι exhibent ε, m_1 | βυσσὸν v.l. in Γ, o^1, m_2, v.l. in θ (proprie βύσσον), W, μ, L, m_1, P_1, z_2 : βύσσαν v.l. in Γ, β, ε, v.l. in θ, κ, F, M (proprie βῦσαν), R_2, U. βυθὸν exhibet λ. vide „Noten", 272–273 || ***624*** ἀεθλεύσωσι v.l. in Γ, o^1, θ, v.l. in λ (?), L, m_1, P_1, R_2, z_2 : ἀεθλεύωσι W, gl. in μ, M, U. ἀεθλεύουσι exhibent β, m_2, ε, κ, μ, F, v.l. est in Γ, in λ. vide „Tempus und Modus", 217–218, „Überlieferung und Euteknios-Paraphr.", 28 | μέσον πόρον v.l. in Γ, ε, W, κ, L, m_1, U : μέγαν πόνον v.l. in Γ, β, o^1, m_2, θ, λ, μ, F, M, P_1, R_2, z_2. vide „Überlieferung und Euteknios-Paraphr.", 28 | ἐξανύοντες θ, W, U. εἰσανύσαντες exhibent β, ε, F, v.l. est in Γ, εἰσανύοντες exhibet κ. vide „Überlieferung und Euteknios-Paraphr.", 28 || ***626*** σφισι : μέγα v.l. in Γ, z_2 || ***627*** μηδέ : μήτε μ, M, P_1, R_2. vide „Noten", 428 | εἰ : ἢν v.l. in Γ, ε, θ, κ, v.l. in λ. vide „Tempus und Modus", 226 | ἐσίδονται o^1, P_1, R_2. ἐπίδωνται exhibet μ. vide „Tempus und Modus", 226 || ***628*** σφιν R_2 || ***629*** κείνῃσι m_2, W, v.l. in λ, L : κείναισι Γ, β, o^1, ε, θ, κ, v.l. in λ, μ, F, M, m_1, P_1, R_2, U, z_2 || ***631*** ἀπημάντοις : ἀκυμάντοις λ || ***632*** ἰχθῦν v.l. in Γ, β, o^1, m_2, ε, v.l. in λ, μ, m_1. M, P_1, U incerti || ***635*** ἐν : ἐπ' (ἐπ-) v.l. in Γ, o^1, μ, L, M, P_1, R_2, z_2. sed confer Preuss II, 8; vide etiam „Noten", 191 || ***636*** μολύβου v.l. in Γ, v.l. in λ, P_1 || ***639*** ἄρ' omittunt Γ (?), m_2, κ, λ, M, m_1, z_2 || ***640*** πόνον : πόρον M (gl. πόνον), O (?). sed confer paraphr. 28. 17–18 || ***641*** τε : δὲ v.l. in Γ, o^1, μ, M, P_1, R_2, z_2 || ***642*** θαρσαλέοις v.l. in Γ, λ (gl. -λέως). vide „Überlieferung und Euteknios-Paraphr.", 17 | ἅτ' ἐν : ἅτε P_1 | μεμαῶτα v.l. in Γ, o^1, M ante corr., P_1, R_2, z_2 ||

(621) so tragen (die Schwammtaucher) angelegentlich aufmerksame Sorge, daß ihnen der Atem ohne Schaden anhalte, wenn sie in die Tiefe hinabtauchen, und daß sie sich von vorhergehender Mühsal erholen. (624) Aber wenn sie eine mittlere Wegstrecke (mit dem Boot) zurückgelegt haben und sich der Mühsal zuwenden, beten und flehen sie zu den Göttern, die in der tiefen See herrschen, ihnen Unheil zu wehren von den Seeungeheuern und daß kein Mißgeschick ihnen in der See zustoße. Wenn sie aber einen „Schönfisch" erblicken, da also kommt große Zuversicht sie an; (629) denn noch ist an jenem Platze kein unnahbares Seeungeheuer erschienen, kein furchtbares Tier, auch nicht irgendein anderes Unheil des Meeres, sondern an stets reinen und unschädlichen Gewässern haben sie Freude; deswegen auch nennen sie ihn einen heiligen Fisch. Und voll Freude darüber beeilen sie sich mit der Arbeit. (634) Mit einem langen Seil über der Mitte der Hüfte ist der Taucher gegürtet; mit seinen beiden Händen aber hält er auf der einen Seite das schwere Bleigewicht gepackt, mit der rechten Hand aber streckt er die wohlgeschärfte Sichel. (638) Und im Schlund seines Mundes hält er weißes Öl verwahrt. Und er stellt sich auf das Vorderdeck und betrachtet die Wellen der See, die schwere Arbeit bedenkend und das unermeßliche Wasser. (641) Die Gefährten aber spornen ihn an und treiben ihn mit Worten beherzt zur Arbeit, (so,) wie einen Mann, der erfahren ist im Schnellauf, wenn er an der Startmarke steht.

ἄνδρα ποδωκείης δεδαημένον. ἀλλ' ὅτε θυμῷ
θαρσήσῃ, δίναις μὲν ἐνήλατο, τὸν δὲ καθέλκει
ἱέμενον πολιοῦ μολίβου βεβριθότος ὁρμή.
αὐτὰρ ὅ γ' ἐς βυσσὸν προμολὼν ἐξέπτυσ' ἀλοιφήν·
ἡ δὲ μέγα στίλβει τε καὶ ὕδατι μίσγεται αὐγή,
ὄρφνης ἠύτε πυρσὸς ἀνὰ κνέφας ὄμμα φαείνων.
πέτραις δ' ἐμπελάσας σπόγγους ἴδεν· οἱ δὲ φύονται
ἐν νεάτοις πλαταμῶσιν ἀρηρότες ἐν σπιλάδεσσι,
καί σφισι καὶ πνοιὴν φάτις ἔμμεναι, οἷα καὶ ἄλλοις,
ὅσσα πολυρραθάγοισιν ἐνὶ σπιλάδεσσι φύονται.
αἶψα δ' ἐπαΐξας δρεπάνῃ τάμε χειρὶ παχείῃ
ὥστε τις ἀμητὴρ σπόγγων δέμας· οὐδέ τι μέλλει
δηθύνων, σχοῖνον δὲ θοῶς κίνησεν, ἑταίροις
σημαίνων κραιπνῶς μιν ἀνελκέμεν· αἷμα γὰρ ἐχθρὸν
αὐτίκ' ἀπὸ σπόγγων ῥαθαμίζεται, ἀμφὶ δ' ἄρ' ἀνδρὶ
εἱλεῖται, πνοιῇ δὲ δυσαέι πολλάκι φῶτα
ἔσβεσε μυκτήρεσσιν ἐνισχόμενος βαρὺς ἰχώρ.
τοὔνεκα λαιψηρῶς ἀναδύεται ὥστε νόημα
ἑλκόμενος· τὸν μέν τις ἰδὼν προφυγόντα θαλάσσης
ἄμφω γηθήσειε καὶ οἰκτείρων ἀκάχοιτο·
ὧδε γὰρ ἠπεδανοῖσι παριεμένου μελέεσσι
δείματι καὶ καμάτῳ θυμαλγέι γυῖα λέλυνται.
πολλάκι δ' ἐχθίστης τε τυχὼν καὶ ἀπηνέος ἄγρης
ἅλμενος ἐς πόντοιο βαθὺν πόρον οὐκέτ' ἀνέσχε,
δύσμορος, ἀντιάσας δυσδερκέι θηρὶ πελώρῳ.
καί ῥ' ὁ μὲν οἷς ἑτάροισιν ἐπισσείων θαμὰ δεσμὸν

644 -σήσῃ v.l. in Γ, W, μ, L, m_1, U, z_2 : -σήσει v.l. in Γ, β, o^1, m_2, ε, θ, κ, λ, F, M, P_1, R_2. vide „Tempus und Modus“, 217–218 || ***645*** μολύβου v.l. in λ, P_1 || ***646*** βυσσὸν : βύσ(σ)αν v.l. in Γ, θ, M. μυχὸν v.l. est in Γ. vide „Noten“, 272–273 || ***647*** μέγα : μετα- v.l. in Γ, β, ε, W, F, m_1, U. sed confer 4. 208, 5. 424; vide quoque „Noten“, 129–131 | ὕδασι β, O. οἴδμασι exhibet F. vide „Noten“, 226 || ***649*** πέτρης v.l. in Γ, o^1, μ, L, M, R_2, z_2. πέτρῃ exhibet P_1. vide „Noten“, 63 || ***651*** σφι(ν) m_2, θ, λ | πνοιὴ θ, λ || ***652*** -ραθάγοισι(ν) v.l. in β, o^1, ε, θ, m_1, z_2 : -ραθάγγοισι(ν) Γ, v.l. in β, m_2, λ, μ, M, P_1, R_2, O. -ραγάθοισιν exhibent W, F, U, -ραγέσσιν exhibet κ. vide „Noten“, 92–93 | ἐνὶ : ποτὶ v.l. in Γ, β || ***653*** τάμεν (τὰ μὲν) v.l. in Γ, β, m_1, P_1, R_2 || ***655*** σχοίνων δὲ θοῶν R_2 || ***656*** ἐχθρὸν : αἰσχρόν m_1 || ***657*** ἀπὸ : ὑπὸ β || ***659*** ἐνισχόμενος : ἀνερχόμενος β || ***661*** ἑλκόμενον μ, M, m_1 || ***662*** καὶ Junta : τε καὶ mss. vide „Noten“, 428 || ***663*** παριεμένου v.l. in Γ, β, o^1, m_2, ε, θ, W, v.l. in λ, μ, L, m_1, U, z_2 : παριεμένῳ v.l. in Γ, κ. παριεμένοις exhibet M (?), παρειμένου v.l. est in λ, παρειεμένον exhibet F, περ (ε)ἱεμένου exhibent P_1, R_2. sed confer 2. 368, 479, 3. 109, 5. 262, 569 || ***666*** εἰς R_2. vide „Noten“, 33 || ***668*** ἐπισσείων v.l. in ε, μ, F : ἐπισείων v.l. in ε, ceteri mss ||

Aber sobald er Mut gefaßt hat, springt er hinein in die Strudel, und die Kraft des schweren grauen Bleis zieht ihn im Sturz hinunter. (646) Sobald er aber in die Tiefe vorgedrungen ist, speit er das Öl aus; dieses aber leuchtet hell und sein Licht mischt sich mit dem Wasser, wie eine Fackel, die das Auge erhellt im Dunkel der Nacht. Und da er sich den Felsen nähert, erblickt er die Schwämme: Die aber wachsen auf den tiefsten Riffen fest an den Klippen, (651) und es heißt, daß sogar Atem in ihnen sei, wie auch in allem anderen, was an den weithintosenden Klippen wächst. Rasch aber springt er hinzu und schneidet mit der Sichel in seiner starken Hand wie ein Schnitter den Schwammkörper ab. Und er zögert keineswegs und verweilt, sondern zieht rasch das Seil und gibt den Gefährten das Zeichen, ihn eilends heraufzuziehen; (656) denn verhaßtes Blut tropft sogleich von den Schwämmen und wallt um den Taucher, und oftmals erstickt das verderbliche Blutwasser den Mann mit seinem widrigen Hauch, indem es in den Nasenlöchern sich festsetzt. (660) Deswegen wird er heraufgezogen und taucht rasch wie ein Gedanke auf. Bei seinem Anblick, wie er dem Meer entflohen ist, mag einen beides zusammen ankommen, Freude und mitleidvolle Betrübnis: So nämlich ist sein schwacher Körper erschlafft, sind seine Glieder von Furcht und schmerzender Mühe geschwächt. (665) Oftmals aber trifft der Schwammtaucher auf widrigste und schreckliche Beute, da er in die tiefe See springt, und kommt nicht mehr hervor, der unglückselige, weil er auf ein gräßliches Riesentier getroffen ist. (668) Und er bewegt wiederholt das Seil für seine Gefährten

κέκλεται αὖ ἐρύειν, τὸ δέ οἱ δέμας ἡμιδάικτον
κητείη τε βίη καὶ ὁμόστολοι ἔσπασαν ἄνδρες,
οἰκτρὸν ἰδεῖν, ἔτι νηὸς ἐφιέμενον καὶ ἑταίρων.
οἱ δὲ θοῶς κεῖνόν τε πόρον καὶ λυγρὸν ἄεθλον
ἀχνύμενοι λείπουσι καὶ ἐς χέρσον κατάγονται
λείψανα δυστήνοιο περικλαίοντες ἑταίρου.
Τόσσ' ἐδάην, σκηπτοῦχε διοτρεφές, ἔργα θαλάσσης.
σοὶ δ' αἰεὶ νῆες μὲν ἀπήμονες ἰθύνοιντο,
πεμπόμεναι λιαροῖσι καὶ ἰθυπόροισιν ἀήταις,
αἰεὶ δ' ἰχθυόεσσα περιπλήθοιτο θάλασσα,
γαίης δ' ἀστυφέλικτα Ποσειδάων ἐρύοιτο
Ἀσφάλιος ῥιζοῦχα θεμείλια νέρθε φυλάσσων.

672 λυγρὸν : ὑγρὸν v.l. in Γ, λ. vide „Noten", 216–217 | ἄεθλον : ὄλεθρον v.l. in Γ, o[1], m_2, μ, M, P_1, R_2, z_2, O. vide „Noten", 388–389; 415 || ***678*** -πλήθουσα θ. sed confer paraphr. 29. 13 || ***679*** δ' : τ' v.l. in Γ, θ, κ, F, M, z_2, O (?) || ***680*** νέρθεν β, κ | φυλάττοις W

und heißt sie, ihn heraufzuziehen; und seinen in der Mitte zerrissenen Körper zerren das mächtige Seeungeheuer und die mitfahrenden Männer, schrecklich anzuschauen, wie er noch nach dem Schiff strebt und nach den Gefährten. (672) Die aber verlassen rasch voll Schmerz jenes Gewässer und die unselige Mühsal und kehren an Land zurück, weinend um die Überreste des unglücklichen Gefährten.

(675) Soviel weiß ich, göttlicher Träger des Szepters, von den Werken des Meeres; dir aber mögen die Schiffe stets ohne Schaden dahinfahren, geleitet von sanften und günstigen Winden, und stets sei das Meer übervoll von Fischen; und die grundhaltenden Festen der Erde bewahre unerschüttert und schütze (von) unten Poseidon, der sichernde Gott.

VERZEICHNIS DER VORKOMMENDEN FISCHNAMEN

(Es werden im folgenden unter jedem Stichwort notiert

links unterhalb des Lemmas der zugehörige Nominativ, weitere Nominative,

rechts u. a.

1) Scholien, die für die Identifikation relevant sind,
2) die Handbücher von Strömberg, Thompson, Keller, welche griechische Fischnamen, Fische, Tiere überhaupt in der Antike traktieren,
3) sonstige Belege des jeweiligen Namens nach Ausweis vor allem von LSJ und des kalifornischen Thesaurus[1], soweit dieser Name nicht mehr als zwölfmal bezeugt ist; findet er sich häufiger, heißt es lediglich „passim".

Die am Ende eines Lemmas angeführten Werke sind moderne meereskundliche Handbücher, welche Auskunft geben über zuvor genannte Fische, Meeressäuger, sonstige Meerestiere.)

ἀβραμίδες (1. 244)

ἡ ἀβραμίς, ἄβραμις, ἀβραβίς, Dim. τὸ ἀβραμίδιον

(Schol. –)
(Strömberg –)
(Thompson, 1–2)
(Keller –)

Sonstige Belege:
Ath. 312b; PLond. ined. 2143[2] (ἄβραμις). – PLond. ined. 2184[3] (ἀβραβίς). – Xenocr. 36 (Ideler [ἀβραμίδιον])

Nicht identifizierbar. Die Zuordnung zu den Meeräschen (Mugilidae[4]) – siehe Mair zum vorliegenden Vers und Thompson – ist unsicher.

Fishes-Poissons III, 1197–1204
Grzimek V, 147–148
Luther-Fiedler, 43–44
Lythgoe, 186–187
Riedl, 734–735, 736

ἀγριόφαγροι (1. 140)

(Schol.: ἀ.· διωξίφαγροι διὰ τὸ κινεῖσθαι ταχέως.)

---

[1] Thesaurus linguae Graecae – CD-ROM [Irvine, Calif.]: Univ. of California, [4] = D (1992).

[2] Nicht überprüft.

[3] Nicht überprüft.

[4] Klassifiziert hier wie im folgenden regelmäßig nach Riedls „Fauna und Flora des Mittelmeeres" als dem neuesten umfassenden Standardwerk. – Die Namen der Gelehrten, welche die einzelnen Artennamen der Fische eingeführt haben, entstammen durchweg der „Check-list of the fishes of the north-eastern Atlantic and of the Mediterranean – Catalogue des poissons de l'Atlantique du nord-est et de la Méditerranée" (**Clofnam**), ed. J. C. Hureau – Th. Monod, Bd. I–II, Paris 1973.

ὁ ἀγριόφαγρος

(Strömberg –)
(Thompson, 2 s.v. ΑΓΡΙΟΦΑΓΡΟΣ)
(Keller –)

Sonstige Belege: keine

Meerbrassenart (Familie der Meerbrassen [Sparidae]), wie das Simplex φάγρος – siehe s.v. φάγροι – vermuten läßt; weiter nicht identifizierbar.

Fishes-Poissons II, 883–907
Grzimek V, 107–108
Luther-Fiedler, 47–51
Lythgoe, 192–198
Riedl, 687, 689, 691–692, 686, 690

ἄδμωες, ἄδμωσιν (3. 380, 396; 3. 371)

ὁ ἄδμως* bzw. ἄδμων*

(Schol. 3. 371 ἄ.· συακίοις, κατὰ τῶν ἀδμώνων· ἄδμωνες εἶδος ἰχθύος τῶν λεγομένων συακίων. 380 ἄ.· διώκουσι τὰ μικρὰ φαγεῖν καὶ ἀγρεύονται.)
(Strömberg –)
(Thompson, 2–3)
(Keller –)

Sonstige Belege: keine

Nach Auskunft des Scholions eine Plattfischart (συάκιον = σῦαξ = schollenartiger Fisch). Da nur größere Plattfische andere Fische verzehren, O. aber vom Fang mit Hilfe von Köderfischen berichtet, müssen ἄδμωες eine größere Plattfischart sein (Ordnung der Pleuronectiformes oder Heterosomata); weiter nicht identifizierbar.

Fishes-Poissons III, 1286–1328
Grzimek V, 231–248
Luther-Fiedler, 81–84
Lythgoe, 269–282
Riedl, 727–731

ἄδωνιν (1. 157)

ὁ ἄδωνις

(Schol. –)
(Strömberg –)
(Thompson, 3)
(Keller –)

Sonstige Belege:
Clearch. 73 (FHG); Ael. NA 9. 36; Hsch. (etiam s.v. ἐξώκοιτος); Phlp. de Opif. Mundi 5. 3 (Reichardt); Plin. HN 9. 70

Trotz genauerer Beschreibung bei O. und bei Clearchus läßt sich mit Gewißheit nur sagen, daß der ἄδωνις zur Familie der Unbeschuppten Schleimfische (Blenniidae) gehört. Am ehesten in Frage kommt mit Mair – siehe seine Anmerkung zum vorliegenden Vers – der Amphibische oder Marmorierte Schleimfisch = Blennius (Coryphoblennius) galerita L. = Blennius montagui Valenciennes, da bei ihm der Aufenthalt an Land besonders auffällig ist. Siehe auch s.v. ἐξώκοιτον.

Fishes-Poissons III, 1096–1112; 1098–1099
Grzimek V, 163–167; 165
Luther-Fiedler, 68–73; 73
Lythgoe, 232–237; 237
Riedl, 702–709; 707, 706

ἀθερῖναι (1. 108)

ἡ ἀθερίνη, ὁ ἀθερῖνος

(Schol. –)
(Strömberg –)
(Thompson, 3–4)
(Keller II, 325; 354)

Sonstige Belege: passim

Ährenfische allgemein (Familie der Ährenfische [Atherinidae]), insbesondere der Große Ährenfisch (Atherina hepsetus L.).

Fishes-Poissons III, 1207–1210; 1208
Grzimek IV, 468–469; 468
Luther-Fiedler, 43
Lythgoe, 61–62; 62
Riedl, 735, 736

αἰετοῦ (1. 642)

ὁ αἰετός, ἀετός

(Schol. αἰ.· εἶδος ἰχθύος.)
(Strömberg, 90; 112–113)
(Thompson, 3 s.v. ʼΑΕΤΟΎΣ)
(Keller –)

Sonstige Belege:
Arist. HA 540b18; Gal. 6. 729 (Kühn); Artem. p. 109; Orib. Syn. 4. 17, 7 (ἀετός). – Plin. HN 9. 78 (aquila)

Vermutlich der Gewöhnliche Adlerrochen = Myliobatis aquila L. = Leiobatus aquila Rafinesque aus der Familie der Adlerrochen (Myliobatidae) sowie – unterschiedslos –

der Afrikanische Adlerrochen = Pteromylaeus bovinus Geoffroy Saint-Hilaire = Myliobatis bovina Geoffroy Saint-Hilaire aus derselben Familie.

Fishes-Poissons I, 206–207
Grzimek IV, 130–131
Luther-Fiedler, 98
Lythgoe, 46
Riedl, 661 (nur Gewöhnlicher Adlerrochen)

αἰτναῖοι (1. 512)

ὁ αἰτναῖος

(Schol. –)
(Strömberg, 85)
(Thompson, 5)
(Keller –)

Sonstige Belege:
Ael. NA 1. 13

Nicht identifizierbar. Da die αἰτναῖοι zusammen mit den κάνθαροι genannt werden, mag ein Verwandter dieses Fisches in Betracht kommen. Siehe s.v. κάνθαρος.

ἀκανθίαι (1. 380)

ὁ ἀκανθίας

(Schol. ἀ.· ταῦτα πάντα γαλεοὶ καλοῦνται.)
(Strömberg, 47; 104)
(Thompson, 6)
(Keller II, 375; 379–380)

Sonstige Belege:
Arist. HA 565a29, b27, 621b17, Fr. 310 (Rose); Ath. 294e (Epaenet.)

Sehr wahrscheinlich der Gemeine oder Gefleckte Dornhai = Acanthias acanthias Bonaparte = Squalus acanthias L. = Acanthias vulgaris Risso aus der Familie der Dorn- oder Stachelhaie (Squalidae).

Fishes-Poissons I, 146
Grzimek IV, 122
Luther-Fiedler, 94
Lythgoe, 33–34
Riedl, 657, 658

ἀλωπεκίαι (1. 381) – ἀλώπεκες (3. 144)

ὁ ἀλωπεκίας, ἡ (ὁ ?) ἀλώπηξ

(Schol. 1. 381 ἀ.· πανοῦργαι.)
(Strömberg, 104; 106)
(Thompson, 12–13 s.v. 'ΑΛΩ'ΠΗΞ)
(Keller II, 380 [ἀλώπηξ])

Sonstige Belege: passim

Sehr wahrscheinlich der Fuchshai oder Drescher = Alopias vulpes Bonaparte = Alopias vulpinus Bonnaterre aus der Familie der Heringshaie (Lamnidae).

Fishes-Poissons I, 92
Grzimek IV, 101–102
Luther-Fiedler –
Lythgoe, 28
Riedl, 657, 658

ἀμίαι, ἀμίαις, ἀμίῃσιν, ἀμίας (1.112, 2. 627, 3. 144; 2. 605, 609; 2. 595; 2. 554)

ἡ ἀμία, ὁ ἀμίας

(Schol. 1. 112 ἀ.· γόμφοι, τὰ γομφάρια, οἱ μεγάλοι γόμφοι, οἱ ἀναιδεῖς.)
(Strömberg, 81; 128)
(Thompson, 13–14)
(Keller –)

Sonstige Belege: passim

Ein Thunen ähnelnder Fisch, wahrscheinlich die Pelamide = Sarda mediterranea Jordan et Gilbert = Sarda sarda Bloch aus der Familie der Makrelen, Thune (Scombridae).

Fishes-Poissons II, 989–990
Grzimek V, 198
Luther-Fiedler, 64
Lythgoe, 221–222
Riedl, 715, 714

ἀνθίῃ, ἀνθίαι, ἀνθιέων (3. 192, 282; 3. 211, 293, 324; 1. 248, 254, 3. 205, 215, 271)

ὁ ἀνθίης, ἀνθίας

(Schol. 1. 248 ἀ.· εἶδος ἰχθύος κητώδους.)
(Strömberg, 26; 90)
(Thompson, 14–16)
(Keller II, 586)

Sonstige Belege: passim

Siehe Mair, S. LIIIff. Nicht identifizierbar.

αὐλωπούς (1. 256)

ὁ αὐλωπός, αὐλωπίας

(Schol. αὐ.· ἐπιμήκεις κατὰ τοὺς ὀφθαλμούς, καὶ στρογγύλους καὶ ὀξεῖς. κτλ.)
(Strömberg, 41–42)
(Thompson, 14-16 s.v. ᾽ΑΝΘΙ΄ΑΣ, 20-21 s.v. ΑΥ᾽ΛΩΠΙ΄ΑΣ)
(Keller -)

Sonstige Belege (αὐλωπίας):
Arist. HA 570b19; Archestr. Fr. 33. 1 (Montanari); Henioch. 3. 4 (PCG); Ael. NA 13. 17

Nicht identifizierbar. Vgl. den ἀνθίης s.v. ἀνθίη. Siehe auch s.v. εὐωπούς.

ἀφρίτιδες (1. 776)

ἡ ἀφρῖτις

(Schol. –)
(Strömberg, 131)
(Thompson, 21)
(Keller –)

Sonstige Belege: passim

Anderer Name für die ἀφύη. Siehe s.v. ἀφύης.

ἀφύης, ἀφύῃσιν (1. 767, 785, 4. 469; 4. 494, 502)

ἡ ἀφύη, ἀφύα, Dim. τὸ ἀφύδιον

(Schol. 1. 767 ἀ.· ἐγγραύλεως, ἐγγραύλου, ἐγγραύλης, ἀκτάρας· ἀφύη ἡ ἔγγραυλις, κτλ.)
(Strömberg, 73; 95 [Anm.]; 131)
(Thompson, 21–23)
(Keller II, 336; 356)

Sonstige Belege: passim

Verschiedene Kleinfische, vor allem Sardellen, Anchovis (Engraulidae) und Sardinen (Clupeidae) aus der Ordnung der Heringsfische (Clupeiformes). Siehe auch s.vv. ἀφρίτιδες und ἐγγραύλεις.

Fishes-Poissons I, 282–283; 268–281
Grzimek IV, 203–204; 199–200
Luther-Fiedler, 31–32; 30–31
Lythgoe, 52; 49–52
Riedl, 669, 671, 670

βασιλίσκοι (1. 129)

ὁ βασιλίσκος

(Schol. β.· σκιρίδια. [Vgl. aber das Scholion zu 1. 370, 593])
(Strömberg, 26; 91–92; 116)
(Thompson, 26)
(Keller –)

Sonstige Belege:
Marc. Sid. 26 (Heitsch)

Nicht identifizierbar.

βατίς, βατίδες (3. 140; 1. 103)

(Schol. 1. 103 β.· βάτοι.)
(Strömberg, 47)

ἡ βατίς

(Thompson, 26–28)
(Keller II, 378)

Sonstige Belege: passim

Vermutlich der Glattrochen = Raja (Dipturus) batis L. aus der Familie der Echten Rochen (Rajidae).

Fishes-Poissons I, 175–176
Grzimek IV, 129
Luther-Fiedler –
Lythgoe, 43–44
Riedl –

βάτραχος, βατράχου (2. 86, 106; 2. 98)

ὁ βάτραχος

(Schol. –)
(Strömberg, 93)
(Thompson, 28–29)
(Keller –)

Sonstige Belege: passim

Seeteufel oder Angler = Lophius piscatorius L. aus der Familie der Anglerfische (Lophiidae). Nicht geschieden davon der Lophius budegassa Spinola aus derselben Familie. Siehe „Noten“, 168–169.

Fishes-Poissons III, 1362–1363
Grzimek IV, 423–424 (nur Lophius piscatorius)
Luther-Fiedler, 88
Lythgoe, 286 (nur Lophius piscatorius)
Riedl, 737 (nur Lophius piscatorius)

βλέννος (1. 109)

ὁ βλέννος

(Schol. –)
(Strömberg, 29)
(Thompson, 32–33)
(Keller –)

Sonstige Belege:
Sophr. 43 (CGF); Hdn. cath. pros. 71. 17 (Schmidt); Artem. p. 110; D. L. 2. 67; Eus. PE 6. 7, 14 (?); Hsch. s.vv. βαιών, ἰθίτας, σιαλίς

Möglicherweise ein Fisch aus der Familie der Meergrundeln (Gobiidae), da als dem κωβιὸς ähnlich bezeichnet. Siehe s.v. κωβιός.

Fishes-Poissons III, 1019–1085
Grzimek V, 178–184

Luther-Fiedler, 75–78
Lythgoe, 242–259
Riedl, 716–721

βούγλωσσα (1. 99)

τὸ βούγλωσσον, ὁ, ἡ βούγλωσσος, βούγλωττος

(Schol. βούγλωσσοι· τὰ λεγόμενα βοϊδόγλωσσα.)
(Strömberg, 37; 62; 99–100)
(Thompson, 33–34 s.v. ΒΟΥΓΛΩΣΣΑ)
(Keller –)

Sonstige Belege: passim

Plattfische allgemein (Ordnung der Pleuronectiformes oder Heterosomata); hier im besonderen die Seezunge = Solea solea Jordan et Goss = Solea vulgaris vulgaris Quensel.

Fishes-Poissons III, 1286–1328; 1322–1323
Grzimek V, 231–248; 247–248
Luther-Fiedler, 81-84; 83–84
Lythgoe, 269–282; 279
Riedl, 727–731; 729, 731, 730

βοῦς, βοῶν (2. 141, 165; 1. 103, 3. 139)

ὁ βοῦς

(Schol. 1. 103: Paraphrase von 2. 141 ff.)
(Strömberg, 99; 102)
(Thompson, 34–35)
(Keller –)

Sonstige Belege:
Arist. HA 540b17, 566b4, Fr. 280 (Rose); Gal. 19. 89, 6 (Kühn), Vict. Att. 63 (Kalbfleisch [CMG]); Artem. p. 109; Ael. NA 1. 19; Ath. 356c (Diph. Siph.). – Ovid. Hal. 94; Plin. HN 9. 78, 32. 152 (bos)

Vermutlich der Meeresteufel oder Teufelsrochen = Mobula mobular Bonnaterre = Cephaloptera giorna Cuvier aus der Familie der Teufelsrochen oder Mantas (Mobulidae).

Fishes-Poissons I, 210–211
Grzimek IV, 131
Luther-Fiedler, 98
Lythgoe, 47
Riedl –

βῶκες (1. 110, 3. 186)

ὁ βῶξ, βόαξ, βόηξ

(Schol. 1. 110 β.· βοῦπες, βάτραχοι, οἱ βοῦπαι(ται)· βῶξ λέγεται διὰ τὸ μόνος τῶν ἰχθύων φωνὴν ἀφιέναι, οἷον βόαξ βῶξ.)

(Strömberg, 66)
(Thompson, 36–37)
(Keller –)

Sonstige Belege: passim

Vermutlich der Gelbstriemen oder Blöker = Boops boops L. (siehe s.v. σπάρος) aus der Familie der Meerbrassen (Sparidae) sowie – unterschiedslos – der Goldstriemen oder Ulvenfresser = Boops salpa Risso = Sarpa salpa L. = Box salpa Cuvier et Valenciennes (siehe s.vv. σάλπαι, σπάρος) aus derselben Familie.

Fishes-Poissons II, 884; 905
Grzimek V, 108 (nur Goldstriemen)
Luther-Fiedler, 49
Lythgoe, 194; 196
Riedl, 689, 691, 690

γαλεοί, γαλεῶν (1. 379, 4. 243; 1. 379)

ὁ γαλεός

(Schol. –)
(Strömberg, 104; 108–109; 130–131)
(Thompson, 39–42)
(Keller II, 379ff.)

Sonstige Belege: passim

Kleinere Haie allgemein; bei O. eine Art im Rahmen einer trichotomisch aufgeführten Hai-Ordnung (vgl. 1. 373ff.). Siehe Strömberg, 104.

Fishes-Poissons I, 71ff.
Grzimek IV, 96ff.
Luther-Fiedler, 89ff.
Lythgoe, 23ff.
Riedl, 654 ff.

γλαῦκος, γλαύκῳ, γλαῦκοι (1. 749; 3. 193; 1. 170)

ὁ γλαῦκος, Dim. τὸ γλαυκίδιον, ὁ γλαυκίσκος

(Schol. 1. 170 γλαυκοί· αἱ κουκουβαΐαι. γλαυκὸς [cod. γλαῦκος] ἐπ' ὀφθαλμῶν, λευκὸς ἐπὶ χροιᾶς, γλαὺξ λέγεται ἡ κουκουβαΐα.)
(Strömberg, 13; 23–24; 90)
(Thompson, 48)
(Keller –)

Sonstige Belege: passim

Siehe Mair, S. LXI–LXII. Nicht identifizierbar. Die von Mair aufgeführten Vorgaben passen nur z.T. auf den Adler- oder

Rabenfisch = Johnius hololepidotus = Sciaena aquila Cuvier = Argyrosomus regius Asso. Siehe s.vv. σκίαινα, χρέμητες.

Fishes-Poissons II, 867
Grzimek V, 110
Luther-Fiedler –
Lythgoe, 201
Riedl, 685, 684

γόγγροι, γόγγροισιν (1. 113; 1. 521)

ὁ γόγγρος

(Schol. 1. 113 γ.· τὰ γογγρία. [Ferner wird eine Etymologie angeführt.])
(Strömberg, 32; 68–69; 110)
(Thompson, 49–50)
(Keller II, 356; 360; 364; 492; 510; 513)

Sonstige Belege: passim

Meeraal = Conger conger L. aus der Familie der Meeraale (Congridae) oder seine nächsten Verwandten.

Fishes-Poissons II, 569
Grzimek IV, 172–177
Luther-Fiedler, 34
Lythgoe, 58
Riedl, 674

δράκοντες (1. 169, 2. 459)

ὁ δράκων

(Schol. –)
(Strömberg, 13; 121–122)
(Thompson, 56–57)
(Keller –)

Sonstige Belege: passim

Drachenfische oder Queisen oder Petermännchen allgemein (Familie der Drachenfische oder Queisen oder Petermännchen [Trachinidae]), ohne weitere Spezifizierung.

Fishes-Poissons II, 951–954
Grzimek V, 157–158
Luther-Fiedler, 62–63
Lythgoe, 217–219
Riedl, 699, 700, 701

ἐγγραύλεις (4. 470, 482)

ἡ ἔγγραυλις (stets Proparoxytonon)

(Schol. –. Siehe jedoch das Scholion zu 1. 767 s.v. ἀφύης.)
(Strömberg, 41; 68)
(Thompson, 58 s.v. ἘΓΓΡΑΥ΄ΛΕΙΣ)
(Keller II, 356)

Sonstige Belege:
Ael. NA 8. 18; Schol. in Luc. 93. 20, 231. 11 (Rabe); Suid. s.vv. ἀφύα ἐς πῦρ, λυκόστομος

Sardelle oder Anchovis = Engraulis encrasicholus L. aus der Familie der Sardellen (Engraulidae). Siehe s.v. ἀφύης.

Fishes-Poissons I, 282–283
Grzimek IV, 203–204
Luther-Fiedler, 32
Lythgoe, 52
Riedl, 671, 670

ἐγχέλυος, ἐγχέλυες, ἐγχελύων, ἐγχελύεσσιν (4. 458; 1. 120, 397, 517, 4. 466; 1. 520, 4. 451; 1. 214, 513)

ἡ ἔγχελυς, ἐγχελίς, Dim. τὸ ἐγχέλειον, ἐγχελύδιον

(Schol. 1. 120 enthält lediglich eine Etymologie.)
(Strömberg, 10ff.)
(Thompson, 58–61)
(Keller II, 333–335; 356–360)

Sonstige Belege: passim

Europäischer Flußaal = Anguilla anguilla L. aus der Familie der Flußaale (Anguillidae).

Fishes-Poissons II, 535–536
Grzimek IV, 165–170
Luther-Fiedler, 34
Lythgoe, 56–57
Riedl, 673–674

ἐξώκοιτον (1. 158)

ὁ ἐξώκοιτος

(Schol. ἐ.· ἔξω κοιμώμενον, ἐξωμονίτην.)
(Strömberg, 58)
(Thompson, 63–64)
(Keller –)

Sonstige Belege:
Thphr. Fr. 171. 1; Clearch. 73 (FHG); Ael. NA 9. 36; Hsch.; Plin. HN 9. 70

Anderer Name für den ἄδωνις. Siehe s.v. ἄδωνιν.

ἐρυθῖνοι (1. 97)

ὁ ἐρυθ(ρ)ῖνος

(Schol. ἐ.· λιθρινάρια, ῥούσια.)
(Strömberg, 21)
(Thompson, 65–67)
(Keller –)

Sonstige Belege: passim

„Rotfisch“. Nach Mair – siehe seine Anmerkung zum vorliegenden Vers – vielleicht der (Rote) Fahnenbarsch oder Rötling = Anthias anthias L. (Familie der Meerbarsche [Serranidae]) oder aber der Rotbrassen = Pagellus erythrinus L. (Familie der Meerbrassen [Sparidae]). Zum letzteren siehe s.v. φάγροι.

Fishes-Poissons II, 781; 901
Grzimek V, 78 (Fahnenbarsch im einzelnen nicht aufgeführt); 108
Luther-Fiedler, 46; 50
Lythgoe, 191–192; 195
Riedl, 680, 681; 689, 686

εὐωπούς (1. 256)

ὁ εὐωπός

(Schol. εὐ.· εὐοφθάλμους, μεγαλοφθάλμους.)
(Strömberg, 42)
(Thompson, 67)
(Keller –)

Sonstige Belege: keine

Anderer Name für den αὐλωπός. Siehe s.v. αὐλωπούς.

ἐχενηίς, ἐχενηίδος (1. 212; 1. 217)

ἡ ἐχενηίς

(Schol. 1. 212 nur Paraphrase der Hal.)
(Strömberg, 59–60)
(Thompson, 67–70)
(Keller II, 378–379 [Schiffshalter])

Sonstige Belege: passim

Nach Mair - siehe seine Anmerkung zu 1. 212 – und nach Thompson das Meerneunauge = Petromyzon marinus L. aus der Familie der Neunaugen (Petromyzontidae), der Klasse der Rundmäuler (Cyclostomata).

Fishes-Poissons I, 67
Grzimek IV, 38–40
Luther-Fiedler, 99–100
Lythgoe, 21–22
Riedl, 651

ζύγαινα, ζυγαίναις (1. 367; 5. 37)

(Schol. –)
(Strömberg, 35)

ἡ ζύγαινα

(Thompson, 74–75)
(Keller II, 380)

Sonstige Belege: passim

Vermutlich der Glatte Hammerhai = Sphyrna zygaena L. = Zygaena malleus Cuvier aus der Familie der Hammerhaie (Sphyrnidae).

Fishes-Poissons I, 125
Grzimek IV, 121
Luther-Fiedler, 93
Lythgoe, 32–33
Riedl, 655, 656

ἡγητῆρα (5. 70, 99)

ὁ ἡγητήρ

(Schol. 5. 70 ἡ.· ὁδοποιόν, προοδοποιῶν. 99 ἡ.· βοηθόν.)
(Strömberg, 59)
(Thompson, 75 s.v. ἩΓΕΜΏΝ)
(Keller –)

Sonstige Belege: keine

Anderer Name für den πομπίλος. Siehe dort.

ἡμεροκοίτου, ἡμεροκοίτην (2. 224; 2. 199)

ὁ ἡμεροκοίτης

(Schol. –)
(Strömberg, 111)
(Thompson, 75–76)
(Keller II, 354 [Uranoscopus scaber])

Sonstige Belege:
Phlp. de Opif. Mundi 5. 3 (Reichardt)

Mit Mair – siehe seine Anmerkung zu 2. 199 – vermutlich der Himmelsgucker oder Sternseher oder Meerpfaff = Uranoscopus scaber L. aus der Familie der Sterngucker (Uranoscopidae). Anders Thompson, der mit Cuvier den Seeteufel oder Angler = Lophius piscatorius L. (siehe s.v. βάτραχος) in Erwägung zieht. Siehe auch s.v. νυκτερίς.

Fishes-Poissons II, 955–956; III, 1363
Grzimek V, 158–159; IV, 423–424
Luther-Fiedler, 63; 88
Lythgoe, 219; 286
Riedl, 702, 700; 737

ἥπατοι (1. 146)

ὁ ἥπατος

(Schol. schreibt nur „Fischart".)
(Strömberg, 45–46; 90)
(Thompson, 76)
(Keller –)

Sonstige Belege: passim

Nicht identifizierbar. Siehe Mair in der Anmerkung zum vorliegenden Vers.

θρίσσαι, θρίσσῃσιν (1. 244; 3. 398)

ἡ θρίσσα, θρίττα

(Schol. 1. 244 θ.· οἱ τριχαῖοι . . . θ. δύο εἴδη ἰχθύων οἱ τριχαῖοι καὶ ἕτερον ὅμοιον σκόμβρῳ, ἢ μικρότερον.)
(Strömberg, 13; 47–48; 90)
(Thompson, 77–78)
(Keller II, 329; 356)

Sonstige Belege: passim

Vermutlich die Alse oder der Maifisch = Alosa alosa L. aus der Familie der Heringe (Clupeidae) oder nächste Verwandte dieses Fisches.

Fishes-Poissons I, 269–270
Grzimek IV, 200–201
Luther-Fiedler –
Lythgoe, 51–52
Riedl –

θύννῳ, θύννον, θύννοι, θύννων (2. 506, 3. 191; 3. 184, 576; 1. 181, 3. 596; 1. 369, 2. 556, 3. 620, 632) – θύννης (1. 756, 4. 505)

ὁ θύννος, ἡ θύννα, Dim. ὁ θύνναξ, ἡ θυννάς, θυννίς

(Schol. 1. 181 enthält nur eine Etymologie.)
(Strömberg, 74; 126 ff.)
(Thompson, 79–90)
(Keller I, 57; II, 324–326; 336–337; 354; 382–392)

Sonstige Belege: passim

Thunfische, Thune allgemein (Scombridae [Thunnidae]), vor allem der Große oder Rote Thun = Thunnus thynnus L. Siehe im übrigen s.vv. κυβεῖαι, ὄρκυνος, πηλαμύδες, πρηνάδες und σκέπανοι.

Fishes-Poissons II, 994–997; 997
Grzimek V, 196–197
Luther-Fiedler, 65
Lythgoe, 222–224; 222–223
Riedl, 713, 715, 714; 715, 714

ἰουλίδος, ἰουλίδες, ἰουλίσι(ν) (4. 443; 1. 124; 2. 434, 443) – ἴουλοι (3. 186)

ἡ ἰουλίς, ὁ (?) ἴουλος, ἡ ἰθουλίς

(Schol. 2. 434 ἰ.· ὄνομα ἰχθύος· κτλ.)
(Strömberg, 125)
(Thompson, 91–92)
(Keller II, 355; 515)

Sonstige Belege: passim

Meerjunker = Coris julis L. aus der Familie der Lippfische (Labridae).

Fishes-Poissons II, 924
Grzimek V, 153
Luther-Fiedler, 61–62
Lythgoe, 215–216
Riedl, 695, 694

ἵπποι (1. 97)

ὁ ἵππος

(Schol. –)
(Strömberg, 100)
(Thompson, 94)
(Keller –)

Sonstige Belege:
Möglicherweise Marc. Sid. 21 (Heitsch); Ath. 304e (Numen. et Antim.)

Nicht identifizierbar. Mair erklärt in seiner Anmerkung zum vorliegenden Vers den ἵππος als das Seepferdchen (Kurzschnauziges Seepferdchen = Hippocampus antiquorum Leach = Hippocampus hippocampus L. oder Langschnauziges Seepferdchen = Hippocampus guttulatus Cuvier = Hippocampus ramulosus Leach) aus der Familie der Seenadeln und Seepferdchen (Syngnathidae). Thompson hält mit guten Gründen dagegen.

Fishes-Poissons II, 630; 631
Grzimek V, 42–43
Luther-Fiedler, 41
Lythgoe, 180–181; 180
Riedl, 733, 732

ἱππούροιο, ἵππουρον, ἵππουροι, ἱππούρων, ἱππούροις, ἱππούροισιν (1. 184; 3. 193; 4. 404; 4. 410, 423; 4. 417; 3. 186)

ὁ ἵππουρος

(Schol. –)
(Strömberg, 28; 50; 100)
(Thompson, 94–95)
(Keller II, 370)

Sonstige Belege: passim

Große Goldmakrele = Coryphaena hippurus L. aus der Familie der Goldmakrelen (Coryphaenidae).

Fishes-Poissons II, 846
Grzimek V, 104
Luther-Fiedler, 54–55
Lythgoe, 206–207
Riedl –

ἴρηκες, ἰρήκων (1. 435; 1. 428)

ὁ ἴρηξ, ἱέραξ, ἱάραξ

(Schol. –)
(Strömberg, 113–114)
(Thompson, 90 s.v. ἹΈΡΑΞ)
(Keller –)

Sonstige Belege:
Epich. 68 (CGF); Ael. NA 6. 45, 9. 52; Ath. 329a (Epaenet.), 356a (Diph. Siph.); Simp. in Ph. 1345. 31 (Diels); Phlp. de Opif. Mundi 5. 3 (Reichardt) (ἱέραξ). – Hsch. s.v. ἱάραξ

Fliegende Fische oder Flugfische allgemein (Familie der Flugfische [Exocoetidae]).

Fishes-Poissons II, 612–619
Grzimek IV, 446–448
Luther-Fiedler, 36–37
Lythgoe, 59–61
Riedl, 675, 677

καλλαρίαι (1. 105)

ὁ καλλαρίης (-ρίας)

(Schol. – [Die Hss. überliefern sämtlich καὶ κλαρίαι!])
(Strömberg, 109; 130)
(Thompson, 97)
(Keller –)

Sonstige Belege:
Archestr. Fr. 14 (Montanari); Hsch. s.v. λαζίνης; Plin. HN 32. 146

Siehe Mair, S. LXV. Vielleicht ein Fisch aus der Familie der Dorsche (Gadidae) – Thompson denkt an den Seehecht oder Hechtdorsch = Merluccius merluccius L. = Merluccius vulgaris Fleming (siehe s.v. ὀνίσκου [ὄνος]). In Anbetracht der Bevorzugung schlammiger Böden ist indes eher der Wittling = Gadus merlangus L. = Merlangius merlangus L. = Odontogadus merlangus merlangus Svetovidov oder der (Große) Gabeldorsch = Phycis blennoides Brünnich zu erwägen. Siehe „Noten", 29–30.

Fishes-Poissons II, 677–678; 688–689; 705–706
Grzimek IV, 430ff.
Luther-Fiedler, 37, 38 (ohne Wittling)
Lythgoe, 175–176; 63–64; 172–173
Riedl, 677, 676

κάλλιχθυς, κάλλιχθυν (1. 185, 3. 191, 335; 5. 628)

ὁ κάλλιχθυς

(Schol. 1. 185 enthält lediglich eine Begründung des Namens.)
(Strömberg, 26)
(Thompson, 98)
(Keller II, 387; 585)

Sonstige Belege: passim

„Schönfisch". Siehe dazu Mair, S. LIIIff. Nicht sicher identifizierbar.

κάνθαρος, κάνθαρον, κάνθαροι (3. 340; 3. 349; 1. 512)

ὁ κάνθαρος

(Schol.–)
(Strömberg, 85; 123–124)
(Thompson, 100–101)
(Keller II, 492)

Sonstige Belege:
Arist. HA 598a10; Xenocr. 9 (Ideler); Ael. NA 1. 26; Hsch.; Ovid. Hal. 103; Plin. HN 32. 146

Nach Mair – siehe seine Anmerkung zu 3. 340 – der Streifenbrassen oder die Seekarausche = Cantharus cantharus Cadenat = Spondyliosoma cantharus L. = Cantharus lineatus Günther aus der Familie der Meerbrassen (Sparidae). Strömberg erklärt die Zuordnung für unsicher.

Fishes-Poissons II, 907
Grzimek V, 107–108 (im einzelnen nicht aufgeführt)
Luther-Fiedler, 48–49
Lythgoe, 197–198
Riedl, 689, 690

κεντρίναι (1. 378)

ὁ κεντρίνης

(Schol. –)
(Strömberg, 47; 104)
(Thompson, 107)
(Keller –)

Sonstige Belege:
Arist. Fr. 310 (Rose); Ael. NA 1. 55; Ath. 294d (Epaenet.); Hsch. s.v. κεντρῖναι

Vermutlich der Schweinshai = Oxynotus centrina L. = Centrina salviani Risso aus der Familie der Dorn- oder Stachelhaie (Squalidae). Siehe auch s.v. κεντροφόρων.

Fishes-Poissons I, 126–127
Grzimek IV, 121–122
Luther-Fiedler, 93
Lythgoe –
Riedl, 657, 658

κεντροφόρων (4. 244)

ὁ κεντροφόρος

(Schol. κ.· κέντρα ἐχόντων, τῶν κεντρίνων λέγει.)
(Strömberg –)
(Thompson, 107 s.v. ΚΕΝΤΡΙΝΗΣ)
(Keller –)

Sonstige Belege: keine

Anderer Name für den κεντρίνης. Siehe s.v. κεντρίναι.

κέρκουροι (1. 141)

ὁ κέρκουρος

(Schol. κ.· κουτζουρίναι.)
(Strömberg, 48)
(Thompson, 107–108)
(Keller –)

Sonstige Belege:
Hsch. – Ovid. Hal. 102; Plin. HN 32. 152 (cercyrus)

Nicht identifizierbar.

κεστρεύς, κεστρῆι, κεστρέα, κεστρῆα, κεστρέες, κεστρῆες, κεστρεῦσι(ν) (3. 98, 115, 499; 3. 507; 2. 642; 3. 482; 1. 111; 2. 644; 1. 156, 3. 523)

ὁ κεστρεύς

(Schol. 1. 111 κ.· γυλάρια, τὰ μεγάλα γυλάρια ἢ γοφάρια.)
(Strömberg, 35; 67; 83; 133–134)
(Thompson, 108–110)
(Keller II, 330; 354–355)

Sonstige Belege: passim

Meeräschen allgemein (Familie der Meeräschen [Mugilidae]). Siehe Mair zu 2. 642. Siehe s.v. κέφαλοι.

Fishes-Poissons III, 1197–1204
Grzimek V, 147–148
Luther-Fiedler, 43–44
Lythgoe, 186–187
Riedl, 734–735, 736

κέφαλοι, κεφάλοισιν (1. 111; 4. 127)

ὁ κέφαλος

(Schol. –)
(Strömberg, 13; 41; 134)
(Thompson, 110–112)
(Keller II, 330; 354–355)

Sonstige Belege: passim

Wie der κεστρεύς – siehe dort – allgemein die Meeräsche (Mugilida) oder aber die Gewöhnliche oder Großköpfige Meeräsche („Großkopf") = Mugil cephalus L.

Fishes-Poissons III, 1197–1204; 1202–1203
Grzimek V, 147–148; 148
Luther-Fiedler, 43–44; 44
Lythgoe, 186–187; 186
Riedl, 734–735, 736; 734, 736

κιθάρη (1. 98)

ἡ κιθάρη, ὁ κίθαρος

(Schol. κ.· κιθάριος.)
(Strömberg, 38; 74)
(Thompson, 114–115 s.v. ΚΙ΄ΘΑΡΟΣ)
(Keller II, 330–331 [Citharinus citharus])

Sonstige Belege (κίθαρος): passim

Eine Plattfischart (Ordnung der Pleuronectiformes oder Heterosomata). Siehe Mair, der (im Index) an den Rhombus luteus Risso denkt, einen Fisch, den keines der meereskundlichen Handbücher aufführt. Keller identifiziert gelegentlich einen Plattfisch als Citharinus citharus. Siehe ferner „Noten", 28.

Fishes-Poissons III, 1286–1328
Grzimek V, 231–248
Luther-Fiedler, 81–84
Lythgoe, 269–282
Riedl, 727–731

κίρρις, κιρράδα (1. 129; 3. 187)

ἡ κίρρις, κιρράς

(Schol. 1. 129 σκίρρις· καλούμεναι λεπιδυταί, ἡ ὕσκας.)
(Strömberg, 20–21)
(Thompson, 115–116 s.v. ΚΙΡΡΙ΄Σ)
(Keller –)

Sonstige Belege: keine

Nach Mair, S. LIII, ein Lippfisch (Familie der Labridae). Siehe indes „Noten", 35–36. Nicht identifizierbar.

κίχλαι, κίχλης (1. 126, 4. 179, 191, 240; 4. 173)

ἡ κίχλη, κίχλα

(Schol.–)
(Strömberg, 13; 21; 70–71; 82 [Anm.]; 116)
(Thompson, 116–117)
(Keller –)

Sonstige Belege: passim

Siehe Mair in seiner Anmerkung zu 4. 173. Darnach ein Lippfisch (Familie der Labridae), der Coricus oder Langschnauzen-Lippfisch („Langschnauze") = Crenilabrus scina Forskål = Crenilabrus rostratus Günther = Coricus rostratus Cuvier et Valenciennes.

Fishes-Poissons II –
Grzimek V, 151–154 (im einzelnen nicht aufgeführt)
Luther-Fiedler, 61
Lythgoe, 214
Riedl, 698, 696

κόκκυγες (1. 97)

ὁ κόκκυξ

(Schol. κ.· ἡ φιλομῆλαι. κόκκυγες αἱ φιλομῆλαι διὰ τὸ εἶναι αὐτὰς κοκκίνους, ἃς καὶ λέγουσιν εἶναι προσφιλεῖς τῶν κοκκίνων μήλων τῶν ὀπωρῶν.)
(Strömberg, 65; 71; 116)
(Thompson, 119–120)
(Keller –)

Sonstige Belege: passim

Knurrhähne allgemein (Familie der Knurrhähne [Triglidae]).

Fishes-Poissons III, 1230–1238
Grzimek V, 53–54
Luther-Fiedler, 79–80
Lythgoe, 260–263
Riedl, 725, 726, 724

κορακῖνος, κορακῖνον, κορακίνους (3. 184; 1. 133; 3. 217)

ὁ κορακῖνος, Dim. τὸ κορακινίδιον

(Schol. –)
(Strömberg, 31; 70–71; 75; 78; 114–115; 131)
(Thompson, 122–125)
(Keller II, 382; 387)

Sonstige Belege: passim

Nach Mair – siehe seine Anmerkung zu

3. 184 – der Meer- oder Seerabe = Sciaena umbra L. = Johnius umbra Fowler = Corvina nigra Cuvier aus der Familie der Umberfische (Sciaenidae). Thompson erwägt auch den Umber- oder Schattenfisch oder Bartumber = Sciaena (Umbrina) cirrosa L. aus derselben Familie. Siehe s.vv. μύλοι, σκίαινα.

Fishes-Poissons II, 871; 873
Grzimek V, 110
Luther-Fiedler, 53
Lythgoe, 202
Riedl, 685, 684

κόσσυφος, κοσσύφῳ, κόσσυφον (1. 510, 4. 173, 184; 4. 175; 4. 216)

ὁ κόσσυφος, κόττυφος

(Schol. –)
(Strömberg, 82 [Anm.]; 116)
(Thompson, 128)
(Keller –)

Sonstige Belege: passim

Nach Mair – siehe seine Anmerkung zu 4. 173 – bei O. das Männchen zur κίχλη (siehe dort s.v. κίχλαι).

κυβεῖαι (1. 183)

ὁ κυβείας (ἡ κυβεία?)

(Schol. –)
(Strömberg, 127)
(Thompson, 134)
(Keller –)

Sonstige Belege: keine

Thunfisch bestimmter Größe, keine besondere Art. Siehe Mair zum vorliegenden Vers. Siehe auch s.v. θύννῳ.

κυνός, κύνες, κυνῶν, κύνεσσι(ν) (1. 642, 734; 1. 373, 2. 460, 4. 243; 5. 63, 366; 1. 373, 743, 5. 28)

ὁ κύων, κυνίσκος

(Schol. 1. 743 κ.· σκύλοις.)
(Strömberg, 104–105)
(Thompson, 136–137)
(Keller II, 380–381)

Sonstige Belege: passim

„Hundshaie", Haifische allgemein (Selachoidei, Selachii, Squaliformes); bei O. eine Art an der Spitze einer trichotomisch aufgeführten Hai-Ordnung (vgl. 1. 373ff.). Siehe Strömberg, 104.

Fishes-Poissons I, 71 ff.
Grzimek IV, 96 ff.
Luther-Fiedler, 89 ff.
Lythgoe, 23 ff.
Riedl, 654 ff.

κυπρῖνοι, κυπρίνοισι (1. 101; 1. 592)

ὁ κυπρῖνος

(Schol. 1. 101 enthält lediglich eine Etymologie.)
(Strömberg, 41)
(Thompson, 135–136)
(Keller II, 355; 374)

Sonstige Belege: passim

Karpfen = Cyprinus carpio L. aus der Unterfamilie der Echten Karpfen (Cyprininae).

Grzimek IV, 358–359

κωβιός, κωβιοί (2. 458; 1. 174)

ὁ κωβιός

(Schol. –)
(Strömberg, 13; 26)
(Thompson, 137–139)
(Keller –)

Sonstige Belege: passim

Siehe Mair in seiner Anmerkung zu 2. 458. Darnach Grundeln allgemein (Gobiidae). Nach N. C. Apostolides[5] ist die Schwarzgrundel = Gobius jozo L. = Gobius niger L. in griechischen Gewässern am häufigsten.

Fishes-Poissons III, 1019–1085; 1042–1043
Grzimek V, 178–184; 183
Luther-Fiedler, 75–78; 76
Lythgoe, 242–259; 244, 249
Riedl, 716–721; 719, 720

λάβραξ, λάβρακα, λάβρακες (1. 119, 589, 2. 137, 3. 128; 2. 130, 3. 184, 192, 288; 1. 112)

ὁ λάβραξ, Dim. τὸ λαβράκιον

(Schol. 1. 112 enthält lediglich eine Etymologie.)
(Strömberg, 34–35; 51; 67; 91)
(Thompson, 140–142)
(Keller II, 353; 371)

Sonstige Belege: passim

Wolfs- oder Seebarsch = Morone labrax Boulenger = Dicentrarchus labrax L. = Roccus labrax Smitt = Labrax lupus Cuvier aus der Familie der Säge-, Zacken- oder Meerbarsche (Serranidae).

---

[5] La pêche en Grèce, Athen ^{2}1907, S. 10.

Fishes-Poissons II, 794
Grzimek V, 77
Luther-Fiedler, 45
Lythgoe, 188
Riedl, 680, 678

λάμνης, λάμνην, λάμναι (1. 370, 5. 358; 5. 364; 5. 36)

ἡ λάμνη, λάμνα

(Schol. 1. 370 λ.: ὄνομα κήτους, θαλάσσης.)
(Strömberg –)
(Thompson, 144 s.v. ΛΑ'ΜΝΑ)
(Keller –)

Sonstige Belege: keine

Siehe Mair in seiner Anmerkung zu 5. 36. Darnach der Heringshai = Lamna cornubica Müller et Henle = Lamna nasus Bonnaterre = Isurus cornubicus Gray aus der Familie der Heringshaie (Lamnidae).

Fishes-Poissons I, 87–88
Grzimek IV, 100
Luther-Fiedler, 90
Lythgoe, 26
Riedl, 657, 658

λάριμον (3. 399)

ὁ λάριμος, λάρινος

(Schol. λ.: τὸ λεγόμενον κῦλας, εἶδος ἰχθύος· γράφεται λάειμον.)
(Strömberg, 120)
(Thompson, 144 s.v. ΛΑΡΙΝΟ'Σ)
(Keller –)

Sonstige Belege:
Hsch. s.v. λάρινος

Nicht identifizierbar. Siehe „Noten", 310.

λεῖοι (1. 380)

ὁ λεῖος

(Schol. –)
(Strömberg, 29; 104)
(Thompson, 39–42 s.v. ΓΑΛΕΟ'Σ, zumal 41–42)
(Keller II, 380)

Sonstige Belege:
Arist. HA 565b2, Fr. 310, 324 (Rose)

Glatthai des Aristoteles oder Nördlicher (Gefleckter) Glatthai = Mustelus vulgaris Müller et Henle = Mustelus asterias Cloquet = Mustelus laevis Link aus der Familie der Glatt- oder Marderhaie (Mustelidae oder Triakidae). Vermutlich nicht geschieden davon der Südliche Glatthai = Mustelus mustelus L. aus derselben Familie. Siehe „Noten", 90–91.

Fishes-Poissons I, 119–120; 120
Grzimek IV, 116; 115–116
Luther-Fiedler, 92
Lythgoe, 31; 30–31
Riedl, 655, 656 (nur Glatthai des Aristoteles)

λέων (1. 367)

ὁ λέων

(Schol. ohne Belang)
(Strömberg, 107)
(Thompson, 150–151)
(Keller –)

Sonstige Belege:
Ael. NA 9. 49; Nonn. D. 1. 273; Suid. s.v. κῆτος

Siehe Mair zum vorliegenden Vers. Nicht identifizierbar.

μαινίδι, μαινῖδες (3. 188; 1. 108)

ἡ μαινίς (-ίδος, -ῖδος), Dim. τὸ μαινίδιον

(Schol. 1. 108 μ.· σμαρίδες, ἰσμαρίδες.)
(Strömberg, 53ff.; 89)
(Thompson, 153–155 s.v. ΜΑΙ΄ΝΗ)
(Keller –)

Sonstige Belege: passim

Siehe Mair in seiner Anmerkung zu 3. 188. Vermutlich der Laxierfisch oder Gefleckte Schnauzenbrassen = Maena maena Facciolà = Maena vulgaris Cuvier et Valenciennes = Spicara maena maena L. aus der Familie der Laxierfische oder Schnauzenbrassen (Maenidae oder Centracanthidae oder Emmelichthyidae). Siehe s.vv. τράγοι, σμαρίδες.

Fishes-Poissons II, 910–911
Grzimek –
Luther-Fiedler, 52
Lythgoe, 199
Riedl, 692, 691

μάλθη (1. 371)

ἡ μάλθη, μάλθα

(Schol.: Siehe dort.)
(Strömberg, 32)
(Thompson, 158–159 s.v. ΜΑ΄ΛΘΑ)
(Keller –)

Sonstige Belege:
Ael. NA 9. 49

Nicht identifizierbar. Siehe „Noten", 90.

μελάνουρος, μελάνουρον, μελάνουροι, μελανούροις (3. 445; 3. 443; 1. 98, 3. 450, 464; 3. 480)

ὁ μελάνουρος

(Schol. 1. 98 μ.· οἱ μοσχῖται οἱ οὐροῦντες μέλαν, ἢ τὰ καλαμάρια.)
(Strömberg, 22; 48)
(Thompson, 159–160)
(Keller –)

Sonstige Belege: passim

Brandbrassen oder Oblada = Oblada melanura L. aus der Familie der Meerbrassen (Sparidae). Siehe Mair in seinen Anmerkungen zu 1. 98 und zu *Cyn.* 2. 391. Siehe s.v. σπάρος.

Fishes-Poissons II, 897–898
Grzimek V, 107–108 (im einzelnen nicht aufgeführt)
Luther-Fiedler, 48
Lythgoe, 194
Riedl, 691–692, 690

μορμύλος (1. 100, 3. 126)

ὁ μορμύλος, μορμύρος

(Schol. –)
(Strömberg, 76–77)
(Thompson, 161 s.v. ΜΟΡΜΥΡΟΣ)
(Keller –)

Sonstige Belege: passim

Marmorbrassen = Pagellus mormyrus Cuvier et Valenciennes = Lithognathus mormyrus L. aus der Familie der Meerbrassen (Sparidae). Siehe „Noten", 29.

Fishes-Poissons II, 896–897
Grzimek V, 107–108 (im einzelnen nicht aufgeführt)
Luther-Fiedler, 50
Lythgoe, 196
Riedl, 689, 686

μύλοι (1. 130)

ὁ μύλος, μύλλος

(Schol. μ.· μυλοκόπια, μυλοκόποι.)
(Strömberg, 22)
(Thompson, 161–162 s.v. ΜΥΛΛΟΣ)
(Keller –)

Sonstige Belege: passim

Siehe Mair in seiner Anmerkung zum vorliegenden Vers. Ein Fisch aus der Familie der Adler- oder Umberfische (Sciaenidae), vielleicht der Umber- oder Schattenfisch oder Bartumber = Sciaena (Umbrina) cirrosa L. oder aber der Meer- oder Seerabe = Sciaena umbra L. = Johnius umbra Fowler = Corvina nigra Cuvier. Siehe s.vv. κορακῖνος, σκίαινα.

Fishes-Poissons II, 873; 871
Grzimek V, 110
Luther-Fiedler, 53
Lythgoe, 202
Riedl, 685, 684

μύραινα, μυραίνης, μυραίνῃ, μύραιναν, μύραιναι (1. 565, 2. 254, 259, 273, 324, 387; 1. 554, 2. 299, 331; 1. 515; 2. 264, 304, 321, 357; 1. 142, 3. 117, 189)

ἡ μύραινα

(Schol. –)
(Strömberg, 110)
(Thompson, 162–165)
(Keller II, 324; 339; 356; 361–363; 510)

Sonstige Belege: passim

Muräne = Muraena helena L. aus der Familie der Muränen (Muraenidae). Siehe „Noten", 270–271.

Fishes-Poissons II, 543–544
Grzimek IV, 172
Luther-Fiedler, 35
Lythgoe, 57–58
Riedl, 674

μυῶν (1. 174)

ὁ μῦς

(Schol. –)
(Strömberg, 109–110)
(Thompson, 166–168)
(Keller –)

Sonstige Belege:
Epich. 44. 1 (CGF); Antiph. 191. 1 (PCG); Arist. HA 519a23 (?); Marc. Sid. 30 (Heitsch); Ael. NA 9. 41; Ath. 355f. (Diph. Siph.). – Plin. HN 9. 71, 166, 32. 67 (mus)

Siehe Mair in seiner Anmerkung zum vorliegenden Vers. Darnach der Drückerfisch = Balistes capriscus Gmelin = Balistes carolinensis Gmelin aus der Familie der

Drückerfische (Balistidae). Anders Thompson, der an eine Meeresschildkröte (Familie der See-, Meeresschildkröten [Chelonidae]) denkt. Siehe s.v. χελώνη im „Verzeichnis der vorkommenden Namen sonstiger Meerestiere".

Fishes-Poissons III, 1335–1336
Grzimek V, 251; VI, 110–114
Luther-Fiedler, 84–85
Lythgoe, 282–283
Riedl, 738, 737; 741, 740

νάρκη, νάρκῃ (1. 104, 2. 85, 3. 149; 2. 56)

ἡ νάρκη, νάρκα

(Schol.: Siehe den letzten Teil des Scholions zu 2. 67)
(Strömberg, 13; 57)
(Thompson, 169–171)
(Keller II, 377–378)

Sonstige Belege: passim

Zitter- oder Krampfrochen allgemein (Familie der Zitter- oder Krampfrochen [Torpedinidae]). Siehe Mair in seiner Anmerkung zu 2. 56.

Fishes-Poissons I, 159–162
Grzimek IV, 126
Luther-Fiedler, 95 (Tafel *16*)
Lythgoe, 36–37
Riedl, 659, 660

νυκτερίς (2. 205)

ἡ νυκτερίς

(Schol. –)
(Strömberg, 111)
(Thompson, 176)
(Keller –)

Sonstige Belege: keine

Anderer Name für den ἡμεροκοίτης. Siehe s.v. ἡμεροκοίτου.

ξιφίης, ξιφίῃ, ξιφίην, ξιφίαι, ξιφίῃσι, ξιφίας (3. 536, 568; 2. 462, 506, 3. 193, 530, 542; 2. 475, 3. 529, 566; 1. 182, 2. 472, 3. 546; 3. 547; 3. 551)

ὁ ξιφίης, ξιφίας, σκιφίας

(Schol. –)
(Strömberg, 43–44)
(Thompson, 178–180 s.v. ΞΙΦΙ'ΑΣ)
(Keller II, 336; 354; 381; 392)

Sonstige Belege: passim

Schwertfisch = Xiphias gladius L. aus der Familie der Schwertfische (Xiphiidae).

Fishes-Poissons II, 1006–1007
Grzimek V, 199–200 (mit O.-Zitat)
Luther-Fiedler, 66
Lythgoe, 225–226
Riedl, 716

ὄλισθον (1. 113)

ὁ ὄλισθος

(Schol. ὄ.· γλίσχρος γάρ ἐστιν, γλανεόν.)
(Strömberg, 28)
(Thompson, 181)
(Keller –)

Sonstige Belege: keine

Siehe Mair in seiner Anmerkung zum vorliegenden Vers. Darnach ein Süßwasserfisch, entweder der Flußwels oder Waller = Silurus glanis L., vielleicht der Aristoteles-Wels = Silurus aristotelis Agassiz (beide aus der Familie der Echten Welse [Siluridae]) oder aber das Flußneunauge oder die Pricke = Lampetra fluviatilis L. = Petromyzon fluviatilis L. (Familie der Neunaugen [Petromyzontidae]).

Fishes-Poissons I, 65 (nur Flußneunauge)
Grzimek IV, 381–383; 36–37
Luther-Fiedler, 100 (nur Flußneunauge)
Lythgoe, 22 (nur Flußneunauge)
Riedl –

ὀνίσκου, ὀνίσκῳ, ὀνίσκων (1. 593; 3. 191; 1. 105) – ὄνος, ὄνων (1. 151; 3. 140)

ὁ ὀνίσκος, ὁ ὄνος

(Schol. 1. 105 ὀ.· ἀειδάρων. Ferner 1. 593 ὀ.· βασιλίσκου. Zu ὄνος –)
(Strömberg, 97; 100; 130; 134)
(Thompson, 181–183)
(Keller II, 483)

Sonstige Belege: passim

Siehe Mair, S. LXII–LXVII. Ὀνίσκος und ὄνος bei O. zwei verschiedene Arten aus der Familie der Dorsche (Gadidae). Thompson erwägt für den ὀνίσκος den Blauen Wittling = Micromesistius poutassou Risso = Gadus poutassou Moreau, die Dreibärtelige Seequappe oder Gemeine Quappe = Onos tricirratus Smitt = Motella tricirrata Nilsson = Gaidropsarus vulgaris Cloquet, den Kapelan oder Zwergdorsch = Gadus minutus capelanus Risso = Trisopterus minutus capelanus Lacépède

= Trisopterus minutus L., für den ὄνος den Seehecht oder Hechtdorsch = Merluccius merluccius L. = Merluccius vulgaris Fleming (siehe s.v. καλλαρίαι).

Fishes-Poissons II, 689–690; 701; 694–695; 677–678
Grzimek IV, 430ff.
Luther-Fiedler, 37, 38
Lythgoe, 63; 174–175; 169; 175–176
Riedl, 677, 679, 676

ὄρκυνος, ὄρκυνοι, ὀρκύνων (3. 192; 3. 132; 1. 183, 3. 336)

ὁ ὄρκυνος, ὄρκυς (-υνος)

(Schol. –)
(Strömberg, 74; 127–128; 130)
(Thompson, 185–186)
(Keller –)

Sonstige Belege: passim

Nach Mair – siehe seine Anmerkung zu 3. 132 – und nach Strömberg ein ausgewachsener, großer Thunfisch = Großer oder Roter Thun = Thunnus thynnus L. Siehe s.v. θύννῳ.

ὀρφόν, ὀρφῶν (3. 187; 1. 142)

ὁ ὀρφός, ὀρφώς, ὀρφῶς

(Schol. 1. 142 berichtet, daß der ὀρφός, obgleich an Land gezogen und heftig geschlagen, noch lange emporspringt und nicht sogleich verendet.)
(Strömberg, 21–22; 96)
(Thompson, 187–188)
(Keller –)

Sonstige Belege: passim (zu den Formen siehe LSJ)

Siehe Mair in seiner Anmerkung zu 1. 142. Darnach der Braune Zackenbarsch = Serranus gigas Cuvier et Valenciennes = Epinephelus guaza L. aus der Familie der Säge-, Zacken- oder Meerbarsche (Serranidae). Nach Thompson überdies der (Atlantische) Wrackbarsch = Polyprion americanus Schneider = Polyprion cernium Valenciennes aus derselben Familie.

Fishes-Poissons II, 785–786; 788–789
Grzimek V, 78; 77 (Brauner Zackenbarsch im einzelnen nicht aufgeführt)
Luther-Fiedler, 45

Lythgoe, 189–190
Riedl, 679, 680, 678

παρδάλιες, (παρδαλίων) (1. 368; [5. 30])

ἡ πάρδαλις

(Schol. 1. 368 παρδάλεις· ἰχθύων εἴδη.)
(Strömberg, 107)
(Thompson, 194)
(Keller –)

Sonstige Belege:
Ael. NA 9. 49; Suid. s.v. κῆτος

Nicht identifizierbar. Vielleicht eine große Haiart (so auch Mair im Index).

πέρκη, πέρκαι, πέρκας (3. 187; 1. 124; 3. 217)

ἡ πέρκη, Dim. τὸ περκίδιον, περκίον

(Schol. 3. 217 π.· ἰχθύας, εἶδος ἰχθύος.)
(Strömberg, 13; 24–25)
(Thompson, 195–197)
(Keller II, 336; 353–354)

Sonstige Belege: passim

Schriftbarsch = Serran(ell)us scriba L. aus der Familie der Säge-, Zacken- oder Meerbarsche (Serranidae). Siehe s.v. χάννοι.

Fishes-Poissons II, 791–792
Grzimek V, 76
Luther-Fiedler, 46
Lythgoe, 191
Riedl, 680, 678

πηλαμύδες, πηλαμύδων, πηλαμύδεσσιν, πηλαμύσι (1. 113, 4. 580; 4. 504, 511, 523, 563; 4. 525, 560; 4. 545)

ἡ πηλαμύς

(Schol. 4. 504 siehe dort.)
(Strömberg, 74; 79ff.; 117; 121; 127ff.)
(Thompson, 197–199)
(Keller II, 337; 384–386; 391)

Sonstige Belege: passim

Junger Thunfisch („Einjähriger") = Thunnus thynnus L. (im Unterschied zu den Pelamiden [= ἀμίαι] in der Zoologie). Siehe s.v. θύννῳ.

πλατύουροι (1. 99)

ὁ πλατύουρος

(Schol. π.· ψησσία, πλατεῖς.)
(Strömberg –)
(Thompson, 203)
(Keller –)

Sonstige Belege: keine

Nach Mair – siehe seine Anmerkung zum vorliegenden Vers – eine Plattfischart. Nicht weiter identifizierbar.

Fishes-Poissons III, 1286–1328
Grzimek V, 231–248
Luther-Fiedler, 81–84
Lythgoe, 269–282
Riedl, 727–731

ποικίλοι (1. 381)

ὁ ποικίλος

(Schol. π.· κατάστικτοι.)
(Strömberg, 104)
(Thompson, 204)
(Keller II, 379–380)

Sonstige Belege:
Arist. Fr. 310 (Rose); Ath. 294e (Epaenet.)

Nach Mair – siehe seine Anmerkung zum vorliegenden Vers – Scyllium catulus Cuv. In den meereskundlichen Handbüchern nicht notiert; statt dessen Scyliorhinus canicula L. = Scyllium canicula Cuvier = Kleingefleckter Katzenhai und Scyliorhinus stellaris L. = Scyllium stellare Günther = Großgefleckter Katzenhai. Bei O. vermutlich nicht unterschieden (sowenig wie bei anderen antiken Autoren). Oder ist – im Unterschied zum σκύμνος (siehe dort s.v. σκύμνοι) – der Fleckhai oder Sägeschwanz = Galeus melastomus Rafinesque gemeint?

Fishes-Poissons I, 99; 100; 97–98
Grzimek IV, 106–115
Luther-Fiedler, 91; 92; 92
Lythgoe, 28–29; 29–30; 30
Riedl, 655, 657, 656 (ohne Fleckhai oder Sägeschwanz)

πομπίλος, πομπίλε, πομπίλον (1. 186; 1. 209; 4. 437)

ὁ πομπίλος

(Schol. 1. 186 enthält eine Etymologie des Namens.)
(Strömberg, 58–59)
(Thompson, 208–209)
(Keller II, 346)

Sonstige Belege: passim

Lotsen- oder Pilot(en)fisch = Naucrates ductor L. aus der Familie der Stachelmakrelen (Carangidae). Siehe auch s.v. ἡγητῆρα.

Fishes-Poissons II, 832
Grzimek V, 104
Luther-Fiedler, 54
Lythgoe, 205
Riedl, 683, 682

πρέποντες (1. 146)

ὁ πρέπων

(Schol. π.· ὄνομα ἰχθύος.)
(Strömberg, 33)
(Thompson, 218–219)
(Keller –)

Sonstige Belege:
Marc. Sid. 8 (Heitsch); Ael. NA 9. 38; Suid. s.v. ὕπατοι

Nicht identifizierbar. Mair erwägt in seiner Anmerkung zum vorliegenden Vers eine Dorschart aus der Familie der Dorsche (Gadidae).

Fishes-Poissons II, 680–710
Grzimek IV, 430ff.
Luther-Fiedler, 37–38
Lythgoe, 63–64, 169–175
Riedl, 677, 679, 676

πρηνάδες (1. 183)

ἡ πρηνάς, πρημάς, πρημνάς, πριμάς

(Schol. π.· ὄνομα τῶν ἰχθύων.)
(Strömberg, 127)
(Thompson, 219 s.v. ΠΡΗΜΝΑΊΣ)
(Keller –)

Sonstige Belege:
Artem. p. 109; Hsch. (s.v. πρημάδες καὶ πρῆμναι) (πρημάς). – Pl. Com. 44. 2 (PCG); Ath. 328e (Nicoch.) (πρημνάς). – Arist. HA 599b17 (πριμάς)

Nach Aristoteles ein junger Thunfisch in seinem ersten Jahr. Siehe „Noten", 46. Siehe s.v. θύννῳ.

πρῆστις (1. 370)

ἡ πρῆστις, πρίστις

(Schol. π.· βασιλίσκος.)
(Strömberg, 44)
(Thompson, 219 s.v. ΠΡΙΊΣΤΙΣ)
(Keller I, 412; II 356; 381)

Sonstige Belege: Siehe LSJ

Vermutlich der Sägerochen = Pristis pectinata (-us) Latham aus der Familie der Pristidae. Siehe „Noten", 89.

Fishes-Poissons I, 154
Grzimek IV, 124–125
Luther-Fiedler –
Lythgoe –
Riedl –

πρόβατον, προβάτων (1. 146; 3. 139)

τὸ πρόβατον

(Schol. 1. 146 πρόβατοί τε καὶ ἥπατοι· εἴδη ἰχθύων λέγω· ἐντεῦθεν καὶ πρόβασις ἡ περιουσία.)
(Strömberg, 102)
(Thompson, 220)
(Keller –)

Sonstige Belege:
Ael. NA 9. 38; Suid. s.v. ὕπατοι

Nicht identifizierbar. Nach Mair – siehe seine Anmerkung zu 1. 146 – vielleicht eine Dorschart aus der Familie der Dorsche (Gadidae).

Fishes-Poissons II, 680–710
Grzimek IV, 430ff.
Luther-Fiedler, 37–38
Lythgoe, 63–64, 169–175
Riedl, 677, 679, 676

ῥαφίδες, ῥαφίδων, ῥαφίδας (1. 172; 3. 605; 3. 576)

ἡ ῥαφίς

(Schol. 1. 172 ῥ.· βελονίδες, ἤγουν αἱ βελονίδες αἳ κατὰ (καὶ?) ζαργάναι.)
(Strömberg, 37)
(Thompson, 220)
(Keller –)

Sonstige Belege:
Epich. 51 (CGF); Arist. Fr. 294 (Rose); Cyn. 2. 392; Ath. 319d (Dorio), 328c (Hices.), 355f. (Diph. Siph.); Hsch. s.vv. βδαλοί, βέλλαι; Suid.- Plin. HN 9. 166 (acus)

Nach Mair – siehe seine Anmerkung zu *Cyn.* 2. 392 – und nach Thompson der Hornhecht oder Grünknochen = Belone belone L. aus der Familie der Hornhechte (Belonidae). Siehe s.v. σφύραιναι.

Fishes-Poissons II, 605–606 (mit drei Subspecies)
Grzimek IV, 452
Luther-Fiedler, 35–36
Lythgoe, 59
Riedl, 675

ῥίνη, ῥῖναι (1. 742; 1. 381)

ἡ ῥίνη, ῥῖνα

(Schol. –)
(Strömberg, 13; 29; 87; 104)
(Thompson, 221–222)
(Keller II, 380)

Sonstige Belege: passim

Meerengel = Squatina squatina L. = Rhina squatina Rafinesque = Squatina angelus Duméril aus der Familie der Meerengel oder Engelhaie (Squatinidae) oder seine nächsten Verwandten.

Fishes-Poissons I, 150
Grzimek IV, 124
Luther-Fiedler, 94
Lythgoe, 34–35
Riedl, 659, 658

σάλπαι, σάλπησιν (1. 125, 3. 414, 420, 424; 3. 430)

ἡ σάλπη, σάρπη, ὁ σάλπος, σάλπης

(Schol. –)
(Strömberg, 26; 67)
(Thompson, 224–225)
(Keller –)

Sonstige Belege: passim

Nach Mair – siehe seine Anmerkung zu 3. 414 – und nach Thompson der Goldstriemen oder Ulvenfresser = Boops salpa Risso = Sarpa salpa L. = Box salpa Cuvier et Valenciennes aus der Familie der Meerbrassen (Sparidae). Siehe s.vv. βῶκες, σπάρος.

Fishes-Poissons II, 905
Grzimek V, 108
Luther-Fiedler, 49
Lythgoe, 196
Riedl, 691, 690

σαργέ, σαργόν, σαργοί, σαργῶν, σαργοῖσι, σαργούς (4. 345; 1. 132, 4. 596; 4. 308, 319, 332, 597; 1. 510, 4. 267; 4. 374; 4. 609)

ὁ σαργός (Zum Akzent siehe Hdn. 1. 139)

(Schol. 1. 132 σ.· ἰχθύν, κιθαργόν.)
(Strömberg, 134)
(Thompson, 227-228)
(Keller II, 370)

Sonstige Belege: passim

Großer Geißbrassen oder Weißbrassen oder Bindenbrassen = Diplodus sargus L. = Sargus rondeletii Cuvier et Valenciennes aus der Familie der Meerbrassen (Sparidae).

Fishes-Poissons II, 894–895
Grzimek V, 108
Luther-Fiedler, 48
Lythgoe, 198
Riedl, 687, 686

σαῦροι (1. 106, 142)

ὁ σαῦρος, σαυρός

(Schol. 1. 106 σ.· σαυρίδες. 142 σκόμβροι· σαῦροι.)
(Strömberg, 121)
(Thompson, 230)
(Keller II, 336 [Stöcker])

Sonstige Belege: passim

Nach Mair – siehe seine Anmerkung zu 1. 106 – Stöcker oder Bastardmakrele = Trachurus trachurus L. aus der Familie der Stachelmakrelen (Carangidae). Als Stöcker oder Bastardmakrele wird auch der τράχουρος identifiziert, wenngleich O. σαῦρος und τράχουρος nach ihrem Lebensort unterscheidet; daher könnte einer der Namen bei O. die Mittelmeer-Bastardmakrele (= Mittelmeer-Stöcker) = Trachurus mediterraneus Steindachner[6] bezeichnen. Siehe „Noten", 39. Siehe s.v. τραχούρων.

Fishes-Poissons II, 842–843; 841–842
Grzimek V, 100–103 (nur Stöcker oder Bastardmakrele)
Luther-Fiedler, 53–54 (nur Stöcker oder Bastardmakrele)
Lythgoe, 204
Riedl, 683, 682

σῖμοι (1. 170)

ὁ σῖμος

(Schol. σ.· μικροί, πατζοὶ τὴν ἡλικίαν· πατζοὶ ἤγουν σιμοσπόνδυλοι.)
(Strömberg, 44)
(Thompson, 237–238)
(Keller –)

Sonstige Belege:
Artem. p. 109; Ath. 312b

Nicht identifizierbar. Siehe Mair zum vorliegenden Vers, Strömberg und Thompson.

---

[6] Bemerkenswerterweise bezeichnet im Neugriechischen das ursprüngliche Diminutiv σαυρίδι die Mittelmeer-Bastardmakrele (Strömberg, 121 [Anm.]).

σκάρος, σκάρον, σκάροι (4. 44, 113; 1. 134, 2. 662, 4. 78, 96; 4. 41, 88)

ὁ σκάρος

(Schol. –)
(Strömberg, 52; 65; 100)
(Thompson, 238–241)
(Keller II, 335; 340; 348; 355; 366; 370)

Sonstige Belege: passim

Seepapagei oder Papageienfisch = Euscarus cretensis L. = Sparisoma cretense L. = Scarus cretensis L. aus der Familie der Papageienfische (Scaridae oder Callyodontidae). Siehe „Noten", 30; 253–254.

Fishes-Poissons II, 943–944
Grzimek V, 156
Luther-Fiedler, 62
Lythgoe, 217
Riedl, 699

σκέπανοι (1. 106)

ὁ σκέπανος, σκέπινος

(Schol. σ.· κόπανοι.)
(Strömberg, 128)
(Thompson, 241)
(Keller –)

Sonstige Belege:
Ath. 322e (Dorio [σκέπινος])

Nach Mair (in einer Anmerkung zum vorliegenden Vers), Thompson und LSJ – Strömberg skeptisch – eine Thunfischart. Siehe s.v. θύννῳ.

σκίαινα, σκίαιναν (4. 632; 1. 132, 4. 596, 616)

ἡ σκίαινα, σκιαινίς (? [σκινίς?]), σκιαθίς, ὁ σκιαδεύς

(Schol. 1. 132 σ.· καὶ τὴν σκίνναν λέγει.)
(Strömberg, 27)
(Thompson, 241–243)
(Keller –)

Sonstige Belege: passim

„Schattenfisch". Nach Mair – siehe seine Anmerkung zu 4. 596 – der Umber- oder Schattenfisch oder Bartumber = Sciaena (Umbrina) cirrosa L. (siehe s.vv. κορακῖνος, μύλοι), nach Thompson der Adler- oder Rabenfisch = Johnius hololepidotus = Sciaena aquila Cuvier = Argyrosomus regius Asso (siehe s.vv. γλαῦκος, χρέμητες), beide aus der Familie der Adler- oder Umberfische (Sciaenidae). LSJ erwägen auch den Meer- oder Seeraben = Sciaena umbra L. = Johnius umbra Fowler =

Corvina nigra Cuvier (siehe s.vv. κορακῖνος, μύλοι) aus derselben Familie.

Fishes-Poissons II, 873; 867; 871
Grzimek V, 110
Luther-Fiedler, 53 (ohne Adler- oder Rabenfisch)
Lythgoe, 202; 201; 202
Riedl, 685, 684

σκολίαι (1. 184)

ὁ σκολίας

(Schol. σ.· ἐπικαμπεῖς, στραβαί· σκολιὸν τὸ ποικίλον.)
(Strömberg, 74 [κολίας])
(Thompson, 120–121 s.v. ΚΟΛΙΆΣ)
(Keller –)

Sonstige Belege: passim

Mittelmeer- oder Blasenmakrele = Scomber japonicus Houttuyn = Scomber colias Gmelin aus der Familie der Makrelen, Thune (Scombridae). Siehe „Noten", 46–47.

Fishes-Poissons II, 991
Grzimek V, 195
Luther-Fiedler, 64
Lythgoe, 221
Riedl, 715, 714

σκόμβρον, σκόμβροι, σκόμβροις (3. 576; 1. 101, 3. 578; 3. 596)

ὁ σκόμβρος

(Schol. *1. 142* σ.· σαῦροι. 3. 576 σ.· σκόμβρος ὁ σκαιὸς εἰς βρῶσιν· κακόχυμος γὰρ τὸ ζῶον.)
(Strömberg, 73–74; 130)
(Thompson, 243–245)
(Keller II, 326; 336–337; 354)

Sonstige Belege: passim

Makrele = Scomber scomber (scombrus) L. aus der Familie der Makrelen, Thune (Scombridae).

Fishes-Poissons II, 991–992
Grzimek V, 195
Luther-Fiedler, 64
Lythgoe, 220–221
Riedl, 713, 714

σκορπίος (1. 171, 591, 2. 459)

(Schol. –)
(Strömberg, 124–125)

ὁ σκορπίος	(Thompson, 245–246 s.v. ΣΚΟΡΠΑΙΝΑ) (Keller II, 354) Sonstige Belege: passim Drachenköpfe (Familie der Drachenköpfe [Scorpaenidae]), und zwar der Große Drachenkopf (auch [Große] Meersau) = Scorpaena scrofa L. = Scorpaena barbata Lacépède = Scorpaena lutea Risso, der Kleine oder Braune = Scorpaena porcus L. und der Kleine rote = Scorpaena ustulata Lowe = Scorpaena notata Rafinesque. Fishes-Poissons III, 1221; 1220–1221; 1219–1220 Grzimek V, 51 (nur Scorpaena scrofa) Luther-Fiedler, 78; 79; 78–79 Lythgoe, 264; 263-264; 264 Riedl, 723, 725
σκύμνοι (1. 380) ὁ σκύμνος	(Schol. –) (Strömberg, 104) (Thompson, 247) (Keller II, 380 [Katzenhaie]) Sonstige Belege: Arist. Fr. 310 (Rose) Nach Mair – siehe seine Anmerkung zum vorliegenden Vers – der Kleingefleckte Katzenhai = Scyliorhinus canicula L. = Scyllium canicula Cuvier aus der Familie der Katzenhaie (Scyliorhinidae). Der Großgefleckte Katzenhai = Scyliorhinus stellaris L. = Scyllium stellare Günther aus derselben Familie ist vermutlich ungeschieden. Siehe s.v. ποικίλοι. Fishes-Poissons I, 99; 100 Grzimek IV, 106–115 Luther-Fiedler, 91; 92 Lythgoe, 28–29; 29–30 Riedl, 655, 657, 656
σκυτάλαι (1. 184) ἡ σκυτάλη	(Schol. σ.· αἱ ἀβίναι λεγόμεναι, λεπίδαι.) (Strömberg, 36) (Thompson, 247) (Keller –)

Sonstige Belege:
Phlp. in de An. 377. 23 (Hayduck)

Nicht identifizierbar.

σμαρίδες (1. 109)

ἡ σμαρίς

(Schol. –)
(Strömberg, 87)
(Thompson, 247–248)
(Keller II, 370)

Sonstige Belege: passim

Laxierfische oder Schnauzenbrassen allgemein (Maenidae oder Centracanthidae oder Emmelichthyidae). Siehe s.v. μαινίδι.

Fishes-Poissons II, 908–911
Grzimek –
Luther-Fiedler, 51–52
Lythgoe, 198–200
Riedl, 692, 691

σπάρος (1. 109)

ὁ σπάρος

(Schol. –)
(Strömberg, 52)
(Thompson, 248–249)
(Keller II, 354; 370)

Sonstige Belege: passim

Vermutlich Meerbrassen allgemein (Familie der Sparidae). Nach der ausgewiesenen Ernährung auf Seegraswiesen kommen besonders in Betracht der Spitzbrassen = Charax puntazzo Cuvier et Valenciennes = Diplodus puntazzo Cetti = Puntazzo puntazzo Gmelin (siehe s.v. σύαινα), der Gelbstriemen oder Blöker = Boops boops L. (siehe s.v. βῶκες), der Goldstriemen oder Ulvenfresser = Boops salpa Risso = Sarpa salpa L. = Box salpa Cuvier et Valenciennes (siehe s.vv. βῶκες, σάλπαι), eventuell der Brandbrassen, die Oblada = Oblada melanura L. (siehe s.v. μελάνουρος). Siehe „Noten“, 30.

Fishes-Poissons II, 893–894; 884; 905; 897–898
Grzimek V, 107–108 (nur Spitzbrassen und Goldstriemen)
Luther-Fiedler, 48, 49
Lythgoe, 192–193; 194; 196; 194
Riedl, 687, 689, 691–692, 686, 690

σύαινα (1. 129)

ἡ σύαινα

(Schol. σ.· ἧως ἴσκαι, ἣ συάκιον, ἡ χοιρίλλα.)
(Strömberg, 101–102)
(Thompson, 253)
(Keller –)

Sonstige Belege:
Hdn. Epim. 218. 5 (Boissonade)

Nicht identifizierbar. Mair vermutet – siehe seine Anmerkung zum vorliegenden Vers – einen Plattfisch (Ordnung der Pleuronectiformes oder Heterosomata), Thompson eine Brassenart (Familie der Sparidae), den Spitzbrassen = Charax puntazzo Cuvier et Valenciennes = Diplodus puntazzo Cetti = Puntazzo puntazzo Gmelin. Zum letzteren siehe s.v. σπάρος.

Fishes-Poissons III, 1286–1328; II, 893–894
Grzimek V, 231–248; 108
Luther-Fiedler, 81–84; 48
Lythgoe, 269–282; 192–193
Riedl, 727–731; 687, 686

συνόδοντι, συνόδοντες, συνοδόντων (3. 186; 1. 170, 3. 610; 3. 577)

ὁ (ἡ) συνόδους, συνόδων (σινόδων?)

(Schol. 1. 170 und 3. 186 siehe dort. 3. 577: σ.· γένος ἰχθύος.)
(Strömberg, 44–45)
(Thompson, 255–256)
(Keller –)

Sonstige Belege: passim

Sehr wahrscheinlich der Zahnbrassen = Dentex dentex L. = Dentex vulgaris Valenciennes aus der Familie der Meerbrassen (Sparidae).

Fishes-Poissons II, 887
Grzimek V, 107
Luther-Fiedler, 49–50
Lythgoe, 196–197
Riedl, 692, 690

σφύραιναι (1. 172)

ἡ σφύραινα

(Schol. σ.· ζαργάναι, αἱ ζαργάναι καλούμεναι.)
(Strömberg, 35; 110 [Anm.])
(Thompson, 256–257)
(Keller II, 363; 371)

Sonstige Belege:
Stratt. 29 (PCG); Antiph. 97 (PCG); Arist. HA 610b5; Artem. p. 109; Ath. 323a (Hices. et Dorio), 323b, 355d (Diph. Siph.); Plin. HN 32. 154

Nach Mair – siehe seine Anmerkung zum vorliegenden Vers – und nach Thompson der Pfeilhecht oder Mittelmeer-Barrakuda = Sphyraena sphyraena L. = Esox sphyraena L. aus der Familie der Pfeilhechte oder Barrakudas (Sphyraenidae). Die von O. genannte zweite Art vielleicht der Hornhecht oder Grünknochen = Belone belone L. aus der Familie der Hornhechte (Belonidae). Siehe s.v. ῥαφίδες.

Fishes-Poissons III, 1195–1196; II, 605–606
Grzimek V, 148–151; IV, 452
Luther-Fiedler, 43; 35–36
Lythgoe, 185; 59
Riedl, 734; 675

ταινίαι (1. 100)

ἡ ταινία

(Schol. τ.· ζαργάναι.)
(Strömberg, 37–38)
(Thompson, 258)
(Keller –)

Sonstige Belege:
Epich. 56. 2 (CGF); Arist. HA 504b33; Speus. Fr. 220 (FPG); Ath. 325f (Mithaecus); Eust. Com. ad Hom. Od. 1934

Unsicher. Siehe Mair, der in seiner Übersetzung mit „Ribbon-fish" (= „Bandfisch") alles offen läßt und die bisherigen Deutungsversuche in seiner Anmerkung zum vorliegenden Vers aufführt.

τράγοι (1. 108)

ὁ τράγος, Dim. ὁ τραγίσκος

(Schol. –)
(Strömberg, 102–103)
(Thompson, 263)
(Keller –)

Sonstige Belege:
Arist. HA 607b14; Clearch. 73 (FHG); Gal. Vict. Att. 63 (Kalbfleisch [CMG]); Ath. 328c (Hices.), 356b (Diph. Siph.); Ovid. Hal. 112; Plin. HN 32. 152 (τράγος). – Marc. Sid. 23 (Heitsch [τραγίσκος])

Männchen der μαινίς. Siehe dort (s.v. μαινίδι).

τραχούρων (1. 99, 3. 400)

ὁ τράχουρος, τραχοῦρος

(Schol. 1. 99 τ.· ὅμοια πηλαμύσιν, καὶ τῶν τριχαίων. 3. 400 τ.· τρίχων.)
(Strömberg, 19; 30; 48)
(Thompson, 263–264)
(Keller II, 336 [Stöcker])

Sonstige Belege: passim

Nach Mair – siehe seine Anmerkung zu 3. 400 – Stöcker oder Bastardmakrele = Trachurus trachurus L. aus der Familie der Stachelmakrelen (Carangidae). Als Stöcker oder Bastardmakrele wird auch der σαῦρος identifiziert, wenngleich O. τράχουρος und σαῦρος nach ihrem Lebensort unterscheidet; daher könnte einer der Namen bei O. die Mittelmeer-Bastardmakrele (= Mittelmeer-Stöcker) = Trachurus mediterraneus Steindachner bezeichnen. Siehe s.v. σαῦροι.

Fishes-Poissons II, 842–843; 841–842
Grzimek V, 100–103 (nur Stöcker oder Bastardmakrele)
Luther-Fiedler, 53-54 (nur Stöcker oder Bastardmakrele)
Lythgoe, 204
Riedl, 683, 682

τρίγλα, τρίγλη, τρίγλης, τρίγλαι, τρίγλῃσι (1. 98; 3. 187; 1. 130, 3. 432; 1. 590; 3. 439)

ἡ τρίγλα (τρῖγλα), τρίγλη, Dim. τὸ τριγλίον

(Schol. –)
(Strömberg, 71 ff.)
(Thompson, 264–268 s.v. ΤΡΙΓΛΗ)
(Keller II, 336; 354; 364–365; 544)

Sonstige Belege: passim

(Rote) Meerbarbe = Mullus barbatus L. und – unterschiedslos – Gestreifte Meerbarbe oder Streifenbarbe = Mullus surmuletus L. aus der Familie der Meerbarben (Mullidae).

Fishes-Poissons II, 878; 879
Grzimek V, 113–114
Luther-Fiedler, 52
Lythgoe, 200–201; 200
Riedl, 685, 684

τριγλίδες (1. 105)

ἡ τριγλίς

Nach Mair – siehe seine Anmerkung zu *Cyn* 1. 75 – τριγλίς = τρίγλη. Thompson, 268 unsicher. Vgl. Strömberg, 73.

τρυγών, τρυγόνι, τρυγόνες (1. 104, 2. 505; 2. 462, 470, 484; 2. 472)

ὁ τρυγών

(Schol. –)
(Strömberg, 118–119)
(Thompson, 270–271)
(Keller II, 376; 378)

Sonstige Belege: passim

Gewöhnlicher Stechrochen = Trygon pastinaca Cuvier = Dasyatis pastinaca L. aus der Familie der Stech- oder Stachelrochen (Trygonidae oder Dasyatidae) oder seine nächsten Verwandten.

Fishes-Poissons I, 199
Grzimek IV, 130
Luther-Fiedler, 97
Lythgoe, 44–45
Riedl, 661

ὑαίνης (1. 372; [5. 32])

ἡ ὕαινα, ὑαινίς

(Schol. ὑ.· ὕσκας, ἀντὶ τοῦ αἱ ὕαι· διὸ καὶ μισηταί.)
(Strömberg, 101–102)
(Thompson, 272)
(Keller –)

Sonstige Belege:
Ael. NA 9. 49, 13. 27; Ath. 326f. (Numen.); Hsch.; Eust. Com. ad Hom. Il. 694, 1129; Plin. HN 32. 154 (ὕαινα). – Epich. 65 (CGF [ὑαινίς])

Nicht identifizierbar. Sicherlich kein Plattfisch, wie möglicherweise die σύαινα.

φάγροι, φάγροισι (1. 140; 3. 185)

ὁ φάγρος

(Schol. 1. 140 ἀγριόφαγροι· διωξίφαγροι διὰ τὸ κινεῖσθαι ταχέως.)
(Strömberg –)
(Thompson, 273–275)
(Keller II, 346; 370)

Sonstige Belege: passim

Nach Mair – siehe seine Anmerkung zu *Cyn.* 2. 391 – eine Meerbrassenart (Familie der Sparidae), und zwar entweder der Gemeine See- oder Sackbrassen = Pagrus pagrus Risso = Pagrus vulgaris Cuvier et

Valenciennes oder der Großäugige Zahnbrassen = Dentex (Polysteganus) macrophthalmus Bloch. Thompson nennt des weiteren den Rotbrassen = Pagellus erythrinus L. – siehe s.v. ἐρυθῖνοι.

Fishes-Poissons II, 904–905; 888–889; 901
Grzimek V, 108 (nur Rotbrassen)
Luther-Fiedler, 51, 50
Lythgoe, 193; 195 (Gemeiner See- oder Sackbrassen und Rotbrassen)
Riedl, 687, 689, 686 (Gemeiner See- oder Sackbrassen und Rotbrassen)

φυκίδες (1. 126)

ἡ φυκίς, Dim. τὸ φυκίδιον

(Schol. φ.· αἱ λαπίναι.)
(Strömberg, 13; 57; 82–83)
(Thompson, 276–278 s.v. ΦΥ΄ΚΗΣ)
(Keller –)

Sonstige Belege: passim (siehe Mair, S. Lff. und Strömberg, 82)

Ein Lippfisch (Familie der Labridae). Im einzelnen nicht identifizierbar. Siehe „Noten“, 34–35.

Fishes-Poissons II, 919–942
Grzimek V, 151–154
Luther-Fiedler, 56–62
Lythgoe, 209–217
Riedl, 693–698, 699

χαλκέα (1. 133)

ὁ χαλκεύς

(Schol. χ.· χαλκίτην, ὄνομα ἰχθύος.)
(Strömberg, 27; 74–75; 93)
(Thompson, 281–282)
(Keller –)

Sonstige Belege:
Ael. NA 10. 11; Ath. 328d (Heraclid. et Euthyd.)

Nach Mair – siehe seine Anmerkung zum vorliegenden Vers – und nach Thompson der Petersfisch oder Heringskönig = Zeus faber L. = Zeus pungio Cuvier et Valenciennes aus der Familie der Petersfische (Zeidae).

Fishes-Poissons II, 772
Grzimek V, 21–22

Luther-Fiedler, 42
Lythgoe, 184
Riedl, 727

χαλκίδες, χαλκίσιν (1. 244; 3. 398)

ἡ χαλκίς

(Schol. –)
(Strömberg, 15; 27; 65; 74–75; 86; 93)
(Thompson, 282–283)
(Keller –)

Sonstige Belege: passim

Nach Mair – siehe seine Anmerkung zu 1. 244 – Pilchard oder Sardine = Clupea (Sardina) pilchardus Walbaum aus der Familie der Heringe (Clupeidae) oder nächste Verwandte dieses Fisches.

Fishes-Poissons I, 276–277
Grzimek IV, 199–200
Luther-Fiedler, 31
Lythgoe, 50–51
Riedl, 669, 670

χάννοι (1. 124, 3. 185)

ὁ χάννος, ἡ χάννα, χάννη

(Schol. –)
(Strömberg, 53)
(Thompson, 283–284 s.v. XA'NNA)
(Keller II, 354 [χάννη])

Sonstige Belege: passim

Nach Mair – siehe seine Anmerkung zu 1. 124 – und nach Thompson entweder der Sägebarsch = Serran(ell)us cabrilla L. oder der Schriftbarsch = Serran(ell)us scriba L. aus der Familie der Säge-, Zacken- oder Meerbarsche (Serranidae). Zum letzteren siehe s.v. πέρκη.

Fishes-Poissons II, 790; 791–792
Grzimek V, 76 (nur Schriftbarsch)
Luther-Fiedler, 46
Lythgoe, 190–191; 191
Riedl, 680, 678

χάραξ (1. 173)

ὁ χάραξ

(Schol. –)
(Strömberg, 36)
(Thompson, 284–285)
(Keller –)

Sonstige Belege:
Ael. NA 12. 25; Ath. 355e (Diph. Siph.)

Nach Mair – siehe seine Anmerkung zum vorliegenden Vers – und nach Thompson eine Meerbrassenart (Familie der Meerbrassen [Sparidae]), vielleicht der Zweibindenbrassen = Diplodus (Sargus) vulgaris Geoffroy Saint-Hilaire.

Fishes-Poissons II, 883–907; 895–896
Grzimek V, 107–108 (im einzelnen nicht aufgeführt)
Luther-Fiedler, 47–51; 48
Lythgoe, 192–198; 193
Riedl, 687, 689, 691–692, 686, 690; 687, 686

χελιδών, χελιδόνες (1. 428; 1. 434, 2. 459)

ἡ χελιδών

(Schol. –)
(Strömberg, 113–114; 117–118)
(Thompson, 285–287)
(Keller –)

Sonstige Belege: passim

Sehr wahrscheinlich der Flughahn = Dactylopterus volitans DeKay = Cephalacanthus volitans L. aus der Familie der Knurrhähne (Triglidae).

Fishes-Poissons III, 1284–1285
Grzimek V, 70 (Hinweis auf O. S. 69)
Luther-Fiedler, 81
Lythgoe, 268–269
Riedl, 726, 724

χρέμητες (1. 112)

ὁ χρέμης

(Schol. –)
(Strömberg, 67)
(Thompson, 291–292 s.v. ΧΡΟ΄ΜΙΣ)
(Keller –)

Sonstige Belege:
Ael. NA 15. 11; Orib. inc. 20. 17

Nach Mair (im Index) der Adler- oder Rabenfisch = Johnius hololepidotus = Sciaena aquila Cuvier = Argyrosomus regius Asso aus der Familie der Adler- oder Umberfische (Sciaenidae) – siehe s.vv. γλαῦκος, σκίαινα –, nach Thompson irgendeiner der Adler- oder Umberfische (Sciaenidae), ohne Spezifizierung.

Fishes-Poissons II, 867; 865–874
Grzimek V, 109–110
Luther-Fiedler, 52–53 (ohne Adler- oder Rabenfisch)
Lythgoe, 201; 201–202
Riedl, 685, 684

χρύσοφρυς (1. 169, 3. 188)

ὁ χρύσοφρυς, χρυσοφός (sic!)

(Schol. 1. 169 χ.· ἐπώνυμος τῇ οἰκείᾳ ἀγλαΐᾳ.)
(Strömberg, 26; 86)
(Thompson, 292–294)
(Keller II, 354; 369–370)

Sonstige Belege: passim

Goldbrassen = Sparus auratus (-ta) L. = Chrysophrys auratus (-ta) Cuvier et Valenciennes aus der Familie der Meerbrassen (Sparidae).

Fishes-Poissons II, 906
Grzimek V, 107–108
Luther-Fiedler, 50
Lythgoe, 197
Riedl, 689, 690

ψῆτται (1. 105)

ἡ ψῆττα, ψῆσσα, Dim. τὸ ψηττάριον, ψησσίον

(Schol. ψ.· ψησσία, κλαρίαι· ἰχθύες . . .)
(Strömberg, 13; 37; 87; 99)
(Thompson, 294–295)
(Keller II, 355; 366–369)

Sonstige Belege: passim

Nach Mair – siehe seine Anmerkung zum vorliegenden Vers – bei O. der Steinbutt = Bothus maximus L. (?) = Psetta maxima L. = Rhombus maximus Cuvier = Scophthalmus maximus Rafinesque aus der Familie der Butte (Bothidae oder Scophthalmidae).

Fishes-Poissons III, 1290–1291 (mit zwei Subspecies)
Grzimek V, 235–236
Luther-Fiedler, 82
Lythgoe, 269, 272, 270
Riedl, 729, 728

VERZEICHNIS DER VORKOMMENDEN MEERESSÄUGER-NAMEN

δελφίς, δελφῖνος, δελφῖνι, δελφῖν', δελφῖνες, δελφίνων, δελφῖσι(ν) (1. 732, 2. 565, 608, 5. 455, 460, 467, 477, 503, 510; 2. 574, 4. 81, 5. 449, 545; 5. 471, 587; 3. 290; 1. 383, 388, 580, 610, 684, 2. 533, 542, 5. 425, 431, 434, 447; 1. 385, 644, 648, 673, 2. 555, 561, 628, 5. 416, 527, 537; 2. 595, 5. 419, 441, 562)

ἡ δελφίς, δελφίν, Dim. ὁ δελφινίσκος, τὸ δελφινάριον

(Schol. –)
(Strömberg, 11; 64–65; 77; 82)
(Thompson, 52–56)
(Keller I, 408–409; II, 382; 392; 498)

Sonstige Belege: passim

Gemeiner Delphin = Delphinus delphis L. aus der Familie der Delphine (Delphinidae), der Unterordnung der Zahnwale (Odontoceti).

Grzimek XI, 490ff.; 501–502
Riedl, 761, 760

καστορίδες (1. 398)

ἡ καστορίς

(Schol. –)
(Strömberg, 69 [Phoca = φώκη])
(Thompson –)
(Keller I, 185–189 [Biber]; 407–408 [φώκη])

Sonstige Belege:
Ael. NA 9. 50; Phlp. de Opif. Mundi 5. 1 (Reichardt)

Nach Mair – siehe seine Anmerkung zum vorliegenden Vers – der Biber = Castor fiber L. aus der Familie der Biber (Castoridae), der Unterordnung der Hörnchenverwandten (Sciuromorpha), der Ordnung der Nagetiere (Rodentia), mit zahlreichen Unterarten. Dagegen ist einzuwenden, daß der Biber nicht Laute von sich gibt, wie sie O. beschreibt. Demgemäß vermuten LSJ in καστορὶς ein anderes Wort (neben φώκη) für den „Seehund". Siehe s.v. φώκη. Zur „brummenden Stimme", zum „Bellen" der φώκη siehe Keller bzw. Strömberg.

Grzimek XI, 278–288; XII, 395–397
Riedl, 757–758 (nur „Seehund")

κριοί, κριοῖς (1. 372; 5. 34)

ὁ κριός

(Schol. –)
(Strömberg, 102)
(Thompson, 132–133)
(Keller I, 412–414)

Sonstige Belege:
Marc. Sid. 40 (Heitsch); Ael. NA 9. 49, 15. 2; Suid. s.v. κῆτος. – Plin. HN 9. 10, 145, 32. 144 (aries)

Nach Mair – siehe seine Anmerkung zu 5. 34 – der Schwert- oder Mordwal = Orcinus orca L. aus der Familie der Delphine (Delphinidae), der Unterordnung der Zahnwale (Odontoceti).

Grzimek XI, 490ff.; 504–505
Riedl –

φάλλαιναν (1. 404)

ἡ φάλλαινα

(Schol. siehe dort.)
(Strömberg –)
(Thompson, 275 s.v. ΦΑ΄ΛΑΙΝΑ)
(Keller I, 409–414)

Sonstige Belege: passim

Waltiere, Wale allgemein (Ordnung der Waltiere [Cetacea]), ohne weitere Spezifizierung.

Grzimek XI, 448ff.
Riedl, 758ff.

φύσαλοι (1. 368)

ὁ φύσαλος

(Schol. –)
(Strömberg, 44; 61)
(Thompson, 280)
(Keller I, 412)

Sonstige Belege:
Ael. NA 9. 49; Eust. Com. ad Hom. Il. 1151

Nach Mair – siehe seine Anmerkung zum vorliegenden Vers – vielleicht der Pottwal = Physeter macrocephalus L. = Physeter catodon L. aus der Familie der Pottwale (Physeteridae), der Unterordnung der Zahnwale (Odontoceti).

Grzimek XI, 478–482
Riedl, 761–762, 760

φώκη, φώκης, φώκῃ, φώκην, φῶκαι, φώκησιν (1. 686; 1. 644; 5. 376; 5. 38, 380, 382; 1. 406; 1. 534, 5. 390)

ἡ φώκη

(Schol. –)
(Strömberg, 11; 69)
(Thompson –)
(Keller I, 407–408)

Sonstige Belege: passim

„Seehund", genau die Mönchsrobbe = Monachus albiventer H. = Monachus monachus Hermann = Phoca monachus aus der Familie der Seehunde, Hundsrobben (Phocidae), der Unterordnung der Wasserbewohnenden Raubtiere (Pinnipedia).

Grzimek XII, 395–397
Riedl, 757–758

VERZEICHNIS DER VORKOMMENDEN NAMEN SONSTIGER MEERESTIERE

ἀστακός, ἀστακοί (1. 261, 263; 1. 609)

ὁ ἀστακός, ὀστακός

(Schol. –)
(Strömberg, 32)
(Thompson, 18–19)
(Keller II, 485; 490–491; 495; 499)

Sonstige Belege: passim

Hummer = Homarus gammarus L. = Homarus vulgaris = Astacus gammarus aus der Überfamilie der Hummerartigen (Astacidea).

Grzimek I, 489
Luther-Fiedler, 123
Riedl, 482, 480

ἀστέρες (2. 181)

ὁ ἀστήρ

(Schol. ἀ.· εἶδος ἰχθύος.)
(Strömberg –)
(Thompson, 19)
(Keller II, 571)

Sonstige Belege:
Hp. 7. 358, 16, 8. 384, 17 (Littré); Arist.

HA 548a7, PA 681b9; Gal. 12. 456 (Kühn); Ael. NA 9. 22. – Plin. HN 9. 154, 183, 32. 44, 151 (stella)

Vielleicht der Eis(see)stern = Marthasterias glacialis L. aus der Familie der Asteriidae, der Ordnung der Forcipulata oder – so Ory, 76 – der Nordische Kammstern = Astropecten irregularis Linck aus der Familie der Astropectinidae, der Ordnung der Phanerozonia.

Grzimek III, 366, 365
Luther-Fiedler, 111 (nur Eis(see)stern)
Riedl, 607, 606, 609

ἕλμισι (3. 180)

ἡ ἕλμις, ἕλμινς (ἕλμιγξ)

(Schol. ἕ.· σκώληξιν.)
(Strömberg –)
(Thompson –)
(Keller II, 501, 503)

Sonstige Belege: passim

„Felswurm". Wahrscheinlich ein Meereswurm; weiter nicht identifizierbar.

ἐχῖνοι, ἐχίνοις (1. 317; 2. 225)

ὁ ἐχῖνος

(Schol. –)
(Strömberg –)
(Thompson, 70–73)
(Keller II, 500; 566; 571–574; 576)

Sonstige Belege: passim

Seeigel allgemein (Klasse der Echinoidea), ohne weitere Spezifizierung.

Grzimek III, 326 ff.
Luther-Fiedler, 114 ff.
Riedl, 595 ff.

κάραβος, καράβου, καράβῳ, κάραβον (1. 261, 2. 254, 321, 341; 2. 346; 2. 388; 2. 389, 3. 345)

ὁ κάραβος

(Schol. 1. 261 κ.· καραβίς, τὴν καραβίδα λέγει.)
(Strömberg –)
(Thompson, 102–103)
(Keller II, 219; 360; 485–486; 490–497; 499; 513; 516; 538)

Sonstige Belege: passim

Languste = Palinurus elephas Fabr. = Palinurus vulgaris Latreille aus der Familie der Langusten (Palinuridae), der Überfamilie der Langustenartigen (Palinuridea).

Grzimek I, 488
Luther-Fiedler, 124
Riedl, 481, 480

καρίς, καρῖδος, καρῖδα, καρῖδες, καρίδων, καρῖσιν (3. 184; 4. 228; 4. 221, 225; 2. 128; 1. 281, 2. 132; 3. 177)

ἡ καρίς, κουρίς, κωρίς

(Schol. –)
(Strömberg –)
(Thompson, 103–104)
(Keller II, 229; 485; 491; 494–496; 499)

Sonstige Belege: passim

Vermutlich Langschwänzige Krebse, Garnelen allgemein (Macrura natantia). Nach Mair – siehe seine Anmerkung zu 2. 128 – möglicherweise auch der Heuschrecken- oder Fangschreckenkrebs = Squilla mantis L. (? Fabr.?) aus der Ordnung der Heuschreckenkrebse oder Maulfüßer (Stomatopoda).

Grzimek I, 486–487; 483–484
Luther-Fiedler, 120–123; 132
Riedl, 471–479, 481; 461, 462

καρκινάς, καρκινάδες, καρκινάδεσσιν, καρκινάσιν (1. 333; 1. 542; 1. 335; 1. 320, 3. 179)

ἡ καρκινάς

(Schol. 1. 320 κ.· παγουρομάναις.)
(Strömberg –)
(Thompson, 104–105)
(Keller II, 489)

Sonstige Belege: passim

Vermutlich Einsiedlerkrebse allgemein (Paguridea), ohne weitere Spezifizierung.

Grzimek I, 490
Luther-Fiedler, 124–125
Riedl, 485–486, 484

καρκίνος, καρκίνῳ, καρκίνον, καρκίνοι (2. 174, 190; 3. 178; 2. 168; 1. 280, 542)

ὁ καρκίνος

(Schol. 1. 280 κ.· ἰδιωτικῶς τζαγανοί.)
(Strömberg, 90)
(Thompson, 105–106)
(Keller II, 205; 485–489; 491; 496–499; 567)

Sonstige Belege: passim

Echte Krabben, Taschenkrebse allgemein (Brachyura). Siehe s.v. πάγουροι.

Grzimek I, 491ff.
Luther-Fiedler, 127–131
Riedl, 489–505

κῆρυξ, κήρυκες (1. 329; 1. 316)

ὁ κῆρυξ

(Schol. 1. 329 κ.· κο[γχύλ]η.)
(Strömberg –)
(Thompson, 113–114)
(Keller II, 519; 526; 539–540)

Sonstige Belege: passim

Trompeter- (Trompeten-) oder Heroldschnecke oder Kinkhorn oder Tritonshorn = Charonia lampas L. = Tritonium nodiferum Linck aus der Familie der Cymatiidae, der Überfamilie der Tonnoidea. Siehe Mair zu 1. 315 s.v. „Nerites". Siehe s.v. νειρίτης.

Grzimek III, 86
Luther-Fiedler, 141–142
Riedl, 288, 286

κόχλου (1. 334, 2. 191)

ὁ, ἡ κόχλος, Dim. ἡ κοχλίς

(Schol. 2. 191 κ.· τοῦ ὀστρέου, λέπους.)
(Strömberg –)
(Thompson, 132)
(Keller II, 519ff. [Schnecken]; 547ff. [Zweischalige Muscheln])

Sonstige Belege: passim

Käferschnecken (Placophora), Schnecken (Gastropoda) – siehe s.v. στρόμβος – und Zweischalige Muscheln (Bivalvia) allgemein – siehe s.v. χήμησι.

Grzimek III, 37ff.
Luther-Fiedler, 136ff.
Riedl, 254ff.

λεπάδεσσιν (1. 138)

ἡ λεπάς

(Schol. λ.· ὀστρέοις. Im übrigen siehe dort.)
(Strömberg –)
(Thompson, 147–148)
(Keller II, 500)

Sonstige Belege: passim

Napfschnecken allgemein (Familie der Patellidae, Unterordnung der Patellina), zumal die Patella caerulea (coerulea) L.

Grzimek III, 57ff.; 58
Luther-Fiedler, 138
Riedl, 271, 273

μύες (1. 316)

(Schol. μ.· ὀμύδια.)
(Strömberg, 109)

ὁ μῦς

(Thompson, 166–167)
(Keller II, 547–549; 553; 562–563)

Sonstige Belege: passim

Miesmuschel = Mytilus galloprovincialis Lamarck = Mytilus edulis L. aus der Unterordnung der Mytilina.

Grzimek III, 151
Luther-Fiedler, 153
Riedl, 349, 348

ναυτίλον (1. 340)

ὁ ναυτίλος

(Schol. siehe dort.)
(Strömberg, 58)
(Thompson, 172–175)
(Keller II, 512; 517–518)

Sonstige Belege:
Arist. HA 525a21, 622b5, Fr. 335 (Rose); Call. Epigr. 5. 3 (Pfeiffer); Ael. NA 9. 34; Hsch.; Suid.; Plin. HN 9. 88

Papierboot = Argonauta argo L. aus der Familie der Argonautidae, der Ordnung der Achtarmigen Tintenfische oder Kraken (Octobrachia oder Octopoda).

Grzimek III, 222–225
Luther-Fiedler, 158–159
Riedl, 390, 389

νειρίτης, νειρῖται (1. 329; 1. 315)

ὁ νειρίτης, νειρείτης, νηρίτης, νηρείτης, ἀναρίτας, ἀνηρίτης

(Schol. 1. 315 v.· κοχλίαι. Im übrigen siehe dort.)
(Strömberg –)
(Thompson, 176 s.v. ΝΗΡΊΤΗΣ)
(Keller II, 540–541)

Sonstige Belege: passim

Nach Keller Trompeter- (Trompeten-) schnecke (Tonnenschnecke [Überfamilie der Tonnoidea]), ohne nähere Spezifizierung. Siehe s.v. κῆρυξ.

Grzimek III, 86–87
Luther-Fiedler, 138 ff.
Riedl, 288–289, 286

οἶστρον (2. 508)

(Schol. –)
(Strömberg –)

ὁ οἶστρος

(Thompson, 88 s.v. ΘΥ'ΝΝΟΣ, 179 s.v. ΞΙΦΙ'ΑΣ)
(Keller –)

Sonstige Belege:
Arist. HA 602a25-31; Plin. HN 9. 54 (Thun- und Schwertfisch); Arist. HA 557a27–29; Ath. 302c (Theodorid.) (nur Thunfisch)

Nach Thompson und Ory, 78, Thunfisch- bzw. Schwertfischbremse = Brachiella thynni Cuvier bzw. Pennella filosa Oken.

Grzimek –
Luther-Fiedler –
Riedl -

ὀσμύλος, ὀσμύλον (1. 307; 1. 310)

ὁ ὀσμύλος, ἡ ὀσμύλη, Dim. τὸ ὀσμύλιον, ὀσμυλίδιον

(Schol. 1. 307 ὀ.· μοσχίτης.)
(Strömberg –)
(Thompson, 188–189 s.v. 'ΟΣΜΥ'ΛΗ)
(Keller II, 512–513)

Sonstige Belege: passim

Nach Mair – siehe seine Anmerkung zu 1. 307 – und nach Thompson der Moschuskrake = Ozaena moschata Lamarck = Eledone moschata L. aus der Familie der Kraken (Octopodidae), der Ordnung der Achtarmigen Tintenfische oder Kraken (Octobrachia oder Octopoda).

Grzimek III, 220
Luther-Fiedler, 158 (s.v. Eledone aldrovandii Rafinesque)
Riedl, 388, 387

ὀστρέῳ, ὄστρεα, ὀστρείοισιν (2. 177; 1. 317, 764, 2. 170, 171, 182; 5. 598)

τὸ ὄστρεον, ὄστρειον

(Schol. –)
(Strömberg –)
(Thompson, 190–192)
(Keller II, 119; 339; 499–500; 558; 562–568; 569; 572 [Auster])

Sonstige Belege: passim (siehe im übrigen LSJ)

Schalenweichtiere allgemein = Conchifera (so in 1. 764, 5. 598); sonst die Auster = Ostrea edulis L. aus der Überfamilie der Austern (Ostreoidea).

Grzimek III, 43 ff.; 156–158
Luther-Fiedler, 138 ff.; 153–154
Riedl, 258 ff.; 358, 356

πάγουροι, παγούρων (1. 285, 609; 1. 281)

ὁ πάγουρος

(Schol. 1. 609 π.· οἱ μεγάλοι δῆλον.)
(Strömberg –)
(Thompson, 193)
(Keller II, 485–488; 496–497)

Sonstige Belege: passim

Nach Mair – siehe seine Anmerkung zu 1. 281 – und nach Thompson die Eßbare Krabbe = Cancer pagurus L. aus der Ordnung der Zehnfüßigen Krebse (Decapoda). Da diese Art im Mittelmeer jedoch nur selten angetroffen wird, ist auch an die Gewöhnliche Strandkrabbe = Carcinus mediterraneus Czerniavsky = Carcinus (Carcinides) maenas L. und an die Hahnenkamm- oder Schamkrabbe = Calappa granulata L. zu denken (beide aus derselben Ordnung). Siehe s.v. καρκίνος.

Grzimek I, 492
Luther-Fiedler, 129, 128 (nur Gewöhnliche Strandkrabbe und Hahnenkamm- oder Schamkrabbe)
Riedl, 498, 499, 492, 500, 491

πίννη, πίννην (2. 187; 2. 193)

ἡ πίννη, πίνη, πῖνα

(Schol. –)
(Strömberg –)
(Thompson, 200–202)
(Keller II, 488–489; 549–550; 553; 558–559)

Sonstige Belege: passim

Steckmuschel = Pinna nobilis L. = Pinna squamosa Lamarck aus der Familie der Steckmuscheln (Pinnidae), der Überfamilie der Flügel- und Steckmuscheln (Pterioidea).

Grzimek III, 153
Luther-Fiedler, 153
Riedl, 353, 352

πιννοφύλαξ (2. 191)

(Schol. –)
(Strömberg –)

ὁ πιν(ν)οφύλαξ (= πιν[ν]οτήρης)

(Thompson, 202 s.v. ΠΙΝΝΟΤΗ΄ΡΗΣ)
(Keller II, 488–489; 549; 558)

Sonstige Belege: passim

Muschelwächter = Pinnot(h)eres pinnot(h)eres L. aus der Familie der Muschelwächter (Pinnot(h)eridae), der Überfamilie der Viereckskrabben (Brachyrhyncha). Nicht davon geschieden die Erbsenkrabbe = Pinnot(h)eres pisum L. aus derselben Familie.

Grzimek I, 492, III, 153
Luther-Fiedler, 128 (nur Pinnot(h)eres pisum L.)
Riedl, 503, 504

πορφύραι (1. 315, 5. 598)

ἡ πορφύρη, πορφύρα

(Schol. 1. 315 π.· οἱ κόχλοι, ἤως αἱ κοτύλαι.)
(Strömberg –)
(Thompson, 209–218)
(Keller I, 313; 327; II, 313; 382; 387; 492; 524–539)

Sonstige Belege: passim

Leistenschnecken, „Purpurschnecken" allgemein (Familie der Muricidae, Unterordnung der Schmalzüngler [Neogastropoda oder Stenoglossa]), vor allem die Purpurschnecke = Trunculariopsis trunculus L. = Murex trunculus L., die Rotmund-Leistenschnecke = Thais haemastoma L., die Schuppige Leistenschnecke (auch Gerippte Purpurschnecke) = Ceratostoma erinaceum L. = Murex erinaceus L. und das Brandhorn (auch Stachelschnecke) = Murex brandaris L.

Grzimek III, 87–88
Luther-Fiedler, 143 (ohne Thais haemastoma L.)
Riedl, 291, 293, 292

πούλυπος, πουλύποδος, πούλυπον, πουλύποδες, πουλυπόδων, πουλυπόδεσσι(ν), πουλύποδας (2. 267, 391, 455, 4. 280, 304; 1. 536, 2. 282, 295, 319, 4. 274; 1. 310, 2. 260, 3. 345; 1. 306, 552, 2. 238, 254, 4. 268; 1. 609, 2. 232, 3. 190; 1. 339, 514, 2. 418; 2. 242, 4. 267)

(Schol. –)
(Strömberg –)
(Thompson, 204–208)
(Keller II, 360; 491–492; 508–513; 515; 585)

ὁ πούλυπος, πο(υ)λύπους, πώλυπος, πῶλυψ, Dim. τὸ πολυπόδιον

Sonstige Belege: passim

Gewöhnlicher Krake oder Oktopus = Octopus vulgaris Cuvier (? Lamarck?) aus der Familie der Kraken (Octopodidae), der Ordnung der Achtarmigen Tintenfische oder Kraken (Octobrachia oder Octopoda). Siehe „Noten", 278–279.

Grzimek III, 217–220
Luther-Fiedler, 157–158
Riedl, 388, 387

σηπίη, σηπίαι (1. 313, 2. 121, 455; 3. 156, 4. 147, 160)

ἡ σηπίη, σηπία, Dim. τὸ σηπίδιον

(Schol. –)
(Strömberg –)
(Thompson, 231–233 s.v. ΣΗΠΙ'Α)
(Keller II, 382; 491; 511–515; 554)

Sonstige Belege: passim

Gemeine Sepie oder Gemeiner Tintenfisch = Sepia officinalis L. = Sepia filiouxi Lamont aus der Familie der Sepien (Sepiidae), der Ordnung der Tintenschnecken, Sepien (Sepiida). Die übrigen Arten der Familie der Sepien, Dornsepie = Sepia orbignyana Ferussac und Schlammsepie oder Kleine Sepie = Sepia elegans D'Orbigny, scheinen nicht geschieden.

Grzimek III, 203–205
Luther-Fiedler, 157 (ohne Dornsepie)
Riedl, 383, 382

σκολόπενδρα (1. 307, 2. 424, 430)

ἡ σκολόπενδρα

(Schol. 1. 307 σ.· ψαλίς.)
(Strömberg –)
(Thompson –)
(Keller II, 358; 481–483)

Sonstige Belege: passim

Siehe Mairs Anmerkung zu 2. 424. Darnach ein Ringelwurm aus der Ordnung der Freilebenden Borstenwürmer (Polychaeta errantia). Nach Ory, 72–75, hingegen nicht identifizierbar.

Grzimek I, 364ff.
Luther-Fiedler, 161 (s.v. Eunice harassii Audouin et M. Edwards)
Riedl, 396ff.

σκορδύλος (1. 306)

ὁ σκορδύλος

(Schol. –)
(Strömberg, 36 [κορδύλος])
(Thompson, 127 s.v. ΚΟΡΔΥ΄ΛΟΣ)
(Keller II, 320–321 [Wassermolch])

Sonstige Belege (κορδύλος):
Arist. Resp. 476a6, HA 487a28, 490a4, 589b27, PA 695b25, Fr. 320 (?); Ath. 306c (Numen. [κουρύλος]); Hsch.

Vielleicht ein Wassermolch der Gattung Triturus aus der Familie der Echten Salamander und Molche (Salamandridae), ohne weitere Spezifizierung. Siehe „Noten", 75.

Grzimek V, 330–331; 337–338
Luther-Fiedler –
Riedl –

σπόγγων, σπόγγους (5. 654, 657; 5. 649)

ὁ σπόγγος (σφόγγος), σπογγίας, ἡ σπογγιά (σφογγιά), σπογγιή, Dim. τὸ σπογγίον, σπογγάριον

(Schol. –)
(Strömberg –)
(Thompson, 249–250)
(Keller II, 571; 576; 583–586)

Sonstige Belege: passim

Schwamm (Spongia). Neben dem Badeschwamm = Spongia (Euspongia) officinalis L. auch die Mehrzahl der übrigen Arten aus der Familie der Schwämme (Spongiidae).

Grzimek I, 138ff.
Luther-Fiedler, 186ff.
Riedl, 146, 148, 147

στρόμβος, στρόμβων, στρόμβους (1. 330; 1. 315, 330; 5. 602)

ὁ στρόμβος

(Schol. 1. 315 σ.· τῶν λιβαδίων ἢ τωνωτονίων, χηβάδων.)
(Strömberg –)
(Thompson, 252–253)
(Keller II, 540–541)

Sonstige Belege: passim

Schnecken (Gastropoda) mit spiralförmigem Gehäuse, „Spiralschnecken". Siehe s.v. κόχλου. Nach Ory, 80, speziell die Gemeine Seenadelschnecke = Gourmya vulgata Brugière = Cerithium vulgatum

L. aus der Familie der Seenadelschnecken (Cerithiidae), der Ordnung der Kammkiemer (Caenogastropoda).

Grzimek III, 50ff.; 77
Luther-Fiedler, 138ff.; 140
Riedl, 259ff.; 280

σωλήν (1. 316)

ὁ σωλήν

(Schol. –)
(Strömberg –)
(Thompson, 257–258)
(Keller II, 563)

Sonstige Belege: passim

Schwertmuschel = Ensis ensis L. und Scheidenmuschel oder Messerscheide = Solen marginatus Pennant (? Montagu?) = Solen vagina L. aus der Überfamilie der Scheidenmuscheln (Solenoidea). Auch die Messermuschel = Ensis minor Chenu = Ensis siliqua L. aus derselben Überfamilie kommt in Betracht.

Grzimek III, 179–180
Luther-Fiedler, 152 (ohne Messermuschel)
Riedl, 372, 373

τευθίς, τευθίδος, τευθίδες, τευθίσι (4. 446; 3. 167, 178; 1. 428, 432; 4. 439)

ἡ τευθίς, Dim. τὸ τευθίδιον

(Schol. 1. 428 τ.· τὰ λεγόμενα καλαμάρια. Im übrigen siehe dort.)
(Strömberg –)
(Thompson, 260–261)
(Keller II, 512–516)

Sonstige Belege: passim

Kalmar. Neben dem Gemeinen oder Gewöhnlichen Kalmar = Loligo vulgaris Lamarck auch der Mittelländische oder Großkeulige Zwergkalmar oder Kleine Kalmar = Alloteuthis media L. = Alloteuthis subulata Lamarck, beide aus der Unterordnung der Schließaugen-Kalmare (Myopsida oder Loliginina), der Ordnung der Kalmare (Teuthida). Siehe „Noten", 278–279.

Grzimek III, 206–208
Luther-Fiedler, 156
Riedl, 384–386

χελώνη, χελώνῃ, χελῶναι, χελώναις (1. 397; 5. 26; 1. 522; 1. 513, 533) – χέλυν, χέλυες (5. 396; 5. 392)

ἡ χελώνη, χέλυς, χελύνη, ὁ χελωνός

(Schol. –)
(Strömberg –)
(Thompson –)
(Keller II, 247–259)

Sonstige Belege: passim

Meeresschildkröten allgemein (Familie der See-, Meeresschildkröten [Chelonidae], Ordnung der Schildkröten [Chelonia], Klasse der Kriechtiere [Reptilia]). Siehe s.v. μυῶν im „Verzeichnis der vorkommenden Fischnamen".

Grzimek VI, 110–114
Riedl, 741, 740

χήμησι (1. 138, 5. 602)

ἡ χήμη

(Schol. 1. 138 χ.· ὀμυδίοις, χηβαδίοις, ὀστρέοις.)
(Strömberg –)
(Thompson, 288–289)
(Keller –)

Sonstige Belege: passim

Zweischalige Muscheln (Bivalvia) allgemein – siehe s.v. κόχλου –, zumal Venus- und Teppichmuscheln (Familien der Veneridae bzw. Paphiidae aus der Ordnung der Grabenden Muscheln = Heterodonta oder Eulamellibranchiata). Besonders zu nennen sind: Chamelea gallina L. = Venus [Chione] gallina L., Venus verrucosa L., Callista [Cytherea, Meretrix] chione L. bzw. Venerupis decussata L. = Tapes decussatus L. = Amygdala decussata L. – Ory, 80, nennt die Bunte Kammuschel = Chlamys varia L. aus der Familie der Kammuscheln (Pectinidae), der Ordnung der Pteriomorpha.

Grzimek III, 143 ff.; 176 (ohne Venerupis decussata); 153
Luther-Fiedler, 148 ff.; 151; 154
Riedl, 343 ff.; 365–367, 364; 355, 354

INDEX DER IN DEN VORAUSGEHENDEN VERZEICHNISSEN NOTIERTEN *WISSENSCHAFTLICHEN LATEINISCHEN* FISCHNAMEN

Acanthias acanthias Bonaparte	siehe s.v.	ἀκανθίαι
Acanthias vulgaris Risso	siehe s.v.	ἀκανθίαι
Alopias vulpes Bonaparte	siehe s.v.	ἀλωπεκίαι (ἀλώπεκες)
Alopias vulpinus Bonnaterre	siehe s.v.	ἀλωπεκίαι (ἀλώπεκες)
Alosa alosa L.	siehe s.v.	θρίσσαι
Anguilla anguilla L.	siehe s.v.	ἐγχέλυος
Anthias anthias L.	siehe s.v.	ἐρυθῖνοι
Argyrosomus regius Asso	siehe s.vv.	γλαῦκος, σκίαινα, χρέμητες
Atherina hepsetus L.	siehe s.v.	ἀθερῖναι
Atherinidae	siehe s.v.	ἀθερῖναι
Balistes capriscus Gmelin	siehe s.v.	μυῶν
Balistes carolinensis Gmelin	siehe s.v.	μυῶν
Belone belone L.	siehe s.vv.	ῥαφίδες, σφύραιναι
Blennius galerita L.	siehe s.v.	ἄδωνιν
Blennius montagui Valenciennes	siehe s.v.	ἄδωνιν
Boops boops L.	siehe s.vv.	βῶκες, σπάρος
Boops salpa Risso	siehe s.vv.	βῶκες, σάλπαι, σπάρος
Bothus maximus L. (?)	siehe s.v.	ψῆτται
Box salpa Cuvier et Valenciennes	siehe s.vv.	βῶκες, σάλπαι, σπάρος
Cantharus cantharus Cadenat	siehe s.v.	κάνθαρος
Cantharus lineatus Günther	siehe s.v.	κάνθαρος
Centracanthidae	siehe s.v.	σμαρίδες
Centrina salviani Risso	siehe s.v.	κεντρίναι
Cephalacanthus volitans L.	siehe s.v.	χελιδών
Cephaloptera giorna Cuvier	siehe s.v.	βοῦς
Charax puntazzo Cuvier et Valenciennes	siehe s.vv.	σπάρος, σύαινα
Chrysophrys auratus (-ta) Cuvier et Valenciennes	siehe s.v.	χρύσοφρυς
Citharinus citharus	siehe s.v.	κιθάρη
Clupea pilchardus Walbaum	siehe s.v.	χαλκίδες
Clupeidae	siehe s.v.	ἀφύης
Conger conger L.	siehe s.v.	γόγγροι
Coricus rostratus Cuvier et Valenciennes	siehe s.v.	κίχλαι
Coris julis L.	siehe s.v.	ἰουλίδος
Corvina nigra Cuvier	siehe s.vv.	κορακῖνος, μύλοι, σκίαινα
Coryphaena hippurus L.	siehe s.v.	ἱππούροιο
Coryphoblennius galerita L.	siehe s.v.	ἄδωνιν
Crenilabrus rostratus Günther	siehe s.v.	κίχλαι
Crenilabrus scina Forskål	siehe s.v.	κίχλαι
Cyprinus carpio L.	siehe s.v.	κυπρῖνοι
Dactylopterus volitans DeKay	siehe s.v.	χελιδών
Dasyatis pastinaca L.	siehe s.v.	τρυγών

Dentex dentex L.	siehe s.v. συνόδοντι
Dentex macrophthalmus Bloch	siehe s.v. φάγροι
Dentex vulgaris Valenciennes	siehe s.v. συνόδοντι
Dicentrarchus labrax L.	siehe s.v. λάβραξ
Diplodus puntazzo Cetti	siehe s.vv. σπάρος, σύαινα
Diplodus sargus L.	siehe s.v. σαργέ
Diplodus vulgaris Geoffroy Saint-Hilaire	siehe s.v. χάραξ
Dipturus batis L.	siehe s.v. βατίς
Emmelichthyidae	siehe s.v. σμαρίδες
Engraulidae	siehe s.v. ἀφύης
Engraulis encrasicholus L.	siehe s.v. ἐγγραύλεις
Epinephelus guaza L.	siehe s.v. ὀρφόν
Esox sphyraena L.	siehe s.v. σφύραιναι
Euscarus cretensis L.	siehe s.v. σκάρος
Exocoetidae	siehe s.v. ἵρηκες
Gadus merlangus L.	siehe s.v. καλλαρίαι
Gadus minutus capelanus Risso	siehe s.v. ὀνίσκου (ὄνος)
Gadus poutassou Moreau	siehe s.v. ὀνίσκου (ὄνος)
Gaidropsarus vulgaris Cloquet	siehe s.v. ὀνίσκου (ὄνος)
Galeus melastomus Rafinesque	siehe s.v. ποικίλοι
Gobiidae	siehe s.v. κωβιός
Gobius jozo L.	siehe s.v. κωβιός
Gobius niger L.	siehe s.v. κωβιός
Heterosomata	siehe s.v. βούγλωσσα
Hippocampus antiquorum Leach	siehe s.v. ἵπποι
Hippocampus guttulatus Cuvier	siehe s.v. ἵπποι
Hippocampus hippocampus L.	siehe s.v. ἵπποι
Hippocampus ramulosus Leach	siehe s.v. ἵπποι
Isurus cornubicus Gray	siehe s.v. λάμνης
Johnius hololepidotus	siehe s.vv. γλαῦκος, σκίαινα, χρέμητες
Johnius umbra Fowler	siehe s.vv. κορακῖνος, μύλοι, σκίαινα
Labrax lupus Cuvier	siehe s.v. λάβραξ
Lamna cornubica Müller et Henle	siehe s.v. λάμνης
Lamna nasus Bonnaterre	siehe s.v. λάμνης
Lampetra fluviatilis L.	siehe s.v. ὄλισθον
Leiobatus aquila Rafinesque	siehe s.v. αἰετοῦ
Lithognathus mormyrus L.	siehe s.v. μορμύλος
Lophius budegassa Spinola	siehe s.v. βάτραχος
Lophius piscatorius L.	siehe s.vv. βάτραχος, ἡμεροκοίτου
Maena maena Facciolà	siehe s.v. μαινίδι
Maena vulgaris Cuvier et Valenciennes	siehe s.v. μαινίδι
Maenidae	siehe s.v. σμαρίδες
Merlangius merlangus L.	siehe s.v. καλλαρίαι
Merluccius merluccius L.	siehe s.vv. καλλαρίαι, ὀνίσκου (ὄνος)
Merluccius vulgaris Fleming	siehe s.vv. καλλαρίαι, ὀνίσκου (ὄνος)
Micromesistius poutassou Risso	siehe s.v. ὀνίσκου (ὄνος)
Mobula mobular Bonnaterre	siehe s.v. βοῦς
Morone labrax Boulenger	siehe s.v. λάβραξ

Motella tricirrata Nilsson	siehe s.v.	ὀνίσκου (ὄνος)
Mugil cephalus L.	siehe s.v.	κέφαλοι
Mugilidae	siehe s.vv.	κεστρεύς, κέφαλοι
Mullus barbatus L.	siehe s.v.	τρίγλα
Mullus surmuletus L.	siehe s.v.	τρίγλα
Muraena helena L.	siehe s.v.	μύραινα
Mustelus asterias Cloquet	siehe s.v.	λεῖοι
Mustelus laevis Link	siehe s.v.	λεῖοι
Mustelus mustelus L.	siehe s.v.	λεῖοι
Mustelus vulgaris Müller et Henle	siehe s.v.	λεῖοι
Myliobatis aquila L.	siehe s.v.	αἰετοῦ
Myliobatis bovina Geoffroy Saint-Hilaire	siehe s.v.	αἰετοῦ
Naucrates ductor L.	siehe s.v.	πομπίλος
Oblada melanura L.	siehe s.vv.	μελάνουρος, σπάρος
Odontogadus merlangus merlangus Svetovidov	siehe s.v.	καλλαρίαι
Onos tricirratus Smitt	siehe s.v.	ὀνίσκου (ὄνος)
Oxynotus centrina L.	siehe s.v.	κεντρίναι
Pagellus erythrinus L.	siehe s.vv.	ἐρυθῖνοι, φάγροι
Pagellus mormyrus Cuvier et Valenciennes	siehe s.v.	μορμύλος
Pagrus pagrus Risso	siehe s.v.	φάγροι
Pagrus vulgaris Cuvier et Valenciennes	siehe s.v.	φάγροι
Petromyzon fluviatilis L.	siehe s.v.	ὄλισθον
Petromyzon marinus L.	siehe s.v.	ἐχενηίς
Phycis blennoides Brünnich	siehe s.v.	καλλαρίαι
Pleuronectiformes	siehe s.v.	βούγλωσσα
Polyprion americanus Schneider	siehe s.v.	ὀρφόν
Polyprion cernium Valenciennes	siehe s.v.	ὀρφόν
Polysteganus macrophthalmus Bloch	siehe s.v.	φάγροι
Pristis pectinata (-us) Latham	siehe s.v.	πρῆστις
Psetta maxima L.	siehe s.v.	ψῆτται
Pteromylaeus bovinus Geoffroy Saint-Hilaire	siehe s.v.	αἰετοῦ
Puntazzo puntazzo Gmelin	siehe s.vv.	σπάρος, σύαινα
Raja batis L.	siehe s.v.	βατίς
Rhina squatina Rafinesque	siehe s.v.	ῥίνη
Rhombus luteus Risso	siehe s.v.	κιθάρη
Rhombus maximus Cuvier	siehe s.v.	ψῆτται
Roccus labrax Smitt	siehe s.v.	λάβραξ
Sarda mediterranea Jordan et Gilbert	siehe s.v.	ἀμίαι
Sarda sarda Bloch	siehe s.v.	ἀμίαι
Sardina pilchardus Walbaum	siehe s.v.	χαλκίδες
Sargus rondeletii Cuvier et Valenciennes	siehe s.v.	σαργέ
Sargus vulgaris Geoffroy Saint-Hilaire	siehe s.v.	χάραξ
Sarpa salpa L.	siehe s.vv.	βῶκες, σάλπαι, σπάρος
Scarus cretensis L.	siehe s.v.	σκάρος
Sciaena aquila Cuvier	siehe s.vv.	γλαῦκος, σκίαινα, χρέμητες
Sciaena cirrosa L.	siehe s.vv.	κορακῖνος, μύλοι, σκίαινα

Sciaena umbra L.	siehe s.vv. κορακῖνος, μύλοι, σκίαινα
Sciaenidae	siehe s.v. χρέμητες
Scomber colias Gmelin	siehe s.v. σκολίαι
Scomber japonicus Houttuyn	siehe s.v. σκολίαι
Scomber scomber L.	siehe s.v. σκόμβρον
Scomber scombrus L.	siehe s.v. σκόμβρον
Scombridae (Thunnidae)	siehe s.v. θύννῳ
Scophthalmus maximus Rafinesque	siehe s.v. ψῆτται
Scorpaena barbata Lacépède	siehe s.v. σκορπίος
Scorpaena lutea Risso	siehe s.v. σκορπίος
Scorpaena notata Rafinesque	siehe s.v. σκορπίος
Scorpaena porcus L.	siehe s.v. σκορπίος
Scorpaena scrofa L.	siehe s.v. σκορπίος
Scorpaena ustulata Lowe	siehe s.v. σκορπίος
Scyliorhinus canicula L.	siehe s.vv. ποικίλοι, σκύμνοι
Scyliorhinus stellaris L.	siehe s.vv. ποικίλοι, σκύμνοι
Scyllium canicula Cuvier	siehe s.vv. ποικίλοι, σκύμνοι
Scyllium catulus Cuv.	siehe s.v. ποικίλοι
Scyllium stellare Günther	siehe s.vv. ποικίλοι, σκύμνοι
Selachii	siehe s.v. κυνός
Selachoidei	siehe s.v. κυνός
Serran(ell)us cabrilla L.	siehe s.v. χάννοι
Serran(ell)us scriba L.	siehe s.vv. πέρκη, χάννοι
Serranus gigas Cuvier et Valenciennes	siehe s.v. ὀρφόν
Silurus aristotelis Agassiz	siehe s.v. ὄλισθον
Silurus glanis L.	siehe s.v. ὄλισθον
Solea solea Jordan et Goss	siehe s.v. βούγλωσσα
Solea vulgaris vulgaris Quensel	siehe s.v. βούγλωσσα
Sparidae	siehe s.v. σπάρος
Sparisoma cretense L.	siehe s.v. σκάρος
Sparus auratus (-ta) L.	siehe s.v. χρύσοφρυς
Sphyraena sphyraena L.	siehe s.v. σφύραιναι
Sphyrna zygaena L.	siehe s.v. ζύγαινα
Spicara maena maena L.	siehe s.v. μαινίδι
Spondyliosoma cantharus L.	siehe s.v. κάνθαρος
Squaliformes	siehe s.v. κυνός
Squalus acanthias L.	siehe s.v. ἀκανθίαι
Squatina angelus Duméril	siehe s.v. ῥίνη
Squatina squatina L.	siehe s.v. ῥίνη
Thunnus thynnus L.	siehe s.vv. θύννῳ, ὅρκυνος
Torpedinidae	siehe s.v. νάρκη
Trachinidae	siehe s.v. δράκοντες
Trachurus mediterraneus Steindachner	siehe s.vv. σαῦροι, τραχούρων
Trachurus trachurus L.	siehe s.vv. σαῦροι, τραχούρων
Triglidae	siehe s.v. κόκκυγες
Trisopterus minutus capelanus Lacépède	siehe s.v. ὀνίσκου (ὄνος)
Trisopterus minutus L.	siehe s.v. ὀνίσκου (ὄνος)
Trygon pastinaca Cuvier	siehe s.v. τρυγών

Umbrina cirrosa L. siehe s.vv. κορακῖνος, μύλοι, σκίαινα
Uranoscopus scaber L. siehe s.v. ἡμεροκοίτου
Xiphias gladius L. siehe s.v. ξιφίης
Zeus faber L. siehe s.v. χαλκέα
Zeus pungio Cuvier et Valenciennes siehe s.v. χαλκέα
Zygaena malleus Cuvier siehe s.v. ζύγαινα

INDEX DER IN DEN VORAUSGEHENDEN VERZEICHNISSEN NOTIERTEN *WISSENSCHAFTLICHEN LATEINISCHEN* MEERESSÄUGER-NAMEN

Castor fiber L. siehe s.v. καστορίδες
Cetacea siehe s.v. φάλλαιναν
Delphinus delphis L. siehe s.v. δελφίς
Monachus albiventer H. siehe s.v. φώκη
Monachus monachus Hermann siehe s.v. φώκη
Orcinus orca L. siehe s.v. κριοί
Phoca monachus siehe s.v. φώκη
Physeter catodon L. siehe s.v. φύσαλοι
Physeter macrocephalus L. siehe s.v. φύσαλοι

INDEX DER IN DEN VORAUSGEHENDEN VERZEICHNISSEN NOTIERTEN *WISSENSCHAFTLICHEN LATEINISCHEN* NAMEN SONSTIGER MEERESTIERE

Alloteuthis media L. siehe s.v. τευθίς
Alloteuthis subulata Lamarck siehe s.v. τευθίς
Amygdala decussata L. siehe s.v. χήμησι
Argonauta argo L. siehe s.v. ναυτίλον
Astacus gammarus siehe s.v. ἀστακός
Astropecten irregularis Linck siehe s.v. ἀστέρες
Bivalvia siehe s.vv. κόχλου, χήμησι
Brachiella thynni Cuvier siehe s.v. οἶστρον
Brachyura siehe s.v. καρκίνος
Calappa granulata L. siehe s.v. πάγουροι
Callista chione L. siehe s.v. χήμησι
Cancer pagurus L. siehe s.v. πάγουροι
Carcinides maenas L. siehe s.v. πάγουροι
Carcinus maenas L. siehe s.v. πάγουροι
Carcinus mediterraneus Czerniavsky siehe s.v. πάγουροι

Ceratostoma erinaceum L.	siehe s.v. πορφύραι
Cerithium vulgatum L.	siehe s.v. στρόμβος
Chamelea gallina L.	siehe s.v. χήμησι
Charonia lampas L.	siehe s.v. κῆρυξ
Chelonidae	siehe s.v. χελώνη
Chione gallina L.	siehe s.v. χήμησι
Chlamys varia L.	siehe s.v. χήμησι
Conchifera	siehe s.v. ὀστρέῳ
Cytherea chione L.	siehe s.v. χήμησι
Echinoidea	siehe s.v. ἐχῖνοι
Eledone moschata L.	siehe s.v. ὀσμύλος
Ensis ensis L.	siehe s.v. σωλήν
Ensis minor Chenu	siehe s.v. σωλήν
Ensis siliqua L.	siehe s.v. σωλήν
Euspongia officinalis L.	siehe s.v. σπόγγων
Gastropoda	siehe s.vv. κόχλου, στρόμβος
Gourmya vulgata Brugière	siehe s.v. στρόμβος
Homarus gammarus L.	siehe s.v. ἀστακός
Homarus vulgaris	siehe s.v. ἀστακός
Loligo vulgaris Lamarck	siehe s.v. τευθίς
Macrura natantia	siehe s.v. καρίς
Marthasterias glacialis L.	siehe s.v. ἀστέρες
Meretrix chione L.	siehe s.v. χήμησι
Murex brandaris L.	siehe s.v. πορφύραι
Murex erinaceus L.	siehe s.v. πορφύραι
Murex trunculus L.	siehe s.v. πορφύραι
Muricidae	siehe s.v. πορφύραι
Mytilus edulis L.	siehe s.v. μύες
Mytilus galloprovincialis Lamarck	siehe s.v. μύες
Octopus vulgaris Cuvier (? Lamarck?)	siehe s.v. πούλυπος
Ostrea edulis L.	siehe s.v. ὀστρέῳ
Ozaena moschata Lamarck	siehe s.v. ὀσμύλος
Paguridea	siehe s.v. καρκινάς
Palinurus elephas Fabr.	siehe s.v. κάραβος
Palinurus vulgaris Latreille	siehe s.v. κάραβος
Paphiidae	siehe s.v. χήμησι
Patella caerulea (coerulea) L.	siehe s.v. λεπάδεσσιν
Patellidae	siehe s.v. λεπάδεσσιν
Pennella filosa Oken	siehe s.v. οἶστρον
Pinna nobilis L.	siehe s.v. πίννη
Pinna squamosa Lamarck	siehe s.v. πίννη
Pinnot(h)eres pinnot(h)eres L.	siehe s.v. πιννοφύλαξ
Pinnot(h)eres pisum L.	siehe s.v. πιννοφύλαξ
Placophora	siehe s.v. κόχλου
Polychaeta errantia	siehe s.v. σκολόπενδρα
Sepia elegans D'Orbigny	siehe s.v. σηπίη
Sepia filiouxi Lamont	siehe s.v. σηπίη
Sepia officinalis L.	siehe s.v. σηπίη

Sepia orbignyana Ferussac	siehe s.v.	σηπίη
Solen marginatus Pennant (? Montagu?)	siehe s.v.	σωλήν
Solenoidea	siehe s.v.	σωλήν
Solen vagina L.	siehe s.v.	σωλήν
Spongia	siehe s.v.	σπόγγων
Spongia officinalis L.	siehe s.v.	σπόγγων
Squilla mantis L. (? Fabr.?)	siehe s.v.	καρίς
Tapes decussatus L.	siehe s.v.	χήμησι
Thais haemastoma L.	siehe s.v.	πορφύραι
Tonnoidea	siehe s.v.	νειρίτης
Tritonium nodiferum Linck	siehe s.v.	κῆρυξ
Triturus	siehe s.v.	σκορδύλος
Truncularioρsis trunculus L.	siehe s.v.	πορφύραι
Veneridae	siehe s.v.	χήμησι
Venerupis decussata L.	siehe s.v.	χήμησι
Venus gallina L.	siehe s.v.	χήμησι
Venus verrucosa L.	siehe s.v.	χήμησι

INDEX DER IN DEN VORAUSGEHENDEN VERZEICHNISSEN NOTIERTEN *DEUTSCHEN* FISCHNAMEN

Aal	siehe s.v.	ἐγχέλυος
Adlerfisch	siehe s.vv.	γλαῦκος, σκίαινα, χρέμητες
Adlerfisch allgemein	siehe s.v.	χρέμητες
Adlerrochen	siehe s.v.	αἰετοῦ
Ährenfisch allgemein	siehe s.v.	ἀθερῖναι
Afrikanischer Adlerrochen	siehe s.v.	αἰετοῦ
Alse	siehe s.v.	θρίσσαι
Amphibischer Schleimfisch	siehe s.v.	ἄδωνιν
Anchovis	siehe s.vv.	ἀφύης, ἐγγραύλεις
Angler	siehe s.vv.	βάτραχος, ἡμεροκοίτου
Aristoteles-Wels	siehe s.v.	ὄλισθον
Atlantischer Wrackbarsch	siehe s.v.	ὀρφόν
„Bandfisch"	siehe s.v.	ταινίαι
Bartumber	siehe s.vv.	κορακῖνος, μύλοι, σκίαινα
Bastardmakrele	siehe s.vv.	σαῦροι, τραχούρων
Bindenbrassen	siehe s.v.	σαργέ
Blasenmakrele	siehe s.v.	σκολίαι
Blauer Wittling	siehe s.v.	ὀνίσκου (ὄνος)
Blöker	siehe s.vv.	βῶκες, σπάρος
Brandbrassen	siehe s.vv.	μελάνουρος, σπάρος
Brassen	siehe s.v.	σπάρος
Brauner Drachenkopf	siehe s.v.	σκορπίος
Brauner Zackenbarsch	siehe s.v.	ὀρφόν

Coricus	siehe s.v. κίχλαι
Dornhai	siehe s.v. ἀκανθίαι
Drachenfisch allgemein	siehe s.v. δράκοντες
Drachenkopf	siehe s.v. σκορπίος
Dreibärtelige Seequappe	siehe s.v. ὀνίσκου (ὄνος)
Drescher	siehe s.v. ἀλωπεκίαι (ἀλώπεκες)
Drückerfisch	siehe s.v. μυῶν
„Einjähriger“	siehe s.v. πηλαμύδες
Europäischer Flußaal	siehe s.v. ἐγχέλυος
Fahnenbarsch	siehe s.v. ἐρυθῖνοι
Fleckhai	siehe s.v. ποικίλοι
Fliegender Fisch allgemein	siehe s.v. ἵρηκες
Flugfisch allgemein	siehe s.v. ἵρηκες
Flughahn	siehe s.v. χελιδών
Flußneunauge	siehe s.v. ὄλισθον
Flußwels	siehe s.v. ὄλισθον
Fuchshai	siehe s.v. ἀλωπεκίαι (ἀλώπεκες)
Gabeldorsch	siehe s.v. καλλαρίαι
Gefleckter Dornhai	siehe s.v. ἀκανθίαι
Gefleckter Glatthai	siehe s.v. λεῖοι
Gefleckter Schnauzenbrassen	siehe s.v. μαινίδι
Geißbrassen	siehe s.v. σαργέ
Gelbstriemen	siehe s.vv. βῶκες, σπάρος
Gemeine Quappe	siehe s.v. ὀνίσκου (ὄνος)
Gemeiner Dornhai	siehe s.v. ἀκανθίαι
Gemeiner Sackbrassen	siehe s.v. φάγροι
Gemeiner Seebrassen	siehe s.v. φάγροι
Gestreifte Meerbarbe	siehe s.v. τρίγλα
Gewöhnliche Meeräsche	siehe s.v. κέφαλοι
Gewöhnlicher Adlerrochen	siehe s.v. αἰετοῦ
Gewöhnlicher Stechrochen	siehe s.v. τρυγών
Glatter Hammerhai	siehe s.v. ζύγαινα
Glatthai des Aristoteles	siehe s.v. λεῖοι
Glattrochen	siehe s.v. βατίς
Goldbrassen	siehe s.v. χρύσοφρυς
Goldmakrele	siehe s.v. ἱππούροιο
Goldstriemen	siehe s.vv. βῶκες, σάλπαι, σπάρος
Großäugiger Zahnbrassen	siehe s.v. φάγροι
Große Goldmakrele	siehe s.v. ἱππούροιο
Große Meersau	siehe s.v. σκορπίος
Großer Ährenfisch	siehe s.v. ἀθερῖναι
Großer Drachenkopf	siehe s.v. σκορπίος
Großer Gabeldorsch	siehe s.v. καλλαρίαι
Großer Geißbrassen	siehe s.v. σαργέ
Großer Thun	siehe s.vv. θύννῳ, ὄρκυνος
Großgefleckter Katzenhai	siehe s.vv. ποικίλοι, σκύμνοι
Großköpfige Meeräsche	siehe s.v. κέφαλοι
„Großkopf“	siehe s.v. κέφαλοι

Grünknochen	siehe s.vv.	ῥαφίδες, σφύραιναι
Grundel allgemein	siehe s.v.	κωβιός
Haifisch allgemein	siehe s.v.	κυνός
Haifisch von kleinerer Gestalt allgemein	siehe s.v.	γαλεοί
Hammerhai	siehe s.v.	ζύγαινα
Hechtdorsch	siehe s.vv.	καλλαρίαι, ὀνίσκου (ὄνος)
Heringsfisch	siehe s.v.	ἀφύης
Heringshai	siehe s.v.	λάμνης
Heringskönig	siehe s.v.	χαλκέα
Himmelsgucker	siehe s.v.	ἡμεροκοίτου
Hornhecht	siehe s.vv.	ῥαφίδες, σφύραιναι
„Hundshai“	siehe s.v.	κυνός
Kapelan	siehe s.v.	ὀνίσκου (ὄνος)
Karpfen	siehe s.v.	κυπρῖνοι
Katzenhai	siehe s.v.	σκύμνοι
Kleiner Drachenkopf	siehe s.v.	σκορπίος
Kleiner roter Drachenkopf	siehe s.v.	σκορπίος
Kleingefleckter Katzenhai	siehe s.vv.	ποικίλοι, σκύμνοι
Knurrhahn allgemein	siehe s.v.	κόκκυγες
Krampfrochen allgemein	siehe s.v.	νάρκη
Kurzschnauziges Seepferdchen	siehe s.v.	ἵπποι
„Langschnauze“	siehe s.v.	κίχλαι
Langschnauzen-Lippfisch	siehe s.v.	κίχλαι
Langschnauziges Seepferdchen	siehe s.v.	ἵπποι
Laxierfisch	siehe s.v.	μαινίδι
Laxierfisch allgemein	siehe s.v.	σμαρίδες
Lotsenfisch	siehe s.v.	πομπίλος
Maifisch	siehe s.v.	θρίσσαι
Makrele	siehe s.v.	σκόμβρον
Marmorbrassen	siehe s.v.	μορμύλος
Marmorierter Schleimfisch	siehe s.v.	ἄδωνιν
Meeraal	siehe s.v.	γόγγροι
Meeräsche allgemein	siehe s.vv.	κεστρεύς, κέφαλοι
Meerbarbe	siehe s.v.	τρίγλα
Meerbrassen allgemein	siehe s.v.	σπάρος
Meerengel	siehe s.v.	ῥίνη
Meeresteufel	siehe s.v.	βοῦς
Meerjunker	siehe s.v.	ἰουλίδος
Meerneunauge	siehe s.v.	ἐχενηΐς
Meerpfaff	siehe s.v.	ἡμεροκοίτου
Meerrabe	siehe s.vv.	κορακῖνος, μύλοι, σκίαινα
Meersau	siehe s.v.	σκορπίος
Mittelmeer-Barrakuda	siehe s.v.	σφύραιναι
Mittelmeer-Bastardmakrele	siehe s.vv.	σαῦροι, τραχούρων
Mittelmeer-Makrele	siehe s.v.	σκολίαι
Mittelmeer-Stöcker	siehe s.vv.	σαῦροι, τραχούρων
Muräne	siehe s.v.	μύραινα
Neunauge	siehe s.v.	ἐχενηΐς

Nördlicher Glatthai	siehe s.v. λεῖοι
Oblada	siehe s.vv. μελάνουρος, σπάρος
Ohrensardine	siehe s.v. ἀφύης
Papageienfisch	siehe s.v. σκάρος
Pelamide	siehe s.v. ἀμίαι
Petermännchen allgemein	siehe s.v. δράκοντες
Petersfisch	siehe s.v. χαλκέα
Pfeilhecht	siehe s.v. σφύραιναι
Pilchard	siehe s.vv. ἀφύης, χαλκίδες
Pilot(en)fisch	siehe s.v. πομπίλος
Plattfisch allgemein	siehe s.v. βούγλωσσα
Pricke	siehe s.v. ὄλισθον
Queise allgemein	siehe s.v. δράκοντες
Rabenfisch	siehe s.vv. γλαῦκος, σκίαινα, χρέμητες
Rötling	siehe s.v. ἐρυθῖνοι
Rotbrassen	siehe s.vv. ἐρυθῖνοι, φάγροι
Rote Meerbarbe	siehe s.v. τρίγλα
Roter Fahnenbarsch	siehe s.v. ἐρυθῖνοι
Roter Thun	siehe s.vv. θύννῳ, ὄρκυνος
„Rotfisch“	siehe s.v. ἐρυθῖνοι
Sackbrassen	siehe s.v. φάγροι
Sägebarsch	siehe s.v. χάννοι
Sägerochen	siehe s.v. πρῆστις
Sägeschwanz	siehe s.v. ποικίλοι
Sardelle	siehe s.vv. ἀφύης, ἐγγραύλεις
Sardine	siehe s.vv. ἀφύης, χαλκίδες
Schattenfisch	siehe s.vv. κορακῖνος, μύλοι, σκίαινα
„Schattenfisch“	siehe s.v. σκίαινα
Schnauzenbrassen allgemein	siehe s.v. σμαρίδες
„Schönfisch“	siehe s.v. κάλλιχθυς
Schriftbarsch	siehe s.vv. πέρκη, χάννοι
Schwarzgrundel	siehe s.v. κωβιός
Schweinshai	siehe s.v. κεντρίναι
Schwertfisch	siehe s.v. ξιφίης
Seebarsch	siehe s.v. λάβραξ
Seehecht	siehe s.vv. καλλαρίαι, ὀνίσκου (ὄνος)
Seekarausche	siehe s.v. κάνθαρος
Seepapagei	siehe s.v. σκάρος
Seerabe	siehe s.vv. κορακῖνος, μύλοι, σκίαινα
Seeteufel	siehe s.vv. βάτραχος, ἡμεροκοίτου
Seezunge	siehe s.v. βούγλωσσα
Spitzbrassen	siehe s.vv. σπάρος, σύαινα
Stechrochen	siehe s.v. τρυγών
Steinbutt	siehe s.v. ψῆτται
Sternseher	siehe s.v. ἡμεροκοίτου
Stöcker	siehe s.vv. σαῦροι, τραχούρων
Streifenbarbe	siehe s.v. τρίγλα
Streifenbrassen	siehe s.v. κάνθαρος

Südlicher Glatthai siehe s.v. λεῖοι
Teufelsrochen siehe s.v. βοῦς
Thun(-fisch) allgemein siehe s.v. θύννῳ
Ulvenfresser siehe s.vv. βῶκες, σάλπαι, σπάρος
Umberfisch siehe s.vv. κορακῖνος, μύλοι, σκίαινα
Umberfisch allgemein siehe s.v. χρέμητες
Waller siehe s.v. ὅλισθον
Weißbrassen siehe s.v. σαργέ
Wittling siehe s.v. καλλαρίαι
Wolfsbarsch siehe s.v. λάβραξ
Wrackbarsch siehe s.v. ὀρφόν
„Zackenbarsch" siehe s.v. ὀρφόν
Zahnbrassen siehe s.v. συνόδοντι
Zitterrochen allgemein siehe s.v. νάρκη
Zweibindenbrassen siehe s.v. χάραξ
Zwergdorsch siehe s.v. ὀνίσκου (ὄνος)

INDEX DER IN DEN VORAUSGEHENDEN VERZEICHNISSEN NOTIERTEN *DEUTSCHEN* MEERESSÄUGER-NAMEN

Biber siehe s.v. καστορίδες
Delphin siehe s.v. δελφίς
Gemeiner Delphin siehe s.v. δελφίς
Mönchsrobbe siehe s.v. φώκη
Mordwal siehe s.v. κριοί
Pottwal siehe s.v. φύσαλοι
Robbe siehe s.v. φώκη
Schwertwal siehe s.v. κριοί
„Seehund" siehe s.vv. καστορίδες, φώκη
Wal(-tier) allgemein siehe s.v. φάλλαιναν

INDEX DER IN DEN VORAUSGEHENDEN VERZEICHNISSEN NOTIERTEN *DEUTSCHEN* NAMEN SONSTIGER MEERESTIERE

Auster siehe s.v. ὀστρέῳ
Badeschwamm siehe s.v. σπόγγων
Brandhorn siehe s.v. πορφύραι
Bunte Kammuschel siehe s.v. χήμησι
Dornsepie siehe s.v. σηπίη
Echte Krabbe allgemein siehe s.v. καρκίνος

Einsiedlerkrebs allgemein	siehe s.v.	καρκινάς
Eisseestern	siehe s.v.	ἀστέρες
Eisstern	siehe s.v.	ἀστέρες
Erbsenkrabbe	siehe s.v.	πιννοφύλαξ
Eßbare Krabbe	siehe s.v.	πάγουροι
Fangschreckenkrebs	siehe s.v.	καρίς
„Felswurm“	siehe s.v.	ἕλμισι
Freilebender Borstenwurm	siehe s.v.	σκολόπενδρα
Garnele allgemein	siehe s.v.	καρίς
Gemeiner Kalmar	siehe s.v.	τευθίς
Gemeiner Tintenfisch	siehe s.v.	σηπίη
Gemeine Seenadelschnecke	siehe s.v.	στρόμβος
Gemeine Sepie	siehe s.v.	σηπίη
Gerippte Purpurschnecke	siehe s.v.	πορφύραι
Gewöhnlicher Kalmar	siehe s.v.	τευθίς
Gewöhnlicher Krake	siehe s.v.	πούλυπος
Gewöhnliche Strandkrabbe	siehe s.v.	πάγουροι
Großkeuliger Zwergkalmar	siehe s.v.	τευθίς
Hahnenkammkrabbe	siehe s.v.	πάγουροι
Heroldschnecke	siehe s.v.	κῆρυξ
Heuschreckenkrebs	siehe s.v.	καρίς
Hummer	siehe s.v.	ἀστακός
Käferschnecke allgemein	siehe s.v.	κόχλου
Kalmar	siehe s.v.	τευθίς
Kinkhorn	siehe s.v.	κῆρυξ
Kleiner Kalmar	siehe s.v.	τευθίς
Kleine Sepie	siehe s.v.	σηπίη
Krabbe	siehe s.v.	πάγουροι
Krake	siehe s.v.	πούλυπος
Langschwänziger Krebs allgemein	siehe s.v.	καρίς
Languste	siehe s.v.	κάραβος
Leistenschnecke allgemein	siehe s.v.	πορφύραι
Meeresschildkröte allgemein	siehe s.v.	χελώνη
Meeresschnecke allgemein	siehe s.v.	κόχλου
Messermuschel	siehe s.v.	σωλήν
Messerscheide	siehe s.v.	σωλήν
Miesmuschel	siehe s.v.	μύες
Mittelländischer Zwergkalmar	siehe s.v.	τευθίς
Moschuskrake	siehe s.v.	ὀσμύλος
Muschelwächter	siehe s.v.	πιννοφύλαξ
Napfschnecke allgemein	siehe s.v.	λεπάδεσσιν
Nordischer Kammstern	siehe s.v.	ἀστέρες
Oktopus	siehe s.v.	πούλυπος
Papierboot	siehe s.v.	ναυτίλον
Purpurschnecke	siehe s.v.	πορφύραι
„Purpurschnecke“ allgemein	siehe s.v.	πορφύραι
Ringelwurm	siehe s.v.	σκολόπενδρα
Rotmund-Leistenschnecke	siehe s.v.	πορφύραι

Schalenweichtier allgemein	siehe s.v. ὀστρέῳ
Schamkrabbe	siehe s.v. πάγουροι
Scheidenmuschel	siehe s.v. σωλήν
Scheidenmuschel allgemein	siehe s.v. σωλήν
Schlammsepie	siehe s.v. σηπίη
Schnecke allgemein	siehe s.vv. κόχλου, στρόμβος
Schuppige Leistenschnecke	siehe s.v. πορφύραι
Schwamm	siehe s.v. σπόγγων
Schwertfischbremse	siehe s.v. οἶστρον
Schwertmuschel	siehe s.v. σωλήν
Seeigel allgemein	siehe s.v. ἐχῖνοι
Sepie	siehe s.v. σηπίη
„Spiralschnecke“	siehe s.v. στρόμβος
Stachelschnecke	siehe s.v. πορφύραι
Steckmuschel	siehe s.v. πίννη
Taschenkrebs allgemein	siehe s.v. καρκίνος
Teppichmuschel	siehe s.v. χήμησι
Thunfischbremse	siehe s.v. οἶστρον
Tintenfisch	siehe s.v. σηπίη
Tonnenschnecke allgemein	siehe s.v. νειρίτης
Tritonshorn	siehe s.v. κῆρυξ
Trompeter-(Trompeten-)schnecke	siehe s.v. κῆρυξ
Trompeter-(Trompeten-)schnecke allgemein	siehe s.v. νειρίτης
Venusmuschel	siehe s.v. χήμησι
Wassermolch	siehe s.v. σκορδύλος
Zweischalige Muschel allgemein	siehe s.vv. κόχλου, χήμησι

VERZEICHNIS DER VORKOMMENDEN LANDTIER-NAMEN[6]

αἴξ 4. 309, 323, 344, 354, 361, 370, 373
ἄρκτος 1. 12, 2. 248, 5. 39
βουβαλίς 4. 625
βοῦς 2. 19, 521, 532
βουτύπος 2. 529
δράκων 1. 731, 2. 541, 5. 585
ἔλαφος 1. 238, 2. 290, 615, 626, 4. 587
εὐλή 1. 783
ἐχῖνος 2. 360, 384
ἔχις 1. 569
θώς 2. 615, 625

[6] Hier und im folgenden wird lediglich der Nominativ des vorkommenden Namens genannt sowie die Belegstelle(n) des Stichwortes in den Hal.

ἵππος 3. 526, 5. 183
καστορίς . . . . siehe das Verzeichnis der vorkommenden
. . . . Meeressäuger-Namen s.v. καστορίδες
κερδώ 2. 108
κύων. 1. 533, 719, 3. 388, 4. 275, 428, 5. 28, 437,
. . . . 499
λέων 1. 710, 2. 540, 670, 4. 624, 5. 15, 36
μυῖα 2. 446, 450
μῦς. 2. 156
οἶς 4. 395, 452
οἶστρος 2. 522
ὄφις 1. 555, 559, 579, 2. 289, 360, 376, 3. 119,
. . . . 5. 580
πάρδαλις 2. 352, 3. 391, 5. 30
σκύλαξ 1. 16, 50
σῦς 3. 439
ὕαινα 5. 31
χέλυς 5. 25, 404
χλούνης. 1. 12, 5. 35

VERZEICHNIS DER VORKOMMENDEN VOGELNAMEN

ἀηδών 1. 728
αἰετός 2. 540, 5. 17
ἁλιαίετος 1. 425
ἀλκυών 1. 425
γέρανος 1. 621
λάρος 1. 424
φήνη. 1. 727
χελιδών 1. 729, 5. 579

VERZEICHNIS DER VORKOMMENDEN PERSONEN- UND GEOGRAPHISCHEN NAMEN

Ἀθηναίη 4. 268, 281
Αἰγαῖον (κῦμα) 5. 427
Αἰγίοχος 3. 10
Αἴγυπτος 1. 620

Ἀίδης (ἀίδης) 3. 113, 397, 4. 60, 97, 107, 392
Ἀιδωνεύς 3. 488, 495
Αἰθίοψ 1. 620
Αἰνεάδης 2. 675
Αἰολίς 5. 459
Αἰτναῖος (πάγος) 3. 489
Ἀμαζονίη (λίμνη) 1. 635
Ἀμφιτρίτη (ἀμφιτρίτη) 1. 2, 84, 343, 387, 423, 600, 619, 791, 3. 459, 4. 677, 5. 113, 222, 333
Ἀντωνῖνος 1. 3, 4. 5
Ἀπόλλων 2. 26
Ἄρης (ἄρης) 2. 23, 667, 677, 3. 560, 4. 210, 554, 559, 685, 5. 117, 150, 254, 297, 562
Ἀσσυρίη (κούρη) 3. (402–) 403
Ἀσσύριος 4. 204
Ἀσφάλιος (Ποσειδάων) 5. (679–) 680
Ἄτλας 1. 622
Αὐσόνιος 2. 676
Ἀφροδίτη (ἀφροδίτη) 1. 473, 499, 525, 3. 56, 405, 4. 2, 28, 141, 156
Βάκτρα 4. 205
Βεβρυκίη (ἅλς) 1. 618
Βορέης (βορέης) 3. 67, 68, 5. 211
Βύζας (Βύζαντος ἄστυ) . . . . . . 5. 521 (–522)
Δημήτηρ (δημήτηρ) 3. 463, 484, 492
Δηώ 2. 19, 4. 497
Δίκη (δίκη) 2. 43, 409, 654, 664, 680
Διώνυσος 1. 650
Εἰλείθυια (εἰλείθυια) 1. 477, 487, 589, 4. 198, 505
Ἐλεοῦσα 3. 209
Ἐννοσίγαιος 2. 594, 634
Ἐνυώ (ἐνυώ) 2. 25, 256, 4. 384
Ἔρις (ἔρις) 2. 668, 4. 432
Ἑρμαῖα (ἄδυτα) 3. 8
Ἑρμείης 2. 27, 3. 9, 26, 49, 208
Ἔρως (ἔρως) 1. 196, 251, 263, 491, 501, 2. 453, 3. 587, 4. 2, 11, 30, 32, 73, 107, 113, 127, 143, 161, 172, 265, 269, 297, 300, 347, 402, 5. 454, 603
Εὐβοίη 5. 427
Εὔξεινον (κῦμα) 1. 627
Εὔξεινος (πόντος); Εὔξεινος (θάλασσα) . . . 1. 599; 4. (504–) 505
Εὐφρήτης 2. 679
Ζεύς 1. 409, 769, 2. 687, 3. 16, 17, 47, 5. 282, 423
Ζέφυρος (ζέφυρος) 1. 793, 3. 69, 70, 244
Ζῆλος (ζῆλος) 1. 500, 3. 491, 4. 174, 209, 211
Ἠριδανός 3. 625

Ἥφαιστος 2. 28, 673
Θειαντίς 3. 403
Θρηΐκιος (βοὸς πόρος, πόρος) 1. 617, 4. 515
Θρῆιξ 4. 532, 5. 521, 528
Ἰαπετός 5. 6
Ἴβηρες 2. 677, 3. 624
Ἰβηρικός (πόντος) 5. 57
Ἰβηρίς (σπάρτος, ἅλμη) 3. 342, 623
Ἰνδός (θήρ) . . . . 5. 17 (–18)
Ἰόνιος (πόντος) . . . . 5. 215 (–216)
Ἴστρος 2. 679
Κελτοί 2. 677, 3. 544, 626
Κίλιξ 3. 8
Κίρκη 2. 498
Κνώσιος (κύων) 4. 275
Κρονίδης 1. 74
Κρονίων 2. 674, 4. 413
Κωκυτίς (νύμφη) 3. 487
Κωρύκιον (ἄστυ) 3. (208–) 209
Κωρύκιος (Πάν) 3. 15
Λάκων 5. 452
Λέσβος 5. 448
Λιβύη 2. 678, 4. 630
Λίβυς (κοῦρος) 5. 453
Μαιῶτις 4. 506
Μασσαλίη 3. 544
Μέλας (πόρος) 4. (515–) 517, 531
Μοῦσα 2. 26, 4. 8
Νηρεύς 2. 36
Νηρηίνη (κούρη) 1. 386
Ὀδυσσεύς 2. 503
Οἶστρος (οἶστρος) 1. 252, 473, 495, 500, 4. 90, 109, 174, 265, 383
Ὀλύμπιον (τεῖχος) 5. 45
Ὀλύμπιος (ἀστήρ) 4. 315
Οὔλυμπος 2. 38
Οὐρανίδης 2. 687
Παλλάς 2. 23
Πάν 3. 15
Πάφος 4. 28
Περσεφόνη 3. 489, 494
Πέρσης 2. 483
Πόντος 1. 618
Ποσειδάων (ποσειδάων) 1. 364, 385, 797, 2. 35, 246, 3. 5, 4. 407, 516, 5. 21, 339, 679
Προμηθεύς 5. 6
Πυγμαῖος 1. 623
Ῥῆνος 2. 678

Σαρπηδών (Σαρπηδόνος ἀκτή) 3. 207
Σείριος 3. 48
Ταινάριαι (προβολαί) 5. 452
Τηλέγονος 2. 498
Τίγρις 4. 204
Τιτήν 5. 10
Τρινακρίς (νῆσος) 3. 627
Τυρσηνός (πόρος, πόντος) 3. 543, 628, 5. 216
Τυφαόνιος (ὀλετήρ, ἀλαλητός) 3. 17, 25
Τυφάων 5. 217
Τυφῶν 3. 19
Φοιβήιον (εὖχος) 5. 618
Φόρκυς 2. 36
Φωκαίη 3. 626
Χάρυβδις 5. 220
Ὠκεανός (ὠκεανός) 1. 388, 3. 621, 5. 58

Stephan Busch

VERSVS BALNEARVM

Die antike Dichtung über Bäder und Baden im römischen Reich

1. Auflage. 1999
XIV, 616 Seiten. 15,5 × 23,5 cm
Geb. DM 148,– / ÖS 1080,– / SFr 133,–
ISBN 3-519-07256-4

Das vorliegende Buch stellt erstmals sämtliche aus der Antike erhaltenen selbständigen Dichtungen zusammen, die sich auf das Bäderwesen beziehen, nicht nur die literarischen Dichtungen, sondern auch die inschriftlich erhaltenen, die griechischen ebenso wie die lateinischen. Auf dieser umfassenden Materialbasis wird erstmals ein Gesamtbild von dem Phänomen ‚Bäder-Dichtung' entworfen. Die Texte, ganz überwiegend kürzere Epigramme, entstammen durchweg der römischen Kaiserzeit. Die Spanne reicht von der offiziellen Bauinschrift in Versen über im Bad angesiedelte Spottepigramme berühmter Dichter wie Martial bis hin zum anonymen Graffito. In ihrer Art reflektieren alle diese Texte die städtische Zivilisation des Imperium Romanum. Die insgesamt über 200 ‚Bäder-Gedichte' sind sämtlich mit einer deutschen Übersetzung und erklärenden Interpretationen versehen. Gegenstand des Kommentars ist zum einen die philologische Texterschließung und Einordnung in den gattungsgeschichtlichen Rahmen des antiken Epigramms. Daneben bildet die ‚sachliche' Erklärung und kulturgeschichtliche Betrachtung einen zweiten Brennpunkt der Studie. Das Buch richtet sich an ‚Altertumskundler' im weitesten Sinne, d. h. an Philologen, Historiker und Archäologen, darüber hinaus auch an alle am römischen Bäderwesen, diesem wesentlichen Stück antiker Alltagskultur, Interessierten.

B. G. Teubner Stuttgart und Leipzig

Bei Fragen zur Produktsicherheit wenden Sie sich bitte an:
If you have any questions regarding product safety,
please contact:

Walter de Gruyter GmbH
Genthiner Straße 13
10785 Berlin
productsafety@degruyterbrill.com